JN244400

監修　Vincent J. Morgan　監訳　平山宗如

THE BICON SHORT IMPLANT　30年の軌跡、今後の展望

THE BICON SHORT IMPLANT

30年の軌跡、今後の展望

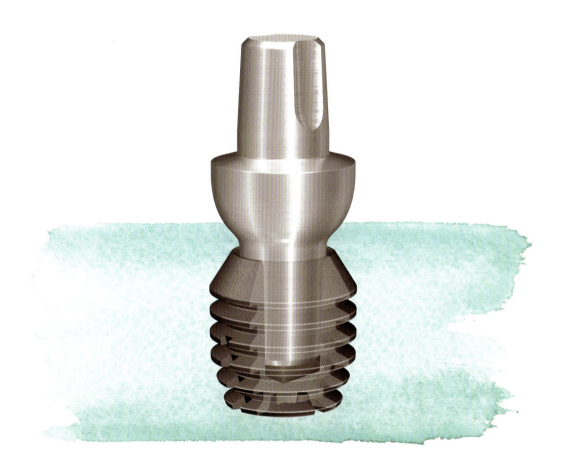

監修
Vincent J. Morgan, DMD

監訳
平山宗如

クインテッセンス出版株式会社　2018

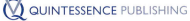

Berlin, Barcelona, Chicago, Istanbul, London, Milan, Moscow, New Delhi, Paris, Prague, São Paulo, Seoul, Singapore, Tokyo, Warsaw

The Library of Congress has cataloged the first edition as follows:

Names: Morgan, Vincent (Vincent J.), editor.
Title: The Bicon short implant : a thirty-year perspective / edited by Vincent Morgan.
Description: Hanover Park, IL : Quintessence Publishing Co., Inc., [2017] | Includes bibliographical references and index.
Identifiers: LCCN 2017016059 | ISBN 9780867157284 (hardcover)
Subjects: | MESH: Dental Implants--trends | Dental Implantation--methods
Classification: LCC RK667.I45 | NLM WU 640 | DDC 617.6/93--dc23
LC record available at https://lccn.loc.gov/2017016059

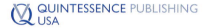

©2018 Quintessence Publishing Co, Inc

Quintessence Publishing Co Inc
4350 Chandler Drive
Hanover Park, IL 60133
www.quintpub.com

All rights reserved. This book or any part thereof may not be reproduced, stored in a retrieval system, or transmitted in any form or by any means, electronic, mechanical, photocopying, or otherwise, without prior written permission of the publisher.

Project Manager: Bryn Grisham
Editor: Marieke Zaffron
Design: Erica Neumann
Production: Angelina Schmelter

目次

追悼の辞　Vincent J. Morgan　訳：平山宗如　viii
序文　William H. Bell　訳：平山宗如　ix
はじめに　Vincent J. Morgan　訳：平山宗如　x
著者一覧　xii
訳者一覧　xv

第1章　/　歯科用インプラントの歴史　1

Jeffrey Lehrberg

訳：平山宗如

第2章　/　バイコンシステムの概要　9

Vincent J. Morgan | Thomas Driskell

訳：平山宗如

第3章　/　インプラントーアバットメント補綴接合部の特徴　25

Estevam A. Bonfante | Marcelo Suzuki | Gerson Bonfante | Ronaldo Hirata |
Ernesto Byron Benalcazar Jalkh | Adolfo Coelho de Oliveira Lopes |
Vinicius P. Fardin | Paulo G. Coelho

訳：平山宗如

第4章　/　歯科用インプラントへの生物学的反応　37

Jeffrey Lehrberg | Paulo G. Coelho

訳：小方頼昌

第5章　/　Engineering Aspects of Bicon Implants　49

Soroush Irandoust | Jeffrey Lehrberg | Vincent J. Morgan | Sinan Müftü

第6章　/　インプラント周囲組織に対するインプラントー
アバットメントインターフェースの影響　63

Giorgio Lombardo | Jeffrey Lehrberg | Jacopo Pighi | Joseph Leary |
Peter Chaloupka | Mauro Marincola

訳：小方頼昌

第7章 / ショートインプラントの予後 75

Somkid Tantirungkij | Joseph Leary

訳：中村昇司

第8章 / 治療計画と基本術式 85

Muneki Hirayama | Drauseo Speratti | Laura Murcko

訳：中村昇司

第9章 / 前歯部へのインプラント埋入 103

*Shadi Daher | Muneki Hirayama | Mauro Marincola | Laura Murcko |
Luca de Micheli | Joseph Leary*

訳：平山宗如・齊藤成彦

第10章 / 青年期の患者へのインプラント埋入 115

*Vincent J. Morgan | Paolo Perpetuini | Muneki Hirayama | Shadi Daher |
Laura Murcko | Tan Min Seet | Lee Fuen Fuen | Rudolf Seemann | Joseph Leary*

訳：平山宗如・齊藤成彦

第11章 / 修復の手技 123

*Paolo Perpetuini | Kristina Pisarik | Vincent J. Morgan | Estevam Bonfante |
Katherine Morgan | Drauseo Speratti | Muneki Hirayama | Laura Murcko |
Stefano Carelli | David M. Hallowes*

訳：中村昇司

第12章 / サイナスリフトテクニック 151

Mauro Marincola | Shadi Daher | Rolf Ewers | Jeffrey Lehrberg

訳：大廣洋一

第13章 / リッジスプリッティングと分層粘膜弁 181

Shadi Daher | Rolf Ewers | Andrea Cicconetti

訳：大廣洋一

第14章 / **萎縮上顎歯槽突起** 199

Rolf Ewers | Paolo Perpetuini | Rudolf Seemann | Tom De Wit | Imraan Sarvan | Marieke Coetzer | Kristina Pisarik

訳：大廣洋一

第15章 / **萎縮下顎歯槽突起** 215

Rolf Ewers | Paolo Perpetuini | Rudolf Seemann | Kristina Pisarik

訳：大廣洋一

第16章 / **ショートインプラント補綴・ 骨形態に影響を与える要因** 231

Rainier A. Urdaneta | Sung-Kiang Chuang | Joseph Leary | Vincent J. Morgan

訳：平山宗如

第17章 / **形態異常をともなう組織へのインプラント埋入** 253

Rolf Ewers | Vincent J. Morgan | Dusan Poruban | Paolo Perpetuini | Olga Davydova | Alexey Davydov | Igor Kostin | Stan Politis

訳：南里篤太郎

第18章 / **Bone Voids** 277

Mauro Marincola | Laura Murcko | Miguel Simancas-Pallares | Pieter Boshoff | José Luis Alonso Padilla

訳：南里篤太郎

第19章 / **骨再生：材料とテクニック** 287

Shadi Daher | Mauro Marincola | Dusan Poruban | Laura Murcko | John Morgan | Jeffrey Lehrberg

訳：南里篤太郎

第20章 / **結び** 317

Vincent J. Morgan

訳：平山宗如

索引 319

追悼の辞

訳：平山宗如

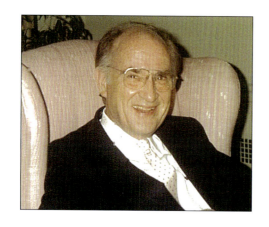

Dr William "Bill" Harrison Bell, DDS (1927-2016)

　一昨年、歯科界は顎顔面整形外科の権威を1人失った。William Bell氏は55年以上にわたり歯科界において常に先駆者であり、多くの口腔外科医から信頼される臨床家のみならず研究者だった。2016年に天寿を全うし、家族に囲まれて安らかに旅立った。この偉大な先生に、本書の序章に一筆書いていただけたのは光栄なことである。

　生涯の研究において、氏はLe Fort I型骨切り術を進化させただけでなく、顎顔面矯正外科や仮骨延長法などに大きく貢献した。学会では、数々の文献を発表し、矯正外科、顎顔面形成外科の分野において活躍。数えきれないほどの賞を獲得して世に名を遺した。

　晩年は、テキサス大学、テキサスA&Mベイラー歯科大学で教鞭をとり、若き口腔外科の卵たちのメンターかつ教師、そして父のような役割を果たされていた。

　氏の逝去は歯科界にとって大きな損失だが、氏が残してくれた功績は、今後の歯科口腔外科界においてかけがえのないものとなるだろう。

序文

訳：平山宗如

　バイコンインプラントについて少しでも知識があるのなら、なぜ「最長の歴史をもつ最短のインプラント」と言われているかおわかりいただけるだろう。
1985年以来、バイコンはショートインプラントの先駆者であった。Vincent Morganとその仲間たちがインプラントの知識を世界中の歯科医師に広げ、多種多様な安心できる治療を患者に提供してきた。

　本書はバイコンインプラントの30年の歴史を、簡潔に理解しやすく総括したものである。バイコンの歴史的起源から、理論、研究開発、病理、物理、外科、補綴などすべての分野について説明してあり、インプラント学に興味をもつすべての人に読んでいただきたい本である。

　バイコンと私の関わりであるが、まずは私の妻のことから語らねばならない。あるとき、妻の下顎の欠損歯列に対し、インプラント治療が適応となったのだが、自分のまわりにいる口腔外科医たちは口をそろえて「大がかりな骨造成が必要」と言っていた。手術をためらっていた折、担当医からバイコンのショートインプラントなら骨造成は不要であろうとの話があった。事実、骨造成手術なしに妻の下顎両側にインプラント埋入を可能としたのは、バイコンのインプラントシステムのみであった。あれから6年経過するが、妻は何の不具合もなくバイコンインプラントの恩恵にあずかっている。

　私は本書を自らの患者さんの治療のためだけでなく、インプラント学そのものに興味をもつすべての人に読んでいただきたい。私も、バイコンの素晴らしい業績を称賛し、世界中でその恩恵にあやかり、喜びにわく患者や歯科医師の1人である。

William H. Bell, DDS (1927-2016)
テキサス大学サウスウェスタン・メディカルセンター
臨床教授

はじめに

訳：平山宗如

　本書は私の 50 年の歯科人生の集大成ではなく、むしろ歯科インプラントと歩んでいく素晴らしい道のりの、まだ途中の経過報告と思っていただきたい。

　私の歯科医師としての旅は、1970 年、歯学部を卒業して間もないころ、アイルランド系の若い女性の治療をしたのがはじまりである。そのとき私は彼女に 2 つのことを強く勧めていた。ひとつは、早急に上顎左右の犬歯と中切歯を削って、先天性欠如の側切歯を補綴すること。もうひとつは、いつか近い将来、その欠損部に支柱を入れてクラウンを被せてもらえる日が来るなどという儚い希望は捨てること。幸か不幸か、彼女は私の言うことに耳を傾けなかった。

　さて、その会話から数週間後、私の同僚が上顎の最後の臼歯を失うことになる。もし、この同僚が歯科医師でなかったなら、残存歯をすべて抜歯して義歯にしてしまうところだった。だが彼は歯科医師であった。我々は当時、市場に出たばかりのチタン製のブレードインプラント（Miter）を 2 本購入した。そして、トレーニングのひとつもなく、歯科の常識と論理だけで 2 ヵ所にブレードインプラントを埋入してしまったのである。ビギナーズラックとはこのことか、20 年以上経つ現在でも機能している。

　我々の小さな診療所では、Thomas Driskell の Synthodont システムを含むインプラント治療を徐々に取り入れはじめ、IMZ インプラントから本格的に導入した。だが、1992 年ごろになるとインプラントの総数が 2500 本を超え、それとともにネジの緩みなどの不具合も多々生じるようになりフラストレーションがたまりはじめる。インプラント治療に限界を感じはじめていたとき、補綴専門医および教授である Robert Chapman から Stryker インプラントを紹介される。これはネジをまったく要しないユニークなものであった。ついに、論理的でシンプルなデザインのインプラントを見つけたのである。

　我々が Stryker インプラントを 2 年ほど使用したあと、Stryker 社は販売権を含むすべての権利を売り払うと言ってきた。我々が彼らのいちばんの取引相手であり、システムにもっとも精通しているため、Stryker インプラントを購入した者は当然、全員我々の診療所に来るであろう。だが、Stryker 社は最初、我々を譲渡相手とは考えもしなかった。我々は歯科医師でありビジネスマンではない。それでも結果として、当時はあり得ないと思われたが、我々は、友人でありビジネスマン兼弁護士の Charlie W. Sullivan からの資金援助と医療機器製造会社経営についての助言により、Stryker 社を買収することができた。医療機器会社を立ち上げることができたのである。

　バイコンの歴史の中には、多くの"影の立役者"が存在した。そのすべての方々の名前を挙げるときりがないが、この場を借りて心から感謝を申し上げたい。ここで、バイコンの未来が不確かな立ち上げ当初から尽力し、支えてくれた何人かを紹介したい。まずはじめに、今は亡き私の妻 Debbie。彼女は最期までそばにいて私を支えてくれた。次に私の双子の息子たち、常識と知性を備えた V.J. と Craig。2 人はバイコンのグローバル戦略に大きく貢献した。そして義理の息子である Tom Peterson は、洞察力と確固たる労働倫理を駆使してバイコンのビジネスの基盤を確かなものにしてくれた。

　そして、当然のことながら Thomas Driskell の天賦の才能なくしては、バイコンそのものは存在しないし、語ることもできない。また、我々バイコンが世界に躍り出ることができたのは、Norman Shepherd、Katherine Morgan、Allen Cail、Robert Chapman、Mauro Marincola、Shadi Daher、Muneki Hirayama、Drauseo Speratti、David Donohoe、Joe Leary、それから数多くの臨床スタッフの寛大さと前向きな精神によるものと言っても過言ではないだろう。

さらに忘れてはいけないのは Angelo "Paolo" Perpetuini である。彼の貢献なくしては、IAC も TRINIA も存在しなかった。Carl Nordin は、根気よくマーケティング戦略を独自の想像力でサポートしてくれている。George Mihal のオフィスネットワーキングやデジタル化への貢献も忘れられない。Susan Fay は 20 年以上、我々の海外出張の手配を受け持ってくれている。

United Titanium のオーナーである Mike Reardon とそのチーム、Fred Weekley と Charlie Gray らも、バイコンの成功と存在の立役者だ。彼らのおかげで、アイデアを形にすること——このケースでは、チタン製インプラントを製作することができた。

我々はさまざまな面で幸運であったが、もっとも重要なことは、いつも必要なときに必要な人材と出会えたことだ。たとえば、私の同級生の Boyd Tomasetti は、Laura Murcko と Rolf Ewers を紹介してくれた。Ewers は 4.0×5.0 mm のインプラントや、TRINIA 製の補綴物の信憑性を論ずるだけでなく、本書の刊行にも多大な貢献をしてくれた。我々のボストン本社には、ユニークで知識をもったプロフェッショナルが、世界中から集結し語り合うのである。

小さな診療所からはじまった我々のビジネスは、今や世界 90 ヵ国以上にまたがるグローバル企業に成長した。これはどうして実現できたか？　いつも前を見て、常に自らの知識と経験をもとに前進してきたからだ。真実は力であり、行く先には大成功が待っているものである。

最近、チューリッヒのとある教授からこのような言葉をいただいた。「バイコンは有望な"生きた"組織だとわかっているよ。死んだ魚は流れに逆らって泳ぐことはできないからね。君たちは何十年もの間、主流に逆らって自らを貫いてきた。そしていま、その主流が君らのアイデアを模倣し始めている」

私はこれまでずっと、幼少のころに聞いたドミニカ人修道士の教えを念頭におきながら生きてきた。「論理的であれば、進め。非論理的であれば、避けて通りなさい。そうすれば、おのずと道が開け、成功に導かれるでしょう」。この言葉は不動の真実であった。

科学的にも臨床的にも実証されているバイコンの歯科用インプラントシステムは、多くの臨床医、歯科技工士、患者たちのためとなるであろう。本書の内容は、バイコンインプラントシステムの根底にあるコンセプトを詳しく説明し、すでにバイコンインプラントを治療に取り入れている臨床医を納得させるだけでなく、多くの目の肥えた臨床家やインプラント学の専門家も、本書を読むことで、バイコンについてわかり得なかった部分を知り、バイコンがもたらす有益性が見えてくるのではないだろうか。バイコンは 30 年間、ただ論理的に、正直に突き進んできただけなのである。

問題は、これからどこへ、どのように進むかである。もちろんドミニカ人修道士の教えを守り、実直に進むだけだ。すべては個々の患者が我々のインプラントで快適な生活ができるようになるかである。すなわち、もっと短いインプラントを開発するといった、正しい方向への前進あるのみである。

Vincent J. Morgan

注記：とくに明記されない限りは、本書で言及されるすべての製品はバイコンのものである。

著者一覧

Estevam A. Bonfante, DDS, MS, PhD
Assistant Professor
Department of Prosthodontics and
 Periodontology
Bauru School of Dentistry
University of São Paulo
Bauru, Brazil

Gerson Bonfante, DDS, MS, PhD
Professor
Department of Prosthodontics and
 Periodontology
Bauru School of Dentistry
University of São Paulo
Bauru, Brazil

Pieter Boshoff, DMD
Private Practice Limited to Maxillo-
 facial Surgery
Knysna, South Africa

Stefano Carelli, DDS
Clinical Instructor
Bicon Italy

Private Practice Limited to Odontology
Rome, Italy

Peter Chaloupka, DMD
Private Practice Limited to Dental
 Implantology and Endodontics
Garching bei München, Germany

Sung-Kiang Chuang, DMD, MD, DMSc
Clinical Professor
Department of Oral and Maxillofacial
 Surgery
School of Dental Medicine
University of Pennsylvania
Philadelphia, Pennsylvania

Private Practice Limited to Oral and
 Maxillofacial Surgery
Brockton, Massachusetts

Andrea Cicconetti, MD, DDS
Assistant Professor
Department of Oral and Maxillofacial
 Surgery
University "Sapienza"
Rome, Italy

Adolfo Coelho de Oliveira Lopes, DDS
Researcher and Master's Candidate
Department of Prosthodontics and
 Periodontology
Bauru School of Dentistry
University of São Paulo
Bauru, Brazil

Paulo G. Coelho, DDS, PhD
Leonard I. Linkow Associate Professor
Biomaterials and Biomimetics
College of Dentistry
New York University

Hansjörg Wyss Department of Plastic
 Surgery
Langone Medical Center
New York University
New York, New York

Marieke Coetzer, BchD
Private Practice Limited to Implant-
 ology and Restorative Dentistry
Cape Town, South Africa

Shadi Daher, DMD
Clinical Assistant Professor
Department of Oral and Maxillofacial
 Surgery
Goldman School of Dental Medicine
Boston University

Clinical Instructor
Bicon

Private Practice
Boston, Massachusetts

Alexey Davydova, MD, PhD
Professor
Department of Oral and Maxillofacial
 Surgery
Vice-Rector for Clinical Affairs
Tver State Medical University
Tver, Russia

Olga Davydov, DMD, PhD
Assistant Professor
Department of Postgraduate Dental
 Education
Head of Implant Dentistry Center
Tver State Medical University
Tver, Russia

Tom De Wit, DMD
Private Practice Limited to Implant-
 ology and Prosthodontics
Alken, Belgium

Thomas Driskell, BSc
Inventor of Bicon Implant and
 SynthoGraft
Consultant, Technical Advisor
Bicon
Boston, Massachusetts

Rolf Ewers, MD, DMD, PhD
Chairman Emeritus
University Hospital for Cranio Maxillo-
 facial and Oral Surgery
Medical University of Vienna

Chairman
Cranio-Maxillo-Facial Institute
Vienna, Austria

Vinícius P. Fardin, DDS, MS
Doctoral Candidate
Department of Prosthodontics and
 Periodontology
Bauru School of Dentistry
University of São Paulo
Bauru, Brazil

Lee Fuen Fuen, DMD
Private Practice Limited to General
 Dentistry
Republic of Singapore

David M. Hallowes, MS
Director of Media
Bicon
Implant Dentistry Centre
Boston, Massachusetts

Ronaldo Hirata, DDS, MS, PhD
Assistant Professor
Department of Biomaterials and
 Biomimetics
New York University
New York, New York

Muneki Hirayama, DMD
Clinical Director
Bicon Japan
Tokyo, Japan

Clinical Instructor
Bicon

Private Practice
Boston, Massachusetts

Soroush Irandoust, BSc
Graduate Research Assistant
Department of Mechanical
 Engineering
Northeastern University
Boston, Massachusetts

Ernesto Byron Benalcazar Jalkh, DDS
Master's Candidate
Department of Prosthodontics and
 Periodontology
Bauru School of Dentistry
University of São Paulo
Bauru, Brazil

Igor Kostin, DMD, PhD
Department of Prosthodontics
Implant Dentistry Center
Tver State Medical University
Tver, Russia

Joseph Leary, DMD
Private Practice Limited to
 Periodontology
Norwood, Massachusetts

Jeffrey Lehrberg, PhD
Research Scientist
Department of Biomaterials
Implant Dentistry Centre
Boston, Massachusetts

Giorgio Lombardo, DDS
Associate Professor
Department of Dentistry and Maxillo-
 facial Surgery
University of Verona
Verona, Italy

Mauro Marincola, DDS, MS
Professor
Department of Implant Dentistry
University of Cartagena
Cartagena, Colombia

Clinical Director
Bicon Europe
Rome, Italy

Luca de Micheli, DDS
Scientific Director
Head of the Periodontal and Implant-
 ology Department
Istituto Stomatologico Italiano

Private Practice Limited to Implant-
 ology, Periodontology, and General
Dentistry
Milan, Italy

John Morgan, DDS
Clinical Assistant Professor
Department of Oral and Maxillofacial
 Surgery
Goldman School of Dental Medicine
Boston University

Clinician
Implant Dentistry Centre

Private Practice
Boston, Massachusetts

Katherine Morgan, DMD
Clinical Instructor
Bicon

Private Practice
Boston, Massachusetts

Vincent J. Morgan, DMD
President and Clinical Instructor
Bicon

Private Practice
Boston, Massachusetts

Honorary Professor
Tver State Medical University
Tver, Russia

Sinan Müftü, PhD
Professor
Department of Mechanical
 Engineering
Northeastern University
Boston, Massachusetts

Laura Murcko, DMD
Clinical Instructor
Bicon

Private Practice
Boston, Massachusetts

José Luis Alonso Padilla, DDS
Director of Implant Fellowship
  Program
School of Dentistry
Universidad Intercontinental
Mexico City, Mexico

Clinical Instructor
Graduate Prosthodontics and
  Implantology Program
Instituto Ross
Morelia, México

Paolo Perpetuini, CDT
Master Dental Technician
Dental Laboratory
Bicon Italy
Rome, Italy

Jacopo Pighi, DDS
Research Scientist
Clinic of Dentistry and Maxillofacial
  Surgery
University of Verona
Verona, Italy

Kristina Pisarik, BA
Media Specialist
Bicon

Clinical Photographer
Implant Dentistry Centre
Boston, Massachusetts

Stan Politis, DMD
Chief of Medicine
Department of Oral and Maxillofacial
  Surgery
University Hospitals Leuven
Leuven, Belgium

Dusan Poruban, MD, PhD
Assistant Professor
Senior Consultant, Senior Lecturer
Medical Faculty of Comenius
  University

Department of Oro-Maxillofacial
  Surgery
Stomatological Clinica
Saint Elizabeth Institute of Oncology
Bratislava, Slovakia

Imraan Sarvan, BchD
Private Practice Limited to Maxillo-
  facial and Oral Surgery
Brackenfell, South Africa

Rudolf Seemann, MD, DMD, PhD
Associate Professor
University Clinic for Cranio Maxillo-
  facial and Oral Surgery
Medical University of Vienna
Vienna, Austria

Tan Min Seet, DMD
Private Practice Limited to Oral and
  Maxillofacial Surgery
Republic of Singapore

Miguel Simancas-Pallares, DMD, MSc
Assistant Professor
Faculty of Dentistry
University of Cartagena
Cartagena, Colombia

Drauseo Speratti, DDS
Clinical Director
Bicon Brazil
São Paulo, Brazil

Clinical Instructor
Bicon
Boston, Massachusetts

Marcelo Suzuki, DDS
Associate Professor
Department of Prosthodontics and
  Operative Dentistry
School of Dental Medicine
Tufts University
Boston, Massachusetts

Somkid Tantirungkij, DDS, MS
Private Practice Limited to Maxillo-
  facial Prosthodontics
Chonburi, Thailand

Rainier A. Urdaneta, DMD
Private Practice Limited to
  Prosthodontics
Worcester, Massachusetts

訳者一覧

監訳

平山宗如（ひらやま・むねき）　　バイコンジャパン株式会社　代表取締役社長

翻訳（50音順）

大廣洋一（おおひろ・よういち）　　北海道大学大学院歯学研究院・口腔医学部門口腔病態学分野・
　　　　　　　　　　　　　　　　　口腔顎顔面外科学教室　准教授

小方頼昌（おがた・よりまさ）　　　日本大学松戸歯学部歯周治療学講座　教授

齊藤成彦（さいとう・なるひこ）　　歯科オムニデンティックスJRタワー　院長

中村昇司（なかむら・しょうじ）　　八重洲歯科診療所　院長

南里篤太郎（みなみざと・とくたろう）　南里歯科医院　副院長

第1章

歯科用インプラントの歴史

Jeffrey Lehrberg
訳：平山宗如

　中米はホンジュラスの奥地、ウルア河のほとり。まさに「死者のビーチ」と呼ばれるにふさわしい場所で、考古学者であり冒険家である Dorothy Popenoe が、魅惑的な発見をした。1000 年以上もの間、人目に付くことなく安らかに眠っていた若いマヤ人女性の下顎骨が発掘されたのである。しかしその後は、この下顎骨は博物館で箱に入れられ、分別され、ほとんど忘れられた状態で 40 年間も放置されていた。もちろん、Dorothy 自身も彼女の発見がどれほど重要なものか知る由もなかったであろう。というのも、紀元 600 年の昔に、このマヤ人女性に世界最古の歯科用インプラントが施されていたのだ。

　古代に起源を発した歯科用インプラントは、現代に至るまでに、そのデザインや、細胞や分子レベルでの理解に至るまで、極めて多岐にわたる変化を遂げてきた。この章では、古代マヤ文明のインプラントから現代のチタン製インプラントのパイオニアまでの、永く多彩な歴史を検証する。

歯科用インプラントの起源

　歯科用インプラント、およびそれにかかわる術式は現代文明の所産のひとつと考えられている。しかし、その起源は古代メソアメリカまで遡る。我々は主に Dorothy Popenoe による発見と、研究者であり歴史家でもある Amadeo Bobbio の注意深い目のおかげで、歯科用インプラント学の起源を知ることができる。

　考古学者夫婦の Wilson Popenoe と Dorothy Popenoe は、1925 年、Wilson が

第1章　歯科用インプラントの歴史

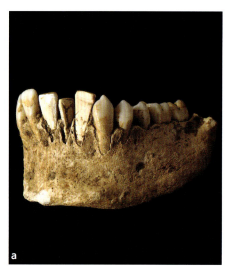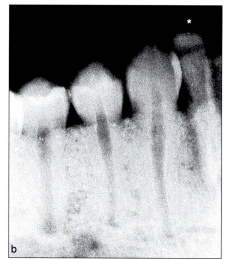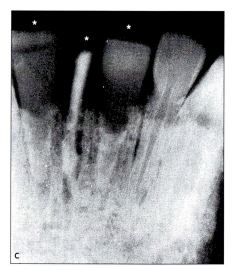

図 1-1　(a) 世界最古の歯科用インプラント。紀元600年以前のヒトの下顎骨に埋め込まれた3片の貝殻は、インプラントのオッセオインテグレーションを示す最古の例とされる。(b, c) 古代マヤ文明のインプラントのエックス線写真。b が下顎骨の左側、c が右側。★マークが埋め込まれた貝殻。(*Journal of Dental History*[2] より許可を得て引用)

United Fruit 社の熱帯農業実験の責任者に就任したのを機にホンジュラスに移住した[1]。そこでLancetilla農業実験センターの建築準備をしていた際、数多くのマヤ文明時代の人工物が出土してきたことは、この夫婦にとってはこの上ない出来事であった[1]。その後数年かけて、Dorothyは考古学的に価値が高い人工遺物を数多く発掘し、記録に残していった。そんな1931年、彼女はウルア河近郊のマヤの発掘現場で、中切歯のあたりに3枚の貝殻が埋め込まれた下顎骨を発見した（**図1-1a**）[1, 2]。そのときDorothyは、それがのちに史上最古の歯科用インプラントとして記録されることになるとは知る由もなかっただろう。残念ながら、その後間もなくDorothyはこの世を去ったため、発見がいかに偉大なものだったかを知ることはなかった[1]。

Dorothyの死後、この下顎骨はハーバード大学付属のピーボディ博物館に移送されたのだが、そこで20年以上も片隅にしまわれていた[1, 2]。次にこの下顎骨が日の目を見たのは1956年、英国の歯科用インプラント学会の代表であるBoris Traininが、この貝殻が埋められた下顎骨についてピーボディ博物館に問い合わせをしたときであった[2]。当時、博物館の代理責任者だったJ. O. Brewは問い合わせに対し、「インプラントと思われる貝殻は死者を敬う儀式の一種で、死後に入れられたものだろう」という見解を示した[2]。そこでTraininとBrewの2人がこの下顎骨を簡潔に調査したのだが、結論はBrewの見解どおりということになった。そのため、下顎骨はその後15年以上も博物館の隅で眠ることになるのである。後にAmadeo Bobbioによる入念な捜索がなかったら、この下顎骨の再発見と重要性の再認識はなかったかもしれない。

Amadeo Bobbioは、歯科の歴史についての研究でピーボディ博物館の資料に目を通していたときに、偶然この下顎骨のことを知った。そこで、TraininとBrewが過去に「死後に貝殻が埋め込まれたもの」と結論づけた下顎骨について、再検証を行うことにした。無論、古代人の口腔内に歯科用インプラントが埋め込まれていたというのは確かに興味深い考えではあったが、TraininとBrewの検証結果がそうであったように、当時は受け入れられる考えではなかった。古代エジプトやエトルリア、フェニキアの遺跡からも死後にインプラントが埋められた顎骨が多数発見されているのだが、Bobbioはマヤ文明の下顎骨はそれらとは明らかに異なるものと確信していた。

この古代マヤ人の下顎骨がなぜ驚くべきものなのか。それは、埋め込まれた貝殻と、顎骨のオッセオインテグレーションがエックス線撮影で確認されたためである（**図1-1b, 1-1c**）[2]。しかもこの結合様式は、近代のチタン製インプラントに見られるオッセオインテグレーションに非常に似ていることがわかった。英国ではアーサー王がホーリーグレイル（「最後の晩餐」で使われた聖杯）を捜し求めていたころに、現代の科学知識がまったくなく、抗生物質、医療機器などの発達もなかったにもかかわらず、バイオセラミックのインプラントをオッセオインテグレーションさせることに成功しているのである。この後の1400年間、歯科用インプラントの進展は起こらないことを考えると、古代マヤ文明の外科医の技術の高さがうかがえる。

初期の試み

マヤの遺跡から発掘された下顎骨の例を除いては、歯科用インプラントが20世紀以前に存在したという証拠はない。しかしだからといって、昔の歯科医師たちが機能性を有した天然歯を代用するものについて、まったく考えていなかったわけではない。過去の多くの学者たちの間では、口腔内の欠損部分は義歯で補うという考えが一般的であった。たとえば、11世紀の中東のアッバース王朝の外科医Abu al-Qasim al-Zahrawiは、雄牛の骨でつくった補綴物をワイヤーで残存歯に固定することで、欠損部を補うように勧めていた。このようなクリエイティブな治療法は考えられていたものの、結局は16世紀に至るまでは、外科的手術によってバイオマテリアル（ヒトの歯牙も含む）を体内に植え付けることにはとうてい考えが及ばなかった。

16世紀に入ると、欠損部分にヒトまたは家畜の歯牙を利用する例が散見されはじめる。現存する記録では、1562年のヒトの歯牙を用いたインプラント治療が最も古い。これは同種歯牙移植であるが、Ambrose Pareによると、女中より提供された上顎切歯（無理やり抜歯したのではなく、女中本人の意思で行ったらしい）を彼女の女主人にうまく移植することができたという記録がある[7,8]。それから100年以上後のことになるが、1685年にCharles Allenの書いたThe Operator for the Teethには、歯牙移植がルネッサンスの時代には一般的に行われていたという記録もある[7]。しかし、たとえそれが事実だったとしても、その成功率は懐疑的である。また、梅毒などの感染の危惧はもとより、不要となったとはいえ、死者の口腔内から歯牙を取り去るという治療計画および行為は、道徳的にも倫理的にも受け入れられず、17世紀末には行われなくなったようである[6,9]。

産業革命の時代に入ると、先に述べたような治療法はまったく姿を消す。この時代に発した医学、物理、その他の学問の進歩によって、歯科用インプラントの世界ではいろいろな角度から材料が見直され、次の理論的なステップとして、金属を用いる試みがなされはじめた。

産業革命時代のインプラント学

骨内に金属インプラントの埋入が初めて行われたのは、1807年にMaggioloによるものである[2,3,10]。Maggioloのインプラントは3つの金製のパーツからなり、ヒトの歯根の形をもとに作製された（図1-2）[11]。Maggioloの論文、Le Manuel de l'art du dentisteには、「私はこの方法で施術した患者ほぼ全員から満足のいく結果を得られている」[11]と述べられている。Maggioloの言うところの「満足」がどの程度を

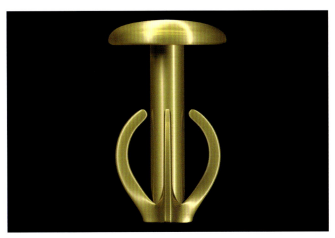

図1-2 世界で初めての骨内インプラントであるMaggioloのインプラント。1807年にヒトの歯根をもとに設計され、開発された。

指すかは定かではないが、彼のインプラント施術の成功を疑う根拠はない。事実、彼が重視した無菌テクニックを含め、彼の行った術式は、現在常識的に行われている2回法の術式で用いられるものに類似している[11]。

19世紀中にはさまざまな形状や材質のインプラントが登場し、壊滅的なものから良好な結果をもたらしたものまでそれぞれであった。1880年代後半、S. M. HarrisとJ. M. Edmundsらは、鉛のコーティングが施されたプラチナ製ポストを試験的に埋入している[12]。また、W. G. A. Bonwillは、金とイリジウムのポストの埋入に挑戦した[12]。20世紀に入るころには、R. E. Payneは冠と連結した銀のカプセルを欠損歯の代わりとして追究した[12]。さらには非金属の材料も試されるようになり、1905年にはSchollの報告にもあるように、ポーセレンやラバーなども試された[12]。この期間にこれほど多くの金属、非金属のインプラントが試されたにもかかわらず、現代のインプラントに追いつくのにはまだ10年以上かかるのである。

Greenfieldのバスケット型インプラントと現在のインプラント学

歯科用インプラント学において、重要な役割を果たした影の立役者が存在する。それはE. J. Greenfieldという人物で、彼の開発したインプラントは、近代インプラントシステムのデザインのもととなる、ある特徴を有している。彼のインプラントは、骨内インプラントであり、装着するためのアバットメントとクラウンで構成されている。Greenfieldはその術式とシステムを1913年に発表した[12]。彼が整形外科の手術を見学し

第1章 歯科用インプラントの歴史

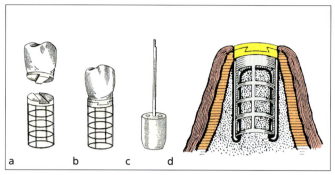

図 1-3 Greenfield Basket。イリジウム・プラチナ合金製のバスケット型の人工歯根（a）にポーセレンクラウンと24Kの金が被さっている（b）。手術に使用された「チューブナイフ」（c）と断面図のイラスト（d）。（Greenfield[12]より引用改変）

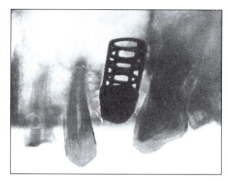

図 1-4 Greenfield Basket 埋入後のエックス線写真。（Greenfield[12]より引用）

たときに、使用されていた銀製の結紮ワイヤーをみて閃いたのが、バスケット型のイリジウム・プラチナ合金製インプラントである（図1-3）[12]。バスケット型のインプラント体の上部に24Kの金をはんだ付けし、その上にクラウンが装着できる形とした[12]。

Greenfieldはこのシステムを用いて合計8本のインプラントの成功例を報告しているのだが、それらの治癒期間やその他のプロトコールは、現代のインプラント治療に通じるものがある（図1-4）[12]。彼の報告でもっとも注目すべき点は、施術の背景にあるメカニズムの説明である。つまり、今日の論文で見られるようなメカニズムを提示して、インプラント内部や周囲の細胞レベルでの変化を推測しながら説明しているのである。彼の置かれた環境を鑑みると、その正確さは驚くほどだ（彼の文献からは、彼が組織学の検証を行った形跡は見られない）[12]。したがって、Greenfieldこそ、オッセオインテグレーションについて研究をした第一人者であると言える（もっとも、後の半世紀ほどは、「オッセオインテグレーション」という言葉自体、存在しなかったが）[12,13]。Greenfieldは時代を先取りしており、彼のインプラントシステムの考え方は、1970年代になってもインプラントの設計に組み込まれていた[13,14]。

成功の発表にもかかわらず、Greenfieldのインプラントシステム（歯科界では「Greenfield Crib」または「Greenfield Basket」などと呼ばれている）はいつも論争の的になっていた。何年経っても、歯科の研究者たちは彼のデザインを改良したとして発表していたが、失敗するとGreenfieldのデザインのせいにした[15]。事実、Greenfieldの研究は当時の権威ある歯科医師たちからはほとんど認められておらず、インプラント学自体、現実的な治療方針として認められていなかった[11,15]。

インプラント治療の将来の可能性を認めている臨床医でさえ、Greenfieldの解釈を取り入れなかった[11,15,16]。1914年に発表されたH. J. Peterの逆円錐形インプラントがその一例である。H. J. Peterは、インプラントの安定性および固定性は結合組織が周囲に形成されることで保たれると考えており、骨が再形成されるというGreenfieldとは反対の意見であった[15]。今でこそ、当時のPeterはインプラント周囲に繊維質が形成され、その結果固定されることを説明していたのだとわかるが、これは明らかにオッセオインテグレーションの概念とは異なる。そのうえ、Peterは異なるデザインながらもGreenfieldの技法で臨床研究をしていたのである。インプラントが固定される概念は、Greenfieldのそれとは相反するものだが、生存率は80％であった[15]。PeterによるGreenfieldの改良型は成功したように見えたが、他の臨床家がどのように臨床に応用しても、Peterと同様の結果は得られなかった。

Greenfieldのインプラントが汚名を着せられるのには2年もかからなかった。1914年にニュージャージー歯科医師会で開催された会議では、Greenfieldのインプラントシステムは真っ向から批判された。H. J. Kaufferは会議の場でこう報告した。「失敗率の高さにより、Greenfieldの研究は破棄された」[17]。Kaufferに続いてA. E. SmithがGreenfieldのインプラントシステムで行った症例を発表した[17]。治療の成果はまちまちだったが、そうした結果をよそに、A. E. Smithは自ら開発したシステムのためにGreenfieldのシステムを否定した（彼の口腔内にはGreenfieldのインプラントが埋入されていたにもかかわらずである）[17]。

Greenfieldの設計が現代のインプラントに反映されていることを考慮すると、彼のデザインそのものは良くても、それを用いた術者の手技、衛生状態、患者の口腔衛生状態などが原因で失敗例が多発したと考えられる[13]。何が原因であったにせよ、

4

失敗例の多すぎた Greenfield のシステムは世から遠ざかって行った。

　Greenfield のインプラントの失敗は、材料が一因だったという報告もある。彼はイリジウム・プラチナ合金を使う理由をとくに解説せず、ただ「酸に強く、生体組織を傷つけない」と述べている[12]。もっとも、Greenfield がこの材料を選択したのは幸いで、この時代に他の材料を選択していたら深刻な問題になっていたかもしれない。Greenfield の研究発表文献の11年後、A. A. Zierold は、材料によっては生体に悪影響を与えるものもあると報告している。これがインプラントの生態親和性への取り組みのはじまりであり、この時点から、インプラントはデザインだけでなく物質組成についても注目されるようになった。

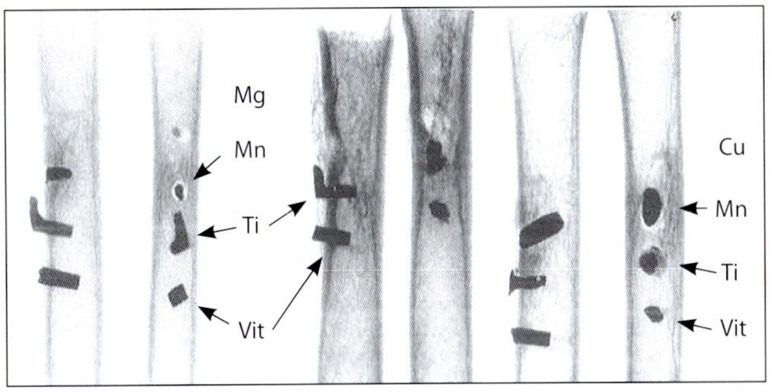

図 1-5　複数種類の金属片が植え付けられたネコの大腿骨のエックス線写真（手術から 224 日後に撮影）。Mg はマグネシウム、Mn はマンガン、Ti はチタン、Vit はバイタリウム、Cu は銅。(*Journal of the American College of Surgeons*[20] より許可を得て引用)

インプラントの構成とデザインの発展

　文献に遍在する研究方法のあいまいな説明や、研究者と臨床家による無作為な材料の選択に辟易した C. S. Venable と W. G. Stuck、そして A. Beach は、どの金属がいちばん骨との相性がよいのか検証をはじめた[19]。数々の純金属、合金を検査した結果、C. S. Vernable らはバイタリウム合金（クロミウム、コバルト、モリブデンを含有）が「体液に対して抵抗性があり、骨内とその周囲組織のどの部位においても変化を見せなかった」と結論づけた[19]。その当時、科学の分野では異なる金属ごとの生体組織への反応についての研究が、もっともホットなトピックだった。1937 年に Vernable らは研究内容を論文で発表、その 3 年後、他の研究者たちも同様の金属を使用して、骨内での電解を研究したが結論は出せなかったようだ[20]。

　R. T. Bothe、K. E. Beaton、H. A. Davenport らは異なった金属が起こす組織内の電解の違いに興味をもった[20]。バイタリウムを中心に研究をはじめたが、それまで試験をしていなかった金属である、マグネシウムとチタンについても研究することにした[20]。ネコの大腿骨を試験サンプルとして使用し、直径 1.5 mm の穴を開けて数々の金属片を植え込んだ（図 1-5）[20]。チタンの電解度は目立つ結果ではなかったが、Bothe らは「チタンの骨に対する親和性はバイタリウムやステンレス同様に良い。おそらくチタン周囲への骨の再生に関しては、より良いのではないか」というコメントを残した[20]。つまり、Bothe らの発表はチタン製インプラントへのオッセオインテグレーションを、初めて表したものだったのであろう。ただし、Bothe がチタンの生体親和性が非常に優れていると示したにもかかわらず、当時、インプラントの材料としてもうひとつ踏み出すことができなかったのは、コストが一因であるといえる。そしてチタンがインプラントに現実的に利用されるようになる

のは、この 10 年以上先となる[20,21]。

　Bothe らの発表から 11 年後、金属の加工、製造技術の発達によりチタンの入手が比較的容易になってきた。そのため、チタンがあらためてインプラントの材料として検討されるようになった[21]。マウントサイナイ病院の研究者であった Gottlieb S. Leventhal は、Bothe らの発見をそのまま応用し、皮下組織および骨内にチタンを埋入して、生体反応をテストした[21]。Leventhal の研究では、Bothe らと異なり、チタンは医科の分野での骨折の固定や手術に適した材料だと発表された[21]。

　しかし残念なことに、Bothe らや Leventhal の発表はほとんど忘れ去られ、チタンのオッセオインテグレーションの発見とその名声は、別の人間に持っていかれることになる。

近代における先駆者たち

　19 世紀の終盤と同様に、1950 ～ 60 年代は数々のインプラントデザインが発表された。今日あるような規定がなかったため、20 世紀中盤の医療機器は、製品販売に必要な試験は今ほど厳重ではなかった。そのため、結果的に、改善・改良するための環境に非常に恵まれており、即興的につくりだされたものも多かった[22]。新たなインプラントを開発した者の多くは、一般の歯科医院の経営者たちで、実際の臨床を科学的根拠に基づく形にもっていくことが多かった。なかでも方法論的なアプローチで群を抜いていたのが、Per-Ingvar Brånemark である。彼の学究的な方法と研究内容の質の高さが、骨内埋入型インプラントを歯科用インプラントの主流にした。また、Brånemark は「オッセオインテグレーション」という用語を定着させた人物でもある。

第1章　歯科用インプラントの歴史

Brånemark がオッセオインテグレーションを研究しようと決めたのは、ある偶然がきっかけだった[3, 23, 24]。ウサギの大腿骨の血管新生を研究していたとき、骨中に埋めていた顕微鏡のチタン製チャンバーが骨と融合して、摘出が非常に困難であったのだ[3, 24, 25]。彼は大学病院の耳鼻科医と形成外科医のサポートを得て、チタンのフィクスチャーを使用して、骨と歯牙の欠損部位を修復する実験をはじめた[24, 25]。Brånemark らの実験と他の研究者たちの実験の決定的な違いは、外科手技において無菌操作を厳密に行ったことにある。実験に用いられたインプラントはすべて適切に滅菌され、病院レベルの無菌環境で処置が行われた[22]。くわえて、もうひとつの違いは、長期にわたる経年研究を行ったことだ。Brånemark の 1969 年の動物実験では、イヌに埋められたインプラントに、実験のエンドポイントである 5 年間の生存が確認された[25]。これ以前にもインプラントの生存率を報告する実験はあるが、客観性のあるデータではない[11]。

1965 年、動物実験で成功を収めた Brånemark らは 10 年に及ぶ臨床試験をはじめることになる。この研究において、Brånemark らは初めて「オッセオインテグレーション」という言葉を用いて、チタン製インプラント周囲の骨の再生を説明した[26]。Brånemark らの報告は非常に詳細で、チタン製インプラントに対する骨の反応が生理学的、社会心理学にさまざまな方法で分析された[26]。だが、このように詳細な研究発表がされたにもかかわらず、歯科会は懐疑的であった。Brånemark らはみずからの発見をまわりに認めさせることはできなかったが、骨内埋入型インプラントの未来を示すことができたのは明らかである。

インプラント学における革命

1960 年代後半までは、新しいインプラントデザインが続々と考案された時代で、それぞれの開発者の創意工夫が見て取れる。ここでは、いくつか代表的なものを取り上げよう。1940年代後半の Formiggini と、1950 年代の Cherchieve（はじめはブロック型のインプラントを推奨していた）は、螺旋状でスレッドタイプのインプラントを考案した（図 1-6）[22, 28]。

Leonard Linkow は、インプラント学を語るうえで忘れてはならない、Brånemark と並ぶパイオニアの 1 人で、2 つのユニークなデザインのインプラント（ブレードタイプとセルフタッピングのベントプラント）の考案者である（図 1-7, 1-8）[3, 22, 29]。そしてついに、今日一般的となっている Brånemark のスクリュールートフォーム（SRF）インプラントの改良版が数多く発表されていく。初期のさまざまなデザインが発表されるなかで、1960 年代にプラートタイプ（PRF）

またはフィンタイプと呼ばれる特異な形状のインプラントが発表された。Thomas Driskell によって考案されたプラートタイプのインプラントは、のちのバイコンインプラントのベースとなる特徴的な形態を有している。

バイコンインプラントの開発は、オハイオ州コロンバスのバテル記念研究所ではじまった。1968 年の終わりにかけて、ベトナム戦争もピークに差しかかるころ、Driskell とそのチームメンバーは、戦場において素早く効率的に欠損歯を修復させる手法を研究していた[30]。Driskell はまずセラミックに目を付け、表面性状をアルミナで加工したセラミックインプラント、それも単独歯用のインプラントを開発した。彼は、このセラミック製の単独歯用のインプラントのほうが、プラスチックやレジン製のインプラントよりも強度があり、金属製のインプラントよりも治癒期間を短縮できると推測した（金属製インプラントの 2 回法では、通常 4 ～ 6 ヵ月かかる[31]）。Driskell らはアカゲザルを動物実験の生体として使用し、すべて哺乳類の歯牙に近似した形態をもつよう設計したうえで、異なった表面性状をもつさまざまなデザインを評価していった（図 1-9）[32]。

最初に実験に使われたインプラントは、シャーピー繊維がその表面に接着すると推測し、セメント質を真似て研磨された表面性状のものであった[22, 32]。しかしながら、ほとんどのものは荷重をかけた時点で失敗に終わった[32]。その後は、多孔表面のインプラント、粗面性状のインプラント、多孔面かつ溝がある波形のインプラントなどを次々に考案、製作していく（図 1-10）[32]。そして、それぞれのデザインを組織的に分析したところ、根分岐型で溝がついているフィンタイプのデザインが、他よりもインプラント表面と骨との密着度が高いことがわかった[22]。さらに、溝のついたデザインのインプラント（以降、PRF と呼ぶ）は、咬合圧を溝と溝の間に分散させることを突きとめた[22]。根分岐型で溝がついたデザインのインプラントは、後に単根となり、タイプ II インプラントして現在のバイコンインプラントの前身となる（図 1-11）[22, 32]。

1970 年代半ばになると、Miter 社と契約した Driskell は、タイプ II インプラントを改良して Synthodont と名付け、市場に出した（図 1-12）。バテル記念研究所での研究を活かし、Synthodont は高密度アルミナ製で、単独植立、骨縁上埋入型インプラントとなった。当時はオッセオインテグレーションは立証されていたものの、Synthodont は骨縁上埋入型のデザインで、専用の手術器具の開発がともなっていなかったため、治療の予知性は不明瞭だったようである[22]。熟練の術者でも、インプラントに補綴物を連結させ、機能させないことでオッセオインテグレーションを生じさせるのがやっとだった[22]。Driskell らの開発はさらに続き、Synthodont をさらに進化させた Titanodont が生み出された。チタン合金製の骨縁下埋入型インプラントで、上部構造物が脱着可能な設計である（図

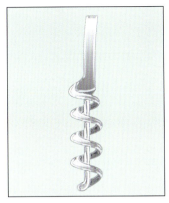
図 1-6 Formiggini や Cherchieve が考案した典型的な螺旋型インプラント。

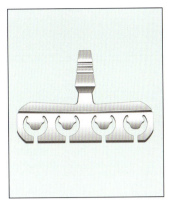
図 1-7 Linkow のブレード型インプラント。ブレードの先の部分が細くなっていて、細い歯槽骨頂に入れやすく、骨の再生もしやすい。

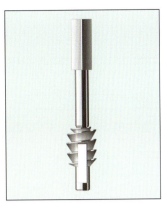
図 1-8 Linkow のセルフタッピングベントプラント。

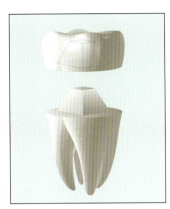
図 1-9 Driskell のアルミナ製インプラントとクラウン。根分岐型。

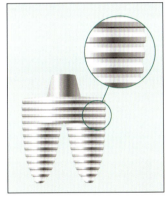
図 1-10 Driskell の溝がついた波状のインプラント。

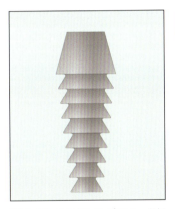
図 1-11 タイプ II インプラント。単根でフィン型のデザインは、現在のバイコンインプラントの前身である。

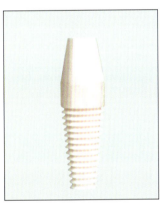
図 1-12 Synthodont インプラント。

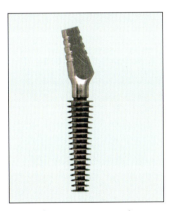
図 1-13 Titanodont インプラント。

1-13)[22]。Titanodont は PRF というだけでなく、表面が酸エッチング処理された最初のインプラントだった。そしてさらに注目すべきは、ロッキングテーパー構造をもち、360°回転可能なアバットメント接合部と、バクテリアルシール機構を有することである[22]。

バイコンのはじまり

Driskell は Miter 社で研究責任者として従事したあと、DB Bioengineering 社を立ち上げた。1985 年 10 月、DB Bioengineering は、バテル記念研究所で Driskell が考案したデザインをもとにした、DB Precision Fin インプラントシステムの市販前届出を取得した（図 1-14）。PRF デザインとロッキングテーパーはそのまま採用し、スローピングショルダー、ショートインプラント、低速回転ドリリング、専用のチタン合金インスツルメントキットなどを新たに導入した。どれも当時は他に類を見ない特徴であった。

会社設立後、2 年ほどで多国籍企業である Stryker 社に吸収され、DB Precision Fin インプラントは Stryker Precision Fin インプラントという製品名となった[33]。1994 年、Stryker 社は Precision Fin インプラントシステム部門をボストンの企業家グループに売却し、これがのちにバイコン（Bicon）となったのである（bi と con を合わせた社名は、2 つの物の結合——つまりインプラントとアバットメントのシンプルな結合をイメージしている）。

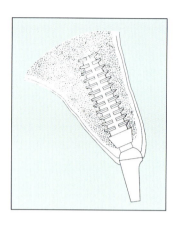

図 1-14 DB Precision Fin インプラントは、現代のバイコンインプラントが有するすべての特徴（PRF、ロッキングテーパー、スローピングショルダー、ショートインプラント）を備えていた。

インプラント学の未来とその先

古代中南米の昔から今日まで、さまざまな過程を経てインプラント学の基盤は築き上げられてきた。それは、材料物理科学や生物学の理解を深めながら、より安全なインプラント治療を目指してきた先駆者たちの努力の結晶でもある。本書の章を追うにつれて、オッセオインテグレーションについての生物学的な理解が明確になってくるであろう。

バイコンインプラントはその誕生から今日まで、数々の研究、開発が行われ、インプラント業界では先駆者であった。バイコンは、一企業として今後も常に前を見続け、質の良い最高の製品を生み出し、インプラント歯科界において先駆者であり続けると思われる。

References

1. Claassen C. Women in Archaeology. Philadelphia: University of Pennsylvania, 1994.
2. Bobbio A. The first endosseous alloplastic implant in the history of man. Bull Hist Dent 1972;20:1–6.
3. Abraham CM. A brief historical perspective on dental implants, their surface coatings and treatments. Open Dent J 2014;8:50–55.
4. Forshaw RJ. The practice of dentistry in ancient Egypt. Br Dent J 2009;206:481–486.
5. Irish JD. A 5,500 year old artificial human tooth from Egypt: A historical note. Int J Oral Maxillofac Implants 2004;19:645–647.
6. Ring ME. Dentistry: An Illustrated History. New York: Abradale Press, 1992.
7. Noble HW. Tooth transplantation: A controversial story. History of Dentistry Research Group Newsletter, 2002.
8. Forrai J. Ambroise Paré - The "Father of Surgery." Rev de Clin Pesq Odontol 2006;2:447–450.
9. Atkinson ME. Histopathological and immunological aspects of tooth transplantation. J Oral Pathol 1978;7:43–61.
10. Jourdan, Maggiolo. Le Manuel De L'art Du Dentiste. 1807.
11. Kirk EC. Academy of Stomatology of Philadelphia regular monthly meeting. Dental Cosmos 1913;55.
12. Greenfield EJ. Implantation of artificial crown and bridge abutments. Dental Cosmos 1913;55:364–369.
13. Rudy RJ, Levi PA, Bonacci FJ, Weisgold AS, Engler-Hamm D. Intraosseous anchorage of dental prostheses: An early 20th century contribution. Compend Contin Educ Dent 2008;29:220–229.
14. Scacchi M. The development of the ITI dental implant system. Part 1: A review of the literature. Clin Oral Implants Res 2000;11(suppl 1):8–21.
15. White JD, McQuillen JH, Ziegler GJ, White JW, Kirk EC, Anthony LP. Dental Cosmos. SS White Dental Manufacturing Company, 1915.
16. Harlan AW, Johnson CN. The Dental Review: A Monthly Journal Devoted to the Advancement of Dentistry 1914;28.
17. Ottolengui R. Dental Items of Interest: A Monthly Magazine of Dental Art, Science and Literature 1915;37.
18. Zierold AA. Reaction of bone to various metals. Arch of Surg 1924;9:365.
19. Venable CS, Stuck WG, Beach A. The effects on bone of the presence of metals; based upon electrolysis: An experimental study. Ann Surg 1937;105:917–938.
20. Bothe RT, Beaton KE, Davenport HA. Reaction of bone to multiple metallic implants. Surg Gynecol Obstet 1940;71:598–602.
21. Leventhal GS. Titanium, a metal for surgery. J Bone Joint Surg Am 1951;33-A:473–474.
22. Driskell TD. History of implants. CDA J 1987;15(10):16–25.
23. Chug A, Shukla S, Mahesh L, Jadwani S. Osseointegration—Molecular events at the bone–implant interface: A review. J Oral Maxillofac Surg Med Pathol 2013;25:1–4.
24. Brånemark PI. Osseointegration and its experimental background. J Prosthet Dent 1983;50:399–410.
25. Brånemark PI, Adell R, Breine U, Hansson BO, Lindström J, Ohlsson A. Intra-osseous anchorage of dental prostheses. I. Experimental studies. Scand J Plast Reconstr Surg 1969;3:81–100.
26. Brånemark PI, Hansson BO, Adell R, et al. Osseointegrated implants in the treatment of the edentulous jaw. Experience from a 10-year period. Scand J Plast Reconstr Surg Suppl 1977;16:1–132.
27. Albrektsson T, Wennerberg A. The impact of oral implants - past and future, 1966-2042. J Can Dent Assoc 2005;71:327.
28. Cherchieve R. Considerazioni Fisiologiche E Pratiche Su Una Osservazione Originale Di Un Impianto Endosseo. Inform Dent 1959;24:677–680.
29. Linkow LI. Clinical evaluation of the various designed endosseous implants. J Oral Implant Transplant Surg 1966;12:35–46.
30. Driskell TD, O'Hara MJ, Niesz DE. Surgical Tooth Implants, Combats and Field. Columbus: Battelle, 1972.
31. Driskell TD, O'Hara MJ, Greene GW. Surgical Tooth Implants, Combat and Field. Ft Belvoir, VA:Defense Technical Information Center, 1971.
32. Driskell TD, McCoy LG, Tennery VJ, Niesz DE. Surgical Tooth Implants, Combat and Field, Report Number 3: Annual Report. Columbus: Battelle, 1973.
33. McKinney RV. Endosteal Dental Implants. St. Louis: Mosby Year Book, 1991.

第2章

バイコンシステムの概要

Vincent J. Morgan / Thomas Driskell
訳：平山宗如

バイコンインプラントの起源

　バイコンインプラントの起源は1968年にさかのぼり、Thomas Driskellによってバテル記念研究所（オハイオ州コロンバス）ではじまった。当時はインプラント材料として高密度酸化アルミナが用いられていたが、1981年にチタン合金製のTitanodontインプラントが発表された。外科用チタン合金（Ti-6Al-4V）[2]で作られるその優れた生体親和性は、早くは1940年にBotheらの論文[3]によって発表されており、1951年にはGottlieb Leventhalの論文[4]でも提示されていた。その後も研究を重ねたThomas Driskellは、1985年に現在のバイコンインプラントシステムの元となるDB Precision Finインプラントを開発し、以降Stryker Precision Finインプラントとして世に出した。1994年以来、この短く、ユニークな設計のプラトールートフォーム（PRF）のインプラントは「バイコンインプラント」として世に知られることとなる（第1章参照）。このインプラントシステムが、21世紀のインプラント変革に大きな影響を及ぼすことになるとは、当時思いもよらなかっただろう。United Titanium社のFred Weekleyには感謝の念でいっぱいである。1985年から現在まで、バイコンインプラントシステムの器具からインプラント、そのアクセサリー付属物まで、すべてのパーツが現在のものと互換性を保っていられるのは、彼らの功績が大きい[5]。

第2章　バイコンシステムの概要

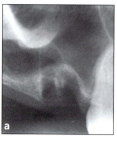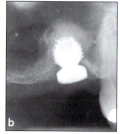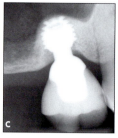

図 2-1　バイコンインプラントの周囲骨におけるモデリングとリモデリングの例。（a）術前のエックス線写真。（b）術後のエックス線写真。（c）4年経過後のエックス線写真。

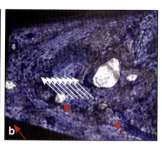

図 2-2　バイコンインプラント周囲の新生骨、再生骨の組織切片。（a）埋入後14年経過。（b）23年経過。

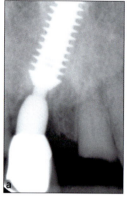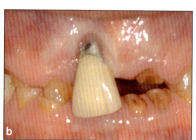

図 2-3　25年前に埋入した四肢麻痺の患者。バイコンインプラントを歯としてだけでなく手の代わりとしても用いている。咬合圧を周囲の骨や組織に効率的に分散・伝達させており、バイコンインプラントの強靭性がわかる。（a）25年経過のエックス線写真。（b）25年経過の口腔内写真。（写真提供：Don Rothenberg）

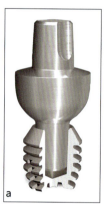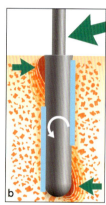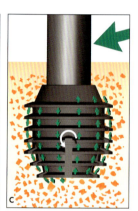

図 2-4　（a）バイコン独自のデザインとして、①補綴の柔軟性、②口腔外でのセメント合着およびIAC（Integrated Abutment Crown）、③プラットフォームスイッチング、④スローピングショルダー、⑤ロッキングテーパーのインプラント-アバットメント接合部（IAI）、⑥プラトー・テーパー形状、⑦短く、幅が狭い形状、⑧低速回転ドリリングの使用がある。（b, c）インプラント周囲に発生する水平方向の咬合圧の分散。（b）シリンダータイプの長いインプラントに水平方向の咬合圧がかかった場合、緑色の矢印方向にのみ圧がかかる。水色の線で示されている部分には咬合圧負担はほぼない。（c）バイコンインプラントに水平方向の咬合圧がかかった場合は、咬合圧はプラトー間で分散吸収される。緑色の矢印は力の分散方向を示す。

科学的に立証された設計

1892年、ドイツの外科医であるJulius Wolff[6]は、外的圧力に対する骨の反応として、骨外部の形態変化および骨内部の海綿骨の構造変化を論文で発表した（**図 2-1**と**2-2**）。骨の形成と吸収の法則（Wolff's Law）とその後のFrost[7]の研究によって、臨床的にもバイコンインプラントのデザインの成功は証明されている。

バイコンインプラントの今日のデザインは、30年以上の基礎的、臨床的研究による生物学的、歯科理工学的な観点に基づくものである。歯科用インプラントの開発において、咬合圧をいかに顎骨へ効果的に分散・伝達させるかは常に重要な課題であり、連結されていない単独インプラントではとくに焦点となる。そこで、バイコンのPRF設計によって、短く細いインプラントでも骨に咬合力を理想的に分散・伝達することが可能となった。四肢麻痺の患者でさえも、長年機能している事実がある（**図 2-3**）。バイコンインプラントのデザインは、患者、歯科医師、その他すべての臨床的な観点から考察されている。

デザインの主な特長

バイコンインプラントでは、他のインプラントシステムでは成し得なかった補綴操作が可能となる（**図 2-4**）。バイコンインプラントシステムは開発当初より以下に示す特長を有する。

- プラトー・テーパー形状
- スローピングショルダー
- バクテリアルシール

デザインの主な特長

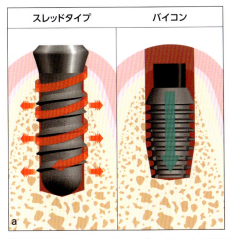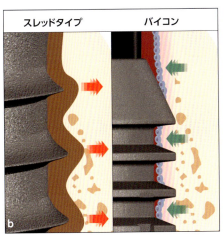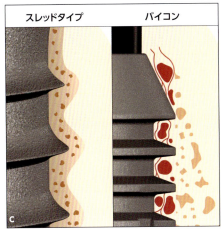

図 2-5 （a）スレッドタイプのインプラントは、その形状やシステムから、埋入時に生じる骨壁への圧力が壊死を引き起こす。バイコンインプラントは、その形状から、プラトー周囲に埋入即時から皮質骨様のハバース層板の形成がはじまる。（b）初期の骨壊死後、スレッドタイプのインプラントの周囲では、血液循環のほとんどない、成熟の遅いappositional bone（付加成長骨）の形成がはじまる。一方バイコンインプラントでは、埋入直後からプラトー形状の周囲に、血液循環が豊富な、成熟の早いハバース層板の形成がはじまる。（c）スレッドタイプのインプラント周囲にできる骨と、バイコンのプラトー周囲に組成されるハバース層板には、組織に大きな違いがある。この違いがバイコンショートインプラントの特性に大きく貢献している。

- 360度のアバットメントポジショニング
- 半球形のアバットメント基底部
- 低速回転のドリリング
- ショートインプラント
- ナローインプラント
- インプラント周囲の骨増加

では、上記の特長について詳しく見ていこう。

プラトー・テーパー形状

インプラントは健康な天然歯と違いアンキロース（骨性癒着）しており、これを常に念頭に入れておかなければならない。通常の咬合圧は補綴物を介してインプラントに伝達されるが、バイコンインプラントはプラトーとフィンによる構造で咬合圧を分散させる。プラトーは日常の咀嚼による咬合圧を分散させ、周囲の骨に伝達させる（ブラキシズムのような非日常的な咬合圧にも有効）。周囲の骨はこの適度な咬合圧の刺激を受け、主血管網と皮質骨の形成が促進される。

スレッドタイプ（ネジタイプ）のインプラントに比べて、プラトーデザインのバイコンインプラントは、約1.3倍の表面積を有する。さらに、プラトー間には皮質骨様のハバース層板が急速に高形成される（20〜50μm/日）（図2-2）。インプラントを強固に固定する皮質骨様のハバース層板は、スレッドタイプのインプラント周囲に見られる、形成が遅い骨（1〜3μm/日）とはまったく異なる。

プラトーデザインの効果は、ハバース層板の獲得だけではない。プラトー間に存在する骨によって、咬合から生じる圧縮力が吸収・分散されるのだ。スレッドタイプやシリンダータイプのインプラントでは、咬合圧がこのように吸収・分散されることはない。

スロービングショルダー

バイコンインプラントのショルダー部分はなで肩状になっており、ここで骨の形成スペースが確保される。歯間乳頭が形成され、審美性に優れた歯肉の獲得が可能となる。隣接インプラント（または天然歯）との位置が近接していても、理想的な歯間乳頭の形成が可能となる（図2-6）[13]。審美的な歯間乳頭の形成・確保には、これを支持する骨と、その骨が存在するためのスペースが必要となる。つまり、スロービングショルダーにより、歯間乳頭をサポートする骨が形成されるのだ（図2-7）。遡ること1968年、「プラットフォームスイッチング」という言葉が使われはじめる以前、Driskellがデザインしたこのスロービングショルダーには、すでにプラットフォームスイッチングの概念が導入されていた。実際、バイコンのインプラントには二重のプラットフォームスイッチングが施されている。1つ目は、幅の広いインプラント体と細いアバットメントシャフト（ネック部分）が接する部分。2つ目は、アバットメントシャ

第2章 バイコンシステムの概要

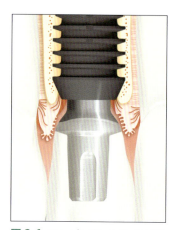

図2-6 スローピングショルダーにより骨形成のスペースが確保される。骨の支持を有する歯間乳頭の再形成にも有効である。

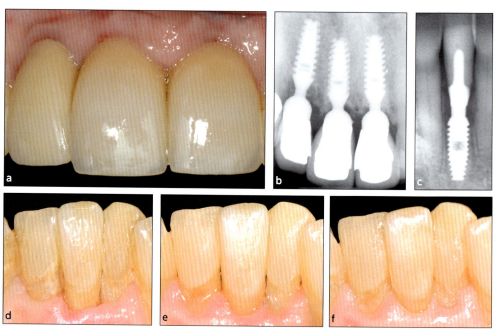

図2-7 スローピングショルダーは審美的な歯間乳頭の形成を促進する。(a, b) 上顎の審美的歯間乳頭。(a) 15年経過の上顎前歯部のインプラント。(b) 15年経過のエックス線写真。(c-f) 下顎前歯部の審美的歯間乳頭。(c) 術後のエックス線写真。(d) IACセット直後の歯間乳頭。(e) 1年経過。(f) 3年経過。

フトと半球形のアバットメント基底部が接する部分である（図2-4）。

バクテリアルシール

　バイコンインプラントのインプラント - アバットメント接合部分（IAI）は、スレッドタイプなどの他のインプラントとはまったく異なり、1.5度のロッキングテーパーである。ロッキングテーパーのIAIは、患者にも術者にも利点がある。アバットメントの着脱が容易で、長期間接続されていたとしても抜歯鉗子を用いて容易に取り外せる。そのうえ、ロッキングテーパーIAIは、セットする前や途中で回転を加えて容易に微調整が可能である。

　ロッキングテーパーIAIの長所は、インプラント - アバットメント接合部からインプラント内部（アバットメント窩）への細菌の侵入・感染を抑制できることだ。その結果、スレッドタイプのインプラントに見受けられる不快な臭いや味、軟組織の炎症や骨吸収などを予防することができる。また、細菌の悪影響やミクロ単位の微細な動揺も抑えることができる（ロッキングテーパー IAIと、インプラント周囲の細菌感染については第6章で述べる）。

360度のアバットメントポジショニング

　ロッキングテーパー IAIのもうひとつの利点は、アバットメントの位置が360度で設定可能なことだ。これは平行性のない複数のアバットメントを、角度付きのアバットメントと組み合わせるときに役立つ（図2-8）。とくに複数のアバットメントを整列しながらブリッジのフレームワークを試適する際にも有利である（図2-9）。固定前に360度回転できることで、口腔外でのセメント合着が可能となり、余剰セメントの除去も容易となる。

半球形のアバットメント基底部

　半球形のアバットメント基底部は、バイコンインプラントシステムにとって重要な役割を担う。Urdanetaら[13]によると、

デザインの主な特長

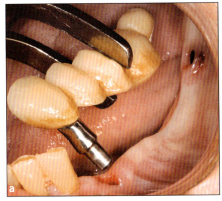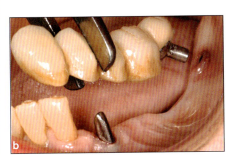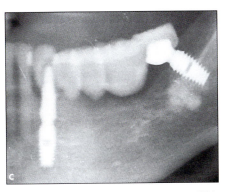

図 2-8 アバットメントが 360 度回転するため、複数のアバットメントの平行性を修正することが可能。(a) 1 本目のアバットメントを挿入。(b) 2 本目のアバットメントが挿入される。(c) 最終セット後の TRINIA 製補綴物のエックス線写真。

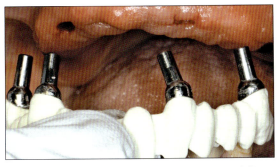

図 2-9 TRINIA 製のフレームワークをオリエンテーションジグとして使用できるのも、IAI がロッキングテーパーだからである。

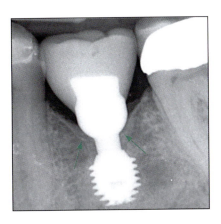

図 2-10 咬合力は、半球形のアバットメント基底部からその下部の骨に伝導される。緑の矢印は力の分散方向を示す。

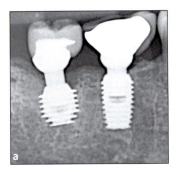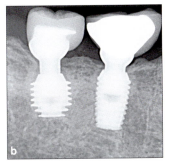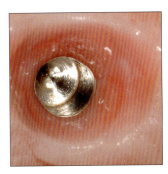

図 2-11 半球形のアバットメント基底部が、バイコンインプラントの周囲骨の増加を担う。(a) セット直後のエックス線写真。(b) 4 年経過後のエックス線写真。

図 2-12 装着 13 年後にアバットメントを一旦除去した状態。口腔内粘膜と半球形アバットメントの間に軟組織のアタッチメントが観察される。アバットメント脱着直後には点状出血が起こる。

半球形の基底部を有することで、アバットメント基底部とスローピングショルダーの間の骨に、咬合圧を伝えることができる(図 2-10)。さらには、プラットフォームスイッチングが 2 ヵ所に設定されていることも特長であり、骨形成に大きく貢献している。なお、歯肉とアバットメントの間にはアタッチメント(付着歯肉)が生じるとも言われているが、これは科学的に立証されているわけではない(図 2-12)。

13

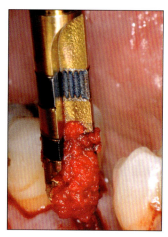
図 2-13 低速回転のドリリング中に採取された自家骨。

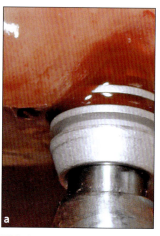
図 2-14 低速回転では注水を必要としないため、不必要に術野の血液やその他の細胞を洗い流してしまうことはない。(a) インプラントが血液を絡めながら埋入されている。(b) 血液で満たされた埋入窩中のインプラント。

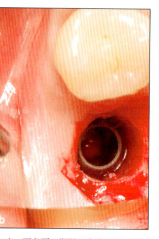
図 2-15 IAC セット後 18 年経過のエックス線写真。

低速回転のドリリング

　低速回転のドリリング自体はバイコンのデザインの特長ではないが、1968 年より Driskell の外科手技のプロトコールの大きな特色であった。インプラント窩形成時の高速回転ドリリングは、熱による周辺骨へのダメージが大きい[19, 20]。また、高速ドリリングの際に不可欠な、周辺骨を冷却するための注水は、術者の視野を妨げたり、治癒に必要な細胞を洗い流してしまう。低速回転のドリリングでは、そうしたことが避けられるほか、リーミング中の自家骨を採取し、後に移植材料として使用することも可能である[21] (図 2-13 と 2-14)。また、リーマーなどの消耗も抑えられる（リーマー 1 本につき通常 200 本分のインプラント窩形成が可能となる）。

ショートインプラント

　バイコンインプラントのいちばんの特徴は、短く細いことである（図 2-15）。バイコンのショートインプラントは、全長が短い分、最低限の骨量があれば無歯顎部分のどこにでも適用できる。長年、無歯顎であった部位は歯槽骨が細く、高さもないことが多い。最小限の骨の高さの部位に、骨造成やその他の手術をすることなくインプラントを埋入できるというのは、コストや時間（またそれらにともなう罹患率）を抑えることにつながる。ロングインプラントも十分に機能するとはいえ、ショートインプラントなら侵襲を最小限にできる。(図 2-16d)

　バイコンシステムが推奨するインプラントガイドラインは、第 8 章で述べる。2.0 mm 径のインプラントは下顎切歯、2.5 mm 径のインプラントは上顎単独歯欠損の前歯、3.0 mm 径のインプラントは臼歯部への埋入が理想である（図 2-17）。

　クラウン - インプラント比（CIR）についての研究は多く、この比率が好ましくないと生存率が下がると言われている[22]。しかし、CIR を増加させることでバイコンインプラントの周囲にインプラント周囲炎が起きるという報告はない（第 16 章参照）。Urdaneta ら[23] は、CIR が 4.95:1 までは、バイコンインプラントの単独補綴による骨吸収は見られないと報告している。Birdi ら[22] は 309 本のバイコンショートインプラントを評価し、CIR と歯槽骨の高さには有意な関連は認められないと結論づけている。Schulte らの研究[24] では、ロッキングテーパー

デザインの主な特長

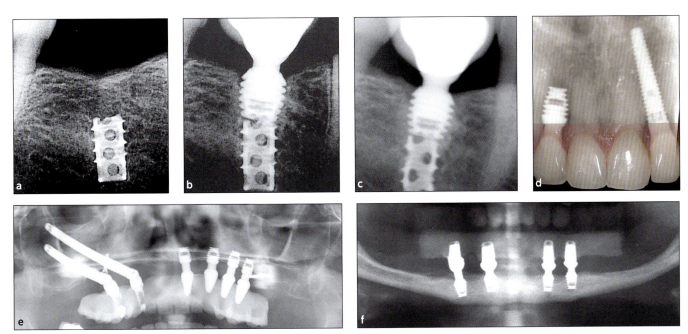

図 2-16 ショートインプラントの応用で臨床の幅が広がる。他のシステムで損失した部分でも、バイコンのショートインプラントなら修復が可能である。(a) 他社のインプラントの破折を示す術前のエックス線写真。(b) 最終補綴物セット直後のエックス線写真。(c) 4ヵ月後のエックス線写真。バイコンインプラントの周囲に骨増殖が見られる。(d) エックス線写真上で比較できるバイコンインプラントとスレッドタイプのインプラント。(e) パノラマエックス線写真上で比較できるバイコンインプラントと頬骨インプラント。(f) パノラマエックス線写真で見るバイコンショートインプラントと TRINIA 製補綴物。

の単独歯インプラント 889 本のうち、脱落したのは 16 本のみで、こちらも CIR との有意な関連は認められなかったと報告している。ヨーロッパインプラントロジスト協会(European Association of Dental Implantologists) も、ショートまたはナローインプラントの利用は、治療方法として信頼できるものと認識している[25]。

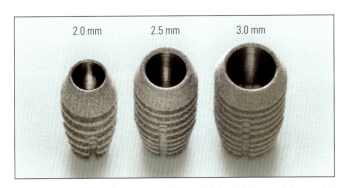

図 2-17 バイコンインプラントのウェル(孔)のサイズには 2.0 mm、2.5 mm、3.0 mm がある。

15

第 2 章　バイコンシステムの概要

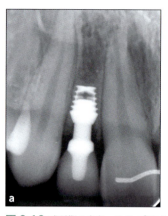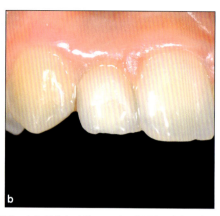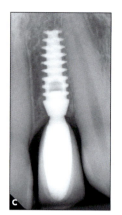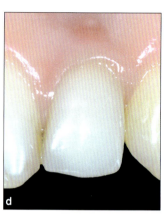

図 2-18 成長期の患者へのインプラント埋入。（a）最終セット後のエックス線写真。（b）理想的な歯間乳頭の形成が認められる。（c, d）a, b とは別の成長期の患者へのインプラント埋入。12 年経過のエックス線写真と口腔内写真。

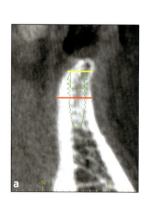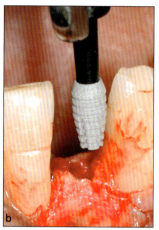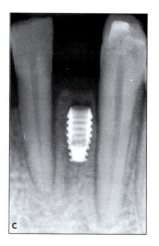

図 2-19 ナローインプラントは限られた歯槽頂に埋入する場合に優位である。(a) 術前の CBCT 画像（黄線は 3.83 mm、赤線は 4.5 mm）。(b) インプラント埋入。(c) 埋入後のエックス線写真。

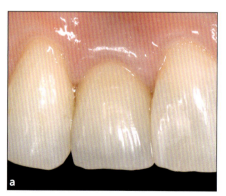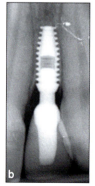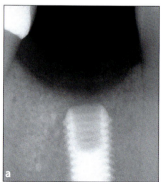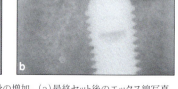

図 2-20 ナローインプラントでも歯間乳頭が形成される。(a) インプラント埋入 3 年経過の口腔内写真。(b) 3 年経過のエックス線写真。プラットフォームが 2 mm しかないにもかかわらず、スロービングショルダーのおかげで歯間乳頭形成のスペースが確保され、審美性に優れている。

図 2-21 バイコンインプラントの周囲骨の増加。(a) 最終セット後のエックス線写真。(b) 7 年経過のエックス線写真。白い矢印は増加した骨を示す。

ナローインプラント

バイコンのナローインプラントは、先天性欠損症または事故で喪失した上顎側切歯や下顎切歯部、もしくは極端に歯槽骨の幅がない場合など、骨幅に限界のある部位（図 2-19 または第 17 章参照）に適応される。バイコンは 1985 年から 3.5 mm 径、2010 年からは 3.0 mm 径のインプラントを販売している。ナローインプラントも、他のバイコンインプラントと同じく、スローピングショルダーによる骨形成の促進のおかげで、審美性に優れた歯間乳頭の形成が見込め、最小限のスペースで最大限の効果を得ることができる（図 2-20）。

インプラント周囲の骨増加

バイコンインプラントのもうひとつの特長は、インプラント周囲の骨が増加する傾向にあることである。補綴物装着後でさえも、インプラント周囲の骨が増加することが観察されている（図 2-21）。Yoo ら[26]の研究では、バイコンインプラントを埋入後、即時荷重を加えた症例で歯槽骨頂高径の変化を観察したところ、骨吸収は認められず骨の増加が観察された。32.2％に骨の増加が見られ、うち 5 本には 2.0 mm 以上の増加が認められた（それらのインプラントにも骨吸収は認められず、骨レベルに変化はなかった）。

Urdaneta ら[18]の類似研究では、下顎に 5.0×8.0 mm のインプラントを埋入し、補綴物装着後 5 年経過した症例を観察した。すると 24.8％に歯槽骨頂での骨の増加が認められ、インプラント周囲にも骨の増加が確認された。Urdaneta らの仮説では、下顎臼歯部における咬合圧がインプラント周囲に分散され、骨の形成および再生（モデリングまたはリモデリング）に必要な分と同等、あるいはそれ以上の負荷が周囲の骨に伝播された結果だとされている。これにより、骨の密度と高径の増加が生じたと考えられる[18]（第 16 章参照）。

バイコンインプラントの周囲に、歯槽骨頂の骨吸収が生じず、むしろ骨の増加が見られるのは、バイコンインプラントから分散された機械的負荷に対する生化学的反応である。Wolff の法則[6]と Frost の研究[7]はこの仮説に矛盾しない（第 5 章参照）。バイコンインプラントの周囲に骨吸収が起きたとしても、多くの原因はセメントの残存や低位咬合、もしくは食渣の固着によるもので、これらの問題の解決法は第 6 章で述べる。

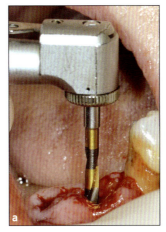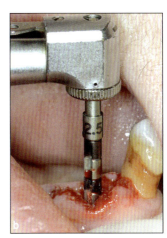

図 2-22 （a）パイロットドリルでの骨の切削。（b）インプラント埋入窩を 2.5 mm 径のラッチリーマーで拡大しているところ。

バイコンインプラントの使用

バイコンインプラントはその非凡な構造により、従来のすべての外科施術やガイデッドサージェリーでも使用可能であり、他のインプラントシステムでは不可能な状況でも使用できる。

バイコンインプラントの埋入深度は骨縁下 2.0 ～ 3.0 mm を理想とするが、条件によっては骨縁上でも可能である。術式は 1 回法、2 回法、即時荷重に対応している。経験を積んだ術者の多くは、より高い審美性を得るために、即時埋入時やリッジスプリット後に、わずかに深めに埋入することを好む。

詳しくは第 8 章で述べるが、基本的な術式としては、注水または注水なしでパイロットドリルを 1,100 rpm で進め、インプラント窩の深度と位置を決める（図 2-22a）。その後、ハンドリーマーまたはラッチリーマーを使い、注水なしで 0.5 mm ずつ 50 rpm で幅を拡大していく（図 2-22b）。この低速ドリリングのおかげで、埋入窩を形成しながらの自家骨の採取が可能となる。埋入窩の形成後、インプラントは埋入窩にトルクをかけることなく入れられ、採取された骨で覆われる。詳細は第 4 章を参照されたい。

第2章　バイコンシステムの概要

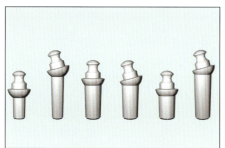

図 2-23　ブレビスアバットメントシステムは、O-リングの接続部として馴染みがある。一般的な O-リングよりも保持力が強度でスペースを取らない。

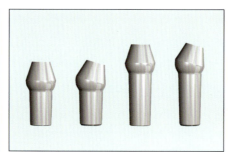

図 2-24　術者可撤式アバットメントは、開発当初よりデザインが変わっていない。

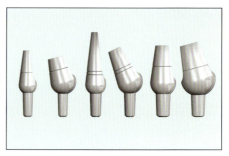

図 2-25　開発当初から存在するノンショルダーアバットメント。チェアサイドで調整できる。

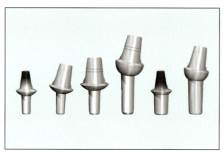

図 2-26　ステルスアバットメントは調整の手間を最小限に抑えることができる、既成のショルダー付きアバットメントである。

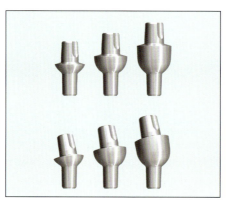

図 2-27　ユニバーサルアバットメントは、最新のテクノロジーを駆使できるようにデザインされている。

補綴の可能性・許容性

　バイコンインプラントシステムは、従来の補綴方法や材料（金、ジルコニア、ケイ酸リチウムなど）と相性が良い。バイコン独自の補綴方法もあるが、従来どおりの補綴方法が問題なく使えるのも、バイコン独自のアバットメントデザインの特長である。

バイコンアバットメントの進化

　バイコンアバットメントは開発当初から常に進化してきた。当初のバイコンアバットメントは、0 度または 15 度の角度付きで、径が 2.0 mm のポストのみであったが、需要に応じて 2.5 mm 径と 3.0 mm 径のポストが開発された。1997 年に、金属疲労による 2.0 mm ポストの破折を避けるため 3.0 mm ポストが採用され、2010 年には単独歯欠損の上顎前歯用に、ロッキングテーパーの結合度をさらに改良した 2.5 mm ポストが発表された。

　オーバーデンチャー用のアバットメントは、当初は、4.0 mm のボールアバットメント、ショルダー付きで 4.0 mm のボールアバットメント、および磁性アタッチメント、ともに 0 度と 15 度の角度付きのものが存在したが、2005 年にはブレビスアバットメントシステムとして統一された。ブレビスアバットメントのボールと O-リングのサイズは格段に小さいため、デンチャーとの連結部を低くすることが可能である。

　バイコンシステムには、オーバーデンチャー用にもうひとつアバットメントがあり、これは開発当初から存在する術者可撤式アバットメントである。バイコンシステムで唯一のねじ止め式である（図 2-24）。

　当初のバイコンアバットメントのデザインは、ノンショルダーアバットメントで、本質的には補綴を施した天然歯と同等である（図 2-25）。このアバットメントは上部構造装着にしばしば修正を必要とし、その修正を容易にするために、2000

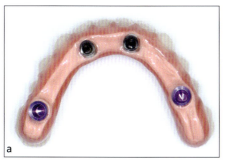
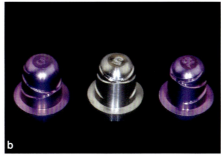
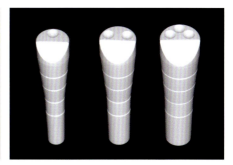

図 2-28 チタン合金製の既製テレスコピックコーピング。保持コーピング（紫）と非保持コーピング（シルバー）がある。(a) TRINIA 製のテレスコピックブリッジ。(b) 十分な保持力をもつ既製テレスコピックコーピング。

図 2-29 光学印象用のスキャンポスト。

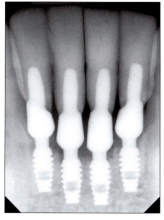
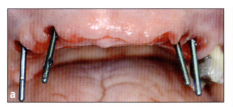
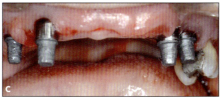
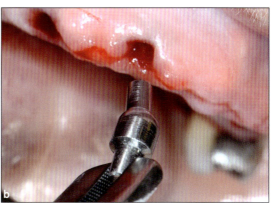

図 2-30 バイコンインプラントのクラウンは、インプラント長径の 5 倍の長さまで対応可能である。

図 2-31 並行性の取れていないインプラントでも、0、10、15、25 度の角度付きアバットメントと 360 度の位置設定が可能な IAI によって、比較的容易に平行にできる。(a) アバットメント装着前のガイドピンの試適から、インプラントの非並行性が観察できる。(b) 角度付きアバットメントを挿入。(c) アバットメントを並行にしたあとの口腔内写真。

年にはステルスアバットメントが開発された（図 2-26）。しかしそれでもなお、TRINIA などの革新的な新素材を使った CAD/CAM の応用や、口腔外で合着可能なインプラント補綴等に対応するアバットメントの開発が必要になった。

そこで 2014 年、最新の材料と CAD/CAM 技術を最大限に生かすための新しいデザインのアバットメントシリーズ、「ユニバーサルアバットメント」が登場した（図 2-27）。このシリーズは、従来の印象採得だけでなく、デジタル印象にも対応できるようになっている。口腔内を光学印象するためのスキャンポスト（図 2-29）は 2015 年にリリースされ、さらにはテレスコピックコーピングを使用してテレスコピック補綴を作製することも可能となった（図 2-28）。また、光学印象用の白色のスキャンポストの開発によって、実質的なインプラントレベルの印象から、模型作製、アバットメント選択、補綴作製も実現された（図 2-29）。ユニバーサルアバットメントは、アバットメント選択の中心になるであろう。

独自の特長

バイコンインプラントシステムでは、たとえ単独歯欠損部位でも、インプラント長径の 5 倍もの長さの上部構造に対応できる（図 2-30）。また、0、10、15、25 度の角度付きアバットメントにより、インプラントの平行性が修正可能なため、補綴作製の許容範囲が格段に広がる（図 2-31）。バイコンインプラントシステムはどのような材料（金、ジルコニア、ケイ酸リチウムなど）でも使用できる。システム独自の補綴を含め、以下の項について述べる。

- 陶材焼付鋳造冠
- インテグレーテッドアバットメントクラウン（IAC）
- 口腔外でのセメント合着
- 連結上部構造のセット
- CAD/CAM 補綴
- IAC および TRINIA 製補綴物のメインテナンス

第2章　バイコンシステムの概要

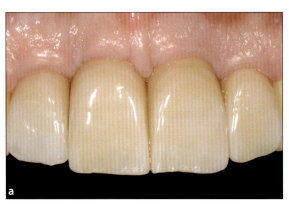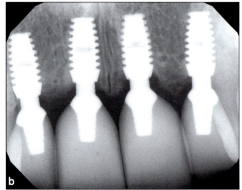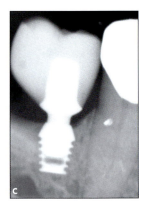

図 2-32　IACを使用することでメタルコアを大きくする必要がなくなり、小さくて済む。(a, b) 小さなメタルコアでの口腔内写真とエックス線写真。(c) ショートインプラント埋入後5年経過のエックス線写真。

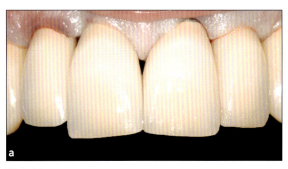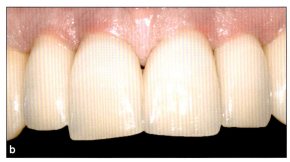

図 2-33　クラウンとアバットメントの間の隙間のないIACが醸し出す歯肉の審美性。(a) 最終セット日。(b) わずか3週間後の状態。審美的な改善が顕著である。

陶材焼付鋳造冠

　バイコンインプラントのアバットメントは、インプラントに接合後、デジタルでも、従来のシリコンでも印象採得が可能である。必要に応じて、口腔外でも口腔内でも形成可能である。また、別法としてトランスファー印象も可能である。360度の位置設定が可能であるため、角度付きアバットメントを必要に応じて回転させ、セットできる。クラウンの接着を口腔外で行うことで、余剰セメントの除去も容易となる。

インテグレーテッドアバットメントクラウン（IAC）

　バイコンの革新的技術のひとつであるIAC（Integrated Abutment Crown）は、セメントやスクリューを必要としない、理想的なテレスコープクラウンであり、審美性に優れている[27]。最小で4.0×2.0 mmのアバットメント（図 2-32）[28, 29]を使用できるのが特徴である。つまり、メタルの容量を最小限にできるため、ねじ止め式のシステム等に必要なメタル部分の技工等が不要になる。チタン合金のアバットメントに直接ハイブリッドセラミックを築盛するIACは、メーカーの推奨する研磨を施すことで、クラウンマージンが電子顕微鏡でさえ確認不可能なほどになるといわれている。そのため3週間もすれば、歯間乳頭の再生も可能である（図 2-33）。

　インプラントレベルのシリコンによる印象採得、もしくはデジタルによる印象採得を行い、アバットメントに必要な形成を施してハイブリッドセラミックを築盛する。また、もうひとつの方法として、CAD/CAMで作製したクラウンを、アバットメントに口腔外で合着する方法がある。アバットメントとクラウンが一体化することに変わりはない。常に半球形の基底部を保持することで、ハイブリッドセラミックと骨との接触を避け、骨吸収を回避することができる。さらには、半球形のチタン合金基底部の存在により、骨の増加も期待できる（第16章参照）。

　IACの特長はこれだけではない。最終セットをして数年後に、万が一歯肉が退縮してメタルマージンが露出してしまったとしても、修復が可能である（図 2-34）。くわえて、咬合面、隣

独自の特長

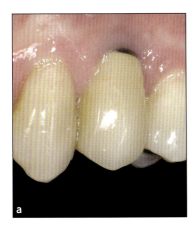
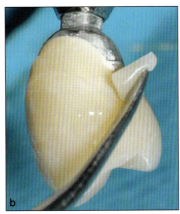
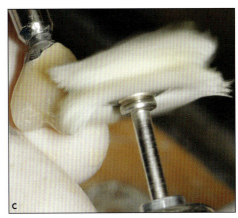
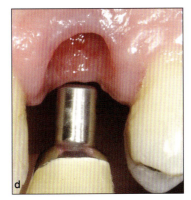
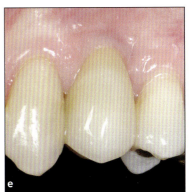

図 2-34 IAC は露出したメタルマージンの修復も容易である。(a) メタルマージンの出現。(b) ハイブリッドレジンを新たに付加。(c) 研磨。(d) 再セット。(e) 頬側面観。

接コンタクト面も口腔内で容易に修復可能である（図 2-35）。

口腔外でのセメント合着

　他のインプラントシステムと違い、バイコンのアバットメントは 360 度の位置設定が可能であるため、口腔外でセメント合着ができる。そのため、余剰セメントの取り残しがない。セメント合着後、ワンピースになった上部構造物をインプラントと接合する。

連結上部構造のセット

　バイコンのロッキングテーパー接合部分の機構上、アバットメントは設置時に 360 度の回転が可能である。通常、多数のアバットメントを支台とするワンピースの上部構造物に、それぞれのアバットメントの位置を合わせる作業は困難だが、シーティングジグまたは最終補綴物を使用して、アバットメントを回転させながら少しずつ挿入していくことで完成できる（図 2-36）。

第2章　バイコンシステムの概要

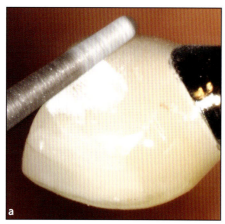
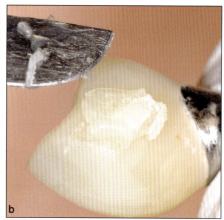
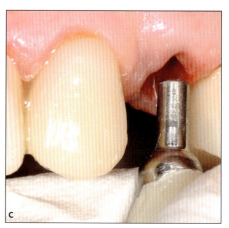
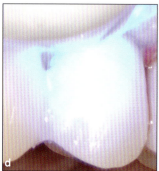
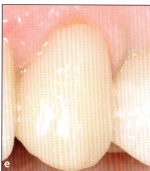

図 2-35　IAC はチェアサイドでコンタクト調整が容易にできる。（a）隣接面を粗面にする。（b）ハイブリッドレジンを付加し、調整する。（c）再セット。（d）付加したレジンを光重合。（e）頬側面観。

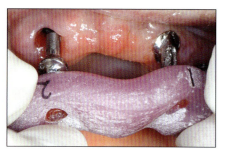

図 2-36　固定式ブリッジ、連結ブリッジなどでも、バイコンのロッキングテーパー構造の IAI が最終補綴物のセットを容易にする。写真は、オリエンテーションジグを用いてカスタムアバットメントを装着しているところ。

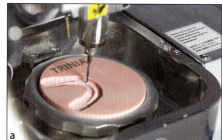
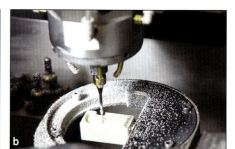
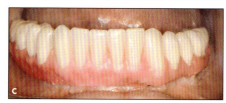
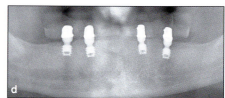

図 2-37　TRINIA は CAD/CAM 用グラスファイバー強化型レジンで、フルアーチのブリッジやパーシャルデンチャーの作製に便利である。ピンク色（a）とアイボリー色（b）がある。（c）TRINIA 製補綴物の 5 年経過の口腔内写真。（d）エックス線写真からは、補綴物が 4 本のショートインプラントに支えられているのが観察できる。

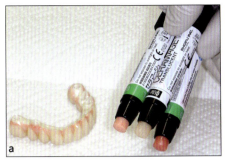
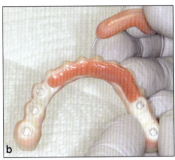
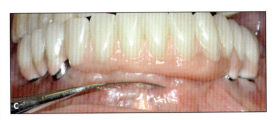
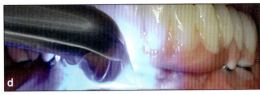

図 2-38 TRINIA 製補綴物のリラインはチェアサイドででき、経済的である。（a）TRINIA のリライニング材料。（b）材料を口腔外で築盛。（c）口腔内で微調整。（d）口腔内で光重合させてから、口腔外でも光重合させる。

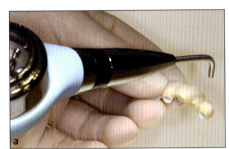
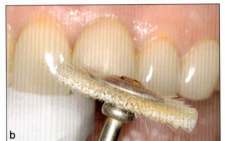

図 2-39 （a）サンドブラストを使用してのステイン除去。（b）IAC のステイン除去は口腔内でも可。

CAD/CAM 補綴

CAD/CAM の進歩はめまぐるしい。この技術とバイコンインプラントシステムの特長をリンクさせることで、臨床的にも経済的にもより良い上部構造の製作が可能となる。グラスファイバー強化型レジンの TRINIA は、これまで使用されてきたメタルフレームに取って代わるものとなるだろう（図 2-37）。たとえば、TRINIA のフレームワークに直接、人工歯またはハイブリッドセラミックを築盛して、コストを抑えた上部構造の製作が可能となる。TRINIA 製補綴物はリラインも容易である（図 2-38）。

IAC および TRINIA 製補綴物のメインテナンス

ハイブリッドセラミックには、通常、日常生活にてステインが付着するが、IAC や TRINIA 製補綴物は、ヘビーなステインでも通常どおり口腔内外でのポリッシングが可能で、口腔外でもサンドブラストを用いて除去することもできる（図 2-39）。経年による形態の変化、変色などの修復も口腔内外で容易に行えるのも特長のひとつである。

References

1. Driskell TD, Heller AL. Clinical use of aluminum oxide endosseous implants. J Oral Implantol 1977;7:53–76.
2. Hahn J. Clinical experience with the Titanodont subcortical implant system. J Oral Implantol 1983;11:72–88.
3. Bothe RT, Beaton KE, Davenport HA. Reaction of bone to multiple metallic implants. Surg Gynecol Obstet 1940;71:598–602.
4. Leventhal GS. Titanium, a metal for surgery. J Bone Joint Surg Am 1951;33-A:473–474.
5. Driskell TD. DB Precision Implant System. Vol K853788 (1985). http://www.accessdata.fda.gov/scripts/cdrh/cfdocs/cfPMN/pmn.cfm?ID=K853788. Accessed 26 January 2017.
6. Wolff J. Das Gesetz Der Transformation Der Knochen. Berlin: Verlag von August Hirschwald, 1892.
7. Frost HM. The mechanostat: A proposed pathogenic mechanism of osteoporoses and the bone mass effects of mechanical and nonmechanical agents. Bone Miner 1987;2:73–85.

8. Huang B, Meng H, Zhu W, Witek L, Tovar N, Coelho PG. Influence of placement depth on bone remodeling around tapered internal connection implants: A histologic study in dogs. Clin Oral Implants Res 2015;26:942–949.

9. Coelho PG, Marin C, Granato R, Suzuki M. Histomorphologic analysis of 30 plateau root form implants retrieved after 8 to 13 years in function. A human retrieval study. J Biomed Mater Res B Appl Biomater 2009;91:975–979.

10. Marin C, Granato R, Suzuki M, Gil JN, Janal MN, Coelho PG. Histomorphologic and histomorphometric evaluation of various endosseous implant healing chamber configurations at early implantation times: A study in dogs. Clin Oral Implants Res 2010;21:577–583.

11. Bozkaya D, Müftü S, Müftü A. Evaluation of load transfer characteristics of five different implants in compact bone at different load levels by finite elements analysis. J Prosthet Dent 2004;92:523–530.

12. Chou HY, Müftü S, Bozkaya D. Combined effects of implant insertion depth and alveolar bone quality on periimplant bone strain induced by a wide-diameter, short implant and a narrow-diameter, long implant. J Prosthet Dent 2010;104:293–300.

13. Urdaneta RA, Seemann R, Dragan IF, Lubelski W, Leary J, Chuang SK. A retrospective radiographic study on the effect of natural tooth-implant proximity and an introduction to the concept of a bone-loading platform switch. Int J Oral Maxillofac Implants 2014;29:1412–1424.

14. Lazzara RJ, Porter SS. Platform switching: A new concept in implant dentistry for controlling postrestorative crestal bone levels. Int J Periodontics Restorative Dent 2006;26:9–17.

15. Dibart S, Warbington M, Su MF, Skobe Z. In vitro evaluation of the implant-abutment bacterial seal: The locking taper system. Int J Oral Maxillofac Implants 2005;20:732–737.

16. Keating K. Connecting abutments to dental implants: An engineer's perspective. Ir Dent 2001:43–46.

17. Di Carlo F, Marincola M, Quaranta A, Bedini R, Pecci R. Micro-Tac analysis on implants with a locking taper connection. Dent Cadmos 2008;3:55–60.

18. Urdaneta RA, Daher S, Leary J, Emanuel K, Chuang SK. Factors associated with crestal bone gain on single-tooth locking-taper implants: The effect of nonsteroidal anti-inflammatory drugs. Int J Oral Maxillofac Implants 2011;26:1063–1078.

19. Sharawy M, Misch CE, Weller N, Tehemar S. Heat generation during implant drilling: The significance of motor speed. J Oral Maxillofac Surg 2002;60:1160–1169.

20. Kim SJ, Yoo J, Kim YS, Shin SW. Temperature change in pig rib bone during implant site preparation by low-speed drilling. J Appl Oral Sci 2010;18:522–527.

21. Coelho PG, Suzuki M, Guimaraes MVM, et al. Early bone healing around different implant bulk designs and surgical techniques: A study in dogs. Clin Implant Dent Relat Res 2009;12:202–208.

22. Birdi H, Schulte J, Kovacs A, Weed M, Chuang SK. Crown-to-implant ratios of short-length implants. J Oral Implantol 2010;36:425–433.

23. Urdaneta RA, Rodriguez S, McNeil DC, Weed M, Chuang SK. The effect of increased crown-to-implant ratio on single-tooth locking-taper implants. Int J Oral Maxillofac Implants 2010;25:729–743.

24. Schulte J, Flores AM, Weed M. Crown-to-implant ratios of single tooth implant-supported restorations. J Prosthet Dent 2007;98:1–5.

25. Neugebauer J. Recommendations for short, angulated, or diameter-reduced implants. Eur J Dent Implantol 2016;12:16.

26. Yoo RH, Chuang SK, Erakat MS, Weed M, Dodson TB. Changes in crestal bone levels for immediately loaded implants. Int J Oral Maxillofac Implants 2006;21:253–261.

27. Urdaneta RA, Marincola M, Weed M, Chuang SK. A screwless and cementless technique for the restoration of single-tooth implants: A retrospective cohort study. J Prosthodont 2008;17:562–571.

28. Silva NRFA, Bonfante EA, Rafferty BT, et al. Modified Y-TZP core design improves all-ceramic crown reliability. J Dent Res 2011;90:104–108.

29. Bonfante EA, Suzuki M, Lubelski W, Silva N, Coelho PG. Reliability of abutments veneered with indirect composite for implant-supported crowns [Proceedings of the IADR General Session 2010]. Barcelona: International Association for Dental Research, 2010.

Modified from Morgan VJ. Short and narrow plateaued implants. In: Ewers R, Lambrecht JT (eds). Oral Implants: Bioactivating Concepts. Chicago: Quintessence, 2013.

第3章

インプラント−アバットメント補綴接合部の特徴

Estevam A. Bonfante / Marcelo Suzuki / Gerson Bonfante / Ronaldo Hirata / Ernesto Byron Benalcazar Jalkh / Adolfo Coelho de Oliveira Lopes / Vinicius P. Fardin / Paulo G. Coelho

訳：平山宗如

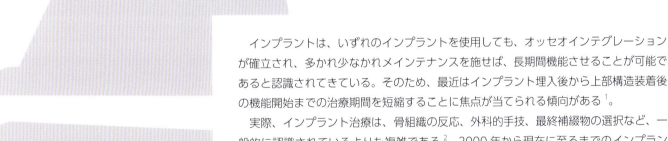

　インプラントは、いずれのインプラントを使用しても、オッセオインテグレーションが確立され、多かれ少なかれメインテナンスを施せば、長期間機能させることが可能であると認識されてきている。そのため、最近はインプラント埋入後から上部構造装着後の機能開始までの治療期間を短縮することに焦点が当てられる傾向がある[1]。

　実際、インプラント治療は、骨組織の反応、外科的手技、最終補綴物の選択など、一般的に認識されているよりも複雑である[2]。2000年から現在に至るまでのインプラント学の急成長期に発表された研究では、生存率が合併症発症率より有意に高いことが報告されているが、審美的、生物学的、技術的な合併症は頻繁に生じている[3]。昨今のインプラント歯科の文献のほとんどで見られる傾向として、インプラント業界の研究開発部門は、オッセオインテグレーションの促進はもとより、インプラントシステムの信頼性の向上、すなわち生存率の向上に重点を置いている[3]。

　インプラントメーカー各社は、日々、研究開発でさらに改良されたインプラントシステムを発表している。一方で、バイコンのインプラントシステムの基本的特色（インプラントデザイン、ロッキングテーパーのアバットメント-インプラント接合部、スロービングショルダー）は、1985年以来変わっていない。とはいえ、新しい補綴材料や技術の登場に合わせ、バイコンインプラントは時代とともに刷新されている（なかでも、TRINIA製のテレスコピック補綴への対応がもっとも新しい刷新である）。この章では、バイコンインプラントの基本的な設計の根拠と特徴を詳しく述べる。くわえて、さまざまなデータをもとに、インプラントとアバットメントの接合部において、補綴のパーツ数を減らしながらも他のインプラントシステムと同等の審美と機能を獲得するといった補綴学的観点や、インプラント、アバットメント、およびその補綴のテクニックがいかにインプラントの生存に影響するかなどを検証する。

インプラントのハードウェアデザインと補綴

過去数十年間にわたり歯科用インプラントは成功裏に使用されてきたが、近年の研究で、オッセオインテグレーションには多数の因子が影響していることや、インプラントの幾何学的デザインが骨の再生に重要な役割を担っていることが明らかにされてきた[2,4]。

バイコンインプラントで補綴治療を行う歯科医師が必ず理解していなければならないことは、バイコンインプラントでは、そのデザインにより、インプラント周囲で起こる骨再生のメカニズムが他のインプラントシステムとはまったく違うということである。これは、短期間、長期間どちらにおいてもあてはまる。バイコンインプラントでは、インプラント埋入窩の内壁からインプラント体までに「ヒーリングチャンバー（治癒空隙）」と呼ばれる隙間が存在する。

一方、スレッドタイプ、またはSRF（スクリューまたはネジ）タイプのインプラントは、インプラント埋入窩に対して内側からトルクをかけ（ネジ込み）埋入するため、骨内にきつく密着する。その結果、骨のヒーリングチャンバーは存在しない。くわえて、スレッドタイプのインプラントでは、埋入窩形成中に骨壁が圧迫され、骨壊死の初期段階が生じてしまう。この段階はオッセオインテグレーションの開始時期でもあるので、これにより、初期治癒の遅延が起こり得る。

骨壊死が治まると、薄板状、間質性の骨がインプラントの周囲およびインプラント埋入窩の間に付着しはじめ、それから骨のリモデリングがはじまる[5-7]。このタイプの薄板状の骨はappositional bone（「骨と同格」の意）とも呼ばれる。appositional boneとは違い、ポジティブな力学的特性をもつハバース層板は、ヒーリングチャンバーにおいてのみインプラントの周囲に形成され成熟する。そして時間とともに骨質が咬合圧による機械的刺激を受けて皮質骨化していく。5年経過後でも、初期の骨質がどのようなタイプであれ、その過程は変わらないことがヒトの臨床試験でも報告されている[8-10]。

バイコンインプラントの上部構造を担当する歯科医師は、次の3点において、バイコンインプラントは他のシステムと大きく違うことを念頭に置かなければならない。第一に、長さや直径が同じサイズのインプラントでも、そのデザインによって最終的な骨との接触面積は大きく異なること。第二に、歯槽骨頂部に対する咬合圧が、スローピングショルダーにより効率的に分散しやすい設計となっていること。これはプラットフォーム型の広い直径のインプラントデザイン、すなわち頸部のプロファイルが広い設計のインプラントでは不可能であり、過荷重になり骨吸収の原因となり得る。そして第三に、上顎、下顎、前歯部、臼歯部、どの部位においても、その表面加工の有無にかかわらず、バイコンインプラントを支える骨の機械的特性は埋入後5年間向上し、その後も維持され続けることである[10,11]。

インプラントデザインがその上部構造物の製作にどのように関連するのか、術者はよく考えなければならない。プラトーデザインがヒーリングチャンバーをつくり、その空隙がより硬く強いハバース骨をつくり出す。この特徴とスローピングショルダーデザインが連動することで、咬合圧を均等に分散する。その結果、CIRが増加してもショートインプラントを機能させ、生存させることが可能となる。つまり臨床的な選択の幅が広がるのである。

スレッドタイプやスクリュータイプのインプラントを使用する際のコンセプトや制限は、プラトーデザインのバイコンには直接にはあてはまらない。なお、バイコンのインプラント–アバットメントシステムについては、臨床的理解と成功のために、まだいくつか詳しい説明を要する点がある。

インプラントの材料と長期にわたる機能性

歴史的にもっとも歯科用インプラントに使用されてきた金属はGrade 2の純チタン（CpTi）であるが、機械的な持久性を向上させて生存率を向上させるためなど、さまざまな理由でGrade 4の純チタン（CpTi grade4）やチタン合金（Ti-6Al-4V）なども材料として一般的になってきた[12]。とくにチタン合金Ti-6Al-4VはGrade 2やGrade 4の純チタンより強度が高い。Grade 4の純チタンの疲労強度はGrade2よりも高く、Ti-6Al-4Vはさらに高い。Ti-6Al-4Vは密度が低く、弾性率はコバルトクロムやステンレスの半分であり、適度な生体親和性を有する。インプラントの破折の報告例はあまりないが、Grade 2のCpTiを使用した場合は、少数ではあるが報告されている[15-17]。ヒトの寿命が延びるにつれて、金属疲労から生じる金属の寿命についても考慮しなければならず、疲労強度の高い金属の使用が求められる[18,19]。

Ti-6Al-4VはCpTiより機械的特性が優れていることで知られるが、最近のインプラント補綴物の解剖学的形状についての研究では、Ti-6Al-4Vは疲労強度も高いことが報告されている[20,21]。

インプラント–アバットメントの インターフェース設計

インプラント–アバットメント接合部（IAI）の種類は複数存在するが、スクリューリテイン（保持）、テーパードインテグレーテッドスクリュー（TIS）、モーステーパーの3種類が代

表的である（第 5 章参照）。

スクリューリテイン

スクリューリテインの IAI の信頼性は、すべてアバットメントスクリューの保持力と接合部の適合にかかっている。エクスターナルヘックスがそのなかでは主流であるが、主にスクリューの緩みや破折が問題となり、チェアサイドのメインテナンスをもっとも必要とすることが知られている。スクリューの初期負荷、接合部の不適合、スクリューの回転特性が原因となり得る。

スクリューリテインの IAI については改善や研究が行われているものの、ダイアモンド様カーボンコーティング、本体の材質の変更など、アバットメントスクリューの機械的特性や摩擦学的性質（摩擦、潤滑油、咬耗）の改善や変更にのみ重点が置かれている傾向にある。

しかし最近では、系統的な再評価やネジの緩みなどの技術的な問題を含め、見直しが図られるようになってきた[22, 23]。ブローネマルクインプラントが発表されて以来、エクスターナルヘックスの類似品が多く出回った。理論が確立されていないにもかかわらず、エクスターナルヘックスによる回転防止機構とそのインプラントの埋入法がよく受け入れられた[24]。

テーパードインテグレーテッドスクリュー

テーパードインテグレーテッドスクリュー（TIS）は、ネジとテーパー部分の摩擦力によって固定されているが、接合面積と摩擦力はそのデザインによって左右される。TIS のアバットメントはスクリューリテインの IAI と比較すると、ネジの破折や緩みが少ない。

テーパーになっている部分がある種の締まりばめ（interference fit）となってインプラントに固定され、ネジ式よりも曲げに対し強い抵抗力を発揮する[25, 26]。驚くべきことに、TIS タイプのインプラントシステムにはモーステーパー IAI が使用されていると誤解されてきた。TIS タイプの IAI にはテーパーの角度が 11 度以上のものもあり、これはモーステーパーとは言えない（第 5 章参照）。モーステーパーのテーパー角度が 7 度以下の IAI はセルフロッキングシステムで、TIS のスクリュー部分は必要ない[27]。逆に、IAI の角度が大きい TIS にはセルフロッキングシステムはなく、正確にはインターナルコニカル接合と言うべきである。このようなテーパーの場合、アバットメント固定用のスクリューが必要となる[24]。しかしながら、TIS タイプの IAI のほうが純粋なスクリューリ

テインの IAI よりも不具合が少ないようだ。

残念なことに、TIS タイプの IAI には、インプラントとアバットメントを固定するスクリューのための空隙が必要となり、これが咬合や補綴状況とは関係なく、細菌の侵入経路となり得る（第 6 章参照）[28-33]。エクスターナルまたはインターナルのプラットフォームや TIS タイプの接合面にはバクテリアルシールがあるものの、完璧ではない。コンポーネント間に細菌の入る隙間が存在するため、インプラント周囲の軟組織または硬組織に炎症が生じる可能性がある[34-36]。

モーステーパー

インターナルスクリューを用いず、ロッキングテーパー機構を利用してアバットメントとインプラントを接合保持するモーステーパーというシステムがある。なかでもよく知られているのは、バイコンシステムのロッキングテーパーデザインである。1985 年から存在するこのインプラントシステムは、1.5 度のテーパーの付いたアバットメントポスト（第 5 章参照）が、インプラントの内径で接触する面の摩擦抵抗によって IAI にコールドウェルディング（冷間圧接）され、ロックされる。その結果、細菌漏洩を防ぐバクテリアルシールが成される[37, 38]。また、臨床的恒常性を保つために、すべてのパーツは製造時期に関係なく互換性がなくてはならない。完全なロッキングテーパーシステムの製作には、洗練された機械と緻密な製造工程のプロトコールが必要である。

臨床的観点から述べると、ロッキングテーパーシステムには、これまで紹介してきたスクリューリテインや TIS とは相違点または優位点が数多くあり、とくに補綴分野においては顕著である。たとえば、効率的な挿入と除去のメカニズムや、アバットメントの位置決定が自由であること（アバットメントが 360 度回転し、角度が変更可能という特徴）などが挙げられる。ロッキングテーパーシステムと、いわゆる通常のスクリューリテインや TIS との違いには、根拠のないクレームもあり、これはロッキングテーパーシステムを臨床に応用するうえでの誤解につながっている。

まず、クレームをつける人たちが言うように、上部構造の装着にあたり鋭い衝撃が与えられることはない。たとえば、臼歯部のアバットメント装着には、噛み合わせるだけで十分である。垂直方向にしっかり装着されたアバットメントが緩むことは考えにくい。

対して、上顎前歯部のアバットメント装着には、確かに軽度のタッピング（打ち込み）が数回必要であるが、衝撃をともなうようなものではない。タッピング方向は前歯列に合わせる必要はなく「斜め」方向になるが、シリコン製シーティングジグ

表 3-1　スクリューリテイン、TIS、ロッキングテーパーのインプラント-アバットメント接合部の強度比較

IAIのデザイン	研究	疲労強度(N)	追加項目	不具合事例
スクリューリテイン	Machado et al[40]; Freitas-Júnior et al[41]	290 (EH)	NA	
		162 (EH)	NA	
		166 (EH)	0.5 mm プラットフォームスイッチング	
TIS	Machado et al[40]; Almeida et al[42]; Almeida et al[43]; Martins et al[44]; Freitas-Júnior et al[45]	251 (IH)	NA	IAIの不具合：アバットメントスクリューの破折、補綴スクリューの破折、アバットメントの破折、インプラントの破折、またはそれらの組み合わせ。
		357 (IC)	NA	
		246, 238 (IH)	セメント合着	
		177, 174 (IH)	スクリューリテイン	
		246 (IC)	アルミナブラスト/酸化処理	
		243 (IC)	レーザーシンター加工	
		348, 324, 321 (IC)	NA	
		342 (IC)	Ti-6Al-4V製ナローインプラント (3.0 mm)	
		469 (IC)	Ti-6Al-4V製ナローインプラント (3.75 mm)	
ロッキングテーパー	Suzuki et al[46]; Bonfante et al[47]; Bonfante et al[48]	807	セラマージュ(松風)またはダイヤモンドクラウン	補綴材料の不具合：チッピング、ベニア材料の破折(離脱)。1,000N以上の荷重ではアバットメントの破折がいくつか確認された[47, 48]。
		794	アバットメントサイズ大	
		836	アバットメントサイズ中	
		601	アバットメントサイズ小	
		1,038 (RN)	NA	
		945 (MC)	NA	

EH, external hexagon; IH, internal hexagon; IC, internal conical; RN, resin nanoceramic; MC, metal ceramic; NA, not applicable.

を介して打ち込むことで、アバットメントはインプラント内径とアバットメントの長軸方向に装着される。アバットメントを除去する際は、クラウンをガーゼやラバーダム等で保護してから、抜歯用鉗子で把持し、軽くタッピングする。また、インプラントがオッセオインテグレーションして間もない時期には、把持した鉗子の柄の部分をタッピングするのもひとつの方法である。アバットメントの除去によってオッセオインテグレーションが喪失したり、除去そのものが不可能となった症例は報告されていない。

ロッキングテーパーシステムのもうひとつの特長は、360度回転可能なアバットメントの位置・角度の調整により、他のシステムと比較し、外科手技と補綴の操作性、容易性が非常に高いことである。また、臨床的に有益な点として、先述のように上部構造の除去が容易であることが挙げられる。バイコンシステムには確固たる臨床データベースがあり、ロッキングテーパーアバットメントを用いた機能中のインプラント1,757件のうち、短いものでも4年間の後ろ向き研究によれば、メインテナンス関連の問題はほとんどなく、全体的な不具合（破折や緩み）は2.2%となっている[39]。

IAIの概要

ここで主な3種類のIAIについて整理してみる。

- もっとも報告されている技術的問題としてはスクリューの緩みが挙げられ、修正や調整等に時間と費用が費やされる。これはスクリューリテインやTISのアバットメントにはつきものの問題である。
- ロッキングテーパーシステムでは、チタン製のアバットメントが直接インプラントと密着し、強固に固定されるが、TISのアバットメントは、スクリュー挿入のための空洞があり、その分強度が減少してしまう。
- バイコンシステムのインプラントとアバットメントはTi-6Al-4V製のため、後述するように、機械的特性の向上が予測できる。

表3-1に、数種類のIAIデザインの強度特性を3つの共通

表 3-2　ヒトの咬合力の比較文献

研究	男性（人）	女性（人）	被験者数（男/女）
Bakke et al[49]	694	NA	19
Braun et al[50]	814	615	86/56
Gibbs et al[51]	725	NA	20
Ikebe et al[52]	512	442	444/376
Miyaura et al[53]	491	NA	590
Shinogaya et al[54]	1,110	NA	17

NA, not available.

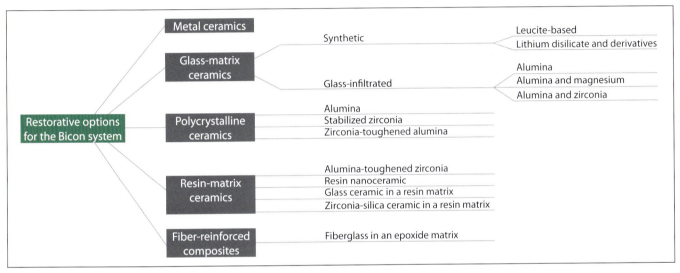

図 3-1　バイコンシステムで使用できる補綴材料（Gracis ら[56] の許可を得て引用改変）

項目で分類した[40-48]。ロッキングテーパーシステムと他の2つのシステム（スクリューリテインとTIS）の違いは明白である。

ロッキングテーパーが他の2つの2倍の強度特性をもつことは、補綴物の材料を検討するうえで重要な示唆となる。他の2つのシステムは、補綴材料が耐えられる負荷以下の荷重でIAI部に不具合が発生するため、インプラントの新しい材料について対疲労度や機械的強度等を試験する際は、ロッキングテーパーシステムを用いるとよいと思われる。

参考までに、表 3-2 にヒトの咬合力を数値に表した文献を記した[49-54]。ヒトの咬合力は、平均して表 3-1 記載のスクリューリテインとTISシステムの数値よりも高い値を示している。なお、ロッキングテーパー接合部についての掘り下げた研究はバイコンシステムのために行われているもので、その他のシステムにはあてはまらない[11,37,55]。

バイコンシステムでの補綴の選択肢

バイコンシステムは、従来どおりのどの補綴方法でも使用できるが、バイコンシステムのロッキングテーパー IAI だからこそ可能な補綴方法もある（図 3-1）[56]。

セラミックとチタン

バイコンシステムで使用できる補綴材料には、従来の補綴材料だけでなく、インプラント歯科で使用できるオールセラミック、ハイブリッドセラミック、その他 CAD/CAM 用の材料も含まれる。マトリックス樹脂（レジン）と混合されたセラミック材料も、米国歯科医師会（ADA）ではポーセレン/セラミックに分類され、その定義は「圧縮、加熱、研磨または切削された材料で、耐火性のある無機化合物を主とするもの——ポーセレン、ガラス、セラミック、結晶化ガラスなど」とされている[57]。

先述のように、Ti-6Al-4V で組成されているチタン合金は 2 級や 4 級のチタンよりも機械的強度が高く、機能性も高く評価されている。TIS システムにおける上部構造の固定法は、スクリュー固定よりもセメント固定が一般的ではあるが、それでも機械的、生態学的な影響はあるようだ[42, 58, 59]。スクリュー固定とセメント固定の機械的または物理的な違いを認識することで、ロッキングテーパーアバットメントにセメント合着された補綴物、とくに IAC（Integrated Abutment Crown）の特異性および優位性を理解することができるだろう。

スクリュー固定とセメント固定

賛否両論あるが、近年では、セメント固定の補綴のほうがスクリュー固定のものよりも不具合が少ないという報告がある[60]。スクリューの緩みによるアバットメントもしくは単独歯クラウンの緩みや、アバットメントスクリューの破折などの報告は多い[60]。セメント固定のブリッジの 5 年生存率は 96.9% で、スクリュー固定の 98% と大差はない。しかしながら、フルアーチの場合、セメント固定の生存率は 100% で、スクリュー固定の生存率（95.8%）よりも優っている[60]。つまり、スクリューの数が 2 つ（補綴物の固定とアバットメントの固定）にしても 1 つ（アバットメントの固定のみで上部構造はセメント固定）にしても、スクリューがある限りは不具合が生じる可能性は残り得る。多くの研究で、スクリュー固定の生存率はセメント固定よりも低いことが明らかにされている[40-45, 58, 61-64]。

バイコンのロッキングテーパー

バイコンインプラントでは、ロッキングテーパーの IAI のおかげで、インプラント補綴における主たる不具合（アバットメントの緩みまたは破折）は解消される。また、補綴に用いるコンポーネント数の減少により、技術的な失敗も減少するはずである。コンポーネント数を減らすには、間接的な補綴材料を、アバットメントに直接取り付けてしまうのがもっとも単純な方法だ。この考えから生み出されたのが IAC である[65]。機械的および化学的に Ti-6Al-4V のアバットメントを表面処理することにより、ハイブリッドセラミックが密で強固な接着を可能とした[66]。IAC は、セメントもスクリューも使用しない、アバットメントとクラウンが一体化したワンピースの補綴物であり、理想的なテレスコピック補綴である。金属疲労によるスクリューの破折や、補綴物の破折の確率は、補綴の材料に限らずコンポーネント数の増加と比例している[46, 47, 67]。

補綴部位

インプラント補綴を治療計画に入れる場合は、前歯部と臼歯部では異なる材料を考慮しなければならない。補綴の不具合率は臼歯部にいくほど高いと報告されている[15, 68]。くわえて、インプラント以外の残存歯の補綴材料についても考慮を要する。天然歯とインプラント、またはインプラントだけの咬合など、治療計画のうえで考慮しなければならないことがある[69]。

メタルセラミック、ジルコニアベニア、ポーセレン

補綴材料の選択は難題である。1962 年からはほとんどの研究でメタルセラミックが注目されている（図 3-2）[70]。

あるシステマティックレビューでは、メタルセラミックについての文献は 17 編、クラウンに使用されたオールセラミックについての文献は 2 編あり、5 年後の想定生存率はどちらの材料とも同じで 95.8% だった。最近の 10 年間の後ろ向き臨床研究によると、インプラント支持補綴装置の成功率は 70.8% であった。不具合の原因は、メタルセラミック補綴部分の破折が 20.31%、スクリューの緩みが 2.6%、保持力の喪失が 2.06% であった[71]。臨床的に検証してみると、メタルセラミックの補綴物は、対合歯もメタルセラミックで補綴されたインプラントであるときにもっともチッピングしやすいことがわかった。その場合の処置としては、修復または再作製となるが、その割合が約 13 倍となることが検証されている[72]。

ジルコニアのベニア（被覆）補綴についての最新の研究によると、ポーセレンベニア（被覆）の破折は以前は大きな問題であった[73]（表 3-3）[74-77] が、材料（ジルコニア）研究の発達によってジルコニアベニアの問題の大部分は解明された。良好な予後が期待できるが、臨床研究の結果は、サンプル数やフォローアップ回数の不足などにより、大きく変動している。たとえば、ある研究では、インプラント支持補綴におけるジルコニアベニアとポーセレンベニアの生存率に違いはないと報告されているが、別の研究では、ジルコニアベニアのほうがチッピング率がはるかに高いと報告されている[78]。

天然歯におけるジルコニアベニアのブリッジとインプラント支持のジルコニアベニアのブリッジでは、技術的なエラーは同程度の割合で生じるのか、それともインプラント支持では有意に高い割合で生じるのかはいまだ明らかになっていない[79]。最近の 5 年間フォローアップの臨床研究によると、ジルコニアベニアの単冠と、ジルコニアベニアのブリッジのチッピング件数は、それぞれ 42.8% と 62% であった[77]。Y-TZP（yttria-tetragonal zirconia polycrystal）のインプラント支持についての総合的研究では、長期経過の臨床的エビデンスはないと

バイコンシステムでの補綴の選択肢

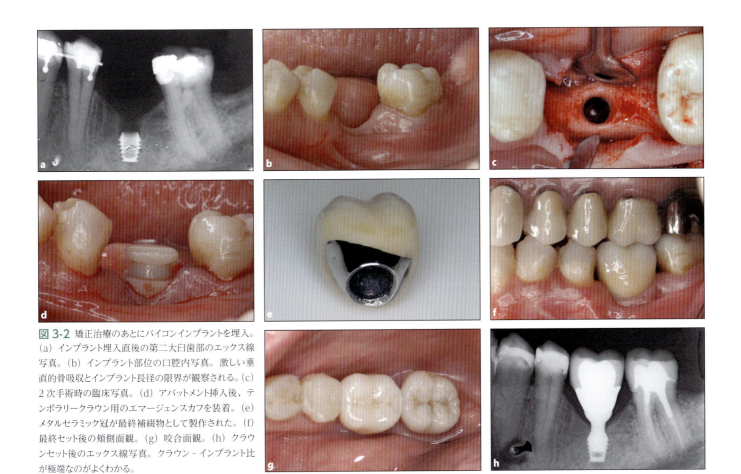

図 3-2 矯正治療のあとにバイコンインプラントを埋入。(a) インプラント埋入直後の第二大臼歯部のエックス線写真。(b) インプラント部位の口腔内写真。激しい垂直的骨吸収とインプラント長径の限界が観察される。(c) 2次手術時の臨床写真。(d) アバットメント挿入後、テンポラリークラウン用のエマージェンスカフを装着。(e) メタルセラミック冠が最終補綴物として製作された。(f) 最終セット後の頬側面観。(g) 咬合面観。(h) クラウンセット後のエックス線写真。クラウン−インプラント比が極端なのがよくわかる。

いう結果が出た[80]。限定的ではあるが、フルアーチにジルコニアを使用した症例の、長期フォローアップの報告がある[81]。破折するはずのないフルアーチのジルコニアブリッジでも、1年経過の生存率は88％であった[82]。そのような状況において、長期間の対合歯列の摩耗とY-TZPの低温劣化についてはまだ解明されていない。ジルコニアの破折は患者に費用と時間の負担を増やすことになるため、ジルコニアベニアでの補綴は継続的に経過観察を行う必要がある。

表3-3 ジルコニアポーセレンクラウンの破折率の臨床研究

研究	機能期間(年)	材料	破折率*(%)
Scwarz et al[74]	2.1	Zirconia-based metal	24.5
		Metal-ceramic	9.5
Hosseini et al[75]	3	Zirconia-based	4.0
		Metal-ceramic	0
Nothdurft and Pospiech[76]	0.5	Zirconia-based	7.5
Spies et al[77]	5	Zirconia-based	42.8

*予後期間によって生存率が大きく異なることに注意。成功率はポーセレンベニアの粘着率に補助されている部分が多い。

表3-4　材料の弾性係数

材料	弾性係数（GPa）
Enamel	90
Dentin	16
Bone	15–25
Gold	90–95
Cobalt-chromium (removable partial denture)	218–224
Feldspathic porcelain	70
Lithium disilicate	95
Zirconia (Y-TZP)	210
Alumina	340
TRINIA	18.8
Composite resin	17–21

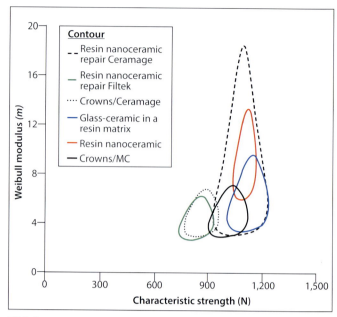

図 3-3　6種類の材料で臼歯のIACを作製し、ワイブル分布で材料の強度を表した。黒線はメタルセラミック、赤線はCAD/CAMナノセラミック、青線は樹脂とグラスセラミックの混合物、黒色の点線はセラマージュ築盛のIAC。

弾性係数の高い補綴と低い補綴

弾性係数（E）は材料の硬さによって表される。表3-4が示す応力ひずみ曲線はその弾性範囲を決定する。補綴物には、メタルセラミックと同様に、ガラスマトリックスや、ポリクリスタルのセラミックなど、弾性係数の高いものが使用される。一方で、弾性係数の低いものには、レジンマトリックスセラミック（いわゆるハイブリッドコンポジット）や、グラスファイバー強化型コンポジットレジンがある。近代インプラントの初期の頃、Brånemarkらは人工歯や補綴物に使用される材料は、アクリル系レジンが望ましいとした。その軟らかさが天然歯の歯根膜に代わるものだと考えたからである[83]。その後、歯科用インプラントの予後が確立されるようになり、セラミックベースの補綴物が作製されるようになった。応力遮蔽を向上させたり、機械的に骨の反応を改善することは長い間望まれており、レジンマトリックスセラミックやグラスファイバー強化型コンポジットレジンといった材料が期待されている。これらの材料には、骨と補綴の弾性に大きな差はない[84]。

臼歯部のメタルセラミック、IAC、CAD/CAMクラウン、レジンマトリックスセラミック築盛クラウンなど、数々の材料をロッキングテーパーIAIの上部構造として作製し、疲労試験を行った。結果、すべての材料で、一般にゴールドスタンダードとして知られるメタルセラミックと有意な差は認められなかった（図3-3）[85]。ロッキングテーパーIAIでは、レジンマトリックスセラミックを使用する場合、内冠は不要であると言われている。一方で、ポーセレンを築盛する場合には内冠が必要であるため、材質検査には既成のアバットメントを使用した（図3-4）[47, 86-91]。

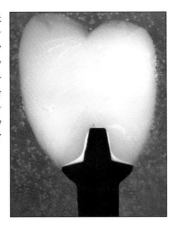

図 3-4 頬舌の線で切断した IAC の光学顕微鏡マイクロ写真。CAD/CAM（レジンマトリックスの材料）で製作したクラウンの内面を化学的に表面処理し、アバットメント（チタン）の表面をサンドブラストしたうえにメタルプライマーで処理して合着。スクリュー穴がないだけで、クラウンの強度も高まる。フルカントゥアのクラウンを、Ti-6Al-4V のアバットメントのサイズに合わせてそのまま切削できる。

結語

インプラント補綴をデザインし製作する際には、インプラント本体と補綴物の材料、使用器具等を含め、インプラントシステム全体を総合的に理解し、患者の負担となるメインテナンスや、将来問題が生じる可能性のある部分、またその修正にかかる時間や費用等を予測しながら計画しなければならない。

References

1. Laurell L, Lundgren D. Marginal bone level changes at dental implants after 5 years in function: A meta-analysis. Clin Implant Dent Relat Res 2011;13:19–28.
2. Coelho PG, Jimbo R. Osseointegration of metallic devices: Current trends based on implant hardware design. Arch Biochem Biophys 2014;561:99–108.
3. Pjetursson BE, Asgeirsson AG, Zwahlen M, Sailer I. Improvements in implant dentistry over the last decade: Comparison of survival and complication rates in older and newer publications. Int J Oral Maxillofac Implants 2014;29(suppl):308–324.
4. Coelho PG, Granjeiro JM, Romanos GE, et al. Basic research methods and current trends of dental implant surfaces. J Biomed Mater Res B Appl Biomater 2009;88:579–596.
5. Coelho PG, Granato R, Marin C, et al. The effect of different implant macrogeometries and surface treatment in early biomechanical fixation: An experimental study in dogs. J Mech Behav Biomed Mater 2011;4:1974–1981.
6. Coelho PG, Granato R, Marin C, Bonfante EA, Janal MN, Suzuki M. Biomechanical and bone histomorphologic evaluation of four surfaces on plateau root form implants: An experimental study in dogs. Oral Surg Oral Med Oral Pathol Oral Radiol Endod 2010;109:e39–e45.
7. Marin C, Granato R, Suzuki M, Gil JN, Janal MN, Coelho PG. Histomorphologic and histomorphometric evaluation of various endosseous implant healing chamber configurations at early implantation times: A study in dogs. Clin Oral Implants Res 2010;21:577–583.
8. Coelho PG, Bonfante EA, Marin C, Granato R, Giro G, Suzuki M. A human retrieval study of plasma-sprayed hydroxyapatite-coated plateau root form implants after 2 months to 13 years in function. J Long Term Eff Med Implants 2010;20:335–342.
9. Coelho PG, Marin C, Granato R, Suzuki M. Histomorphologic analysis of 30 plateau root form implants retrieved after 8 to 13 years in function. A human retrieval study. J Biomed Mater Res B Appl Biomater 2009;91:975–979.
10. Baldassarri M, Bonfante E, Suzuki M, et al. Mechanical properties of human bone surrounding plateau root form implants retrieved after 0.3–24 years of function. J Biomed Mater Res B Appl Biomater 2012;100:2015–2021.
11. Bozkaya D, Müftü S, Müftü A. Evaluation of load transfer characteristics of five different implants in compact bone at different load levels by finite elements analysis. J Prosthet Dent 2004;92:523–530.
12. Titanium applications in dentistry. J Am Dent Assoc 2003;134:347–349.
13. Fleck C, Eifler D. Corrosion, fatigue and corrosion fatigue behaviour of metal implant materials, especially titanium alloys. Int J Fatigue 2010;32:929–935.
14. Bhaduri SB, Bhaduri S. Biomaterials for Dental Applications. In: Narayan R (ed). Biomedical Materials. New York: Springer, 2009:295–326.
15. Eckert SE, Meraw SJ, Cal E, Ow RK. Analysis of incidence and associated factors with fractured implants: A retrospective study. Int J Oral Maxillofac Implants 2000;15:662–667.
16. Adell R, Lekholm U, Rockler B, Brånemark PI. A 15-year study of osseointegrated implants in the treatment of the edentulous jaw. Int J Oral Surg 1981;10:387–416.
17. Velásquez-Plata D, Lutonsky J, Oshida Y, Jones R. A close-up look at an implant fracture: A case report. Int J Periodontics Restorative Dent 2002;22:483–491.
18. Oshida Y. Bioscience and Bioengineering of Titanium Materials. Amsterdam: Elsevier, 2010.
19. Piattelli A, Piattelli M, Scarano A, Montesani L. Light and scanning electron microscopic report of four fractured implants. Int J Oral Maxillofac Implants 1998;13:561–564.
20. McCracken M. Dental implant materials: Commercially pure titanium and titanium alloys. J Prosthodont 1999;8:40–43.
21. Hirata R, Bonfante EA, Machado LS, Tovar N, Coelho PG. Mechanical evaluation of two grades of titanium used in implant dentistry. Int J Oral Maxillofac Implants 2015;30:800–805.
22. de Assis Vianna C, Delben JA, Barão VAR, Ferreira MB, dos Santos PH, Assunçao WG. Torque stability of different abutment screws submitted to mechanical cycling. Int J Oral Maxillofac Implants 2013;28:e209–e214.
23. Gracis S, Michalakis K, Vigolo P, Vult von Steyern P, Zwahlen M, Sailer I. Internal vs. external connections for abutments/reconstructions: A systematic review. Clin Oral Implants Res 2012;23(suppl 6):202–216.
24. Norton MR. Assessment of cold welding properties of the internal conical interface of two commercially available implant systems. J Prosthet Dent 1999;81:159–166.
25. Merz BR, Hunenbart S, Belser UC. Mechanics of the implant-abutment connection: An 8-degree taper compared to a butt joint connection. Int J Oral Maxillofac Implants 2000;15:519–526.
26. Norton MR. An in vitro evaluation of the strength of an internal conical interface compared to a butt joint interface in implant design. Clin Oral Implants Res 1997;8:290–298.
27. Binon PP. Implants and components: Entering the new millennium. Int J Oral Maxillofac Implants 2000;15:76–94.
28. Coelho AL, Suzuki M, Dibart S, Da Silva N, Coelho PG. Cross-sectional analysis of the implant-abutment interface. J Oral Rehabil 2007;34:508–516.
29. Coelho PG, Sudack P, Suzuki M, Kurtz KS, Romanos GE, Silva NRFA. In vitro evaluation of the implant abutment connection sealing capability of different implant systems. J Oral Rehabil 2008;35:917–924.
30. Lorenzoni FC, Coelho PG, Bonfante G, et al. Sealing capability and SEM observation of the implant-abutment interface. Int J Dent 2011;2011:864183–864186.
31. Ramos MB, Pegoraro LF, Takamori E, Coelho PG, Silva TL, Bonfante EA. Evaluation of UCLA implant-abutment sealing. Int J Oral Maxillofac Implants 2014;29:113–120.

32. Jansen VK, Conrads G, Richter EJ. Microbial leakage and marginal fit of the implant-abutment interface. Int J Oral Maxillofac Implants 1997; 12:527–540.

33. Quirynen M, Bollen CM, Eyssen H, van Steenberghe D. Microbial penetration along the implant components of the Brånemark system. An in vitro study. Clin Oral Implants Res 1994;5:239–244.

34. Steinebrunner L, Wolfart S, Bössmann K, Kern M. In vitro evaluation of bacterial leakage along the implant-abutment interface of different implant systems. Int J Oral Maxillofac Implants 2005;20:875–881.

35. do Nascimento C, Miani PK, Pedrazzi V, et al. Leakage of saliva through the implant-abutment interface: In vitro evaluation of three different implant connections under unloaded and loaded conditions. Int J Oral Maxillofac Implants 2012;27:551–560.

36. Schmitt CM, Nogueira-Filho G, Tenenbaum HC, et al. Performance of conical abutment (Morse taper) connection implants: A systematic review. J Biomed Mater Res A 2014;102:552–574.

37. Bozkaya D, Müftü S. Efficiency considerations for the purely tapered interference fit (TIF) abutments used in dental implants. J Biomech Eng 2004;126:393–401.

38. Bozkaya D, Müftü S. Mechanics of the taper integrated screwed-in (TIS) abutments used in dental implants. J Biomech 2005;38:87–97.

39. Chapman RJ, Grippo W. The locking taper attachment for implant abutments: Use and reliability. Implant Dent 1996;5:257–261.

40. Machado LS, Bonfante EA, Anchieta RB, Yamaguchi S, Coelho PG. Implant-abutment connection designs for anterior crowns: Reliability and failure modes. Implant Dent 2013;22:540–545.

41. Freitas-Júnior AC, Bonfante EA, Silva NRFA, Marotta L, Coelho PG. Effect of implant-abutment connection design on reliability of crowns: Regular vs. horizontal mismatched platform. Clin Oral Implants Res 2012;23: 1123–1126.

42. Almeida EO, Freitas-Júnior AC, Bonfante EA, Rocha EP, Silva NRFA, Coelho PG. Effect of microthread presence and restoration design (screw versus cemented) in dental implant reliability and failure modes. Clin Oral Implants Res 2013;24:191–196.

43. Almeida EO, Freitas-Júnior AC, Bonfante EA, Silva NRFA, Coelho PG. Reliability evaluation of alumina-blasted/acid-etched versus laser-sintered dental implants. Lasers Med Sci 2013;28:851–858.

44. Martins LM, Bonfante EA, Zavanelli RA, et al. Fatigue reliability of 3 single-unit implant-abutment designs. Implant Dent 2012;21:67–71.

45. Freitas-Júnior AC, Bonfante EA, Martins LM, Silva NRFA, Marotta L, Coelho PG. Effect of implant diameter on reliability and failure modes of molar crowns. Int J Prosthodont 2011;24:557–561.

46. Suzuki M, Bonfante E, Silva NRFA, Coelho PG. Reliability testing of indirect composites as single implant restorations. J Prosthodont 2011;20:528–534.

47. Bonfante EA, Suzuki M, Lubelski W, et al. Abutment design for implant-supported indirect composite molar crowns: Reliability and fractography. J Prosthodont 2012;21:596–603.

48. Bonfante EA, Suzuki M, Witek L, et al. Reliability of resin nano ceramic and metal ceramic implant-supported crowns. [Proceedings of the IADR General Session 2012].

49. Bakke M, Michler L, Han K, Möller E. Clinical significance of isometric bite force versus electrical activity in temporal and masseter muscles. Scand J Dent Res 1989;97:539–551.

50. Braun S, Bantleon HP, Hnat WP, Freudenthaler JW, Marcotte MR, Johnson BE. A study of bite force, part 1: Relationship to various physical characteristics. Angle Orthod 1995;65:367–372.

51. Gibbs CH, Mahan PE, Lundeen HC, Brehnan K, Walsh EK, Holbrook WB. Occlusal forces during chewing and swallowing as measured by sound transmission. J Prosthet Dent 1981;46:443–449.

52. Ikebe K, Nokubi T, Morii K, Kashiwagi J, Furuya M. Association of bite force with ageing and occlusal support in older adults. J Dent 2005;33:131–137.

53. Miyaura K, Morita M, Matsuka Y, Yamashita A, Watanabe T. Rehabilitation of biting abilities in patients with different types of dental prostheses. J Oral Rehabil 2000;27:1073–1076.

54. Shinogaya T, Bakke M, Thomsen CE, Vilmann A, Matsumoto M. Bite force and occlusal load in healthy young subjects: A methodological study. Eur J Prosthodont Restor Dent 2000;8:11–15.

55. Bozkaya D, Müftü S. Mechanics of the tapered interference fit in dental implants. J Biomech 2003;36:1649–1658.

56. Gracis S, Thompson VP, Ferencz JL, Silva NRFA, Bonfante EA. A new classification system for all-ceramic and ceramic-like restorative materials. Int J Prosthodont 2015;28:227–235.

57. American Dental Association. Glossary of dental clinical and administrative terms. http://www.ada.org/en/publications/cdt/glossary-of-dental-clinical-and-administrative-ter. Accessed 6 March, 2017.

58. Freitas AC, Bonfante EA, Rocha EP, Silva NRFA, Marotta L, Coelho PG. Effect of implant connection and restoration design (screwed vs cemented) in reliability and failure modes of anterior crowns. Eur J Oral Sci 2011;119:323–330.

59. Nissan J, Narobai D, Gross O, Ghelfan O, Chaushu G. Long-term outcome of cemented versus screw-retained implant-supported partial restorations. Int J Oral Maxillofac Implants 2011;26:1102–1107.

60. Sailer I, Mühlemann S, Zwahlen M, Hämmerle CHF, Schneider D. Cemented and screw-retained implant reconstructions: A systematic review of the survival and complication rates. Clin Oral Implants Res 2012;23(suppl 6):163–201.

61. Hirata R, Bonfante E, Machado L, Tovar N, Coelho P. Mechanical evaluation of four narrow-diameter implant systems. Int J Prosthodont 2014;27: 359–362.

62. Freitas-Júnior AC, Bonfante EA, Martins LM, Silva NRFA, Marotta L, Coelho PG. Reliability and failure modes of anterior single-unit implant-supported restorations. Clin Oral Implants Res 2012;23:1005–1011.

63. Freitas-Júnior AC, Almeida EO, Bonfante EA, Silva NRFA, Coelho PG. Reliability and failure modes of internal conical dental implant connections. Clin Oral Implants Res 2013;24:197–202.

64. Freitas-Júnior AC, Rocha EP, Bonfante EA, et al. Biomechanical evaluation of internal and external hexagon platform switched implant-abutment connections: An in vitro laboratory and three-dimensional finite element analysis. Dent Mater 2012;28:e218–e228.

65. Urdaneta RA, Marincola M. The Integrated Abutment Crown, a screwless and cementless restoration for single-tooth implants: A report on a new technique. J Prosthodont 2007;16:311–318.

66. Fernandes CA, Ribeiro JC, Larson BS, et al. Microtensile bond strength of resin-based composites to Ti-6Al-4V. Dent Mater 2009;25:655–661.

67. Andriani W, Suzuki M, Bonfante EA, Carvalho RM, Silva NRFA, Coelho PG. Mechanical testing of indirect composite materials directly applied on implant abutments. J Adhes Dent 2010;12:311–317.

68. Goodacre CJ, Kan JY, Rungcharassaeng K. Clinical complications of osseointegrated implants. J Prosthet Dent 1999;81:537–552.

69. Pjetursson BE, Lang NP. Prosthetic treatment planning on the basis of scientific evidence. J Oral Rehabil 2008;35(suppl 1):72–79.

70. Weinstein M, Katz S, Weinstein AB [inventors]. Fused porcelain-to-metal teeth. US patent 3,052,982. 11 Sep 1962.

71. Wittneben JG, Buser D, Salvi GE, Bürgin W, Hicklin S, Brägger U. Complication and failure rates with implant-supported fixed dental prostheses and single crowns: A 10-year retrospective study. Clin Implant Dent Relat Res 2014;16:356–364.

72. Kinsel RP, Lin D. Retrospective analysis of porcelain failures of metal ceramic crowns and fixed partial dentures supported by 729 implants in 152 patients: Patient-specific and implant-specific predictors of ceramic failure. J Prosthet Dent 2009;101:388–394.

73. Rekow ED, Silva NRFA, Coelho PG, Zhang Y, Guess P, Thompson VP. Performance of dental ceramics: Challenges for improvements. J Dent Res 2011;90:937–952.

74. Schwarz S, Schröder C, Hassel A, Bömicke W, Rammelsberg P. Survival and chipping of zirconia-based and metal-ceramic implant-supported single crowns. Clin Implant Dent Relat Res 2012;14(suppl 1):e119–e125.

75. Hosseini M, Worsaae N, Schiødt M, Gotfredsen K. A 3-year prospective study of implant-supported, single-tooth restorations of all-ceramic and metal-ceramic materials in patients with tooth agenesis. Clin Oral Implants Res 2013;24:1078–1087.

76. Nothdurft FP, Pospiech PR. Zirconium dioxide implant abutments for posterior single-tooth replacement: First results. J Periodontol 2009;80:2065–2072.

77. Spies BC, Stampf S, Kohal RJ. Evaluation of zirconia-based all-ceramic single crowns and fixed dental prosthesis on zirconia implants: 5-year results of a prospective cohort study. Clin Implant Dent Relat Res 2015; 17:1014–1028.

78. Larsson C, Wennerberg A. The clinical success of zirconia-based crowns: A systematic review. Int J Prosthodont 2014;27:33–43.

79. Heintze SD, Rousson V. Survival of zirconia- and metal-supported fixed dental prostheses: A systematic review. Int J Prosthodont 2010;23:493–502.

80. Guess PC, Att W, Strub JR. Zirconia in fixed implant prosthodontics. Clin Implant Dent Relat Res 2012;14:633–645.

81. Thalji GN, Cooper LF. Implant-supported fixed dental rehabilitation with monolithic zirconia: A clinical case report. J Esthet Restor Dent 2014;26:88–96.

82. Limmer B, Sanders AE, Reside G, Cooper LF. Complications and patient-centered outcomes with an implant-supported monolithic zirconia fixed dental prosthesis: 1 year results. J Prosthodont 2014;23:267–275.

83. Brånemark PI. Osseointegration and its experimental background. J Prosthet Dent 1983;50:399–410.

84. O'Brien WJ. Dental Materials and Their Selection. Chicago: Quintessence, 2002.

85. Coelho PG, Bonfante EA, Silva NRFA, Rekow ED, Thompson VP. Laboratory simulation of Y-TZP all-ceramic crown clinical failures. J Dent Res 2009;88:382–386.

86. Bonfante EA, da Silva NRFA, Coelho PG, Bayardo-González DE, Thompson VP, Bonfante G. Effect of framework design on crown failure. Eur J Oral Sci 2009;117:194–199.

87. Bonfante EA, Sailer I, Silva NRFA, Thompson VP, Dianne Rekow E, Coelho PG. Failure modes of Y-TZP crowns at different cusp inclines. J Dent 2010;38:707–712.

88. Silva NRFA, Bonfante EA, Rafferty BT, et al. Modified Y-TZP core design improves all-ceramic crown reliability. J Dent Res 2011;90:104–108.

89. Guess PC, Bonfante EA, Silva NRFA, Coelho PG, Thompson VP. Effect of core design and veneering technique on damage and reliability of Y-TZP-supported crowns. Dent Mater 2013;29:307–316.

90. Lorenzoni FC, Martins LM, Silva NRFA, et al. Fatigue life and failure modes of crowns systems with a modified framework design. J Dent 2010;38: 626–634.

91. Silva NRFA, Bonfante EA, Martins LM, et al. Reliability of reduced-thickness and thinly veneered lithium disilicate crowns. J Dent Res 2012;91:305–310.

第4章

歯科用インプラントへの生物学的反応

Jeffrey Lehrberg / Paulo G. Coelho
訳：小方頼昌

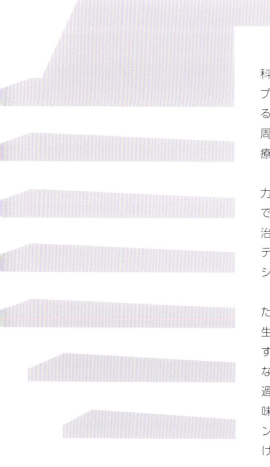

　組織内に外来物質が入ると、多様で複雑な現象が分子および細胞レベルで生じる。歯科用インプラントは、人体への外来物質の応用の成功が実証された治療法である。インプラントと外科処置に共通する特徴は、周囲組織で起きる生物学的反応に大きく影響することである。基質、表面性状、幾何学的デザイン、骨削除の大きさ、患者の健康度と周囲骨の質は、要素のごく一部に過ぎず、個々の生体の生物学的反応は、それに続く治療の予後に影響する[1]。

　歯科用インプラントは、オッセオインテグレーションと呼ばれる周囲骨と結合する能力により、多年に渡り成功を収めてきた[2]。この用語は、もともとは光学顕微鏡レベルでの骨とインプラントの接触を意味していたが、現在では、インプラント埋入後の創傷治癒やその後の骨再生も含めた一連のイベントを意味している[3]。一方、オッセオインテグレーションは、多数の材料で起こり得るものの、骨組織とチタンまたはリン酸カルシウムコーティングチタンとの反応について、もっとも使われる用語である[4]。

　チタンは、その機械的性質と、おそらくもっとも重要なことに、その生物学的反応のためにインプラント材料として頻繁に使用されている。チタンは生体適合性材料または生体不活性材料と呼ばれ、インプラント周囲の組織は、骨折治癒と同様の反応を示す[4-6]。骨折治癒とオッセオインテグレーションは、多くの点で類似するが、同じではない[6]。たとえば、骨折治癒とは異なり、未分化間葉細胞の軟骨細胞への分化や、その過程での多くの軟骨細胞発現遺伝子の発現等は含まれない[6, 7]。現在我々が理解する意味合いとのギャップはあるが、多くの重要なパスウェイや細胞イベントは、オッセオインテグレーションにも含まれる。本章では、インプラント周囲の創傷治癒と骨再生におけるいくつかの重要な細胞および分子メカニズムについて解説する。

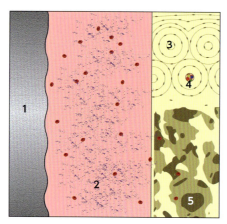
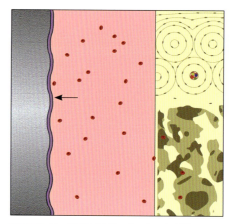

図 4-1 (1) 初期の損傷による生物学的反応。骨削除に続き、インプラントが挿入された際の初期の細胞イベントを描写した図。(2) 骨削除を行うと、血液細胞（赤色の丸）と血清タンパク質（紫色の点）は、骨とインプラントの間隙に侵入する。(3) 歯槽骨は、皮質骨と骨梁を示す。皮質骨は、骨細胞が並ぶ同心型のオステオンから成る。(4) 1つのオステオンの中心には、血管、リンパ管と神経を有するハバース管がある。(5) 皮質骨の先には多孔質の骨梁が存在する。

図 4-2 タンパク質の吸着。インプラント表面へのタンパク質の吸着を描いた図。血液と血清中のタンパク質は、損傷時に骨削除部位を満たし（図 4-1）、インプラント表面に吸着してバイオフィルム（矢印で示した紫部分）と呼ばれるコーティング面を形成する。

インプラント周囲の創傷治癒における初期イベント

　インプラントのメーカーやスタイルに関係なく、骨削除による歯槽骨への損傷が、インプラント治療の最初のイベントである（言い換えれば、インプラントが埋入される欠損部または埋入部位への損傷である）。高密度に血管が分布する歯周組織において、血管の裂傷が血液や血液成分を骨削除部位に導入するとともに、自然免疫系、キニン系、補体系のさまざまな損傷に反応したパスウェイを活性化する（図 4-1）。そして、初期の損傷の結果、創傷部位に血小板が集合する[8]。

タンパク質の吸着

　インプラント窩にインプラントを埋入すると、血清タンパク質はインプラント表面に吸着し、動的な一過性のマトリックスまたはバイオフィルムを形成する（図 4-2）。チタンまたはハイドロキシアパタイト等のコーティングにより、インプラント表面は、骨の微小環境におけるタンパク質吸着に対応して、電気化学的に変化する。ビトロネクチン、グリコサミノグリカン、骨シアロタンパク質（BSP）、アルブミン、オステオポンチン（OPN）、フィブリノーゲン、フィブロネクチン、IgG 等のタンパク質がバイオフィルムを構成する[9-11]。インプラント表面に最初に吸着したタンパク質は、動的状態で存在し、創傷治癒の進行とともに徐々に異なるタンパク質に置き換わっていく[12]。インプラント表面に最初に吸着したタンパク質の質および量は重要で、その後のインプラント周囲の創傷治癒反応に影響を及ぼす[13]。

　インプラントの表面性状は、吸着したタンパク質の立体構造の変化に影響し、タンパク質中のタンパクおよび細胞特異的なアミノ酸配列を露出させる結果、創傷治癒に別のレベルの複雑さが加わる[11]。インプラントの表面性状の違いが吸着されたタンパク質に影響する例として、フィブリノーゲンがインプラント表面に結合すると立体構造が変化し、その結果、食細胞や他の細胞がインプラント表面に集まる[14,15]。さらに、インプラントの表面性状に反応したフィブリノーゲンの立体構造の変化により抗原決定基が出現することで、トロンビンによる分解を受けやすくなる。その結果、インプラント周囲の創傷治癒プロセスにおいて、引き続き血液凝固過程への移行が容易となる[16]。

　インプラント表面に吸着し、インプラント周囲の創傷治癒に寄与するもうひとつの重要なタンパク質は、フィブロネクチンである。インプラント表面へのフィブロネクチンの吸着は、インプラント周囲の細胞と膜貫通型インテグリン受容体を介して細胞の機能と運命に影響する[17]。フィブリノーゲンと同様に、インプラントに吸着したフィブロネクチンは、立体構造が変化することで広域に影響を与える[17,18]。たとえば、インプラントに吸着後、骨再生の最終ステージの間、フィブロネクチンは Arg-Gly-Asp（RGD）細胞接着配列を露出させることで、同

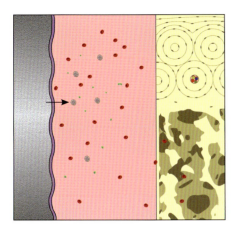
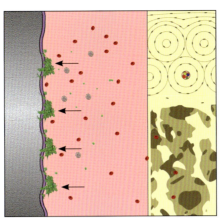
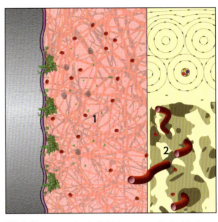

図 4-3 血小板の活性化と炎症反応。インプラントに反応した生体により引き起こされる初期の免疫反応の図。インプラントと接触すると、不活性な血小板（緑色の点）が活性化し、シグナル分子と成長因子を分泌する。活性化血小板は、インプラント周囲の微小環境にケモカインを分泌して免疫細胞を刺激し（矢印で示す）、血管新生を促す。

図 4-4 インプラント表面での活性化血小板の集合（矢印で示す）。活性化血小板は、血管新生や幹細胞の動員に関与する、ヒスタミン、セロトニン、PDGF、FGF2、TGF-β、IGF、VEGF 等のシグナル分子や成長因子を分泌する。

図 4-5 血栓形成と血管新生。トロンビンを介したフィブリノーゲンからフィブリンへの変換および重合化と、骨削除面への新生血管の伸長の図。フィブリノーゲンから変換されたフィブリン（1）は、血餅中の主成分である。新生血管（2）は、活性化血小板から分泌されたケモカインおよび VEGF などのシグナル分子により成長が誘導される。血管新生は、インプラント周囲の創傷治癒期間に起こる重要事象であり、インプラント周囲に細胞、シグナル分子および成長因子を供給する。

シグナルに対する細胞表面分子を発現する骨芽細胞と結合する[9]。細胞接着に加え、フィブロネクチンとインテグリンの相互作用は、骨ミネラルの沈着と同様に細胞周期を通して骨芽細胞の分化、生存および増殖を促進する[18-20]。フィブリノーゲンと同様に、インプラントの表面性状は、フィブロネクチンの mRNA レベルやフィブロネクチンタンパク質の半減期に影響し、その下流の細胞および分子イベントに影響を与える[21]。

血小板の活性と炎症反応

インプラント表面へのタンパク質の吸着と同時に、インプラント表面には最初に赤血球と血小板が接触する[22]（図 4-3）。インプラント表面にタンパク質が吸着すると、活性化された血小板は、シグナル分子や成長因子を放出する。インプラント表面のフィブリノーゲンは、血小板と肥満細胞を誘導し、ニューロトランスミッターであるヒスタミンやセロトニンとともに、血小板由来成長因子（PDGF）や炎症性ケモカインを放出させる。これらの分子の放出により、食細胞とともに未分化間葉細胞や骨幹細胞がインプラント表面に集合する[14,23]。PDGF、ニューロトランスミッターおよびケモカインの分泌とともに、血小板は骨芽細胞の活性化や遊走を誘導し、たとえば塩基性線維芽細胞成長因子（FGF2）、トランスフォーミング成長因子（TGF-β）、インスリン成長因子（IGF）、血管内皮成長因子（VEGF）等のいくつかのタンパク質を放出する[11,23]。

インプラント表面性状に反応して血小板が活性化すると、血小板はインプラント表面で凝集する（図 4-4）。それから数時間以内に、トロンビンを介したフィブリノーゲンからフィブリンへの転換と重合化を通じ、インプラント周囲に凝血塊が形成されはじめる[15,24]（図 4-5）。活性化された血小板と凝血塊は、インプラント周囲の創傷治癒過程に重要な役割を果たす。凝血塊と血小板の構造は、分子シグナルセンターとしての役割と足場を提供し、炎症、血管新生とその後の骨再生にかかわる細胞の活性化と補充に関与する[25]（図 4-5 ～ 4-12）。

血小板の活性化と凝血塊の形成と同時に、急性炎症反応がはじまる[8]。血小板由来の C、CC、CXC および CX3C ファミリーケモカインは、好中球や単球をインプラント表面に誘導する[8,11]（図 4-3）。

初期の創傷治癒では、好中球がもっとも多い免疫細胞であるが、創傷治癒 2 日目には単球に置き換わる（この時点でマクロファージに分化する）[8,11]。免疫細胞の変化とともに、血小板からケモカインが放出され、血管新生を促進する。このプロセスは、アクティブな骨芽細胞前駆細胞の補充と維持に重要である[8,11]（図 4-5）。さらに、血小板と凝血塊から顆粒球コロニー刺激因子（G-CSF）、顆粒球－マクロファージコロニー刺激因子（GM-CSF）、腫瘍壊死因子（TNF-α）、インターロイキン 8（IL-8）、IL-6、IL-1 等のシグナル分子が放出され、マクロファージによるポジティブフィードバックループを形成し、さらにいっそうサイトカインが分泌される[8,11]。

マクロファージから分泌される TNF-α ファミリーと TGF-

第4章 歯科用インプラントへの生物学的反応

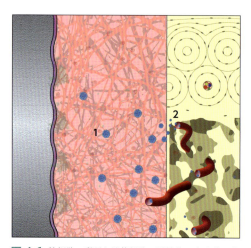

図4-6 幹細胞の動員と骨芽細胞の活性化。未分化間葉細胞（MSC）の骨削除面への動員に関する図。(1) 青色で示すMSCは、初期の創傷治癒過程で、血小板から放出されるシグナルによりインプラント周囲の微小環境に動員される。(2) 新生血管は、インプラント周囲の微小環境へのMSCやそれ以外の細胞の移動を手助けする。これらの幹細胞は、骨形成因子（BMP）シグナル経路を含む、さまざまなシグナル経路を介して骨芽細胞に分化する。

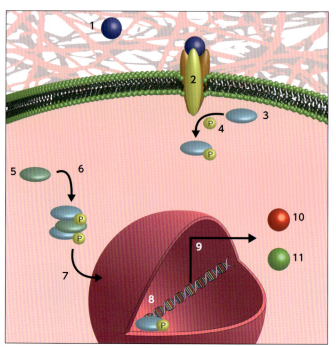

図4-7 BMP2に対する骨幹細胞の細胞内反応。BMP2パスウェイの略図。細胞外のBMP2 (1) は、I型およびII型BMP受容体 (2) に結合する。BMP2と受容体の複合体は、Smad1/5/8 (3) をリン酸化する (4)。Smad4 (5) は、リン酸化Smad1/5/8と複合体をつくり (6)、核内へと移行する (7)。一度核内に入ると、DNA結合補助因子の助けを借りてSmad1/5/8はDNAに結合し、石灰化マスター転写因子であるRunx2 (10) およびOsterix (11) の転写を促す。

βファミリーは、その後のインプラント部位への間葉系幹細胞の補充に関与するとともに、許容量に達すると、破骨細胞の分化と活性化を促進する（図4-6と4-8）[26, 27]。インプラント周囲の創傷治癒の後期に、骨再生のマーカーに対して炎症性サイトカイン（TNF-αやIL-1βなど）が高率で存在すると、生物力学的強度や骨形成の減少が生じるため、これらの分子の広範な機能や時空的制御の必要性が示される[28]。

免疫に対する典型的な役割に加えて、マクロファージは再生にも関与する[29, 30]。マクロファージは2つの表現系サブセットをもち、M1マクロファージ表現系は、侵入するウイルス、細菌や寄生虫からの防御に関与する。M2マクロファージ表現系は、創傷治癒や炎症を調節する[30, 31]。インプラント周囲の治癒期間中、マクロファージは炎症反応の調節（すなわち、正常なインプラント周囲の創傷治癒）に関与し、その後より多くのM1マクロファージに転換して、お互いに融合して異物巨細胞を作成し、さらに多くの異物反応を引き起こす（反応はインプラントの失敗例で見られる）[8, 31, 32]。

インプラント周囲の微小環境での血管新生

インプラント周囲の創傷治癒過程で次に起こるのが血管形成、つまりインプラント周囲の微小環境での血管新生である（図4-5）。血管新生とは、すでに存在する血管から新しい血管ができるプロセスのことをいう。インプラント周囲の創傷治癒の過程で、血管新生は、骨再生とそれに引き続く栄養の場に細胞を供給する重要なプロセスである（図4-6）。

インプラント周囲の創傷治癒過程で発現し、血管新生に関与する重要な分子はVEGFである[33]。VEGFは、インプラント表面および凝血塊に存在するグルコサミノグリカン、フィブリノーゲンおよびフィブロネクチンと結合し、隔離される[34]。VEGFの濃度は、交互隔離とマトリックスメタロプロテナーゼ（MMPs）などのタンパク分解酵素によるタンパク質の放出により変化する[34]。凝血塊やインプラント周囲組織を構成する細胞外マトリックスの分解を通して、VEGFは放出されて血管新生に作用する[34]。血管内皮細胞膜上のVEGF受容体（VEGFRs）を介して、細胞やシグナル分子、成長因子をインプラント周囲に誘導し、新生血管が形成される（図4-5）。

血管新生と骨再生は、密接に関連し合った生理現象であ

骨再生とインプラントのマクロ表面構造

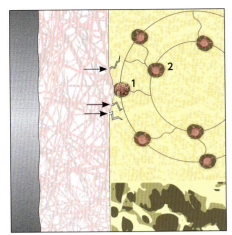
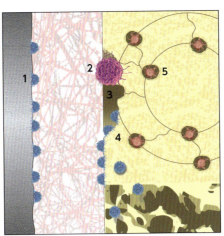
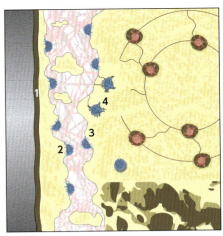

図4-8 マイクロダメージによる骨細胞のアポトーシス。既存骨へのマイクロダメージによる骨細胞のアポトーシスを描いた図。矢印で示すマイクロダメージにより、近隣の骨細胞はアポトーシスを起こす（1）。周囲の骨細胞は、それに対する反応として、破骨細胞活性の調節因子である、TNF-α、マクロファージコロニー刺激因子およびRANKLという受容体活性化因子を放出する（2）。

図4-9 インプラント微小環境での骨形成。インプラント表面の骨芽細胞（1）は、接触骨形成と呼ばれるプロセスで骨形成を行う。破骨細胞（2）と呼ばれる多核の細胞と骨芽細胞は、基本的多細胞ユニット（BMU）として知られる局所的なグループを形成する（3）。新生骨は骨削除壁でも形成され、そのプロセスは隔離骨形成（4）と呼ばれる。破骨細胞の活性量は、ダメージを受けた骨の周囲の骨細胞（5）によって主に調整される。

図4-10 インプラント微小環境での骨沈着。骨芽細胞は、接触骨形成において、非コラーゲン性マトリックス（カルシウムとリンに富むコンドロイチン硫酸、BSP、OPN、プロテオグリカン）をインプラント表面に分泌沈着させる（1）。骨芽細胞により沈着したマトリックスは、接触骨形成を促進する（2）。骨芽細胞はさらに、既存骨の骨削除壁上に骨を形成する（隔離骨形成）（3）。骨再生の間、いくつかの骨芽細胞は、蓄積したマトリックスの中に閉じ込められ、骨細胞に最終分化する（4）。

る[35]。インプラント周囲の微小環境における血管新生で果たす役割に加え、VEGFは骨芽細胞前駆細胞で高発現し、骨芽細胞前駆細胞から骨芽細胞への分化を誘導する[35,36]（図4-6）。

幹細胞の補充と骨芽細胞の活性化

インプラント周囲の微小環境に新しい血管網ができると、歯周組織とインプラント周囲組織から、多分化能を有する間葉細胞、周皮細胞と線維芽細胞がインプラント周囲に補充される[3,11,25,37,38]（図4-6）。血小板活動期に血小板から放出される分子（PDGF、TGF-β、骨形成因子：BMP等）は、インプラント周囲の微小環境への間葉細胞の補充を手助けする[39]。新しく供給された未分化間葉細胞の分化は、線維芽細胞成長因子：FGF、wingless（Wnt）、ノッチ、ヘッジホッグとBMPシグナルを含むいくつかのシグナリングの共同作業で誘導される[40]。これらのパスウェイのなかで、BMPはその強力な骨誘導能から多くの注目を集めている[40]。

BMPは、高度に保存されたサイトカインであり、TGF-βスーパーファミリーのメンバーで、さまざまな発達や再生のプロセスに関与する[39,41]。BMPは、多分化能を有する前駆細胞を骨芽細胞系細胞に分化誘導する能力がおそらくもっとも知られている[39,41]。骨再生の間に多くのBMPが発現されるが、BMP2は骨再生の初期のプロセスに必要な分子である[26,42]。

骨折治癒期間中、BMP2は、骨芽細胞系の細胞で発現する前に、血管内皮細胞と血管平滑筋細胞で発現する[43]。簡単に説明すると、BMP2は、タイプ1型とタイプ2型BMP受容体に結合することで骨形成を誘導する（図4-7）。BMP2が受容体に結合すると、細胞内のSmadタンパク質（Smad1/5/8）がリン酸化される。リン酸化Smad1/5/8転写因子は、Smad4を介して核内に移行し、石灰化マスター調節転写因子であるRunx2とOsterixの発現を調節する[40]。Runx2とOsterixの発現は、多分化能を有する間葉系幹細胞の将来の分化方向を決定づける[40,44]。

間葉系幹細胞でのRunx2の発現は、前骨芽細胞への分化を誘導する[40,44]。それに引き続くRunx2とOsterix両転写因子の発現は、前骨芽細胞から未分化な骨芽細胞への分化を誘導する[40,44]。分化調節に加えて、Osterixの発現は、オステオカルシン（OCN）、BSP、I型コラーゲンおよびアルカリホスファターゼ（ALP）の発現に影響を与え、接着、分化および石灰化等に多種の機能を発揮する[40,44,45]。

骨再生とインプラントのマクロ表面構造

インプラント周囲の創傷治癒プロセスは、骨削除面と接するインプラントのマクロ表面構造で変化し、次の再生プロセスにより大きな影響を与える[46]。インプラント周囲の骨再生のタイ

ミングと質は、インプラントと骨の界面の生物力学に直接影響する。もっとも古典的な仮説では、骨はすべてのインプラントで同様の方式で再生する（すなわち、インプラントデザインにかかわらず同じ細胞および分子メカニズムを介する）と考えられていたが、再生プロセス初期でのインプラントのマクロ表面構造と骨削除面間の相互作用は、インプラント周囲で異なるタイプの骨を形成し得る[46, 47]。

骨芽細胞による細胞外マトリックスの沈着

骨再生は、骨芽細胞がカルシウム、リン、コンドロイチン硫酸、BSP、OPN およびプロテオグリカンに富んだ非コラーゲン性マトリックスをインプラント表面に合成することから開始する[45, 48]（図 4-8 〜 4-10）。これらのマトリックスは、形態学的には異なるが、オステオンの周囲に円周状に存在するセメントラインと類似する（すなわち、新旧の骨の間の明らかな境界線である）[11, 45, 49]。

OPN は、硫酸化された RGD 細胞接着ドメインとカルシウム結合ドメインを有し、骨芽細胞への接着とリン酸カルシウム結晶の成長に関与する[45]。BSP もまたカルシウム結合ドメインを有し、リン酸カルシウム結晶の形成に関与することが示唆されている[45]。無機結晶がセメントラインまで成長すると、結晶がⅠ型コラーゲン線維のアンカー地点となる[45]。コラーゲン線維は、セメントラインで集合を開始し、その後石灰化する[45]。骨芽細胞の分化マーカーの ALP も、石灰化の開始に関与する[39]。

骨芽細胞が骨再生を継続するうちに、いくつかの細胞は、蓄積したマトリックスの中に閉じ込められ、最終分化して骨細胞となる（図 4-10）。骨細胞は、成長する骨のラクーネ（lacunae）と呼ばれるくぼみの中で、ギャップジャンクションにcanaliculi と呼ばれる長い細胞突起を伸ばして、コミュニケーションと栄養交換を行う（図 4-11 と 4-12）。骨細胞は、シグナル伝達と骨の恒常性の維持に関与する。現時点では、発生期の骨（ランダムな線維方向と柔軟性をもつ）を、幼若骨または線維性骨と呼ぶ。時間経過とともに、線維性骨はリモデリングし、規則的な線維構造を有する強い骨となる。

接触骨形成および隔離骨形成

骨成長は、インプラント周囲の微小環境に存在する 2 つの面で生ずる。それは、インプラント体の表面と、骨削除によってつくられた既存骨の骨削除面である（図 4-9）。これらの 2 つの骨成長の場によって、2 つの異なる骨成長プロセスが生じ、それぞれを接触骨形成と隔離骨形成と呼ぶ[50]。接触骨形成の期間、インプラント表面の骨芽細胞は、その場で上記と同様の骨形成を行う[25]。隔離骨形成では、新生骨は同様に、すでに骨が存在した骨削除面に直接沈着する[50]。2 つの骨成長プロセスのうち、接触骨形成はインプラントの機械的安定性に関与するため、非常に重要である[25]。

破骨細胞の形成

骨芽細胞による骨形成と同時に、破骨細胞の形成が起こる。破骨細胞の形成は、血液幹細胞由来細胞が破骨細胞と呼ばれる特殊な細胞に分化、多核化および成熟化する過程のことをいう[51]（図 4-8 と 4-9）。破骨細胞は、正常な恒常性プロセスおよび損傷後の骨吸収に関与する。

破骨細胞の形成と骨芽細胞による骨形成は高度に連携している。骨にダメージが生じると、損傷部位に近い骨細胞はアポトーシスを起こす（図 4-8）。アポトーシスを起こした骨細胞から放出されるシグナルに反応して、生き残った近隣の骨細胞は、TNF-α、マクロファージコロニー刺激因子と Receptor activator of NF-κB リガンド（RANKL）という受容体活性化因子を分泌する[26, 27, 52]。RANKL は、前破骨細胞の膜貫通型受容体の RANK に結合し、破骨細胞への分化を誘導する[27]。オステオプロテジェリン（OPG）は RANKL に結合する細胞外の偽受容体で、破骨細胞の分化や活性化を抑制する。多くのサイトカインで RANKL/OPG 比が調節され、骨吸収現象が調節されている[27]。

骨細胞は、マイクロダメージにともなってアポトーシスを起こし、同部位は破骨細胞による骨吸収の中心部位となる[52, 53]。ダメージを受けた部位の骨吸収とそれに続く骨形成は、基本的多細胞ユニット（BMU）として知られ、局所の破骨細胞と骨芽細胞が担当する[54]。

BMU での骨芽細胞による骨形成と破骨細胞による骨吸収は、一生を通して行われるダイナミックなプロセスである[51]。インプラント埋入後、新しく再生された骨は、常にリモデリングし、その結果ラメラ構造が増加する[55]（図 4-11 と 4-12）。破骨細胞の活性の強さは、インプラントの表面性状に密接に関係している。たとえば、咬合力を与えたスクリュールートフォーム（SRF）のインプラントでは、機能していないインプラントと比べきわめて高い RANKL の発現を示した[56]。破骨細胞の活性は、埋入時のドリリングの際のダメージ反応としてすべてのインプラントで生じるが、その活性を最小限にしようとするインプラントデザイン（低回転のドリリングやプラトールートフォーム［PRF］のインプラントなど）では、ダメージに対する配慮がない場合に比べて、インプラントの 2 次安定性が時間ととも

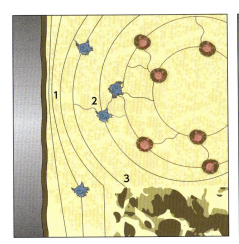 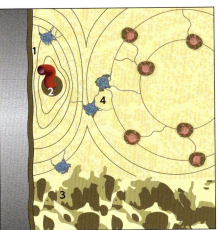 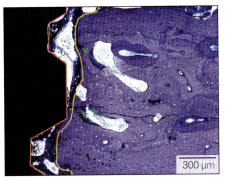

図4-11 インプラント界面での骨リモデリング。SRFインプラント等の骨削除壁と緊密に接触するインプラント周囲の骨再生に関する図。(1) インプラント周囲骨は、硬いラメラ構造の皮質骨形態をもつ。(2) 新しい骨細胞は、canaliculiと呼ばれる長い細胞突起でコミュニケーションする。骨梁様の骨 (3) は、骨削除壁に近接したインプラント周囲には通常は認められない。

図4-12 膜間様骨のリモデリング。PRFインプラント等のインプラントと、骨削除壁にギャップがある場合のインプラント周囲の骨再生像を示す。PRFインプラント周囲に見られる骨は、組織立ったラメラ構造 (1) と大きなハバース様構造 (2) を示す。(3) 最初は、PRFインプラント周囲につくられる骨は小柱状である。この小柱様の骨は、その後 (1) と (2) に見られる、より組織立った構造に変化する。新しい骨細胞 (4) は、canaliculiを通してコミュニケーションを取り、骨の恒常性の維持に関与する。

図4-13 骨吸収像を示す典型的なSRFインプラントの顕微鏡写真（トルイジンブルー染色部位）。インプラントを周囲骨と直接コンタクトさせた（ウサギの脛骨に埋入）。インプラントの外周は赤色の線で示されている。黄色の線は、マイクロフラクチャーまたは圧迫壊死（赤色と黄色の線の間のスペースは、一度骨で満たされた）の結果、細胞を介した境界面のリモデリングによって生じたインプラント表面からの境界を示す。マイクロフラクチャーは緑の矢印で示されている。(Coelhoら[46]より許可を得て引用)

に増加する[57-59]。

骨再生に対するインプラントの表面性状の影響

骨削除面とインプラント表面性状間の相互作用により、いくつかのタイプのインプラント周囲骨が形成される[46,47]（図4-11と4-12）。インプラント表面の化学的性質が、骨とインプラントの界面のコンディションをつくり、本章で述べてきたすべての細胞および分子生物学的プロセスに影響する。たとえば、骨削除面とインプラントの不適切なスペースは、タンパク質吸収、血栓形成、免疫細胞や血管の侵入、骨形成系細胞の動きを妨げる[24,45,57,60-63]。それに加えて、インプラントの直径と骨削除面の大きさが適合しないと、界面に摩擦が生じ、その結果、圧迫壊死や破骨細胞の活性上昇の原因となる[24,45,57,60-63]（図4-8、4-9、4-11参照）。

簡潔に説明すると、骨削除面とインプラント体が密接していると（SRFインプラントまたは埋入時に高トルクを要したインプラントなど）、インプラント周囲での骨再生は、接触した骨の形態に影響される。たとえば、インプラントが皮質骨内に埋入されたとき、再生された骨は、硬いラメラ構造をもつオステオンからなる皮質骨形態となる[24,47,58,61,64]。一方、インプラントのデザインが、骨削除面とインプラント体の間に広いギャップができるように設計されていれば、SRFインプラント周囲で起こる骨再生とは異なった性質の骨再生が生じる[24,47,55,58,61]（図4-12）。

PRFインプラントは、フィンまたはプラトー間に「ヒーリングチャンバー」と呼ばれる広いギャップを有する[47]。このヒーリングチャンバーの中で、骨は初期には小柱構造をとる[24,58]（図4-10と4-12）。ヒーリングチャンバー中の初期の小柱構造の骨は、組織的なラメラにより囲まれた、大きなハバース管構造を有する骨に置換される[24,47,55,61]。SRFとPRFのインプラント周囲での異なった骨の創傷治癒形態については、以下で詳細に説明する。

SRFインプラントの界面での骨改造治癒

SRFインプラント周囲で生じる典型的な治癒形態は、界面骨改造として知られている[61,65]。SRFインプラントが埋入または骨削除面に回転しながら埋入されると、周囲骨はインプラントと直接接触する。そして生物学的活性をもつ前に、このダイレクトコンタクトにより初期固定が生じる[58,61,65]。歯槽骨にSRFインプラントが回転して埋入されるときの力の量は、骨削除の直径と、インプラント表面性状が周囲骨組織に力をどのように与えるかに左右される。そのため、インプラント埋入直後

43

第4章 歯科用インプラントへの生物学的反応

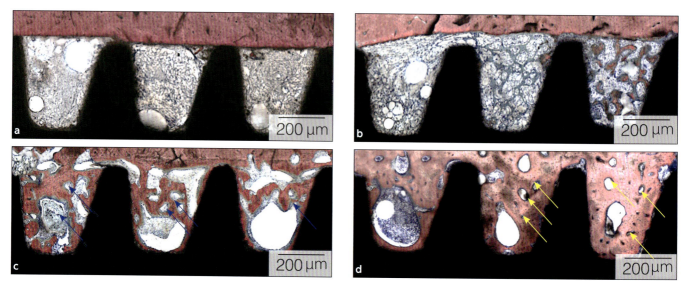

図 4-14 オッセオインテグレーション期間の膜間様治癒（スティーベネルブルーとワンギーソン酸フクシン染色）。バイコンインプラントをイヌに埋入して、1週（a）、3週（b）、6週（c）および12週（d）後の骨形態を示した。（a）1週後、血餅中の成長因子がヒーリングチャンバー内に存在し、結合組織ネットワークと細胞遊走の進路が発達する。（b）インプラント埋入3週後、線維性骨が初めて出現する。（c）6週後に、インプラント界面のリモデリングが終了し、線維性骨がチャンバー内を満たしはじめ、青の矢印で示すオステオンが初めて出現する。（d）12週後には、線維性骨から最初のラメラ骨への変換が開始される（オステオンは黄色の矢印で示す）。（Coelhoら[46]より許可を得て引用）

の微細動（マイクロモーション）のレベルは、SRFインプラントを埋入する際の回転トルク力に逆比例する。埋入時の回転トルク力が高いと初期の安定性は高いが、長期間での安定性は逆転する可能性がある。つまり、過剰な力により骨の微小破壊が生じ、周囲骨に圧迫による壊死が生じる可能性がある[57, 60, 63, 66]。

SRFインプラントが埋入されると、それに続き本章の最初に述べたような初期の生物学的反応が起き、インプラント－骨界面では細胞を介する骨吸収が引き続き生じる[47, 67]。骨吸収とリモデリングは、骨の微小破壊または圧迫壊死の結果、骨強度を上回ると生じる。最終的には、インプラント表層から数百マイクロメートル離れた部位まで骨吸収が進む[68-71]（図 4-13）。

この広範囲の骨吸収は、SRFインプラント埋入に続いて生じるため、高埋入トルクにより得られた初期固定を無効にする（強固な初期固定は、1回法での即時埋入・即時荷重をサポートするので、一部の臨床家にはとくに望まれている）。この安定性の減弱は、「インプラント安定性低下」と呼ばれる[72]。リモデリング範囲は、大きな空隙またはスペースとして特徴付けられ、図 4-13に描かれているように、新しい骨で部分的に満たされている。これは、インプラントの安定性が低下したメカニズムを示唆しており、インプラントがもはや骨削除壁とは直接、接触していないことがわかる。

骨吸収のあと、インプラント表面に向かって骨削除壁からの付加成長が生じる。骨吸収の結果生じた空間は、新しく形成された線維性骨で満たされるが、この骨が最終的にインプラント表面と接触して、2次安定が得られる[24, 58, 61, 65]。

PRF インプラントの膜間様治癒

骨と多くのSRFインプラントの間に起きる密な初期接触とは異なり、PRFインプラント（およびスクリューのピッチとインプラント体の内径との間に十分なギャップがあるSRFインプラント）は、プラトーまたはフィンの間にヒーリングチャンバーを有する[24]。インプラントを埋入すると、このヒーリングチャンバーは、本章で先述したさまざまな成長因子、血管新生や再生に関与する因子で満たされるとともに、それらの因子にスペースを提供する[61]。骨との密接な接触はなく、SRFインプラントで見られるような初期安定性はないが、大きなヒーリングチャンバーは2次安定性に寄与する。多量の前駆細胞、成長因子と血管新生がチャンバー内に生じ、急速な骨化と最終的なインプラントのオッセオインテグレーションの助けになる[73]。

PRFインプラントのヒーリングチャンバー内での骨の治癒は、膜間様治癒と呼ばれる[47]。ヒーリングチャンバーは、最初は血餅および先述の再生に必要な因子で満たされる。血餅と結合組織は、のちにリモデリングによって層板骨と置き換わる線維骨の発達に取って代わられる[24, 47, 58, 61, 74]。図 4-14に、1、3、6および12週後の膜間様治癒の進行を示す。

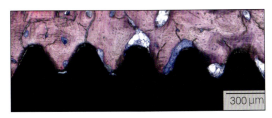

図 4-15 3年機能後の SRF インプラント組織（スティーベネルブルーとワンギーソン酸フクシン染色）。SRF インプラント周囲に見られる骨の典型（小さな骨髄スペースをもつ硬いラメラ骨）が認められる。（Coelho ら [46] より許可を得て引用）

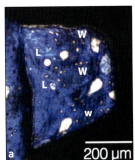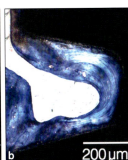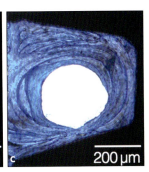

図 4-16 ヒトにおけるバイコンインプラント周囲の骨形態の長期的な変化を示す顕微鏡写真（トルイジンブルー染色）。(a) 荷重1年後、ヒーリングチャンバー内の骨はラメラ骨（L）と線維性骨（W）が共存する。荷重から1年すると、ヒーリングチャンバー内の骨形態は非常に安定する。8年後（b）と17年後（c）のヒーリングチャンバー内の骨は、ラメラ様構造を示す。

骨形態に対するインプラント表面性状の長期間の影響

本章では、主にインプラント埋入数分後から数日後に生じる現象にフォーカスを当てたが、長期の生物学的反応はどうであろうか？ 病気や損傷がない場合、インプラント埋入後に生じるもっとも顕著な長期イベントは、骨のリモデリングであるが、プラットホームスイッチングなどの新しい研究でも示されているように、インプラントの表面性状やデザインは、長期反応に顕著に影響する [75-78]。

SRF インプラントでは、オッセオインテグレーションの間、骨はインプラントの外周に沿って成長し、最終的には近接した骨と調和して伸展する。SRF インプラントが骨梁に埋入されると、その後骨髄を有する層板骨に置き換わる。インプラントが皮質骨に埋入されると、層板骨に置き換わり、最終的にはリモデリングによりハバース系の皮質骨となる [79-82]。SRF インプラントにさらに機能的な荷重が加わると、骨リモデリングが生じ、高次の骨組織となる [47]。骨のリモデリングは、SRF インプラントの歯冠側まで生じ、ほとんどのケースで、長期間に骨は成熟し、少数の骨髄腔をもつ層板骨となる [64, 83, 84]（図 4-15）。

PRF インプラントの周囲骨の形態と長期間の特性

PRF インプラント周囲骨の形態学的特徴を解析したいくつかの長期研究がある [48, 55, 85, 86]。すべての長期研究において、機能的荷重期間、その他のインプラントの存在またはクリニカルパラメーターにかかわらず、PRF インプラントの周囲骨は SRF インプラントの周囲骨とは異なる。

1年以内の荷重期間では、線維骨と層板骨の両者が PRF インプラント周囲に認められ、結合組織や上皮の進入等は認められない [48, 55, 86]（図 4-16a）。1年以降では、インプラントと周囲骨は一体化してほぼ同一となる。インプラントの周囲骨を 1.5 年から 24 年の機能期間別に調べると、ハバース管と中心にラメラをもつオステオン構造を有する典型的な層板骨であった [55, 86]（図 4-16）。

SRF インプラント周囲とは異なり、PRF インプラント周囲のプラトー間の骨は、ハバース様構造を示し、（インプラント長軸に直角に）骨梁と皮質骨の両構造を有することが、PRF インプラント周囲骨の形態学的特徴である [86]。補綴学的理由で除去されたインプラントの一連の研究の結果、複数のオステオン構造が、のちにハバース系構造へと変化し、機械的強度をさらに増すことが判明した [48, 55, 85, 86]。

結語

歯科用インプラントが使用された長い歴史にもかかわらず、インプラント周囲の創傷治癒と骨再生の分子および細胞メカニズムの解明に関しては、我々はまだほんの入口に立ったところである。生体へのインプラント材料の侵入は、周囲組織に複雑な分子的および細胞学的現象を引き起こす。本書の焦点である PRF インプラントは、ユニークな表面性状とデザインを有し、ハバース様パターンと同様の骨再生像を示す。本章での記載は、PRF インプラントに限らず、インプラント全般の生物学的反応に対応しており、インプラント周囲の創傷治癒と骨再生の分子および細胞イベントは、表面特性、表面化学、骨削除の直径およびインプラント表面性状など、さまざまなインプラント特性により調節される。

References

1. Hamilton DW, Brunette DM. The effect of substratum topography on osteoblast adhesion mediated signal transduction and phosphorylation. Biomaterials 2007;28:1806–1819.
2. Brånemark PI. Osseointegration and its experimental background. J Prosthet Dent 1983;50:399–410.
3. Albrektsson T, Johansson C. Osteoinduction, osteoconduction and osseointegration. Eur Spine J 2001;10(suppl 2):S96–S101.
4. Albrektsson T, Brånemark PI, Hansson HA, Lindström J. Osseointegrated titanium implants. Requirements for ensuring a long-lasting, direct bone-to-implant anchorage in man. Acta Orthop Scand 1981;52:155–170.
5. Osborn JF. Biomaterials and their application to implantation [in German]. SSO Schweiz Monatsschr Zahnheilkd 1979;89:1138–1139.
6. Colnot C, Romero DM, Huang S, et al. Molecular analysis of healing at a bone-implant interface. J Dent Res 2007;86:862–867.
7. Nishimura I. Genetic networks in osseointegration. J Dent Res 2013;92(suppl 12):109S–118S.
8. Anderson JM, Rodriguez A, Chang DT. Foreign body reaction to biomaterials. Semin Immunol 2008;20:86–100.
9. Puleo DA, Nanci A. Understanding and controlling the bone-implant interface. Biomaterials 1999;20:2311–2321.
10. Hallab NJ, Skipor A, Jacobs JJ. Interfacial kinetics of titanium- and cobalt-based implant alloys in human serum: Metal release and biofilm formation. J Biomed Mater Res A 2003;65:311–318.
11. Kuzyk PR, Schemitsch EH. The basic science of peri-implant bone healing. Indian J Orthop 2011;45:108–115.
12. Vroman L, Adams AL. Identification of rapid changes at plasma-solid interfaces. J Biomed Mater Res 1969;3:43–67.
13. Kieswetter K, Schwartz Z, Dean DD, Boyan BD. The role of implant surface characteristics in the healing of bone. Crit Rev Oral Biol Med 1996;7:329–345.
14. Zdolsek J, Eaton JW, Tang L. Histamine release and fibrinogen adsorption mediate acute inflammatory responses to biomaterial implants in humans. J Transl Med 2007;5:31.
15. Walsh TG, Harper MT, Poole AW. SDF-1α is a novel autocrine activator of platelets operating through its receptor CXCR4. Cell Signal 2015;27:37–46.
16. Sperling C, Fischer M, Maitz MF, Werner C. Blood coagulation on biomaterials requires the combination of distinct activation processes. Biomaterials 2009;30:4447–4456.
17. Petrie TA, Raynor JE, Dumbauld DW, et al. Multivalent integrin-specific ligands enhance tissue healing and biomaterial integration. Sci Transl Med 2010;2:45ra60.
18. Globus RK, Doty SB, Lull JC, Holmuhamedov E, Humphries MJ, Damsky CH. Fibronectin is a survival factor for differentiated osteoblasts. J Cell Sci 1998;111:1385–1393.
19. Globus RK, Amblard D, Nishimura Y, et al. Skeletal phenotype of growing transgenic mice that express a function-perturbing form of beta1 integrin in osteoblasts. Calcif Tissue Int 2005;76:39–49.
20. Moursi AM, Globus RK, Damsky CH. Interactions between integrin receptors and fibronectin are required for calvarial osteoblast differentiation in vitro. J Cell Sci 1997;110:2187–2196.
21. Chou L, Firth JD, Uitto VJ, Brunette DM. Substratum surface topography alters cell shape and regulates fibronectin mRNA level, mRNA stability, secretion and assembly in human fibroblasts. J Cell Sci 1995;108:1563–1573.
22. Alfarsi MA, Hamlet SM, Ivanovski S. Titanium surface hydrophilicity enhances platelet activation. Dent Mater J 2014;33:749–756.
23. Kark LR, Karp JM, Davies JE. Platelet releasate increases the proliferation and migration of bone marrow-derived cells cultured under osteogenic conditions. Clin Oral Impl Res 2006;17:321–327.
24. Berglundh T, Abrahamsson I, Lang NP, Lindhe J. De novo alveolar bone formation adjacent to endosseous implants. Clin Oral Implants Res 2003;14:251–262.
25. Davies JE. Understanding peri-implant endosseous healing. J Dent Educ 2003;67:932–949.
26. Al-Aql ZS, Alagl AS, Graves DT, Gerstenfeld LC, Einhorn TA. Molecular mechanisms controlling bone formation during fracture healing and distraction osteogenesis. J Dent Res 2008;87:107–118.
27. Hofbauer LC, Heufelder AE. Role of receptor activator of nuclear factor-kappaB ligand and osteoprotegerin in bone cell biology. J Mol Med (Berl) 2001;79:243–253.
28. Omar OM, Lennerås ME, Suska F, et al. The correlation between gene expression of proinflammatory markers and bone formation during osseointegration with titanium implants. Biomaterials 2011;32:374–386.
29. Godwin JW, Pinto AR, Rosenthal NA. Macrophages are required for adult salamander limb regeneration. Proc Natl Acad Sci U S A 2013;110:9415–9420.
30. Murray PJ, Wynn TA. Protective and pathogenic functions of macrophage subsets. Nat Rev Immunol 2011;11:723–737.
31. Trindade R, Albrektsson T, Tengvall P, Wennerberg A. Foreign body reaction to biomaterials: On mechanisms for buildup and breakdown of osseointegration. Clin Implant Dent Relat Res 2016;18:192–203.
32. Albrektsson T, Dahlin C, Jemt T, Sennerby L, Turri A, Wennerberg A. Is marginal bone loss around oral implants the result of a provoked foreign body reaction? Clin Implant Dent Relat Res 2014;16:155–165.
33. Thalji G, Cooper LF. Molecular assessment of osseointegration in vivo: A review of the current literature. Int J Oral Maxillofac Implants 2013;28:e521–e534.
34. Vempati P, Mac Gabhann F, Popel AS. Quantifying the proteolytic release of extracellular matrix-sequestered VEGF with a computational model. PLoS One 2010;5:e11860.
35. Yang W, Guo D, Harris MA, et al. Bmp2 in osteoblasts of periosteum and trabecular bone links bone formation to vascularization and mesenchymal stem cells. J Cell Sci 2013;126:4085–4098.
36. Liu Y, Berendsen AD, Jia S, et al. Intracellular VEGF regulates the balance between osteoblast and adipocyte differentiation. J Clin Invest 2012;122:3101–3113.
37. Cooper LF. Biologic determinants of bone formation for osseointegration: Clues for future clinical improvements. J Prosthet Dent 1998;80:439–449.
38. Crisan M, Yap S, Casteilla L, et al. A perivascular origin for mesenchymal stem cells in multiple human organs. Cell Stem Cell 2008;3:301–313.
39. Miron RJ, Zhang YF. Osteoinduction: A review of old concepts with new standards. J Dent Res 2012;91:736–744.
40. Tang Z, Wang Z, Qing F, et al. Bone morphogenetic protein Smads signaling in mesenchymal stem cells affected by osteoinductive calcium phosphate ceramics. J Biomed Mater Res A 2015;103:1001–1010.
41. Athippozhy A, Lehrberg J, Monaghan JR, Gardiner DM, Voss SR. Characterization of in vitro transcriptional responses of dorsal root ganglia cultured in the presence and absence of blastema cells from regenerating salamander limbs. Regeneration (Oxf) 2014;1(2):1–10.
42. Tsuji K, Bandyopadhyay A, Harfe BD, et al. BMP2 activity, although dispensable for bone formation, is required for the initiation of fracture healing. Nat Genet 2006;38:1424–1429.
43. Matsubara H, Hogan DE, Morgan EF, Mortlock DP, Einhorn TA, Gerstenfeld LC. Vascular tissues are a primary source of BMP2 expression during bone formation induced by distraction osteogenesis. Bone 2012;51:168–180.
44. Lin GL, Hankenson KD. Integration of BMP, Wnt, and notch signaling pathways in osteoblast differentiation. J Cell Biochem 2011;112:3491–3501.
45. Davies JE. In vitro modeling of the bone/implant interface. Anat Rec 1996;245:426–445.
46. Coelho PG, Jimbo R, Tovar N, Bonfante EA. Osseointegration: Hierarchical designing encompassing the macrometer, micrometer, and nanometer length scales. Dent Mater 2015;31:37–52.
47. Coelho PG, Jimbo R. Osseointegration of metallic devices: Current trends based on implant hardware design. Arch Biochem Biophys 2014;561:99–108.

48. Coelho PG, Bonfante EA, Marin C, Granato R, Giro G, Suzuki M. A human retrieval study of plasma-sprayed hydroxyapatite-coated plateau root form implants after 2 months to 13 years in function. J Long Term Eff Med Implants 2010;20:335–342.

49. Davies JE. Bone bonding at natural and biomaterial surfaces. Biomaterials 2007;28:5058–5067.

50. Davies JE. Mechanisms of endosseous integration. Int J Prosthodont 1998;11:391–401.

51. Yavropoulou MP, Yovos JG. Osteoclastogenesis: Current knowledge and future perspectives. J Musculoskelet Neuronal Interact 2008;8:204–216.

52. Kennedy OD, Laudier DM, Majeska RJ, Sun HB, Schaffler MB. Osteocyte apoptosis is required for production of osteoclastogenic signals following bone fatigue in vivo. Bone 2014;64:132–137.

53. Cardoso L, Herman BC, Verborgt O, Laudier D, Majeska RJ, Schaffler MB. Osteocyte apoptosis controls activation of intracortical resorption in response to bone fatigue. J Bone Miner Res 2009;24:597–605.

54. Sims NA, Vrahnas C. Regulation of cortical and trabecular bone mass by communication between osteoblasts, osteocytes and osteoclasts. Arch Biochem Biophys 2014;561:22–28.

55. Gil LF, Suzuki M, Janal MN, et al. Progressive plateau root form dental implant osseointegration: A human retrieval study. J Biomed Mater Res B Appl Biomater 2015;103:1328–1332.

56. Enhos S, Veli I, Cakmak O, Ucar FI, Alkan A, Uysal T. OPG and RANKL levels around miniscrew implants during orthodontic tooth movement. Am J Orthod Dentofacial Orthop 2013;144:203–209.

57. Coelho PG, Marin C, Teixeira HS, et al. Biomechanical evaluation of undersized drilling on implant biomechanical stability at early implantation times. J Oral Maxillofac Surg 2013;71:e69–e75.

58. Leonard G, Coelho P, Polyzois I, Stassen L, Claffey N. A study of the bone healing kinetics of plateau versus screw root design titanium dental implants. Clin Oral Implants Res 2009;20:232–239.

59. Avila Souza F, Pereira Queiroz T, Rodrigues Luvizuto E, et al. Rank protein immunolabeling during bone-implant interface healing process. Int J Dent 2010;2010:1–6.

60. Jimbo R, Tovar N, Anchieta RB, et al. The combined effects of undersized drilling and implant macrogeometry on bone healing around dental implants: An experimental study. Int J Oral Maxillofac Surg 2014;43:1269–1275.

61. Coelho PG, Suzuki M, Guimaraes MV, et al. Early bone healing around different implant bulk designs and surgical techniques: A study in dogs. Clin Implant Dent Relat Res 2009;12:202–208.

62. Campos FEB, Jimbo R, Bonfante EA, et al. Are insertion torque and early osseointegration proportional? A histologic evaluation. Clin Oral Implants Res 2015;26:1256–1260.

63. Galli S, Jimbo R, Tovar N, et al. The effect of osteotomy dimension on osseointegration to resorbable media-treated implants: A study in the sheep. J Biomater Appl 2015;29:1068–1074.

64. Iezzi G, Piattelli A, Mangano C, et al. Peri-implant bone tissues around retrieved human implants after time periods longer than 5 years: A retrospective histologic and histomorphometric evaluation of 8 cases. Odontology 2014;102:116–121.

65. Coelho PG, Granato R, Marin C, et al. The effect of different implant macrogeometries and surface treatment in early biomechanical fixation: An experimental study in dogs. J Mech Behav Biomed Mater 2011;4:1974–1981.

66. Campos FE, Gomes JB, Marin C, et al. Effect of drilling dimension on implant placement torque and early osseointegration stages: An experimental study in dogs. J Oral Maxillofac Surg 2012;70:e43–e50.

67. Jimbo R, Sawase T, Shibata Y, et al. Enhanced osseointegration by the chemotactic activity of plasma fibronectin for cellular fibronectin positive cells. Biomaterials 2007;28:3469–3477.

68. Bashutski JD, D'Silva NJ, Wang HL. Implant compression necrosis: Current understanding and case report. J Periodontol 2009;80:700–704.

69. Halldin A, Jimbo R, Johansson CB, et al. The effect of static bone strain on implant stability and bone remodeling. Bone 2011;49:783–789.

70. Verborgt O, Gibson GJ, Schaffler MB. Loss of osteocyte integrity in association with microdamage and bone remodeling after fatigue in vivo. J Bone Miner Res 2000;15:60–67.

71. Chamay A, Tschantz P. Mechanical influences in bone remodeling. Experimental research on Wolff's law. J Biomech 1972;5:173–180.

72. Raghavendra S, Wood MC, Taylor TD. Early wound healing around endosseous implants: A review of the literature. Int J Oral Maxillofac Implants 2005;20:425–431.

73. Huang B, Meng H, Zhu W, Witek L, Tovar N, Coelho PG. Influence of placement depth on bone remodeling around tapered internal connection implants: A histologic study in dogs. Clin Oral Implants Res 2015;26:942–949.

74. Marin C, Granato R, Suzuki M, Gil JN, Janal MN, Coelho PG. Histomorphologic and histomorphometric evaluation of various endosseous implant healing chamber configurations at early implantation times: A study in dogs. Clin Oral Implants Res 2010;21:577–583.

75. Maeda Y, Miura J, Taki I, Sogo M. Biomechanical analysis on platform switching: Is there any biomechanical rationale? Clin Oral Implants Res 2007;18:581–584.

76. Berglundh T, Lindhe J. Dimension of the periimplant mucosa. Biological width revisited. J Clin Periodontol 1996;23:971–973.

77. Gardner DM. Platform switching as a means to achieving implant esthetics. N Y State Dent J 2005;71(3):34–37.

78. Duyck J, Rønold HJ, Van Oosterwyck H, Naert I, Vander Sloten J, Ellingsen JE. The influence of static and dynamic loading on marginal bone reactions around osseointegrated implants: An animal experimental study. Clin Oral Implants Res 2001;12:207–218.

79. Lemons JE. Biomaterials, biomechanics, tissue healing, and immediate-function dental implants. J Oral Implantol 2004;30:318–324.

80. Degidi M, Scarano A, Iezzi G, Piattelli A. Histologic analysis of an immediately loaded implant retrieved after 2 months. J Oral Implantol 2005;31:247–254.

81. Grassi S, Piattelli A, Ferrari DS, et al. Histologic evaluation of human bone integration on machined and sandblasted acid-etched titanium surfaces in type IV bone. J Oral Implantol 2007;33:8–12.

82. Corpe RS, Steflik DE, Young TR, et al. Retrieval analyses of implanted biomaterials: Light microscopic and scanning electron microscopic analyses of implants retrieved from humans. J Oral Implantol 1999;25:161–178.

83. Iezzi G, Malchiodi L, Quaranta A, Ghensi P, Piattelli A. Peri-implant bone response around a human hydroxyapatite-coated implant retrieved after a 10-year loading period: A case report. Int J Oral Maxillofac Implants 2013;28:e190–e194.

84. Iezzi G, Vantaggiato G, Shibli JA, et al. Machined and sandblasted human dental implants retrieved after 5 years: A histologic and histomorphometric analysis of three cases. Quintessence Int 2012;43:287–292.

85. Baldassarri M, Bonfante E, Suzuki M, et al. Mechanical properties of human bone surrounding plateau root form implants retrieved after 0.3–24 years of function. J Biomed Mater Res B Appl Biomater 2012;100:2015–2021.

86. Coelho PG, Marin C, Granato R, Suzuki M. Histomorphologic analysis of 30 plateau root form implants retrieved after 8 to 13 years in function. A human retrieval study. J Biomed Mater Res B Appl Biomater 2009;91:975–979.

第5章

Engineering Aspects of Bicon Implants

Soroush Irandoust / Jeffrey Lehrberg /
Vincent J. Morgan / Sinan Müftü

※本章ではバイコンインプラントの特性を工学的・物理学的に検討しているが、日本語の翻訳では原文のもつ学術的正確性が損なわれるおそれがあるため、あえて原著の英文のままの記載としている。

A dental implant system consists of an implant and an abutment, whose purpose is to provide an anchor for the prosthetic reconstruction of missing teeth. The implant is the component inserted and eventually embedded into the jaw bone, and the abutment is the component that supports and retains the prosthesis.[1] Where prostheses are concerned, a *fixed prosthesis* is attached to the abutment by cementation, an occlusal screw, or other bonding method, whereas a *removable prosthesis* refers to a denture or partial denture that is retained mechanically by the abutment.

The location where the implant and abutment connect is called the *implant-abutment interface* (IAI). Conventional implant systems typically secure the abutment to the implant through mechanical means, and one of the most important factors influencing the long-term success of a dental implant system is the reliability and the stability of this IAI.[2] The three most common IAI designs used in modern dental implants are screw-retained, screw-retained taper or taper-integrated screw (TIS), and Morse taper[3] (Fig 5-1).

In the dental implant literature, the terms *conical abutment*, *Morse taper abutment*, and *locking-taper abutment* are frequently used interchangeably; however, these terms are not always synonymous. Almost all dental implant systems that rely on a taper to secure the abutment and the implant use a Morse taper design. Briefly, a cone-shaped male end or shank of a given taper angle is inserted into a female receiver with an equal taper angle. The degree or size of the angle for both the male and female parts influences how that taper is defined and what its attributes are. The angle, defined as the *semicone angle*, is measured from the centerline to the slope of the taper, angle θ (see Fig 5-2).[4] Generally speaking, tapers with total angles greater than 14 degrees (or semicone angles greater than 7 degrees) are called *self-releasing*, *steep*, or *fast*. These types of tapers are used to aid in the alignment of certain machines or tools (eg, milling machines).[4] Self-releasing tapers need to be secured with additional methods such as the use of a drawbar and screws.

第 5 章　Engineering Aspects of Bicon Implants

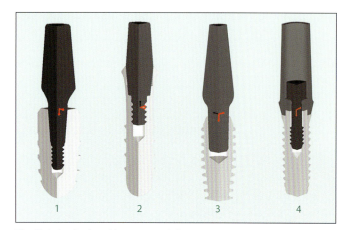

Fig 5-1 A selection of four commercially available implants that utilize a screw to affix the abutment to the implant. Implant systems 1 and 2 use a TIS strategy to secure the abutment to the implant, implant system 3 utilizes a Morse taper (TIF) at the IAI, and implant system 4 uses the traditional screw-retained IAI design.

Literature Survey of TIF Connection Methods

The authors conducted a survey of the literature, specifically searching for studies reporting on microbial/bacterial contamination in dental implant systems with conical/tapered abutments. The survey also included studies related to mechanical design of the conical/tapered abutment systems. The results of the literature survey showed that bone loss becomes a problem around the implant when either the IAI fails to deliver a proper level of microbial sealing or the interface is insufficiently stable. Furthermore, the following clinical factors are suggested by different studies to be effective in preventing this type of bone loss: providing a bacteria-proof seal, preventing micromovements between the implant and the abutment, performing a minimally invasive stage-two surgery, using abutments smaller than the diameter of the implant body (eg, platform switching), and placing the IAI coronal or subcrestal with respect to the bone level and the distance of this interface to the surrounding bone.[5–11] The following is a brief review of the studies that describe the aforementioned effects. A more detailed examination of the Bicon IAI can be found in chapter 6.

Microbial leakage at the IAI

Microbial leakage at the IAI has been identified as the most likely origin for implant system contamination and is one of the significant factors affecting the long-term stability and survival of the implant.[12,13] Contamination of the external and/or internal surfaces of an implant system during its installation may lead to peri-implantitis or result in treatment failure. As is the case with orthopedic implants, infected dental implants are difficult to treat and frequently require removal.[14]

Microorganisms from the oral microenvironment (teeth, tongue, tonsils, or buccal mucosa) are common sources of bacterial colonization for new implants.[15–19] Incidences of bacterial contamination are more common for partially edentulous patients.[20] Pathogenic microorganisms that put dental implants at risk include a range of gram-negative anaerobes and spirochetes, which are also implicated in periodontal disease (see chapter 6). Once pathogenic bacteria have contaminated an implant, both peri-implant pockets and internal openings on the implant body serve as reservoirs for continued proliferation.[21]

In general, 100% prevention of microbial leakage for the duration of the treatment is perhaps not possible, nor even feasible with currently existing implant systems.[9,12,13,17,22–25] Screw-retained implant systems in particular can harbor significant quantities of deleterious microorganisms.[12] Coelho et al[22] showed in their evaluation of the sealing capability of different implant systems that despite a degree of control concerning torque levels, none of the screw-retained or TIS implant systems shown in Fig 5-1 could maintain a bacterial seal. In their in vitro analysis of bacterial leakage, Aloise et

Alternatively, tapers with total angles less than 14 degrees (or semicone angles less than 7 degrees, and typically below 2 degrees) are called *self-holding*, *self-locking*, or simply *locking tapers*. As their name implies, these types of tapers do not need to be secured with additional means and hold in place when axial force is applied.[4] Where dental implants are concerned, locking tapers have also been described as tapered abutments or possessing a *tapered-interference fit* (TIF)—a more precise term that is used for the remainder of this chapter. Bicon implants possess a semicone angle of 1.5 degrees, and thus their abutments are retained via a TIF at the IAI.

As previously stated, a tapered cylinder (ie, the abutment) is inserted into a matching tapered hole (ie, the implant well) via external force acting in the axial direction. This type of connection causes the diameter of the implant to slightly increase and the diameter of the abutment to slightly decrease. This interaction between the implant and abutment causes a normal stress to develop along the IAI; in fact, this contact pressure will increase with increasing axial force (an excellent situation for a prosthetic tooth in occlusion). However, if the geometry and the material properties of the interface are properly designed, there is no need for axial forces to keep it in place after the initial installation. (A detailed examination of the forces involved for a TIF is provided at the end of this chapter.) Compared with screw-retained interfaces, the lack of axial force needed for TIF implants presents a significant advantage, as the former requires preloading of the screw.

Over the last 20 years, many studies have been published highlighting the advantages and disadvantages of TIF connection methods. The next section of this chapter presents a survey of the literature relating to tapered abutments, including a catalog and discussion of general topics involved in the clinical use and engineering design of such IAI designs.

al[26] showed the incidence of bacterial leakage to be on the order of 20% for two types of Morse taper implant systems. Although the tapered interface on TIS implant systems acts as a seal against bacterial leakage and colonization, it cannot completely prevent leakage because of the gap caused by the misfit between the components; furthermore, the rate of microbial leakage diminishes as the degree of misfit decreases and the tightening torque of the screw increases.[12,27]

Microgaps and micropumps: A fast lane for bacterial transmission

The infiltration of bacteria into peri-implant spaces can be facilitated through the presence of microgaps at the IAI. In a clinical setting, microgaps have the potential to be expanded when bending forces apply pressure on the screw joint.[16,22] Local enlargement of the marginal gap and initiation of a pumping effect (ie, micropump) caused by micromovements can disperse harmful bacteria throughout the IAI.[16,28] Moreover, it has been hypothesized that the chemotactic stimuli originating from the microgap promotes sustained neutrophil accumulation as bacteria are recruited to the implant surface; the activation of inflammatory cells then promotes increased osteoclast activity.[8] Thus, microbial leakage may be the cause of the bone loss observed in the first year of function for some dental implant systems.[8,17,29]

Bacterial colonization of the implant surface

Surface modifications can play a significant role in reducing bacterial colonization on dental implants. Extensive work has been carried out to identify the biochemical mechanism of bacterial adhesion and to design surfaces to minimize it. While most of the work concerning bacterial adhesion has been related to peri-implant colonization, the lessons learned can and should be applied to intra-implant cavity colonization.

An implant's surface roughness, surface free energy, and chemistry all have significant effects on initial adhesion and eventual retention of oral microorganisms.[30–34] Initial bacterial adhesion and colonization of oral surfaces begins at opportune nucleation sites, such as the bottom of surface irregularities (eg, grooves, pits, or abrasion defects), where bacteria can find shelter to establish a strong attachment.[35] Various surface-modification techniques have been introduced to reduce bacterial adhesion, such as modifications to the surface roughness, sterilization and various forms of cleaning, the application of different coatings, ion deposition, electrochemical modification, the tethering of antibacterial agents, and even the simple smoothing of an intraoral hard surface to reduce points of attachment.[35–45]

IAI design and bacterial contamination

For implant systems using screw-retained abutments, closure at the recommended torques may reduce the potential adverse effects of microleakage.[46] Furthermore, contamination may also be reduced by using a washer, a silicone ring, varnish containing chlorhexidine, or cement-retained abutments.[13,28,29,47–49] Alternatively, despite some evidence to the contrary, most studies concerning the use of Morse taper or self-locking connections report a reduction, delay, or prevention of bacterial contamination.[7,9,23,25,50–55] The resistance of Morse taper implants to bacterial infiltration is caused by the conical shape of the IAI: Microgaps are minimized because of the higher contact pressure that is generated at the conical interface when inserting the abutment. Nevertheless, achieving a perfect seal still depends on the surface roughness of all components where they meet at the IAI; if the mating surfaces of a conical interface are excessively rough (eg, greater than several micrometers), bacterial contamination can still occur.[56,57]

Load carrying and transfer characteristics enabled by tapered abutment design

It has been suggested that prosthetic complications and peri-implant bone loss are reduced in implant systems that use tapered abutments, owing to the mechanical stability of their interface.[7,8,54] Mangano et al[58,59] performed a clinical evaluation of implants using a Morse taper connection and concluded that this type of system results in the successful rehabilitation of partially and completely edentulous arches, as well as scenarios calling for single tooth replacement in anterior and posterior areas of both arches. Furthermore, a Morse taper connection has been shown to have a reduced incidence of abutment loosening, a good cumulative survival rate, and a very favorable overall implant/crown success rate.[54] Other studies have also shown that crestal bone changes around two-piece, nonsubmerged titanium implants are significantly influenced by possible movements between implants and abutments.[56] Because of the nature of the conical interface, significantly more material is present at the implant crest. This abundance of material increases the resistance of the implant system to bending moments that stem from the lateral components of the mastication forces. Additionally, the compressive and frictional forces at the conical interface make it more stable, with a reduction of loosening. The combination of the two effects likely renders micromotion at the bone-implant interface to a level that is below thresholds that would trigger resorption.

Influence of the IAI on peri-implant bone stress

Bone remodeling around a dental implant has a significant effect on the implant's survivability. In addition to periodontal factors, the load transferred to the bone also plays a role in bone resorption and densification.[60] Chun et al[61] showed that when an implant system with a tapered IAI was used, a low level of stress was generated in the surrounding bone (an indicator of success), loading conditions notwithstanding. Using the finite element method (FEM) combined with the Taguchi method, Lin et al[62] showed that an implant with a TIF connection performed better as a force-transmission mechanism than any other configuration. Later, using FEM to investigate bone loss and bone remodeling, Lin et al[63] concluded that the internal engagement type of the abutments (with or without TIF) did not influence the bone loss in the surrounding bone.

Chou et al[64] investigated the load transfer from wide-diameter short (WDS) and narrow-diameter long (NDL) Bicon implants to the surrounding bone. They demonstrated that relatively high strain around the tips of the implant plateaus indicated bone densification near the tips of the fins, and lower strain present in the areas between the fins indicated reduced bone density. Furthermore, a higher and more even distribution of strain in the peri-implant bone was generated by the WDS implant when compared with the NDL implant. Nevertheless, regardless of implant dimensions and simulated clinical scenarios, the development of high strain in the alveolar region was inevitable.[64] Chu et al[65] suggested that for an internal tapered abutment design, a narrower and deeper IAI was responsible for the biomechanical advantage observed by the reduction of stress concentration in the crestal region around an implant.

Design considerations of TIF systems

The long-term success of a dental implant system depends in part on the reliability and stability of the IAI mechanism.[2] Implant systems that utilize an external screw to retain the abutment have demonstrated that inadequate screw preload, mismatched mating components, and rotational characteristics of the screw can all cause screw loosening or fracture.[66] To counteract the risks associated with screw-retained abutments, the implementation of appropriate screw material selection and the use of the recommended torque values during tightening have shown that when applied to earlier designs, a significant reduction in the incidence of loosening resulted.[1,67–70]

Wakabayashi et al[71] reviewed the nonlinear finite element techniques used in analyzing dental implant systems and concluded that the design of the next generation of implant systems would benefit from more realistic analyses. Following this aforementioned work, a design for interference fits via FEM was presented by Zhang et al.[72] Strozzi et al[73] derived a normalizing parameter for the stress concentrations around some type of press-fits, as a function of fillet radius, shaft radius, interference, and Young's modulus. Gammoudi et al[74] investigated the pull-out response of cylindric posts.

The performance of various aspects of tapered IAI connection systems has been investigated experimentally by using FEM. Some aspects include the following: rotational loosening and removal torque of the abutment, axial displacements of tapered cone-screw (TIS) abutments as a function of tightening torque, pull-out force, stability under off-center occlusal loads, evaluation of different fixed partial prosthetics, reliability with respect to fatigue, and experimental evaluations of efficiency.[75–87] These analyses show that a significant correlation between the loosening and tightening torque values has been reported for TIS systems. Depending on the system, the torque efficiency (ratio of the loosening torque T_L to tightening torque T_t) of the commercially available TIS systems varies from 0.85 to 1.1. Bozkaya and Müftü's[88] analysis of one such TIS system revealed that the efficiency values that are greater than 1 happen when the connection starts to rely solely on the interference rather than on the combined action of the interference and screw. Furthermore, the strength of the tapered interface in a TIS abutment has been assessed experimentally and with FEM, and the tapered interface was found to be favorable in terms of resistance to bending forces and maximum tightening torque.[80,89] Finally, the stresses induced by off-axis loads were compared for tapered and butt-joint connections, and it was concluded that the tapered interface distributed stress more evenly compared with the butt-joint connection, and most importantly, the conical interface allowed a larger maximum tightening torque.[90]

Understanding the mechanics behind a given attachment method is critical when designing a dental implant system. The mechanics of the purely screw-retained abutments can be analyzed based on classic power screw formulas and with FEM.[91] The mechanics of the TIS systems have similarly been analyzed by simplified formulas and by using FEM.[88,92] The remainder of this chapter provides an overview of the attachment mechanics for TIF systems in light of new experimental findings.[3,93–95]

Mechanics of the TIF Connections

A more in-depth explanation of the mechanics behind a TIF is as follows: The self-locking nature of the tapered interface is ensured if the taper angle θ is less than the critical taper angle θ_c. The critical taper angle can be shown to depend on the static friction coefficient μ_s of the matching components as follows: $\theta_{cr} = \text{atan } \mu_s$. Typically, dry-contact, metal-on-metal friction coefficient values are in the range of 0.3 to 0.6, which shows that taper values are less than 16.7 degrees (corresponding to μ_s = 0.3) and thus should be considered self-locking.

Figure 5-2 provides a schematic description of a theoretic implant system with a generic TIF connection. An axisymmetric, cylindric coordinate system (r,z) is located at the top of the implant. The implant has an outer radius (b_2) and a centered, tapered hole.[88] The tapered hole geometry is defined by the top (r_{it}) and bottom (r_{ib}) radii and the depth (L_h). The abutment geometry is defined by the top and bottom radii (r_{at}) and (r_{ab}), respectively. The implant engagement depth is defined as $D = (r_{it} - r_{ab})/\tan \theta$.

The semicone taper angle θ is assumed to be the same for both components. The effects of taper angle mismatch $\Delta\theta$ between the components have been investigated theoretically and experimentally by Aguirrebeitia et al.[86,94] This

Mechanics of the TIF Connections

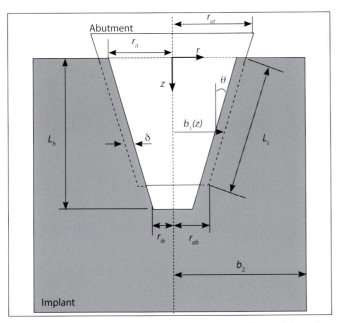

Fig 5-2 Schematic of the implant and abutment to describe the independent variables that influence the mechanics of the TIF connection.

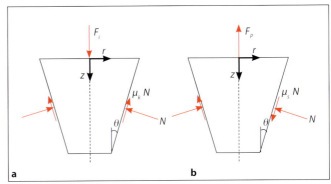

Fig 5-3 Free-body diagram to determine the expression of pull-out force. The equilibrium of the forces acting on the abutment when an axial insertion force F_i (a) and an axial pull-out force F_p (b) is applied. A normal force caused by initial insertion N and a tangential force of magnitude (μN) act on the tapered wall. Note that N represents the resultant of the axisymmetric reaction forces.

section provides the analysis for the case of $\Delta\theta = 0$. As a result of this assumption, when the abutment is placed in the implant with zero external force, the two surfaces will perfectly conform to one another. In this case, the bottom of the implant will be located at $z = z^* = (r_{it} - r_{ab})/\tan\theta$. An axial displacement Δz (measured relative to z^*) caused by an axially applied external force will cause interference between the two components with magnitude as follows:

(1) $$\delta = \Delta z \tan\theta$$

in the radial direction, as shown in Fig 5-2. Hence, the total length of the contact interface then becomes

(2) $$L_c = (r_{it} - r_{ab})/\sin\theta + \Delta z/\cos\theta$$

O'Callaghan et al[95] and Bozkaya and Müftü[93] analyzed the mechanics of a TIF connection by approximating the smooth tapered walls using a series of straight cylinders with changing radii and diminishing height. These solutions were based on the well-known formulation of the interference fit of two cylinders.[91] Consider the interference fit of cylinder 1, which has an outer radius b_1, with cylinder 2, which has a central hole with radius a_2 and outer radius b_2. If $b_1 > a_2$, the interference is defined as follows: $\delta = b_1 - a_2$. The contact pressure P_c caused by interference can be given by the following relationship:

(3) $$P_c = \frac{E\delta = (b_2^2 - b_1^2)}{2b_1 b_2^2}$$

Note that equation (3) is valid if the material properties of the mating cylinders are the same (ie, $E_1 = E_2 = E$ and $v_1 = v_2 = v$).

In the case of a tapered fit, the outer radius of the abutment and the inner radius of the implant vary linearly along the z-axis as follows:

(4) $$b_1(z) = r_{ab} + (L_c \cos\theta - z)\tan\theta \text{ for } 0 \leq z \leq z^* + \Delta z$$
$$a_2(z) = r_{it} - z\tan\theta \quad \text{for } 0 \leq z \leq L_h$$

The contact pressure caused by interference of a TIF as a function of the axial distance can be obtained by combining equations (3) and (4) as follows:

(5) $$P_c(z) = \frac{E\delta = [b_2^2 - b_1^2(z)]\cos\theta}{2b_1(z) b_2^2}$$

The insertion force F_i, the pull-out force F_p, and the loosening torque T_L are critical variables that contribute to the successful operation of TIF implant systems. In general, the approximate solution of the contact pressure distribution given in equation (5) helps develop closed-form relationships for these variables.

To find an expression for the pull-out force F_p, consider the free-body diagram of the abutment given in Fig 5-3, where the resultant contact force N (due to the initial interference), the pull-out force F_p, and the frictional force com-

第 5 章　Engineering Aspects of Bicon Implants

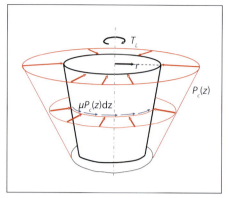

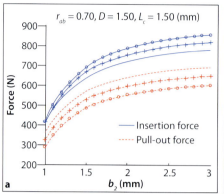

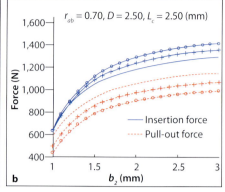

Fig 5-4 The magnitude of the loosening T_L torque and the interfacial shear stress caused by friction determine the onset of abutment loosening.

Fig 5-5 Insertion and pull-out forces based on Design-1 implant and abutment parameters ($D = 1.5$ mm) (a) and Design-2 implant and abutment parameters ($D = 2.5$ mm) (b). See Table 5-1. (Solid/dashed lines, $\theta = 1$; lines with +, $\theta = 2$; lines with circle, $\theta = 3$)

Table 5-1 Implant and abutment parameters used to determine pull-out forces and loosening torques for Design-1 and Design-2 implants

Measurement	θ (deg.)	μ^*	μ_k/μ_s	D (mm)	b_2 (mm)	δ (μm)	r_{ab} (mm)	E (GPa)
Design-1	1, 2, 3	0.3	1	1.5	1–3	5	0.7	110
Design-2	1, 2, 3	0.3	1	2.5	1–3	5	0.7	110

ponent $\mu_s N$ are shown to contribute to the static equilibrium of the interference fit. The coefficient of static friction is μ_s. An expression for the pull-out force is obtained by using the static equilibrium of the resultant forces:

(6) $\qquad F_p = N(\sin\theta - \mu_s \cos\theta)$

The resultant contact force N, caused by the interference fit, can be obtained by integrating the contact pressure P_c over the contact area along the tapered interface:

(7) $\qquad N = 2\pi \int_0^{L_c \cos\theta} b_1(z) P_c(z) dz$

This yields:

(8) $\qquad N = \dfrac{\pi E \delta L_c \cos^2\theta}{3 b_2^2}[3(b_2^2 - r_{ab}^2) - L_c \sin\theta (3 r_{ab} + L_c \sin\theta)]$

The pull-out force of a TIF is then obtained by using equations (6) and (8):

(9) $\qquad F_p = \dfrac{\pi E \delta L_c \cos^2\theta}{3 b_2^2}[3(b_2^2 - r_{ab}^2) - L_c \sin\theta (3 r_{ab} + L_c \sin\theta)](\mu_s \cos\theta - \sin\theta)$

The insertion force F_i can be obtained by considering the equilibrium of forces acting on the abutment based on the free-body diagram of the abutment shown in Fig 5-3a. This results in the following relationship:

(10) $\qquad F_i = N(\sin\theta + \mu_k \cos\theta)$

$F_i = \dfrac{\pi E \delta L_c \cos^2\theta}{3 b_2^2}[3(b_2^2 - r_{ab}^2) - L_c \sin\theta (3 r_{ab} + L_c \sin\theta)](\mu_k \cos\theta + \sin\theta)$

An expression for the loosening torque can be obtained by examining the free-body diagram shown in Fig 5-4. Static equilibrium of the torque acting on the abutment then leads to the following relationship:

$T_L = 2\pi \mu_s \int_0^{L_c \cos\theta} b_1^2(z) P_c(z) dz$

which yields

(11) $\qquad T_L = \mu_s \dfrac{\pi E \delta L_c \cos^2\theta}{4 b_2^2}(2 r_{ab} + L_c \sin\theta)[2(b_2^2 - r_{ab}^2) - L_c \sin\theta(2 r_{ab} + L_c \sin\theta)]$

Equations (9), (10), and (11) show that seven independent parameters—E, L_c, b_2, r_{ab}, δ, θ, and μ—affect the insertion force, the pull-out force, and the loosening torque. The pull-out force increases linearly with δ and E, and it increases with $(L_c)^3$. Similarly, the loosening torque increases with $(L_c)^4$. These relationships point to the importance of a large contact surface at the IAI.

Figure 5-5 shows some representative calculations for the insertion and pull-out forces and the loosening torques for a range of implant and abutment parameters described in Table 5-1. The effects of the half-taper angle ($\theta = 1, 2, 3$ degrees), the implant outer radius ($b_2 = 1$ to 3 mm), and the implant engagement length ($D = 1.5, 2.5$ mm) are investigated for $r_{ab} = 0.7$ mm. Both of these examples show that the insertion force is larger than the pull-out force. These calculations also show that for a large taper angle, it is harder to insert the abutment, yet easier to pull out, when compared with a small taper angle. For example, for the case of $\theta = 3$ degrees, $b_2 = 3$ mm, and $D = 1.5$ mm, it takes about 850 N to insert an abutment

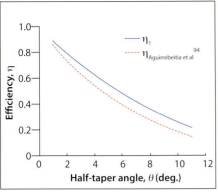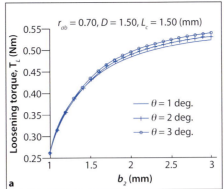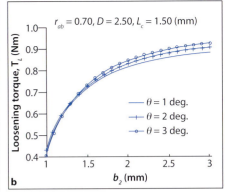

Fig 5-6 A comparison of efficiency trend predictions. Efficiency is only a function of the half-taper angle.

Fig 5-7 Dependence trend of loosening torque values based on Design-1 implant and abutment parameters (D = 1.5 mm) *(a)* and Design-2 implant and abutment parameters (D = 2.5 mm) *(b)*. See Table 5-1.

and 600 N to remove it, whereas for the case of θ = 1 degrees, b_2 = 3 mm, and D = 1.5 mm, the insertion force is 780 N and the pull-out force is 700 N. These values indicate that abutments with smaller taper angles would be more stable in functional loading (all other parameters being equal).

A comparison of Figs 5-5a and 5-5b also shows that increasing contact area by considering longer contact lengths (L_c) causes an increase in both insertion and pull-out forces. Similarly, it is seen that increasing the implant radius b_2 causes the pull-out force to increase.

Efficiency (η) of a TIF is defined as the ratio of the pull-out force to the insertion force. This ratio was first defined by Bozkaya and Müftü[93] and was computed based on the energetic considerations. Aguirrebeitia et al[94] showed that the relationship derived by Bozkaya and Müftü[93] overpredicts the efficiency. In a recent study, Aguirrebeitia et al[94] developed the following relationship for the efficiency of the TIF connections:

$$(12) \quad \eta_A = \frac{F_p}{F_i} = \left(\frac{\mu - \tan\theta}{\mu + \tan\theta}\right)\left(\frac{1 - \mu\tan\theta}{1 + \mu\tan\theta}\right)$$

In obtaining this relation, they made use of the fact that the horizontal resultant force caused by interference would have to be constant during insertion and pull-out events. Here a similar formula, which assumes that the normal force N remains constant, is presented. By using equations (9) and (10), the following expression can be obtained:

$$(13) \quad \eta_H = \frac{F_p}{F_i} = \frac{\mu_s - \cos\theta - \sin\theta}{\mu_k - \cos\theta + \sin\theta}$$

It is interesting to note that efficiency in either case is predicted to depend primarily on the half-taper/semicone angle θ. A comparison of the predictions is provided in Fig 5-6, which shows that both relationships predict the same trend with θ, but the efficiency prediction given by equation (13) is slightly higher than that predicted by equation (12).

Aguirrebeitia et al[94] also investigated the effects of mismatch ($\Delta\theta$) of the taper angles of the abutment and the implant, and they showed a negligibly small effect caused by $\Delta\theta$ but a nonnegligible (though still small) effect caused by insertion force F_i. This is summarized in the following empirical relationship:

$$(14) \quad \eta_{AM} = \frac{F_p}{F_i} = \frac{\mu_s \cos\theta - \sin\theta}{\mu_k \cos\theta + \sin\theta} + m_{F_p}(F_p - b) + m_{\Delta\theta}\Delta\theta$$

The constants were obtained experimentally as follows: m_{F_p} = 6.136 × 10^{-4} (Newton)$^{-1}$, b = 168.68 Newton, and $m_{\Delta\theta}$ = 4.099 × 10^{-2} (deg.)$^{-1}$.

The trends of dependence of loosening torque T_L on b_2, L_c, and θ are shown in Fig 5-7. In general, increasing the implant diameter b_2, the contact area, and the taper angle θ causes an increase in the loosening torque. However, an increase in the loosening torque T_L is not as strongly related to these parameters as in the case of pull-out force F_p. It should be noted that other factors might affect loosening of an abutment, such as fatigue failure of the asperities at the contact interface or reduction of the effective friction coefficient due to the presence of saliva.

To corroborate the formulas presented above, Bozkaya and Müftü[3] used FEM to analyze the mechanics of the TIF. The predictions of the interference fit formula provided by equation (5) were compared with the results of the FEM analysis. Figure 5-8 shows a comparison of the contact pressure predicted by the simplified analysis presented in equation (5) and the more complete analysis provided by FEM.[3] The results of the comparison are in agreement in the central region of the interface, but the FEM analysis shows that contact pressure spikes would develop near the top and bottom edges of the interface.

第 5 章 Engineering Aspects of Bicon Implants

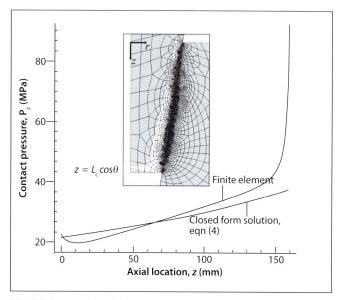

Fig 5-8 A comparison of the contact stress distribution as predicted by equation (5) and the FEM for an angle $\theta = 9$ degrees, $L_c / b_1 = 4$, $b_2 / b_1 = 3$, and $\delta / b_1 = 16 \times 10\ b^{-3}$. The center of the graph shows the FE mesh used in the solution and the variation of the contact pressure with respect to the IAI.

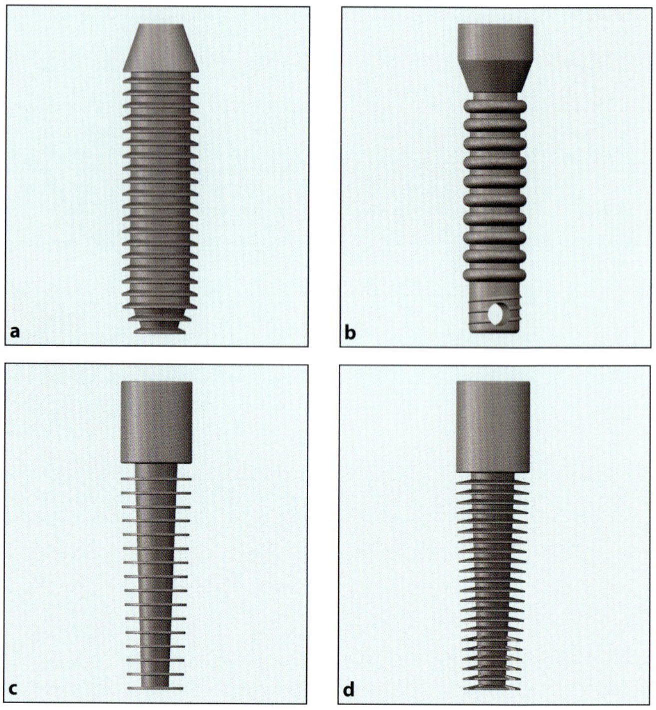

Fig 5-9 Implant systems with PRF design motif. The PRF macrogeometry has been utilized by several implants over the past 20 years. *(a)* The DB Precision implant (DB; the antecedent to modern Bicon implants). *(b)* The Micro-Vent implant (Paragon). *(c)* The Omni R family implant (Tatum). *(d)* The Miter 2000 implant (Miter).

Implant Macrogeometry

Macrogeometry is a term that describes an object's overall size and shape.[96] For dental implants, macrogeometry tends to describe the length, width, and shape that the implant possesses. Dental implant macrogeometry is suggested to be an important factor involved in implant survival and success.[97,98] The overwhelming majority of modern implants are cylindric, freestanding structures that are intended to resemble a natural tooth (unusual shapes such as blades and corkscrews have also been used; see chapter 1). On these modern implants, there is usually some form of external structure (eg, threads, fins) that serves to increase the surface area of the implant and provide an anchorage site for regenerating bone. The most common type of implant macrogeometry is the screw-root form (SRF) implant. These implants possess external threads that are used to screw the implant into the osteotomy. While SRF design motifs are ubiquitous, they are not the only type of macrogeometry implemented by modern implants; another implant design motif is the finned, serrated, or plateaued implant. Plateaued implants, also known as *plateau-root form (PRF) implants*, possess a series of circular discs or fins that run along the axis of the implant body (Fig 5-9). A number of implants have utilized the PRF design motif, including Bicon implants. As shown in chapter 4, PRF implants create a unique microenvironment for the adjacent bone during early and long-term healing. The remainder of this chapter discusses PRF implants from an engineering standpoint, placing particular emphasis on load transfer and peri-implant bone remodeling.

The development of PRF implants

The development of PRF implants provides an excellent example of how troubleshooting a design question in a stepwise fashion can obtain the best results. Work concerning PRF implants began at the Battelle Laboratory under the guidance of Thomas Driskell (see chapter 1). The initial implant designs investigated by Driskell and his team had very little in common with the macrogeometry seen in modern PRF implants, designed as loose approximations of normal teeth. The first implants Driskell tested possessed either single or bifurcated roots and were completely smooth. Driskell's original hypothesis was that Sharpey's fibers would attach to the smooth implants and secure them in the socket; however, after functional loading, all of Driskell's early implant designs failed.[99] The next design investigated was a root structure that possessed a rough, porous surface. The rationale behind this implant design was that the growth of bone within the porous surface and asperities would serve as a means of stabilization. The rough, porous implant proved to be more successful than the previously tested smooth implant: After 9 months, the rough implants were found to be completely osseointegrated.[99] In an attempt to improve upon the new design, Driskell experimented with what he described as a "grooved or corrugated pattern," the rationale being that such a pattern would provide more opportunities for bony ingrowth and increase the surface area, thus providing further anchorage by the surrounding bone.[99] After testing rough implants with and without grooved patterns, it was found that the latter was more successful. From the initial smooth implant to the finned appearance observed in modern Bicon implants today, Driskell used a stepwise approach to improve upon implant designs until the desired outcome was achieved.

Though Driskell was unaware of this at the time, the unique macrogeometry he had created was orchestrating a specific type of healing to take place around the implant: The addition of grooves permitted access to the osteogenic cells and growth factors responsible for de novo bone formation.[100,101] Briefly, the gaps created between the osteotomy wall and the fins of the implant created a space that allowed trabecular-like bone to form via an intramembranous-like healing process, a process different from the interfacial remodeling that occurs around SRF implants.[100–102] This space would later be named a *healing chamber*. The differences between SRF and PRF implants, as they pertain to early and long-term bone healing events, have been discussed in detail in chapter 4; however, from an engineering perspective, the way in which implant macrogeometry distributes stress and strain to the surrounding bone, along with how that bone responds to such loads, warrants further consideration.

Effect of implant macrogeometry on load transfer

Implants are confronted with the same occlusal forces as natural teeth, albeit in a different biomechanical environment. Unlike a natural tooth, an implant does not receive support from the periodontal ligament; instead, occlusal loads are transferred directly to the surrounding bone. Because the direction and magnitude of occlusal loads have pronounced downstream effects on bone remodeling—and hence implant survival—the manner in which dental implants transfer occlusal loads is of the utmost importance.

Implant macrogeometry is a major factor that influences occlusal load transfer from the implant to surrounding bone. Therefore, it is crucial to evaluate how the overall geometry of an implant system responds to stress and strain.[103] FEM is a powerful tool for investigating stress and strain distribution. Using FEM, the stress and strain response for implant characteristics such as overall size (eg, length, diameter), implant neck dimensions, and the effect of IAI style on peri-implant bone stress have been evaluated and discussed above.[60–63,103] Similarly, FEM has been used to predict the response of bone to different implant macrogeometries under a range of loads.

Bozkaya et al[103] examined increasing vertical and lateral loads on five commercially available dental implant systems that incorporated a variety of macrogeometries, including a PRF design (ie, a Bicon implant). The authors identified what they called a *bone overload area*: a region where the compressive and tensile strength of the bone had been exceeded by the principle stresses (ie, maximum compressive stress [170 MPa] and maximum tensile stress [100 MPa]).[103] While all five implants had similar bone overload values in the region where compact bone, trabecular bone, and the implant intersected, Bicon implants were shown to have no overload regions in the coronal-most portion of compact bone, a phenomenon that the authors attribute to the narrow sloping shoulder.[103] The conclusion by Bozkaya et al was significant because the coronal-most portion of compact bone is the recipient of most of the occlusal forces transferred via the implant.[103–109]

Interestingly, some authors have reported higher stress and strain distributions for PRF implants.[108,110] Chun et al[108] reported that when compared with the threads of SRF implants, the fins of PRF implants exhibited a much higher maximum effective stress to the surrounding bone when presented with an oblique load of 100 N. Based on their results, Chun et al[108] predicted that the distribution of stress around PRF implants would cause bone resorption and decrease the binding force between the bone and the implant. Chun et al[108] concluded that when screw pitch decreases and implant length increases, maximum effective stress decreases. Nevertheless, other authors have predicted positive peri-implant bone remodeling outcomes for PRF implants; furthermore, these positive outcomes have been corroborated by histologic examination in both animals and humans.[60,64,100–103,108,111–113]

Effect of implant macrogeometry on peri-implant bone remodeling

Bone is a dynamic tissue that is constantly undergoing remodeling. Mechanical stress, strain, and strain energy density are major factors responsible for inducing bone-remodeling events. Through mechanotransduction, cells forming basic multicellular units (BMUs) repair bone and alter bone density in response to stimuli (see chapter 4). In the context of dental implants, occlusal forces are transmitted through the implant and into the surrounding bone, where BMUs then perform their remodeling activities. Thus, the way in which an implant transmits the stress and strain of occlusal forces to the surrounding bone is important from both a clinical and an engineering perspective.

Stress and strain

As mentioned above, FEM is a powerful tool for investigating stress and strain distribution. FEM has been used successfully to model bone density distribution and bone remodeling around dental implants.[60,114–119] Chou et al[64] used

第5章　Engineering Aspects of Bicon Implants

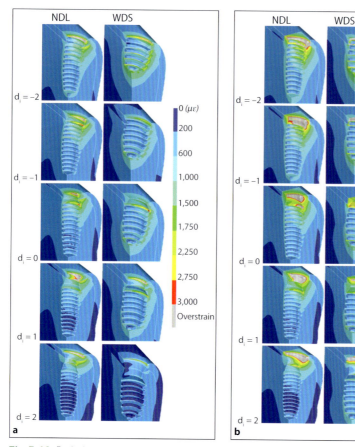

Fig 5-10 Equivalent strain distribution of a long, narrow implant (3.5 × 11.0–mm) and short, wide implant (5.0 × 6.0–mm) inserted at different depths in high-quality alveolar bone (a) and low-quality alveolar bone (b). Strain level is measured in a range from 0 to 3,000 με, with lower values indicated in blue and higher values indicated in red. Overstrain is indicated as gray.

FEM to evaluate the biomechanical response of peri-implant bone to two different sizes of Bicon implants (a 3.5 × 11.0–mm long, narrow implant and a 5.0 × 6.0–mm short, wide implant) and at different insertion depths. Additionally, because bone quality will undoubtedly vary on a patient-by-patient basis, the authors examined strain distribution in the context of both poor- and high-quality alveolar bone.[64] Chou et al[64] measured the strain in surrounding bone in accordance with the thresholds suggested by the mechanostat hypothesis, with values ranging from 0 to 3,000 με.[120] Prolonged exposure to internal strain levels ranging from 0 to 200 με are predicted to result in low bone density; strain levels ranging from 200 to 1,000 με are considered in equilibrium; strain levels ranging from 1,000 to 3,000 με are predicted to stimulate bone remodeling (and thus result in increased bone density); and finally, strain levels over 3,000 με are predicted to produce stress fractures in the bone.[64,120]

Chou et al[64] determined that when short Bicon implants were placed in high-quality alveolar bone, the distribution of strain was predicted to keep bone-remodeling events in a state of equilibrium around most of the implant (strain levels ranging from 200 to 1,000 με), with a small region predicted to stimulate bone remodeling toward the apex of the implant (strain levels ranging from 1,000 to 3,000 με).[120] The long Bicon implants had similar results as the short implants; however, there was a larger region of higher strain reported at the apex of the implant[64] (Fig 5-10a).

In areas of low-quality bone, the distribution of strain for both implant sizes was shifted to higher levels. Overall higher strain was predicted around both implants and at the periphery[64,120] (Fig 5-10b). While the lower portion of both implants had strain levels ranging from 1,000 to 3,000 με, the apex of the implants registered the highest levels of strain—with some locations reporting overstrain, especially in the long implants.[64,120] However, for both high- and low-quality bone, higher levels of strain could be converted to more favorable levels by altering the insertion depth.[64]

The results presented by Chou et al[64] demonstrate that implant length, insertion depth, and bone quality all play an enormous role in how peri-implant strain is distributed. The authors conclude that in general—and as is the case for most implants—the majority of the strain was transferred to a localized area of the alveolar ridge. Additionally, when compared with the 3.5 × 11.0–mm implant, the 5.0 × 6.0–mm implant generated strain more evenly around its perimeter. For both implants, there was higher strain at the tips of the fins with less strain in the healing chambers[64] (see Fig 5-10). Finally, it was found that implant insertion levels caused the strain levels to vary, and in cases of poor bone, overstrain could be prevented by changing the insertion depth.[64]

Peri-implant bone remodeling

In another study by Chou et al,[60] FEM was used to predict peri-implant bone remodeling around Bicon implants and four other implant designs. Curious about homeostatic bone-remodeling events taking place during the maintenance phase of peri-implant bone remodeling for implants with different macrogeometries, Chou et al[60] used a unique bone-remodeling algorithm in concert with FEM to make bone-remodeling event predictions for five different implant design motifs after placement in extraction sockets. During their analysis, Chou et al[60] examined three long implants (3.5 × 11.0–mm) and two short implants (5.0 × 5.0– and 5.0 × 5.4–mm). Based on the various mastication forces exerted by individuals, the authors chose to evaluate three different levels of loading force (100 N, 300 N, and 500 N), all applied to the crown at an 11-degree angle for 100 iterations.[60] Figure 5-11 shows a summary of the elastic modulus distribution around the five implant design motifs. Based on values reported in the literature, the elastic modulus of cancellous bone was set as 2 GPa, and cortical bone was set as 13.7 GPa.[60,121,122]

At zero iterations, all five implants presented an elastic modulus distribution similar to that seen for a natural tooth. After loading at 100 iterations, changes to peri-implant elastic modulus were observed and influenced by implant macrogeometry. For the three long implants, at 100 iterations with a force of 100 N, bone remodeling was observed at the apex, as indicated by the higher elastic modulus. For the short implants tested at 100 N, a more natural loading environment appeared to be present (see Fig 5-11). Interfacial bone loss was also predicted near the coronal part of all of the long implants (indicated by the white-colored region); however, as loads increased, only long implants nos. 1 and 2 showed a corresponding increase in bone loss.

The short implants experienced a more localized remodeling that was restricted to the perimeter of the implant and reported bone density distributions similar to that of the natural tooth.[60] Most importantly, the short implants did not experience the type of interfacial bone loss seen around the long implants. From their results, Chou et al[60] reached the conclusion that short implants were better suited to prevent bone loss at high occlusal loads and conserve the natural mechanotransductive signaling environment.

Summary and Outlook for the Future

This chapter has reviewed the clinical and design-related factors that influence the success of dental implant systems using tapered abutments and a PRF design motif. The literature survey has shown that a tapered interface IAI provides a significant improvement over butt-jointed, screw-retained abutment systems where microbial leakage is concerned; this is in part attributed to the ability of tapered systems to deliver higher contact pressure to the IAI. Another important factor has been the improved resistance provided by the tapered abutments to bending, which otherwise would lead to microgaps at the IAI. In fact, the overall stability of the tapered abutments is attributed to a stiffer joint region necessitated by the tapered interface. This stiffness in turn helps minimize axial and lateral motion of the implant during function, preventing unnecessary bone trauma; accordingly, several studies suggest that bone resorption around conical abutments is less likely. In addition, the literature survey suggests that the effect of the surface roughness along the tapered interface should be systematically investigated. Considering that all surfaces are rough and contact is established on the tops of the asperities, perfect sealing against bacterial invasion would depend on the surface asperity heights, density, and contact pressure.

In light of recent experimental work, the authors have developed a new expression for the insertion force and the interface efficiency (the ratio of the pull-out force to insertion force). The work presented here has shown that, for the range of parameters considered, an abutment with a smaller taper angle requires a relatively smaller insertion force

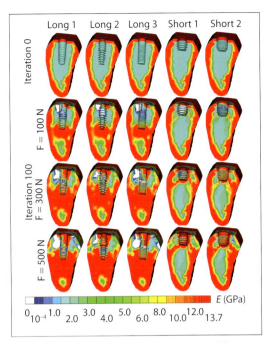

Fig 5-11 Elastic modulus distribution of bone around five different implant design motifs. Three long implants (3.5 × 11.0–mm) and two short implants (5.0 × 5.0–mm and 5.0 × 5.4–mm) were tested. The top row shows the E (GPa) at zero iterations, and the following three rows show E (GPa) at 100 iterations for 100 N, 300 N, and 500 N, respectively. The implants labeled "Long 2" and "Short 1" are 3.5 × 11.0–mm and 5.0 × 5.0–mm Bicon implants, respectively.

than an abutment with a larger taper angle. However, the opposite was found to be true for the pull-out force; that is, it is relatively easier to pull out an abutment with a large taper. Smaller taper angles seem to be more efficient from an axial force perspective. Where loosening torque is concerned, analysis has shown that the differences between the three taper angles considered here are relatively small. Nevertheless, the loosening torque for a smaller tapered interface is slightly higher.

Finally, we have examined the macrogeometry of PRF implants with a focus on their development and the distribution of stress and strain to surrounding bone. Furthermore, we have examined FEM predictions of peri-implant bone remodeling around Bicon implants and implants possessing an SRF design motif. FEM predicts that short implants incur less interfacial bone loss to adjacent bone than long implants when placed in extraction sockets, and varying the insertion depth can influence how strain is distributed into peri-implant bone. In conclusion, based on clinical and design perspectives discussed here, the use of short implants with tapered abutments seems to be a natural choice for long-term overall success of dental implant systems.

References

1. Misch CE. Principles for screw-retained prostheses. In: Misch CE. Dental Implant Prosthetics, ed 3. St Louis: Elsevier Mosby, 2005.
2. Scacchi M, Merz BR, Schär AR. The development of the ITI® Dental Implant System: Part 2: 1998–2000: Steps into the next millennium. Clin Oral Implants Res 2000;11(suppl 1):22–32.
3. Bozkaya D, Müftü S. Mechanics of the tapered interference fit in dental implants. J Biomech 2003;36:1649–1658.
4. Oberg EW, Jones FD, Horton HL. Machinery's Handbook: A Reference Book for the Mechanical Engineer, Draftsman, Toolmaker and Machinist, ed 20. New York: Industrial Press, 1975.
5. Degidi M, Iezzi G, Scarano A, Piattelli A. Immediately loaded titanium implant with a tissue-stabilizing/maintaining design ("beyond platform switch") retrieved from man after 4 weeks: A histological and histomorphometrical evaluation. A case report. Clin Oral Implants Res 2008;19:276–282.
6. Vela-Nebot X, Rodríguez-Ciurana X, Rodado-Alonso C, Segalà-Torres M. Benefits of an implant platform modification technique to reduce crestal bone resorption. Implant Dent 2006;15:313–320.
7. Cochran DL, Bosshardt DD, Grize L, et al. Bone response to loaded implants with non-matching implant-abutment diameters in the canine mandible. J Periodontol 2009;80:609–617.
8. Broggini N, McManus LM, Hermann JS, et al. Persistent acute inflammation at the implant-abutment interface. J Dent Res 2003;82:232–237.
9. Ricomini Filho AP, Fernandes FSF, Straioto FG, da Silva WJ, Del Bel Cury AA. Preload loss and bacterial penetration on different implant-abutment connection systems. Braz Dent J 2010;21:123–129.
10. Piattelli A, Vrespa G, Petrone G, Iezzi G, Annibali S, Scarano A. Role of the microgap between implant and abutment: A retrospective histologic evaluation in monkeys. J Periodontol 2003;74:346–352.
11. Weng D, Nagata MJH, Bosco AFH, de Melo LGN. Influence of microgap location and configuration on radiographic bone loss around submerged implants: An experimental study in dogs. Int J Oral Maxillofac Implants 2011;26:941–946.
12. Quirynen M, van Steenberghe D. Bacterial colonization of the internal part of two-stage implants. An in vivo study. Clin Oral Implants Res 1993;4:158–161.
13. Jansen VK, Conrads G, Richter EJ. Microbial leakage and marginal fit of the implant-abutment interface. Int J Oral Maxillofac Implants 1997;12:527–540.
14. Pye AD, Lockhart DE, Dawson MP, Murray CA, Smith AJ. A review of dental implants and infection. J Hosp Infect 2009;72:104–110.
15. do Nascimento C, Barbosa RE, Issa JP, Watanabe E, Ito IY, Albuquerque RF. Bacterial leakage along the implant-abutment interface of premachined or cast components. Int J Oral Maxillofac Surg 2008;37:177–180.
16. do Nascimento C, Barbosa RE, Issa JP, Watanabe E, Ito IY, de Albuquerque RF. Use of checkerboard DNA-DNA hybridization to evaluate the internal contamination of dental implants and comparison of bacterial leakage with cast or pre-machined abutments. Clin Oral Implants Res 2009;20:571–577.
17. Covani U, Marconcini S, Crespi R, Barone A. Bacterial plaque colonization around dental implant surfaces. Implant Dent 2006;15:298–304.
18. Lee KH, Tanner AC, Maiden MF, Weber HP. Pre- and post-implantation microbiota of the tongue, teeth, and newly placed implants. J Clin Periodontol 1999;26:822–832.
19. Emrani J, Chee W, Slots J. Bacterial colonization of oral implants from nondental sources. Clin Implant Dent Relat Res 2009;11:106–112.
20. Quirynen M, De Soete M, van Steenberghe D. Infectious risks for oral implants: A review of the literature. Clin Oral Implants Res 2002;13:1–19.
21. van Winkelhoff AJ, Goené RJ, Benschop C, Folmer T. Early colonization of dental implants by putative periodontal pathogens in partially edentulous patients. Clin Oral Implants Res 2000;11:511–520.
22. Coelho PG, Sudack P, Suzuki M, Kurtz KS, Romanos GE, Silva NRFA. In vitro evaluation of the implant abutment connection sealing capability of different implant systems. J Oral Rehabil 2008;35:917–924.
23. Harder S, Dimaczek B, Açil Y, Terheyden H, Freitag-Wolf S, Kern M. Molecular leakage at implant-abutment connection: In vitro investigation of tightness of internal conical implant-abutment connections against endotoxin penetration. Clin Oral Investig 2010;14:427–432.
24. do Nascimento C, Miani PK, Watanabe E, Pedrazzi V, de Albuqerque RF. In vitro evaluation of bacterial leakage along the implant-abutment interface of an external-hex implant after saliva incubation. Int J Oral Maxillofac Implants 2011;26:782–787.
25. Teixeira W, Ribeiro RF, Sato S, Pedrazzi V. Microleakage into and from two-stage implants: An in vitro comparative study. Int J Oral Maxillofac Implants 2011;26:56–62.
26. Aloise JP, Curcio R, Laporta MZ, Rossi L, da Silva AMA, Rapoport A. Microbial leakage through the implant-abutment interface of Morse taper implants in vitro. Clin Oral Implants Res 2010;21:328–335.
27. Guimarães MP, Nishioka RS, Bottino MA. Analysis of implant/abutment marginal fitting. Braz Dent Sci 2001;4(2):12–19.
28. Guindy JS, Besimo CE, Besimo R, Schiel H, Meyer J. Bacterial leakage into and from prefabricated screw-retained implant-borne crowns in vitro. J Oral Rehabil 1998;25:403–408.
29. Piattelli A, Scarano A, Paolantonio M, et al. Fluids and microbial penetration in the internal part of cement-retained versus screw-retained implant-abutment connections. J Periodontol 2001;72:1146–1150.
30. Rimondini L, Farè S, Brambilla E, et al. The effect of surface roughness on early in vivo plaque colonization on titanium. J Periodontol 1997;68:556–562.
31. Mabboux F, Ponsonnet L, Morrier J-J, Jaffrezic N, Barsotti O. Surface free energy and bacterial retention to saliva-coated dental implant materials: An in vitro study. Colloids Surf B Biointerfaces 2004;39:199–205.
32. Rodríguez-Hernández AG, Juárez A, Engel E, Gil FJ. *Streptococcus sanguinis* adhesion on titanium rough surfaces: Effect of shot-blasting particles. J Mater Sci Mater Med 2011;22:1913–1922.
33. Quirynen M, Bollen CM. The influence of surface roughness and surface-free energy on supra- and subgingival plaque formation in man. A review of the literature. J Clin Periodontol 1995;22:1–14.
34. Subramani K, Jung RE, Molenberg A, Hämmerle CH. Biofilm on dental implants: A review of the literature. Int J Oral Maxillofac Implants 2009;24:616–626.
35. Bollen CM, Papaioanno W, Van Eldere J, Schepers E, Quirynen M, van Steenberghe D. The influence of abutment surface roughness on plaque accumulation and peri-implant mucositis. Clin Oral Implants Res 1996;7:201–211.

36. Drake DR, Paul J, Keller JC. Primary bacterial colonization of implant surfaces. Int J Oral Maxillofac Implants 1999;14:226–232.

37. Yoshinari M, Oda Y, Kato T, Okuda K, Hirayama A. Influence of surface modifications to titanium on oral bacterial adhesion in vitro. J Biomed Mater Res 2000;52:388–394.

38. Grössner-Schreiber B, Griepentrog M, Haustein I, et al. Plaque formation on surface modified dental implants. An in vitro study. Clin Oral Implants Res 2001;12:543–551.

39. Scarano A, Piattelli M, Caputi S, Favero GA, Piattelli A. Bacterial adhesion on commercially pure titanium and zirconium oxide disks: An in vivo human study. J Periodontol 2004;75:292–296.

40. Huang HL, Chang YY, Weng JC, Chen YC, Lai CH, Shieh TM. Anti-bacterial performance of zirconia coatings on titanium implants. Thin Solid Films 2013;528:151–156.

41. Yoshinari M, Oda Y, Kato T, Okuda K. Influence of surface modifications to titanium on antibacterial activity in vitro. Biomaterials 2001;22:2043–2048.

42. Giordano C, Saino E, Rimondini L, et al. Electrochemically induced anatase inhibits bacterial colonization on titanium grade 2 and Ti6Al4V alloy for dental and orthopedic devices. Colloids Surf B Biointerfaces 2011;88:648–655.

43. Jiang B, Li B. Polypeptide nanocoatings for preventing dental and orthopaedic device-associated infection: pH-induced antibiotic capture, release, and antibiotic efficacy. J Biomed Mater Res B Appl Biomater 2009;88:332–338.

44. Hickok NJ, Shapiro IM. Immobilized antibiotics to prevent orthopaedic implant infections. Adv Drug Deliv Rev 2012;64:1165–1176.

45. Paolantonio M, Perinetti G, D'Ercole S, et al. Internal decontamination of dental implants: An in vivo randomized microbiologic 6-month trial on the effects of a chlorhexidine gel. J Periodontol 2008;79:1419–1425.

46. Gross M, Abramovich I, Weiss EI. Microleakage at the abutment-implant interface of osseointegrated implants: A comparative study. Int J Oral Maxillofac Implants 1999;14:94–100.

47. Rimondini L, Marin C, Brunella F, Fini M. Internal contamination of a 2-component implant system after occlusal loading and provisionally luted reconstruction with or without a washer device. J Periodontol 2001;72: 1652–1657.

48. Quirynen M, Bollen CM, Eyssen H, van Steenberghe D. Microbial penetration along the implant components of the Brånemark system. An in vitro study. Clin Oral Implants Res 1994;5:239–244.

49. Besimo CE, Guindy JS, Lewetag D, Meyer J. Prevention of bacterial leakage into and from prefabricated screw-retained crowns on implants in vitro. Int J Oral Maxillofac Implants 1999;14:654–660.

50. Tesmer M, Wallet S, Koutouzis T, Lundgren T. Bacterial colonization of the dental implant fixture-abutment interface: An in vitro study. J Periodontol 2009;80:1991–1997.

51. Deconto MA, Salvoni AD, Wassall T. In vitro microbiological bacterial seal analysis of the implant/abutment connection in morse taper implants: A comparative study between 2 abutments. Implant Dent 2010;19:158–166.

52. Koutouzis T, Wallet S, Calderon N, Lundgren T. Bacterial colonization of the implant-abutment interface using an in vitro dynamic loading model. J Periodontol 2011;82:613–618.

53. Dibart S, Warbington M, Su MF, Skobe Z. In vitro evaluation of the implant-abutment bacterial seal: The locking taper system. Int J Oral Maxillofac Implants 2005;20:732–737.

54. Mangano C, Mangano F, Piattelli A, Iezzi G, Mangano A, La Colla L. Prospective clinical evaluation of 1920 Morse taper connection implants: Results after 4 years of functional loading. Clin Oral Implants Res 2009;20:254–261.

55. Tripodi D, Vantaggiato G, Scarano A, et al. An in vitro investigation concerning the bacterial leakage at implants with internal hexagon and Morse taper implant-abutment connections. Implant Dent 2012;21:335–339.

56. Hermann JS, Schoolfield JD, Schenk RK, Buser D, Cochran DL. Influence of the size of the microgap on crestal bone changes around titanium implants. A histometric evaluation of unloaded non-submerged implants in the canine mandible. J Periodontol 2001;72:1372–1383.

57. King GN, Hermann JS, Schoolfield JD, Buser D, Cochran DL. Influence of the size of the microgap on crestal bone levels in non-submerged dental implants: A radiographic study in the canine mandible. J Periodontol 2002;73:1111–1117.

58. Mangano C, Mangano F, Shibli JA, Ricci M, Sammons RL, Figliuzzi M. Morse taper connection implants supporting "planned" maxillary and mandibular bar-retained overdentures: A 5-year prospective multicenter study. Clin Oral Implants Res 2011;22:1117–1124.

59. Mangano C, Mangano F, Piattelli A, Iezzi G, Mangano A, La Colla L. Prospective clinical evaluation of 307 single-tooth morse taper-connection implants: A multicenter study. Int J Oral Maxillofac Implants 2010; 25:394–400.

60. Chou HY, Romanos G, Müftü A, Müftü S. Peri-implant bone remodeling around an extraction socket: predictions of bone maintenance by finite element method. Int J Oral Maxillofac Implants 2012;27:e39–e48.

61. Chun HJ, Shin HS, Han CH, Lee SH. Influence of implant abutment type on stress distribution in bone under various loading conditions using finite element analysis. Int J Oral Maxillofac Implants 2006;21:195–202.

62. Lin CL, Lin YH, Chang SH. Multi-factorial analysis of variables influencing the bone loss of an implant placed in the maxilla: Prediction using FEA and SED bone remodeling algorithm. J Biomech 2010;43:644–651.

63. Lin CL, Chang SH, Chang WJ, Kuo YC. Factorial analysis of variables influencing mechanical characteristics of a single tooth implant placed in the maxilla using finite element analysis and the statistics-based Taguchi method. Eur J Oral Sci 2007;115:408–416.

64. Chou HY, Müftü S, Bozkaya D. Combined effects of implant insertion depth and alveolar bone quality on periimplant bone strain induced by a wide-diameter, short implant and a narrow-diameter, long implant. J Prosthet Dent 2010;104:293–300.

65. Chu CM, Huang HL, Hsu JT, Fuh LJ. Influences of internal tapered abutment designs on bone stresses around a dental implant: Three-dimensional finite element method with statistical evaluation. J Periodontol 2012;83: 111–118.

66. Schwarz MS. Mechanical complications of dental implants. Clin Oral Implants Res 2000;11(suppl 1):156–158.

67. Becker W, Becker BE. Replacement of maxillary and mandibular molars with single endosseous implant restorations: A retrospective study. J Prosthet Dent 1995;74:51–55.

68. Jemt T, Laney WR, Harris D, et al. Osseointegrated implants for single tooth replacement: A 1-year report from a multicenter prospective study. Int J Oral Maxillofac Implants 1991;6:29–36.

69. Haas R, Polak C, Fürhauser R, Mailath-Pokorny G, Dörtbudak O, Watzek G. A long-term follow-up of 76 Brånemark single-tooth implants. Clin Oral Implants Res 2002;13:38–43.

70. Haas R, Mensdorff-Pouilly N, Mailath G, Watzek G. Brånemark single tooth implants: A preliminary report of 76 implants. J Prosthet Dent 1995;73:274–279.

71. Wakabayashi N, Ona M, Suzuki T, Igarashi Y. Nonlinear finite element analyses: Advances and challenges in dental applications. J Dent 2008;36: 463–471.

72. Zhang Y, McClain B, Fang XD. Design of interference fits via finite element method. Int J Mech Sci 2000;42:1835–1850.

73. Strozzi A, Baldini A, Giacopini M, Bertocchi E, Bertocchi L. Normalization of the stress concentrations at the rounded edges of a shaft-hub interference fit. J Strain Anal Eng Des 2011;46:478–491.

74. Gammoudi K, Kharrat M, Dammak M, Abdelmoula R, Ramtani S. Pull-out response of a steel post inserted in a pre-drilled HDPE cylinder: Analytical and finite element analyses using pressure-dependent friction. J Adhes Sci Technol 2012;26:1157–1167.

75. Kitagawa T, Tanimoto Y, Odaki M, Nemoto K, Aida M. Influence of implant/abutment joint designs on abutment screw loosening in a dental implant system. J Biomed Mater Res B Appl Biomater 2005;75:457–463.

76. Pintinha M, Camarini ET, Sábio S, Pereira JR. Effect of mechanical loading on the removal torque of different types of tapered connection abutments for dental implants. J Prosthet Dent 2013;110:383–388.

77. Schmitt CM, Nogueira-Filho G, Tenenbaum HC, et al. Performance of conical abutment (Morse Taper) connection implants: A systematic review. J Biomed Mater Res A 2014;102:552–574.

78. Norton MR. Assessment of cold welding properties of the internal conical interface of two commercially available implant systems. J Prosthet Dent 1999;81:159–166.

79. Squier RS, Psoter WJ, Taylor TD. Removal torques of conical, tapered implant abutments: The effects of anodization and reduction of surface area. Int J Oral Maxillofac Implants 2002;17:24–27.

80. Sutter F, Weber HP, Sorensen J, Belser U. The new restorative concept of the ITI dental implant system: Design and engineering. Int J Periodontics Restorative Dent 1993;13:409–431.

81. Lee JH, Kim DG, Park CJ, Cho LR. Axial displacements in external and internal implant-abutment connection. Clin Oral Implants Res 2014;25:e83–e89.

82. Abid M, Kharrat M, Dammak M, Maalej A. Load transfer analysis at the interface between a steel post and polyethylene matrix using pull-out test: Experimental and theoretical parametric study. J Adhes Sci Technol 2009;23:259–267.

83. Sannino G, Barlattani A. Mechanical evaluation of an implant-abutment self-locking taper connection: Finite element analysis and experimental tests. Int J Oral Maxillofac Implants 2013;28:e17–e26.

84. Freitas-Júnior AC, Almeida EO, Bonfante EA, Silva NRFA, Coelho PG. Reliability and failure modes of internal conical dental implant connections. Clin Oral Implants Res 2013;24:197–202.

85. Machado LS, Bonfante EA, Anchieta RB, Yamaguchi S, Coelho PG. Implant-abutment connection designs for anterior crowns: Reliability and failure modes. Implant Dent 2013;22:540–545.

86. Aguirrebeitia J, Abasolo M, Vallejo J, Ansola R. Dental implants with conical implant-abutment interface: Influence of the conical angle difference on the mechanical behavior of the implant. Int J Oral Maxillofac Implants 2013;28:e72–e82.

87. Park IS, Lee KS, Shin GS, Lyu SK, Lee MH, Bae TS. Mechanical properties of Ti-6Al-4V alloy mini-implant system. Int J Precis Eng Manuf 2013;14:1601–1605.

88. Bozkaya D, Müftü S. Mechanics of the taper integrated screwed-in (TIS) abutments used in dental implants. J Biomech 2005;38:87–97.

89. Norton MR. In vitro evaluation of the strength of the conical implant-to-abutment joint in two commercially available implant systems. J Prosthet Dent 2000;83:567–571.

90. Merz BR, Hunenbart S, Belser UC. Mechanics of the implant-abutment connection: An 8-degree taper compared to a butt joint connection. Int J Oral Maxillofac Implants 2000;15:519–526.

91. Shigley JE, Mischke CR. Mechanical Engineering Design, ed 5. New York: McGraw-Hill, 1989.

92. Lang LA, Kang B, Wang RF, Lang BR. Finite element analysis to determine implant preload. J Prosthet Dent 2003;90:539–546.

93. Bozkaya D, Müftü S. Efficiency considerations for the purely tapered interference fit (TIF) abutments used in dental implants. J Biomech Eng 2004;126:393–401.

94. Aguirrebeitia J, Müftü S, Abasolo M, Vallejo J. Experimental study of the removal force in tapered implant-abutment interfaces: A pilot study. J Prosthet Dent 2014;111:293–300.

95. O'Callaghan J, Goddard T, Birichi R, Jagodnik J, Westbrook S. Abutment hammering tool for dental implants. [Proceedings of 2001 ASME International Mechanical Engineering Congress and Exposition, 11–16 Nov 2001, New York]. New York: American Society of Mechanical Engineers, 2001.

96. Dotson C. Fundamentals of Dimensional Metrology, ed 6. Boston: Cengage Learning, 2015.

97. Chowdhary R, Jimbo R, Thomsen CS, Carlsson L, Wennerberg A. The osseointegration stimulatory effect of macrogeometry-modified implants: A study in the rabbit. Clin Oral Implants Res 2014;25:1051–1055.

98. Albrektsson T, Brånemark PI, Hansson HA, Lindström J. Osseointegrated titanium implants. Requirements for ensuring a long-lasting, direct bone-to-implant anchorage in man. Acta Orthop Scand 1981;52:155–170.

99. Driskell TD, McCoy LG, Tennery VJ, Niesz DE. Surgical Tooth Implants, Combat and Field, Report Number 3: Annual Report. Columbus: Battelle, 1973.

100. Leonard G, Coelho P, Polyzois I, Stassen L, Claffey N. A study of the bone healing kinetics of plateau versus screw root design titanium dental implants. Clin Oral Implants Res 2009;20:232–239.

101. Berglundh T, Abrahamsson I, Lang NP, Lindhe J. De novo alveolar bone formation adjacent to endosseous implants. Clin Oral Implants Res 2003;14:251–262.

102. Coelho PG, Suzuki M, Guimaraes MVM, et al. Early bone healing around different implant bulk designs and surgical techniques: A study in dogs. Clin Implant Dent Relat Res 2009;12:202–208.

103. Bozkaya D, Müftü S, Müftü A. Evaluation of load transfer characteristics of five different implants in compact bone at different load levels by finite elements analysis. J Prosthet Dent 2004;92:523–530.

104. Holmgren EP, Seckinger RJ, Kilgren LM, Mante F. Evaluating parameters of osseointegrated dental implants using finite element analysis: A two-dimensional comparative study examining the effects of implant diameter, implant shape, and load direction. J Oral Implantol 1998;24:80–88.

105. Faegh S, Müftü S. Load transfer along the bone-dental implant interface. J Biomech 2010;43:1761–1770.

106. Rieger MR, Fareed K, Adams WK, Tanquist RA. Bone stress distribution for three endosseous implants. J Prosthet Dent 1989;61:223–228.

107. Siegele D, Soltesz U. Numerical investigations of the influence of implant shape on stress distribution in the jaw bone. Int J Oral Maxillofac Implants 1989;4:333–340.

108. Chun HJ, Cheong SY, Han JH, et al. Evaluation of design parameters of osseointegrated dental implants using finite element analysis. J Oral Rehabil 2002;29:565–574.

109. del Valle V, Faulkner G, Wolfaardt J. Craniofacial osseointegrated implant-induced strain distribution: A numerical study. Int J Oral Maxillofac Implants 1997;12:200–210.

110. Patra AK, DePaolo JM, D'Souza KS, DeTolla D, Meenaghan MA. Guidelines for analysis and redesign of dental implants. Implant Dent 1998;7:355–368.

111. Coelho PG, Marin C, Teixeira HS, et al. Biomechanical evaluation of undersized drilling on implant biomechanical stability at early implantation times. J Oral Maxillofac Surg 2013;71:e69–e75.

112. Gil LF, Suzuki M, Janal MN, et al. Progressive plateau root form dental implant osseointegration: A human retrieval study. J Biomed Mater Res B Appl Biomater 2015;103:1328–1332.

113. Huang B, Meng H, Zhu W, Witek L, Tovar N, Coelho PG. Influence of placement depth on bone remodeling around tapered internal connection implants: A histologic study in dogs. Clin Oral Implants Res 2015;26:942–949.

114. Carter DR, Fyhrie DP, Whalen RT. Trabecular bone density and loading history: Regulation of connective tissue biology by mechanical energy. J Biomech 1987;20:785–794.

115. Huiskes R, Weinans H, Grootenboer HJ, Dalstra M, Fudala B, Slooff TJ. Adaptive bone-remodeling theory applied to prosthetic-design analysis. J Biomech 1987;20:1135–1150.

116. Carter DR, Beaupré GS. Skeletal Function and Form: Mechanobiology of Skeletal Development, Aging, and Regeneration. Cambridge: Cambridge University, 2007.

117. Lin D, Li Q, Li W, Swain M. Dental implant induced bone remodeling and associated algorithms. J Mech Behav Biomed Mater 2009;2:410–432.

118. Irandoust S, Müftü S. Effects of numerical parameters used in bone fracture healing simulations. [Proceedings of the Bioengineering Conference (NEBEC), 2014 40th Annual Northeast, 25–27 April 2014]. Boston: Institute of Electrical and Electronics Engineers, 2014.

119. Irandoust S, Müftü S. Computer simulation of dental implant treatments. [Proceedings of the Biomedical Engineering Conference (NEBEC), 2015 41st Annual Northeast, 17–19 April 2015, Troy]. Troy, NY: Institute of Electrical and Electronics Engineers, 2015.

120. Frost HM. Bone "mass" and the "mechanostat": A proposal. Anat Rec 1987;219:1–9.

121. Van Oosterwyck H, Duyck J, Vander Sloten J, et al. The influence of bone mechanical properties and implant fixation upon bone loading around oral implants. Clin Oral Implants Res 1998;9:407–418.

122. Anusavice KL. Mechanical Properties of Dental Materials. In: Anusavice, KL. Phillip's Science of Dental Materials, ed 11. Philadelphia: Saunders, 2003.

第6章

インプラント周囲組織に対するインプラント-アバットメントインターフェースの影響

Giorgio Lombardo / Jeffrey Lehrberg / Jacopo Pighi /
Joseph Leary / Peter Chaloupka / Mauro Marincola
訳：小方頼昌

　現代のインプラントは、典型的にはインプラント体とアバットメントの2つのパーツから構成される。インプラントとアバットメントの結合部位をインプラント-アバットメントインターフェース（IAI）と呼ぶ。IAIは、口腔内で頻繁に生じる力に耐える安定性を必要とする。多くのIAIスタイルが多年にわたり採用されている。IAIデザインの最初の焦点は、安定性とアバットメントの保持であったが、インプラント内部のスペースおよびインプラント周囲組織への細菌の侵入にも関与し、インプラント周囲病変の発症と進行に影響することが明らかになっている。本章では、インプラント周囲病変と、それに付随する微生物に対する一般的なIAIデザインの戦略と、インプラント周囲病変の治療法について述べる。

IAIデザインの戦略

　多くのインプラント-アバットメントインターフェースのデザイン戦略が、歯科で実施されており、なかでも3つのデザインがもっとも頻繁に使用されている。それは、(1) モーステーパー、(2) スクリューリテインまたはスクリューイン、そして (3) スクリューリテインドテーパーにスクリューインテーパーまたはテーパードインテグレーテッドスクリュー（TIS）である（図6-1）。

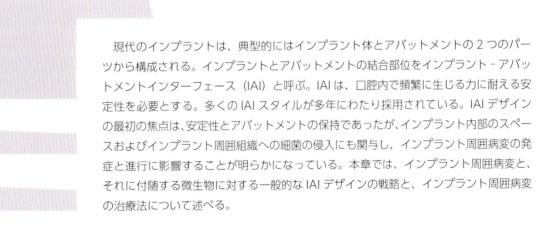

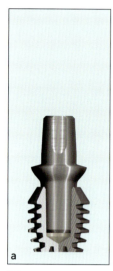 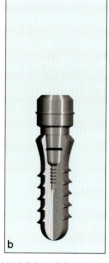 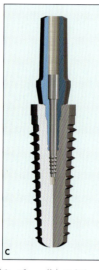

図6-1 3つの一般的なIAIデザイン。(a) ロッキングテーパー。(b) スクリューインまたはスクリューリテイン。(c) スクリューイン/モーステーパー、スクリューリテインドテーパーまたはTIS。

ロッキングテーパー

ロッキングテーパーアバットメントは、IAIでの冷間圧接により確実な結合が得られる。冷間圧接は、インプラントウェル（内側）とアバットメントポストが合体する接合面の凹凸部に（室温であっても）高圧を加えることで生じる[1,2]。モーステーパーでは、コーン型の凸部またはテーパーアングルを付与したシャンクを同テーパーアングルの凹部に挿入する。IAIのテーパー角度は、その特性に影響する。テーパーの角度により、モーステーパーは自身で除去可能（7度以上の円錐角度の場合）またはロッキングテーパー（7度以下の円錐角度の場合。典型的には2度以下）となる。バイコンIAIのテーパー角度は1.5度であるため、ロッキングテーパーとなる（テーパードインターフェレンス適合[TIF]を有するともいわれる）。

スクリューイン

ほとんどの一般的なIAIデザインは、スクリューリテインドアバットメントデザインまたはスクリューインシステムである。スクリューリテインドアバットメントは、インターナルまたはエクスターナルヘックスタイプであり、インプラントの歯冠側の形態とスクリューを締める器具の名前に由来する。スクリューリテインドアバットメントの利点は、補綴物が簡単に除去できることだが、欠点が3つある。それは、クラウンに孔が必要であること（スクリューの設置と修復のため）、スクリューに緩みと破折の可能性があること、ポジショニングの際

の適応性が少ないことである。

スクリューリテインドテーパー

モーステーパーとスクリューの両方を取り入れたIAIデザインは、スクリューリテインドテーパードアバットメントまたはテーパードインテグレーテッドスクリュー (TIS) アバットメントとして知られる。TISシステムは、モーステーパーとスクリューリテインアバットメントの両方を取り入れたデザインで、短いねじ山部分とテーパー部分の両方を有する。TISシステムにモーステーパーを取り入れることで、より強固な面と面の接触が得られる（スクリューリテインシステムでのさまざまな問題点を解消できる）が、短いねじ山部分を固定に使用するため、ねじが緩む可能性がある。TISシステムはモーステーパーを有するため、IAIを通しての細菌感染を評価する際にはロッキングテーパーシステムと同じグループに分類されるが、細菌感染のバリアとしてのモーステーパーシステムの効果は、ロッキングテーパーとは異なる。詳しくは本章で後述する。

モーステーパー、スクリューリテインド、そしてTISアバットメントには、積極的な支持者と反対者がおり、それぞれのシステムがなぜ優れているかについて、多くのデータを有している。これまで説明したそれぞれのIAIデザインには、臨床シナリオに沿ったユニークな利点または欠点がある。次の項では、IAIデザインがインプラントの微小環境において、どのように動きと細菌感染に影響するかに焦点を当てる。

ヒトの口腔内微生物叢とインプラント周囲病変

ヒトの口腔内には、多種の微小生息域があり（歯肉溝、舌、歯など）、それぞれの部位で独自の生態学的細菌集団が生息している[3]。750以上の細菌種がヒトの口腔内で同定されているが、それらは、口腔内の全微生物叢の50％以下にすぎないと考えられている[3,4]。口腔細菌は、バイオフィルムと呼ばれる多種の細菌が構成するコミュニティーの中に存在し、宿主の組織表面を被覆する[4]。正常な、健康なヒトの口腔内には、宿主と片利共生状態で微生物叢が存在する[4]。しかしながら、病気の際には、病原となる細菌のコミュニティーは、片利共生状態から寄生状態へと関係性をシフトさせる[4]。

数多くの細菌種が、インプラント周囲炎または歯周病に関係する。表6-1に示すように、疾患に関係する主な細菌は、嫌気性または微好気性条件を好み、口腔内のいくつかの微小生息域に存在する（たとえば、歯肉溝、インターナルインプラントのウェルなど）。そのため、インプラントシステムの表面性状と

デザインのなかには、有害な細菌の格好の隠れ家となり（除菌が困難）、細菌が増殖しやすい状況をつくるものがある。さらに、IAI の構造によっては、健康なインプラント周囲組織に有害な細菌感染を広めることもある。

歯科用インプラントの分野で、もっとも多く発症し、よく研究されている 2 つの病変は、インプラント周囲粘膜炎とインプラント周囲炎である。評価基準にもよるが、罹患率はそれぞれ 11.3 ～ 63.4％ と 18.8 ～ 51.9％ である[5-7]。インプラント周囲粘膜炎とインプラント周囲炎は類似しており、歯肉の炎症と過敏症、プロービング時の出血および排膿など、多くのよく似た症状を示す。2 つの病変の主な違いは、インプラント周囲粘膜炎では歯槽骨に病変が及んでいないことである[8, 9]。多くの点で、インプラント周囲粘膜炎とインプラント周囲炎の症状は、天然歯の疾患である歯肉炎と歯周炎に類似する[10, 11]。

インプラント周囲粘膜炎は、インプラント周囲粘膜の可逆的炎症性疾患と定義され、周囲骨には炎症は波及していない[12, 13]。一方、インプラント周囲炎は、インプラント周囲の粘膜と骨の非可逆的炎症性疾患で、歯槽骨吸収を認める。しかしながら、下記のように、インプラント周囲炎を非可逆的疾患と呼ぶのは言いすぎかもしれない。より正確に言うと、インプラント周囲炎は、「現在の我々の能力の範囲内では、インプラント周囲病変が進行した部位の歯槽骨を完全または予測部位まで再生できないために非可逆的」となる[12, 13]。ロッキングテーパー IAI では、細菌が入り込む道筋がないため、ここに示す方法で、効果的にインプラント周囲炎を管理でき、多くの歯槽骨吸収を修復できる。

インプラント周囲粘膜炎とインプラント周囲炎の病因は、まだ完全には解明されていない。一般的には、病原細菌の蓄積が（初期または 2 次的病因が関与しているとしても）インプラント周囲の微小環境での疾患の進行に主な役割を果たすと考えられている[12]。以上のことから、インプラント周囲の微小環境への病原細菌の蓄積を防ぐことが極めて重要である。IAI のデザインにおける戦略として、微生物の蓄積スペースや入り込む道筋を最小限にすることで、完全にゼロにはできないにしても、インプラントとインプラント周囲組織への微生物の未確認の漏洩を減少させられる。その結果、インプラント周囲病変が発症または進行する可能性を減らすことができる。

既知の歯周病原菌とインプラント周囲炎の関係から、臨床家によっては、インプラント治療前に、歯周病の治療として、抗菌薬の全身投与をともなうスケーリング・ルートプレーニングを実施している。適切な抗菌薬を選択するために、歯周病に関与すると予測される細菌サンプルを歯周ポケットから採取する。細菌検査の結果は、抗菌薬の選択のほか、疾患の再発のモニタリングに使用できる。

表 6-1	インプラント周囲病変に関係する微生物	
微生物	グラム染色	呼吸
Porphyromonas gingivalis	グラム陰性	嫌気性菌
Tannerella forsythia	グラム陰性	嫌気性菌
Treponema denticola	グラム陰性	嫌気性菌
Treponema socranskii	グラム陰性	嫌気性菌
Porphyromonas intermedia	グラム陰性	嫌気性菌
Campylobacter rectus	グラム陰性	嫌気性菌
Campylobacter showae	グラム陰性	嫌気性菌
Prevotella intermedia	グラム陰性	嫌気性菌
Fusobacterium nucleatum	グラム陰性	嫌気性菌
Centipeda periodontii	グラム陰性	嫌気性菌
Aggregatibacter actinomycetemcomitans	グラム陰性	通性嫌気性菌
Haemophilus influenzae	グラム陰性	通性嫌気性菌
Campylobacter gracilis	グラム陰性	微嫌気性菌
Helicobacter pylori	グラム陰性	微嫌気性菌
Staphylococcus anaerobius	グラム陽性	嫌気性菌
Eubacterium nodatum	グラム陽性	嫌気性菌
Eubacterium brachy	グラム陽性	嫌気性菌
Eubacterium saphenum	グラム陽性	嫌気性菌
Filifactor alocis	グラム陽性	嫌気性菌
Slackia exigua	グラム陽性	嫌気性菌
Parascardovia denticolens	グラム陽性	嫌気性菌
Parvimonas micra	グラム陽性	嫌気性菌
Staphylococcus aureus	グラム陽性	通性嫌気性菌
Streptococcus intermedius	グラム陽性	通性嫌気性菌
Streptococcus mitis	グラム陽性	通性嫌気性菌
Streptococcus mutans	グラム陽性	通性嫌気性菌

IAI におけるマイクロギャップとマイクロポンプ

インプラントシステムへの細菌侵入の主な経路と、その後のインプラント周囲組織への細菌感染は、IAI 部位でのマイクロギャップで生じ、その際にはマイクロポンプの作用が関連する[14-21]。咬合力がインプラント補綴に加わると、圧縮力がインプラントとアバットメント間のネジのすき間を変形させ、微小なギャップを生じさせる（これをマイクロギャップと呼ぶ）[22]。このマイクロギャップにより、インプラントの微小環境とインプラントウェルが連結し、細菌のコロニーと、病原細菌とエンドトキシンのリザーバーが形成される[15, 16, 21, 22]（図 6-2）。さらに、Zipprich ら[22] は、高速エックス線写真を用いた研究で、咬合中に圧縮と容積変化が生じることで、マイクロポンプ現象が起き、増殖した細菌がインプラントウェルから周囲組織に侵入する可能性を示した[17, 20]。マイクロギャップとマイクロポ

第 6 章　インプラント周囲組織に対するインプラント－アバットメントインターフェースの影響

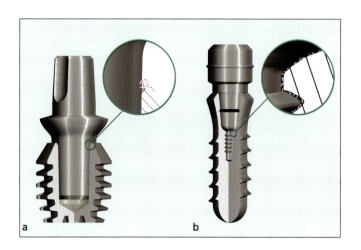

図 6-2 IAI のマイクロギャップが、インプラント内部のスペースに細菌のコロニー形成を許し、有害細菌とエンドトキシンのリザーバーとなる。(a) ロッキングテーパー IAI は、バクテリアルシールをつくる。(b) スクリューインの IAI デザインに存在するマイクロギャップは、有害細菌のアクセスを許す。

表 6-2　IAI における細菌漏洩の評価

IAI デザイン	使用細菌	漏洩%	サンプル数	インキュベーション時間	インプラントシステム（メーカー）	文献
エクスターナルヘキサゴン	*Escherichia coli*	11%	38	7日	Conexão Screw-tightened Implant Master Screw	Faria et al[24]
エクスターナルヘキサゴン	*E coli*	82%	17	14日	Brånemark (Nobel Biocare)	Jansen et al[30]
エクスターナルヘキサゴン	*E coli*	100%	17	14日	Calcitek Integral Omniloc	Jansen et al[30]
エクスターナルオクタゴン	*E coli*	75%	16	14日	ITI Bonefit w/Octa (Straumann)	Jansen et al[30]
フラット	*E coli*	16%	19	14日	Friadent Frialit-2 w/washer (Dentsply)	Jansen et al[30]
フラット	*E coli*	38%	21	14日	IMZ w/IMC insert	Jansen et al[30]
フラット	*E coli*	42%	19	14日	Sernados (BEGO)	Jansen et al[30]
フラット	*E coli*	68%	19	14日	IMZ w/ TIE	Jansen et al[30]
フラット	*E coli*	72%	18	14日	Friadent Frialit-2 standard (Dentsply)	Jansen et al[30]
フラット	*E coli*	88%	17	14日	Mathys Ha-Ti w/telescopic post	Jansen et al[30]
フラット	*E coli*	100%	17	14日	Mathys Ha-Ti w/crown base	Jansen et al[30]
フリクションフィット/セメント	*Pseudomonas aeruginosa*	0%	5	28日	Bone System	Assenza et al[27]
フリクションフィット/セメント	*A actinomycetemcomitans*	0%	5	28日	Bone System	Assenza et al[27]
インターナルヘキサゴン	*S aureus*	0%	30	3〜11週	Mathys Ha-Ti w/chlorhexidine coating	Besimo et al[31]
インターナルヘキサゴン	*A actinomycetemcomitans*	0%	10	28日	Universal II HI	Tripodi et al[29]
インターナルヘキサゴン	*E coli*	5%	41	7日	Conexão Screw-tightened Implant Master AR Morse Porous	Faria et al[24]
インターナルヘキサゴン	*P aeruginosa*	40%	10	28日	Universal II HI	Tripodi et al[29]
インターナルヘキサゴン	*P aeruginosa*	80%	5	28日	Dentoflex HI	D'Ercole et al[28]
インターナルヘキサゴン	*A actinomycetemcomitans*	80%	5	28日	Dentoflex HI	D'Ercole et al[28]
インターナルヘキサゴン	*S aureus*	100%	30	5日	Mathys Ha-Ti	Guindy et al[32]
インターナルヘキサゴン	*S aureus*	100%	10	14日	Neodent Titamax II Plus	Teixeira et al[25]
ロッキングテーパー(1.25 度)	*E coli*	20%	15	14日	Kopp Frictional Implant II	Alves et al[26]
ロッキングテーパー(1.5 度)	*A actinomycetemcomitans; Streptococcus oralis; F nucleatum*	0%	9	3日	Bicon	Dibart et al[15]
ロッキングテーパー(1.5 度)	*S sanguinis*	20%	10	14日	Bicon	Aloise et al[23]

（次ページに続く）

IAIにおけるマイクロギャップとマイクロポンプ

表6-2　（続き）IAIにおける細菌漏洩の評価

IAIデザイン	使用細菌	漏洩%	サンプル数	インキュベーション時間	インプラントシステム（メーカー）	文献
モーステーパー/インターナルヘキサゴン	E coli	7.5%	40	7日	Conexão Screw-tightened Implant Master AR Morse Porous	Faria et al[24]
モーステーパー/インターナルヘキサゴン	S aureus	70%	10	14日	Neodent Titamax CM	Teixeira et al[25]
モーステーパー/インターナルヘキサゴン	E coli	0%	15	14日	Conexão Screw-tightened Implant Master AR Morse Porous	Alves et al[26]
モーステーパー/インターナルヘキサゴン	S sanguinis	20%	10	14日	Ankylos (Dentsply)	Aloise et al[23]
モーステーパー/インターナルヘキサゴン	E coli	60%	15	14日	Conexão Screw-tightened Implant Master AR Morse Porous	Alves et al[26]
モーステーパー/インターナルスクリュー	A actinomycetemcomitans	0%	5	28日	Ankylos Plus (Dentsply)	Assenza et al[27]
モーステーパー/インターナルスクリュー	P aeruginosa	20%	5	28日	Ankylos Plus (Dentsply)	Assenza et al[27]
モーステーパー/インターナルスクリュー	A actinomycetemcomitans	40%	5	28日	Dentoflex Cone Morse	D'Ercole et al[28]
モーステーパー/インターナルスクリュー	P aeruginosa	40%	10	28日	Universal II CM	Tripodi et al[29]
モーステーパー/インターナルスクリュー	E coli	50%	16	14日	Ankylos (Dentsply)	Jansen et al[30]
モーステーパー/インターナルスクリュー	P aeruginosa	60%	5	28日	Dentoflex Cone Morse	D'Ercole et al[28]
モーステーパー/インターナルスクリュー	A actinomycetemcomitans	60%	10	28日	Universal II CM	Tripodi et al[29]
モーステーパー/インターナルスクリュー	E coli	69%	16	14日	Astra Tech (Dentsply)	Jansen et al[30]
モーステーパー/インターナルスクリュー	E coli	96%	23	14日	ITI Bonefit w/conical (Straumann)	Jansen et al[30]
3葉インターナルコネクション	A actinomycetemcomitans	40%	5	28日	Nobel Biocare Replace Select	Assenza et al[27]
3葉インターナルコネクション	P aeruginosa	80%	5	28日	Nobel Biocare Replace Select	Assenza et al[27]

ンプの存在は、病原体のリザーバーと播種の原因として、どのインプラントシステムでも主要な問題点となる。そのため、インプラントシステムを成功させるためには、インプラントとアバットメント間の安定性と臨床家の使い勝手だけでなく、IAIでのマイクロギャップを最小限にする必要がある。

さまざまなインプラントシステムについて、IAIの細菌漏洩を解析した結果、広範囲で異なる結果が得られた[14, 15, 23-33]。インプラント-アバットメントシステムの両方向での漏洩を測定するもっとも簡単な方法は、インプラントシステムを染色液または細菌液に浸すテスト方法である。（細菌増殖または染色液の侵入で示される）マイクロ漏洩は、インプラントウェル内（「アウトサイド-イン実験」として知られる）または周囲への溶液の漏れ（「インサイド-アウト実験」として知られる）により観察される。しかし、IAIについての代表的な細菌漏洩の実験は、理想的とは言えない。というのも、たとえ最善の環境であっても、周囲の環境や研究者由来の細菌による汚染の可能

性が残るからである[34]。

表6-2に示したデータは、IAIでのマイクロ漏洩を解析した多くの研究結果のほんの一部である。表6-2は、IAIにおける細菌種の漏洩パーセントを示したもので、IAIのデザインと結果が関連する。漏洩パーセントの数値は、実験デザインや研究者により変化する。たとえば、同じインプラント（メーカーとシステム）でも、研究者が違うと、漏洩パーセントは0%から95%までの差が生じる[15, 23, 27, 35]。この違いの説明としては、実験デザインの不備や、製造側での不正確な機械加工などが考えられる[23, 35]。

ロッキングテーパーでのインプラント-アバットメント接続は、IAIでのマイクロギャップの存在を、完全ではなくても減少させると仮定されている[14, 15, 22, 33, 36, 37]。理論上、ロッキングテーパーIAIは、パーツの機械加工やテーパー角度による影響で、インプラントウェルとアバットメントの全周にわたって完全なバクテリアルシールが形成されないとしても、アバット

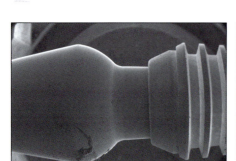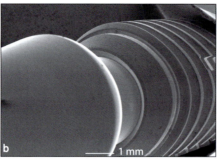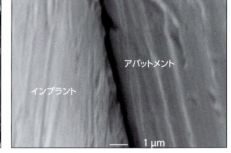

図 6-3 両方向漏洩テスト後のインプラントとアバットメントの結合部を示す SEM 画像。(a) インプラントを横から見たところ。向かって左がアバットメントで、右がインプラント。(b) 同じインプラントを歯冠側から見たところ。

図 6-4 IAI の一部位を示す SEM 画像。インプラントとアバットメント間のギャップは 0.5 μm に満たない。

メントとインプラント間で生じる冷間圧接によって密封されたシールを形成する[15, 38, 39]。

ほとんどのインプラントシステムが、IAI にモーステーパーを組み合わせる傾向にあるが、ロッキングテーパーはモーステーパーとは異なる特別なタイプであり、別物として考える必要がある[16, 27, 34, 40, 41]。ロッキングテーパーデザインは（TIS システムまたは他の広角度のモーステーパーシステムと組み合わせなくても）、IAI でのマイクロ漏洩を防止することに、より成功している[15, 16, 23, 33, 34, 41]（表 6-2）。表 6-2 でモーステーパーの漏洩率が大きく異なっていることは、異なるタイプのモーステーパー（TIS システムからのロッキングテーパーなど）を区別する重要性を強調している。TIS デザインは、モーステーパーをインプラント内へのマイクロ漏洩と細菌のコロニー形成のバリアとして利用しているが、残念なことに、スクリューのトルクを締めると、TIS コンポーネント間に間隙が生じ漏洩が起きる。さらにトルクが増すと、それにともないコンポーネント間に不適合の程度が増し、細菌の汚染に繋がる[16, 42, 43]（第 5 章参照）。

バイコン IAI の解析

バイコン IAI の品質は、スタンダードな漏洩テストや、走査型電子顕微鏡（SEM）、3 次元エックス線マイクロトモグラフィー（マイクロ CT）等のさまざまな方法で解析されてきた[15, 40, 44]。これらの試験の結果、バイコン IAI は細菌密閉能力に優れ、インプラントウェルからの細菌排除能力は IAI に存在するという仮説が証明された。

Dibart ら[15]は、アウトサイド-インとインサイド-アウトの両方向の漏洩テストを実施し、バイコン IAI のバクテリアルシール能力を評価した（図 6-3）。よく知られる歯周病原菌である、*Aggregatibacter actinomycetemcomitans*、*Fusobacterium nucleatum*、*Streptococcus oralis* を混合した培地を使用して、インプラントウェルと周囲の培地への細菌の漏洩をテストした

（アウトサイド-インとインサイド-アウトの両方向）[15]。漏洩テストの結果、実験の時間枠内では細菌漏洩は認められなかった（0% 漏洩）[15]。両方向の漏洩テストに続いて、Dibart ら[15]は、SEM を使用してインプラント-アバットメントの結合部位を観察し、インプラントウェル内には細菌が侵入していないことを報告した。細菌はインプラントとアバットメントの外側には存在したが、金属と金属との冷間圧接部より下方のインプラントの内側のスペース（インプラント内面とアバットメントポストの隙間の 200 μm 下方）には、認められなかった[15]（図 6-3 〜 6-8）。

IAI の SEM 実験において、Dibart ら[15]は、最歯冠側の間隙は 0.5 μm 以下であることを報告した（図 6-4）。著者らは、この間隙はテストに使用した細菌が侵入するには小さすぎると結論づけた（*A. actinomycetemcomitans* の大きさは 0.4 × 1.0 μm、*F. nucleatum* は 3.0 × 0.4 〜 10.0 × 0.7 μm、*S. oralis* は直径 2.0 μm 以下）。間隙サイズを考慮して、インプラントウェルに細菌を認めず、両方向の漏洩テストで漏洩がなかったことから、著者らは完全なバクテリアルシールがつくられていると結論づけた[15]。

Dibart らの報告[15]が、バイコン IAI に完全なバクテリアルシールが存在することを示しているにもかかわらず、いくつかの研究はこの結果に疑問を投げかけている[23, 35]。両方向の漏洩テストが、バイコンインプラントシステムと TIS インプラントシステムで実施され、両方のシステムで漏洩が確認された（少量ではあるが）。10 のサンプルがテストされ、2 つにのみ細菌の汚染が認められた[23]（表 6-2）。同様に、バイコンインプラントの汚染が、一連の生体内での研究で認められた[35]。これらの研究での汚染の原因として、アバットメントの不適切な適合が考えられる。アバットメントをインプラントに固定するために用いられるテーパードインターフェレンス適合（TIF）は、アバットメント挿入時に生じる、円錐型の接触部への強圧を利用している（第 5 章参照）。IAI の内部に隙間があると、インプラントへのアバットメントの保持とバクテリアルシールをつくる能力が妨害される。これは、完全なシール（封鎖）を行う

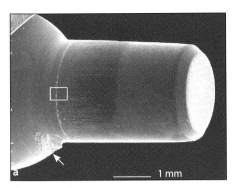
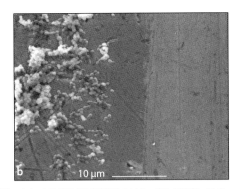

図 6-5 インプラントから除去したアバットメントの SEM 画像。(a) 白枠は冷間圧接部位を示す。白い矢印は、アバットメント除去時のフォーセップスによる痕を示す。(b) アバットメントポストの拡大画像（a の白枠の部分）。細菌とデブリスは、冷間圧接部位よりも下には存在しない。

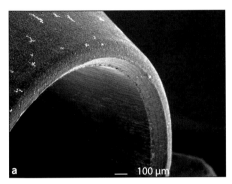
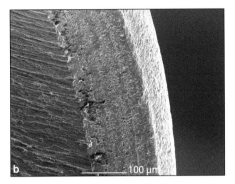

図 6-6 コロナルチャンバーがインプラントウェルの入り口に存在することを示す SEM 画像。(a) コロナルチャンバーは幅 120 μm である。(b) コロナルチャンバーの拡大画像。

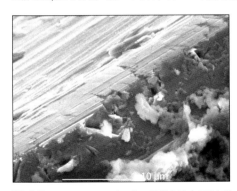
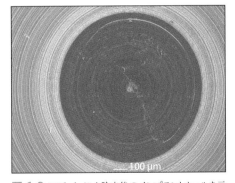

図 6-7 コロナルチャンバー上の細菌を示す SEM 画像。細菌はインプラントウェル内（左上の角）には侵入しない。

図 6-8 アバットメント除去後のインプラントウェルを示す SEM 画像。インプラントウェルは細菌で汚染されていない。

にはインプラントとアバットメントの結合部位の表面が粗いことが求められるが、表面が過度に粗いと細菌漏洩の可能性があるという警告でもある[18, 45]。

両方向の漏洩テストと SEM に加えて、インプラントシステムの IAI を評価するもうひとつのツールはマイクロ CT である[34]。マイクロ CT は、一般的なコンピュータートモグラフィー（CT スキャン）の高出力バージョンである。マイクロ CT は、対象（8 μm 以下の大きさ）の非破壊的検出と解析を行える。高倍率で対象を観察する従来の方法は、サンプルの作成に厳格な破壊的処置が必要で、得られる結果は不完全な 2 次元イメージであった。従来の方法に比べて、マイクロ CT では、サンプルを破壊することなく 3 次元イメージを得ることができる[46]。ロッキングテーパー IAI（バイコン）と TIS インプラント IAI（Ankylos と Straumann）をマイクロ CT で解析した結果、バイコン IAI ではマイクロギャップが認められず、テストを行った 3 つのインプラントのなかでは、インプラント - アバットメント間の接触表面部位の結合がもっとも強固であった[44, 47]。論文で報告されたデータに加えて、歯槽骨の増加と成長の事実がしばしば報告され、バイコン IAI のバクテリアルシールの論理的証拠となった。

インプラント周囲疾患の罹患率と臨床所見

インプラントの IAI のデザインに加え、患者の健康状態や補綴物の特徴を含むその他の因子が、インプラント周囲疾患の病因と進行、およびインプラント周囲粘膜炎からインプラント周囲炎への移行に関与する[48-50]。インプラント周囲環境へのプラークの蓄積と病原菌のコロニー形成が、インプラント周囲疾患の病因となることが示唆されている[6, 12, 51-57]。さらに、患者の口腔衛生状態の不良も、インプラント周囲疾患の発症と進行に関与する[6]。インプラント周囲疾患に対する最初の防衛ラインは、患者の念入りなホームケアである。同様に、術者は定期的なメインテナンスを実施することでインプラントの状態をモニタリングし、もしインプラント周囲疾患が発症した場合には、速やかに対処しなくてはならない。

本章の残りでは、インプラント周囲疾患の治療で、成功が実証された治療法を紹介する。相反する定義やさまざまな選択または除外基準のために、インプラント周囲疾患の罹患率には大きなばらつきがある。インプラント周囲疾患の罹患率は 1％ から 63.4％ の範囲で報告されている[24, 49, 56-59]。報告の基準にもかかわらず、2 つのインプラント周囲疾患のうちインプラント周囲粘膜炎がより多く、罹患率は患者単位で 80％、インプラント単位で 50％ である[13, 57, 60]。

インプラント周囲粘膜炎では、インプラント周囲の粘膜に腫脹と炎症が認められる。インプラント周囲粘膜炎のもっとも重要な指標は、軽圧（0.25N 以下）でのプロービング時の出血およびまたは排膿である[57]。粘膜の退縮が見られることもある[5]。インプラント周囲炎とは違い、インプラント周囲粘膜炎では、インプラント治療後に起きる正常なリモデリング以外の骨吸収は認められない。

インプラント周囲粘膜炎の治療は、インプラント周囲炎への移行を防ぐために、初期に積極的に開始すべきである。Costa ら[61]の研究では、治療ガイドラインを守った患者の場合、インプラント周囲粘膜炎からインプラント周囲炎への移行は 18％ であった[48]。しかしながら、治療ガイドラインを守らなかった患者の場合、インプラント周囲粘膜炎からインプラント周囲炎への移行は 43.9％ であった[48, 61]。

インプラント周囲炎の罹患率の幅は、患者単位で 20％ から 56％ である[56, 57, 60]。インプラント周囲粘膜炎と同様に、インプラント周囲炎は、粘膜の腫脹、炎症とプロービング時の出血を認める。しかしながら、もっとも異なる点は、インプラント周囲炎では骨吸収を認めることである[56, 62]。先にも述べたが、インプラント周囲炎は不可逆的と定義される。近年のインプラント周囲炎の治療は、完全回復治療ではないが、非外科および外科治療の両方で、有効な結果を示す豊富なエビデンスが示されている[56, 60, 62]。

インプラント周囲疾患の現在の治療戦略

インプラント周囲粘膜炎とインプラント周囲炎の関係は、歯肉炎と歯周炎の関係と比較される[63]。歯肉炎のケースと同様に、インプラント周囲粘膜炎は、プロフェッショナルプラークコントロールや患者によるホームケア（デンタルフロスの使用など）といった適切な治療法が継続されることで、治療が可能かつ可逆的な炎症性病変だと考えられている[48]。しかし、多くのインプラント補綴物のデザイン（TIS システム等）が、歯頚部の機械的クリーニングを妨げるため、しばしば適切なホームケアが実施できない。さらに、一般的なインプラントシステムのクラウン補綴物は、歯肉縁下のデブライドメントを容易にするために着脱可能だが、患者自身による着脱は基本的に難しい[64]。

クラウンを外し、インプラント表面のプラークを機械的にクリーニングすると同時に、付加的な抗菌療法（局所への殺菌薬の応用、局所または全身への抗菌薬の投与、エアーアブレージョン等）を行うことで、短期間に限定的な臨床上の改善を認めるが、これらの治療法は、インプラント周囲粘膜炎の根本的な治療法とはならない[65]。多くのケースで、1 回のみの治療ではインプラント周囲粘膜炎を治癒させることはできず、複数回の治療が必要になる。さらに、インプラント周囲溝の機械的デブライドメントによる不快感は、さらなる治療への患者のコンプライアンスを低下させる。

患者の不快感を最小限にするために、細菌の再付着を防ぐための抗感染対策を 10 週間にわたって行うような、侵襲が少ないプロトコールが推奨される。バイコンインプラントのインプラント周囲粘膜炎の治療には、歯肉縁下への殺菌作用を有するデシカント乾燥溶液の繰り返しの応用が有効である。インプラント周囲炎の治療に関しては、エアーパウダーアブレージョンを用いて感染部位の除染を行い、その後殺菌効果のあるデシカント乾燥溶液を用いてから、骨欠損部位へ 2 相性硫酸カルシウムとウシ由来無機骨の混合材を使用することで良好な結果が得られている[66]（第 16 章参照）。インプラント周囲炎に罹患したバイコンインプラントの患者を、前述の方法で治療した結果を以下に例示する。

症例 1

患者は 62 歳の男性。補綴物を装着して 1 年、左側上顎第二小臼歯部のインプラントに痛みと排膿を認めた。根尖周囲の

インプラント周囲疾患の現在の治療戦略

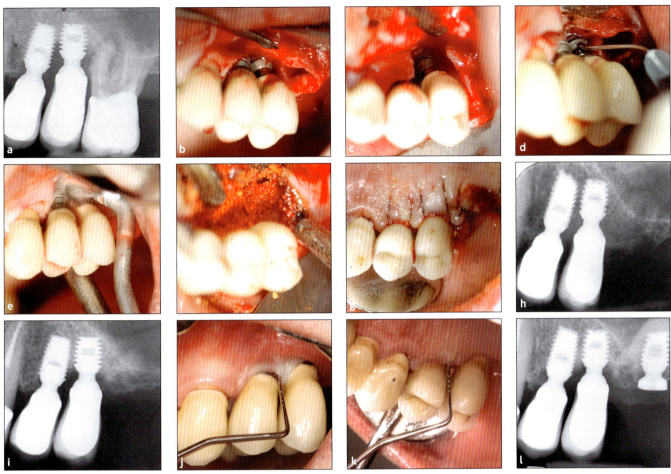

図 6-9 (a) 根尖周囲のエックス線写真から、左側上顎小臼歯部位のインプラントに骨吸収像を認める。(b) 全層弁を開いたあとのインプラント周囲の骨欠損。(c) 口蓋側、第二小臼歯部位のインプラントに、class 1d の骨欠損が認められた。(d) インプラント体表面をデシカント乾燥溶液で除染した。(e) 感染部位のデブライドメントを粗い研磨剤を含むエアーパウダーで行った。(f) 骨欠損部に、ウシ骨ミネラルと合成 2 相性硫酸カルシウムの混合物を殺菌薬とともに満たした。(g) テンションフリーでのフラップの 1 次閉鎖が推奨される。必要があれば、フラップの可動性のために骨膜への減張切開を行う。(h) 術後のエックス線写真で骨欠損部への移植材の填入を確認した。(i) 術後 1 年のエックス線写真では、骨欠損部が硬組織でほぼ完全に満たされていた。(j, k) 術後 2 年の頬側および口蓋側の軟組織の状態。(l) 術後 5 年のエックス線写真。インプラント周囲骨の安定が確認できた。

エックス線写真では、このインプラントともう 1 本の第一小臼歯部のインプラントに骨吸収を認め、第一大臼歯には根尖病巣を認めた（図 6-9a）。検査の結果、2 つのインプラント間に深い（9 mm）プロービングデプスを認めた。

歯肉溝切開を行い、全層弁のフラップを形成してインプラント周囲の骨欠損部を露出させ、第一大臼歯を抜歯した（図 6-9b）。第二小臼歯部のインプラントの頬側と口蓋側に、Schwarz の分類で class 1d の骨欠損が認められた（図 6-9c）。骨欠損部の肉芽除去後、インプラント体表面をデシカント乾燥溶液（Hybenx、EPIEN 社製）を用いて除染し、粗い研磨剤を含むエアーパウダーでデブライドメントを行った（図 6-9d と 6-9e）。除染後、骨欠損部を脱タンパク質ウシ骨ミネラルと合成 2 相性硫酸カルシウムの混合物（BondBone、MIS implants technologies 社製）で、殺菌薬とともに満たした（図 6-9f）。移植材の上にはメンブレンを使用せず、テン

ションフリーで 1 次閉鎖の縫合を行った。可能であれば、フラップが移動しやすいように骨膜への減張切開が推奨される（図 6-9g）。最後に、骨欠損部への移植材の填入を確認するため、エックス線撮影を行った（図 6-9h）。

術後 1 年のエックス線写真では、骨欠損部が硬組織でほぼ完全に満たされており、インプラント周囲組織には病的なプロービングデプスも認められない（図 6-9i）。2 年および 5 年後のフォローアップのエックス線写真および口腔内写真でも、インプラント周囲組織と骨の安定が確認できた（図 6-9j〜6-9l）。

第6章　インプラント周囲組織に対するインプラント-アバットメントインターフェースの影響

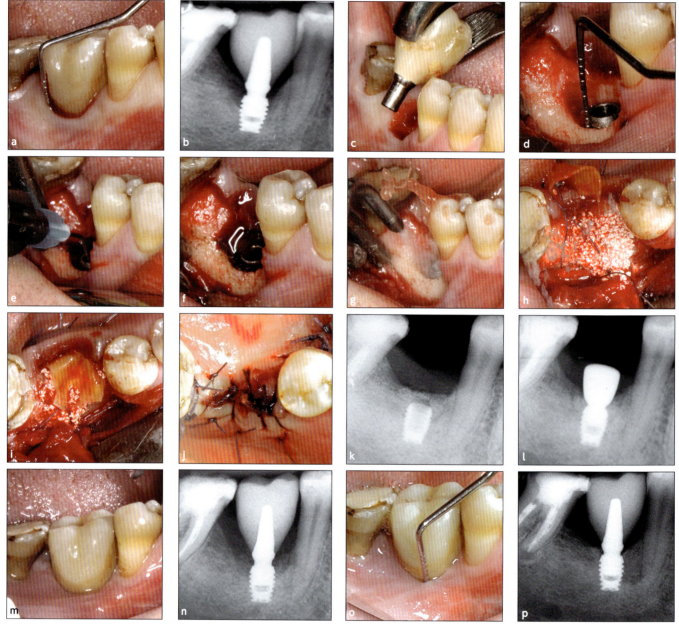

図 6-10　(a) 補綴物装着 10 ヵ月後に，右側下顎第一大臼歯部位にインプラント周囲の炎症を認めた。(b) エックス線所見から，インプラント遠心に垂直性骨吸収を認めた。(c) 術前にクラウンを除去。(d) 全層弁を開けると，class 1e のクレーター状の骨欠損を認めた。(e) 肉芽除去後，デシカント乾燥溶液をインプラント表面に使用した。(f) デシカント乾燥溶液を 1 分間作用させた状態。(g) 同部位を粗い研磨剤を含むエアーパウダーで機械的にデブライドメントした。(h) 骨欠損部は骨補填材で満たされていた。(i) メンブレンを固定。(j) テンションフリーの 1 次閉鎖を行った。(k) 術後のエックス線写真で，骨欠損部が骨補填材で満たされていることを確認した。(l) 手術 4 ヵ月後に，粘膜貫通式のヒーリングアバットメントを装着した。(m) 元の補綴物を再装着した。(n) 元の補綴物を再装着した際のエックス線写真。(o) 術後 1 年のプロービングデプスは 4 mm で，炎症所見はなかった。(p) 4 年後のエックス線所見では，骨欠損部のほぼ完全な再生像を認めた。

症例 2

患者は 40 歳の男性。補綴物を装着して 10 ヵ月後に，右下第一大臼歯部のインプラント周囲に炎症症状が認められた（図 6-10a）。エックス線所見から，インプラント遠心に垂直性骨吸収が認められた（図 6-10b）。補綴物を除去後，全層弁を開いたところ 3 mm の class 1e の欠損が認められた（図 6-10c と 6-10d）。

骨欠損部の肉芽を除去後，デシカント乾燥溶液でインプラント表面を除染した（図 6-10e）。デシカント乾燥溶液を 1 分間作用させたあと，生理食塩水でよく洗浄した（図 6-10f）。次に，同部位を粗い研磨剤を含むエアーパウダーでデブライドメントした（図 6-10g）。骨欠損部に骨補填材を填入し，吸収性メンブレンで被覆した（図 6-10h と 6-10i）。メンブレンを固定後，

テンションフリーで1次閉鎖のための縫合を行い、治癒を待った（図6-10j）。術後に、骨欠損部が骨補填材で満たされていることを確認するためにエックス線撮影を行った（図6-10k）。

4ヵ月後に手術部位を切開し、粘膜貫通式のヒーリングアバットメントを装着した（図6-10l）。さらに2ヵ月後、ヒーリングアバットメントを除去し、元の補綴物を再装着した（図6-10mと6-10n）。

術後1年のプロービングデプスは4mmで炎症所見はなかった（図6-10o）。インプラント周囲の再生像が、エックス線写真で確認された（図6-10p）。

結語

インプラント周囲粘膜炎やインプラント周囲炎といったインプラント関連病変の予防は、患者および術者のいちばんの関心事である。口腔細菌叢に対する我々の最近の理解は、細菌のコミュニティーがいかにインプラント関連疾患の病状に影響するかを示している。それゆえ、術者はインプラント埋入前に、有害な細菌を除去または減少させる抗菌薬をあらかじめ同定しておくほうがよい。同時に、インプラント内部への有害細菌の侵入を減らすことも重要である。インプラント内部のスペースへの細菌の侵入とコロニー形成は、ロッキングテーパーに使用されているIAIデザインで予防できる。そしてさらに、ロッキングテーパーのIAIデザインは、インプラント関連病変の発生率を最小限に抑える。

バイコンインプラントのロッキングテーパーは、IAIにバクテリアシールをつくり、インプラント内部への細菌の侵入を防ぐ[15, 44]。IAIに形成されたバクテリアルシールの結果、バイコンインプラントは、インプラント内外への有害細菌の蓄積を減少させ、その結果、インプラント患者のインプラント関連病変の発症が減少する。本章で示したエビデンスに加えて、30年以上にわたる臨床医からの臨床報告から、バイコンインプラントのIAIにはバクテリアルシールの存在が裏付けられている。細菌感染の指標である臭気は、バイコンのアバットメントの除去時には報告されていない。さらに、骨再生と、IAIの歯冠側粘膜に炎症がないことは、細菌感染が起こっている環境ではまずありえないことである。

バイコンのインプラントシステムには、優れたデザインと単冠補綴への適応性がある。このため、バイコンインプラントは、インプラント周囲疾患および周囲骨病変の治療に良好な反応を示すだけでなく、効果的なブラッシングや歯間部のフロッシングのような、患者のホームケアに対しても適切な環境を提供する。適切なホームケアは、インプラント周囲疾患の発症と進行を防ぐ。本章で示した治療法に加えて、その他いくつかのプロ

トコールを用いて、バイコンインプラントの周囲骨の再生に成功した。これらの成功例が一貫して効果的であるかどうかについては、研究を継続しているところである。

References

1. Messler RW. Principles of Welding: Processes, Physics, Chemistry and Metallurgy. New York, NY: Wiley; 1999.
2. Bowden FP, Young JE. Friction and adhesion of clean metals. Nature 1949;164:1089–1090.
3. Dewhirst FE, Chen T, Izard J, et al. The human oral microbiome. J Bacteriol 2010;192:5002–5017.
4. Jenkinson HF, Lamont RJ. Oral microbial communities in sickness and in health. Trends Microbiol 2005;13:589–595.
5. Atieh MA, Alsabeeha NHM, Faggion CM, Duncan WJ. The frequency of peri-implant diseases: A systematic review and meta-analysis. J Periodontol 2013;84:1586–1598.
6. Canullo L, Peñarrocha-Oltra D, Covani U, Botticelli D, Serino G, Peñarrocha M. Clinical and microbiological findings in patients with peri-implantitis: A cross-sectional study. Clin Oral Implants Res 2016;27:376–382.
7. Meijer HJA, Raghoebar GM, de Waal YC, Vissink A. Incidence of peri-implant mucositis and peri-implantitis in edentulous patients with an implant-retained mandibular overdenture during a 10-year follow-up period. J Clin Periodontol 2014;41:1178–1183.
8. Callan DP, O'Mahony A, Cobb CM. Loss of crestal bone around dental implants: A retrospective study. Implant Dent 1998;7:258–266.
9. Broggini N, McManus LM, Hermann JS, et al. Persistent acute inflammation at the implant-abutment interface. J Dent Res 2003;82:232–237.
10. Dibart S, Skobe Z, Snapp KR, Socransky SS, Smith CM, Kent R. Identification of bacterial species on or in crevicular epithelial cells from healthy and periodontally diseased patients using DNA-DNA hybridization. Oral Microbiol Immunol 1998;13:30–35.
11. Ji S, Choi YS, Choi Y. Bacterial invasion and persistence: Critical events in the pathogenesis of periodontitis? J Periodontal Res 2015;50;570–585.
12. Alani A, Kelleher M, Bishop K. Peri-implantitis. Part 1: Scope of the problem. Br Dent J 2014;217:281–287.
13. Zitzmann NU, Berglundh T. Definition and prevalence of peri-implant diseases. J Clin Periodontol 2008;35(suppl 8):286–291.
14. Passos SP, Gressler May L, Faria R, Özcan M, Bottino MA. Implant-abutment gap versus microbial colonization: Clinical significance based on a literature review. J Biomed Mater Res B Appl Biomater 2013;101:1321–1328.
15. Dibart S, Warbington M, Su MF, Skobe Z. In vitro evaluation of the implant-abutment bacterial seal: The locking taper system. Int J Oral Maxillofac Implants 2005;20:732–737.
16. Berberi A, Tehini G, Rifai K, et al. In vitro evaluation of leakage at implant-abutment connection of three implant systems having the same prosthetic interface using rhodamine B. Int J Dent 2014;2014:351263–351267.
17. Ujiie Y, Todescan R, Davies JE. Peri-implant crestal bone loss: A putative mechanism. Int J Dent 2012;2012:742439–742439.
18. Hermann JS, Schoolfield JD, Schenk RK, Buser D, Cochran DL. Influence of the size of the microgap on crestal bone changes around titanium implants. A histometric evaluation of unloaded non-submerged implants in the canine mandible. J Periodontol 2001;72:1372–1383.
19. Rismanchian M, Hatami M, Badrian H, Khalighinejad N, Goroohi H. Evaluation of microgap size and microbial leakage in the connection area of 4 abutments with Straumann (ITI) implant. J Oral Implantol 2012;38:677–685.
20. de Chaves e Mello Dias ECL, Bisognin EDC, Harari ND, et al. Evaluation of implant-abutment microgap and bacterial leakage in five external-hex implant systems: An in vitro study. Int J Oral Maxillofac Implants 2012;27:346–351.

21. Harder S, Dimaczek B, Açil Y, Terheyden H, Freitag-Wolf S, Kern M. Molecular leakage at implant-abutment connection: In vitro investigation of tightness of internal conical implant-abutment connections against endotoxin penetration. Clin Oral Investig 2010;14:427–432.
22. Zipprich H, Weigl P, Lauer HC. Micromovements at the implant-abutment interface: Measurement, causes, and consequences [in German]. Implantologie 2007;15:31–46.
23. Aloise JP, Curcio R, Laporta MZ, Rossi L, da Silva AMA, Rapoport A. Microbial leakage through the implant-abutment interface of Morse taper implants in vitro. Clin Oral Implants Res 2010;21:328–335.
24. Faria R, Gressler May L, de Vasconcellos DK, Volpato CAM, Bottino MA. Evaluation of the bacterial leakage along the implant-abutment interface. J Dent Implants 2011;1:51–57.
25. Teixeira W, Ribeiro RF, Sato S, Pedrazzi V. Microleakage into and from two-stage implants: An in vitro comparative study. Int J Oral Maxillofac Implants 2011;26:56–62.
26. Alves DCC, Carvalho PS, Martinez EF. In vitro microbiological analysis of bacterial seal at the implant-abutment interface using two Morse taper implant models. Braz Dent J 2014;25:48–53.
27. Assenza B, Tripodi D, Scarano A, et al. Bacterial leakage in implants with different implant-abutment connections: An in vitro study. J Periodontol 2012;83:491–497.
28. D'Ercole S, Scarano A, Perrotti V, et al. Implants with internal hexagon and conical implant-abutment connections: An in vitro study of the bacterial contamination. J Oral Implantol 2014;40:30–36.
29. Tripodi D, Vantaggiato G, Scarano A, et al. An in vitro investigation concerning the bacterial leakage at implants with internal hexagon and Morse taper implant-abutment connections. Implant Dent 2012;21:335–339.
30. Jansen VK, Conrads G, Richter EJ. Microbial leakage and marginal fit of the implant-abutment interface. Int J Oral Maxillofac Implants 1997;12:527–540.
31. Besimo CE, Guindy JS, Lewetag D, Meyer J. Prevention of bacterial leakage into and from prefabricated screw-retained crowns on implants in vitro. Int J Oral Maxillofac Implants 1999;14:654–660.
32. Guindy JS, Besimo CE, Besimo R, Schiel H, Meyer J. Bacterial leakage into and from prefabricated screw-retained implant-borne crowns in vitro. J Oral Rehabil 1998;25:403–408.
33. Schmitt CM, Nogueira-Filho G, Tenenbaum HC, et al. Performance of conical abutment (Morse Taper) connection implants: A systematic review. J Biomed Mater Res A 2014;102:552–574.
34. Al-Jadaa A, Attin T, Peltomäki T, Schmidlin PR. Comparison of three in vitro implant leakage testing methods. Clin Oral Implants Res 2013;26:e1–e7.
35. Mawhinney J, Connolly E, Claffey N, Moran G, Polyzois I. An in vivo comparison of internal bacterial colonization in two dental implant systems: Identification of a pathogenic reservoir. Acta Odontol Scand 2014;73:188–194.
36. Tesmer M, Wallet S, Koutouzis T, Lundgren T. Bacterial colonization of the dental implant fixture-abutment interface: An in vitro study. J Periodontol 2009;80:1991–1997.
37. Merz BR, Hunenbart S, Belser UC. Mechanics of the implant-abutment connection: An 8-degree taper compared to a butt joint connection. Int J Oral Maxillofac Implants 2000;15:519–526.
38. Oberg EW, Jones FD. Machinery's Handbook: A Reference Book for the Mechanical Engineer, Draftsman, Toolmaker and Machinist, ed 19. New York: Industrial Press, 1975.
39. Bozkaya D, Müftü S. Mechanics of the tapered interference fit in dental implants. J Biomech 2003;36:1649–1658.
40. Coelho PG, Sudack P, Suzuki M, Kurtz KS, Romanos GE, Silva NRFA. In vitro evaluation of the implant abutment connection sealing capability of different implant systems. J Oral Rehabil 2008;35:917–924.
41. Al-Jadaa A, Attin T, Peltomäki T, Heumann C, Schmidlin PR. Impact of dynamic loading on the implant-abutment interface using a gas-enhanced permeation test in vitro. Open Dent J 2015;9:112–119.
42. Guimarães MP, Nishioka RS, Bottino MA. Analysis of implant/abutment marginal fitting. Braz Dent Sci 2001;4(2):12–19.
43. Quirynen M, van Steenberghe D. Bacterial colonization of the internal part of two-stage implants. An in vivo study. Clin Oral Implants Res 1993;4:158–161.
44. Meleo D, Baggi L, Di Girolamo M, Di Carlo F, Pecci R, Bedini R. Fixture-abutment connection surface and micro-gap measurements by 3D micro-tomographic technique analysis. Ann Ist Super Sanita 2012;48:53–58.
45. King GN, Hermann JS, Schoolfield JD, Buser D, Cochran DL. Influence of the size of the microgap on crestal bone levels in non-submerged dental implants: A radiographic study in the canine mandible. J Periodontol 2002;73:1111–1117.
46. Grande NM, Plotino G, Gambarini G, et al. Present and future in the use of micro-CT scanner 3D analysis for the study of dental and root canal morphology. Ann Ist Super Sanita 2012;48(1):26–34.
47. Di Carlo F, Marincola M, Quaranta A, Bedini R, Pecci R. Analisi MicroTac di impianti a connessione conometrica. Dent Cadmos 2008:76;55–60.
48. Jepsen S, Berglundh T, Genco R, et al. Primary prevention of peri-implantitis: managing peri-implant mucositis. J Clin Periodontol 2015;42(suppl 16):S152–S157.
49. Monje A, Aranda L, Diaz KT, et al. Impact of maintenance therapy for the prevention of peri-implant diseases: A systematic review and meta-analysis. J Dent Res 2016;95:372–379.
50. Albrektsson T, Dahlin C, Jemt T, Sennerby L, Turri A, Wennerberg A. Is marginal bone loss around oral implants the result of a provoked foreign body reaction? Clin Implant Dent Relat Res 2014;16:155–165.
51. Mombelli A, Buser D, Lang NP. Colonization of osseointegrated titanium implants in edentulous patients. Early results. Oral Microbiol Immunol 1988;3:113–120.
52. Becker W, Becker BE, Newman MG, Nyman S. Clinical and microbiologic findings that may contribute to dental implant failure. Int J Oral Maxillofac Implants 1990;5:31–38.
53. Alcoforado GA, Rams TE, Feik D, Slots J. Microbial aspects of failing osseointegrated dental implants in humans. J Parodontol 1991;10:11–18.
54. Jervøe-Storm PM, Jepsen S, Jöhren P, Mericske-Stern R, Enkling N. Internal bacterial colonization of implants: Association with peri-implant bone loss. Clin Oral Implants Res 2015;26:957–963.
55. Smeets R, Henningsen A, Jung O, Heiland M, Hammächer C, Stein JM. Definition, etiology, prevention and treatment of peri-implantitis: A review. Head Face Med 2014;10:34.
56. Mombelli A, Müller N, Cionca N. The epidemiology of peri-implantitis. Clin Oral Implants Res 2012;23(suppl 6):67–76.
57. Lindhe J, Meyle J, Group D of European Workshop on Periodontology. Peri-implant diseases: Consensus report of the sixth European workshop on periodontology. J Clin Periodontol 2008;35:282–285.
58. Roos-Jansåker A-M, Lindahl C, Renvert H, Renvert S. Nine- to fourteen-year follow-up of implant treatment. Part II: Presence of peri-implant lesions. J Clin Periodontol 2006;33:290–295.
59. Fransson C, Lekholm U, Jemt T, Berglundh T. Prevalence of subjects with progressive bone loss at implants. Clin Oral Implants Res 2005;16:440–446.
60. Heitz-Mayfield L, Mombelli A. The therapy of peri-implantitis: A systematic review. Int J Oral Maxillofac Implants 2014;29(Suppl):325–345.
61. Costa FO, Takenaka-Martinez S, Cota LO, Ferreira SD, Silva GL, Costa JE. Peri-implant disease in subjects with and without preventive maintenance: A 5-year follow-up. J Clin Periodontol 2012;39:173–181.
62. Heitz-Mayfield LJ, Lang NP. Surgical and nonsurgical periodontal therapy. Learned and unlearned concepts. Periodontol 2000 2013;62:218–231.
63. Salvi GE, Aglietta M, Eick S, Sculean A, Lang NP, Ramseier CA. Reversibility of experimental peri-implant mucositis compared with experimental gingivitis in humans. Clin Oral Implants Res 2012;23:182–190.
64. Marincola M, Lombardo G, Pighi J, et al. The immediate aesthetic and functional restoration of maxillary incisors compromised by periodontitis using short implants with single crown restorations: A minimally invasive approach and five-year follow-up. Case Rep Dent 2015;2015:716380–716387.
65. Schwarz F, Schmucker A, Becker J. Efficacy of alternative or adjunctive measures to conventional treatment of peri-implant mucositis and peri-implantitis: A systematic review and meta-analysis. Int J Implant Dent 2015;1:22.
66. Lombardo G, Corrocher G, Rovera A, et al. Decontamination using a desiccant with air powder abrasion followed by biphasic calcium sulfate grafting: A new treatment for peri-implantitis. Case Rep Dent 2015;2015:474839.

第7章

ショートインプラントの予後

Somkid Tantirungkij / Joseph Leary
訳：中村昇司

インプラントシステムの性能は、患者満足度やその使いやすさ、ならびに長期的な成功と不具合のデータから推測することができる。しかし、インプラントシステムの不具合や成功もしくは生存率を、文献のみから証明することは困難なこともある。それは研究した材料や方法、さらには用語の定義がそれぞれ異なり、成功・不具合・生存率の結果が不明瞭な可能性があるためである。

全体の生存率

予後は、インプラントシステムの性能を説明するうえでもっとも頻繁に使用されている基準である。インプラントシステムの予後は、継続的な耐久性（従来の認識における生存率：インプラントが口腔内で健常に存在している）と不具合（インプラントが口腔内から除去されている）という視点から決定できる。欠損歯に対して、オッセオインテグレーションで結合するインプラントの使用は、長年の成功と不具合を経て、高い予知性をもつ効果的な治療法となった[2]。事実、歯科用インプラントは非常に効果的かつ予知性があり、生存率が100％～74％未満のインプラントシステムを見つけることは困難となっている[3]。バイコンショートインプラントは、ほとんどの近代インプラントと同様に高い生存率を有している。

バイコンインプラントの生存率を、文献から要約して示す（**表7-1**）[3-10]。経年的な調査から得られた結果をもとに改善された材料や術式は、インプラントの生存率の維持な

第7章　ショートインプラントの予後

表7-1　バイコンインプラントの全体的な生存率の研究の概要（長径6.0 mm～10.0 mmまで*）

研究	インプラントサイズ (mm)	1年後の生存率 (%)	5年後の生存率 (%)
Urdaneta et al[4]	≦ 6 (length)	97.6	97.6[†]
Venuleo et al[5]	6 × 5.7	NR	96.8
Gentile et al[6]	6 × 5.7	92.2	92.2
Schulte et al[7]	6–11 (length)	NR	98.2[‡]
Vehemente et al[3]	6–13 (length)[§]	95.2	90.2
Venuleo et al[5]	> 6 × 5.7	NR	100
Gentile et al[6]	> 6 × 5.7	95.2	92.4
Al-Hashedi et al[8]	3.5 × 8	100	NR
Urdaneta et al[4]	5 × 8	98.5	95.2[†]
Urdaneta et al[9]	5–8 (length)	NR	98.8[‖]
Morgan and Chapman[10]	8–14 (length)	98.1	96.8

*インプラントは、すべて2回法を用いて歯槽骨頂のマージンから2.0 mm下方に埋入されている。
[†]2.5年
[‡]5.8年
[§]ショートインプラントとウルトラショートインプラントの混合。
[‖]3.5年
NR, not reported.

らびに改善に貢献している。たとえば Erakat ら[11] は、即時埋入されたインプラントや、近接したストラクチャーに固定されたインプラントの生存率は、90.3％だったと報告している。この研究から、抜歯後即時埋入や多数のポンティックへの固定、ならびに表面処理されていないインプラントにおいて不具合率が高いことがわかった[11]。

バイコンインプラント初心者による5年にわたる臨床経験

バイコンショートインプラントの生存率は、表7-1 に示すように一般的なインプラントと同等である[12-16]。業界がスポンサーとなっている生存率についての研究を検討すると、懐疑の念が沸くことは否めない。というのも、それらの研究は、理想的な条件下で有能な臨床家によって行われ、最大限に良好な結

果を得ることが前提となっているためである[17, 18]。では、バイコンインプラントシステムの経験が浅い臨床医が、現実的に期待し得る生存率はどれほどであろうか。この疑問に対する回答として、著者らは臨床経験が豊富な臨床医に初めてバイコンインプラントシステムを利用してもらい、それを検討することとした。それらの術者は、診断やインプラント埋入に加え補綴物作製までを、事前にトレーニングを受けることなく、自らバイコンのウェブサイト（www.Bicon.com）のみを利用して学んだ。

臨床医らは、182 名の患者に 407 本のインプラントを埋入した。使用したインプラントの直径は多岐にわたるが、長径は 6 ～ 8 mm であった。患者は男性と女性から成り、平均年齢は 56 歳、喫煙者と非喫煙者が混在していた。患者は 5 年間、経過を観察された。埋入した 407 本のインプラント中、8 本のインプラントに不具合が生じ、成功率は 98％だった。以下に、バイコンインプラントシステムの初心者が行った 5 症例を供覧する。

症例1：下顎第一大臼歯

患者は 64 歳男性で、下顎左側 6 が欠損している（図7-1a）。臨床所見としては、顎堤が高径も唇舌幅径も退縮していた。病歴などのデータを採得したあとに、治療計画を立案した。欠損部には、上部構造が Integrated Abutment Crown（IAC）である 5.0 × 6.0 mm の Integra-CP インプラントを使用した。対合歯の上顎大臼歯は挺出しているため、適切な形態に修正した（図7-1b と 7-1c）。2 回法でインプラントを埋入し、治癒期間には特記事項はなかった。IAC を装着し、咬合を確認した（図7-1d と 7-1e）。インプラントに荷重がかかってから 5 年が経過したが、隣在歯などの硬組織や、歯肉などの軟組織には問題を認めなかった（図7-1f と 7-1g）。

症例2：上顎第一・第二大臼歯

患者は 55 歳女性で、左側上顎第一・第二大臼歯が欠損していた（図7-2a）。術前診査において、エックス線写真から、歯槽骨が少ないことが判明した（図7-2b）。第一・第二大臼歯部には、それぞれ Integra-CP の 5.0 × 6.0 mm と 4.5 × 6.0 mm のインプラントを選択し埋入した（図7-2c と 7-2d）。インプラント埋入 4 ヵ月後に IAC を装着した（図7-2e ～ 7-2g）。インプラントと IAC が装着され機能してから 5 年経過しているが、問題なく残存しており、軟組織と硬組織双方の周囲にも問題を認めない（図7-2h と 7-2i）。

バイコンインプラント初心者による5年にわたる臨床経験

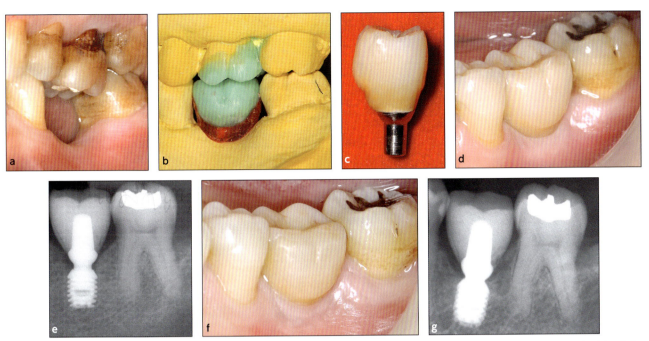

図 7-1 (a) 下顎第一大臼歯欠損。(b) 診断用ワックスアップ。(c) 装着前のIAC。(d, e) IAC装着後の口腔内写真とエックス線写真。(f, g) 装着5年後の口腔内写真とエックス線写真。

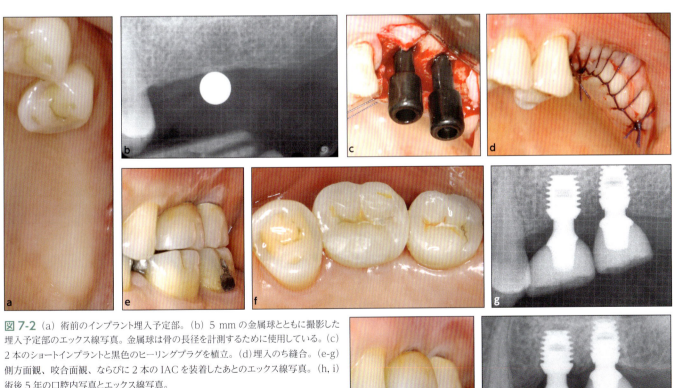

図 7-2 (a) 術前のインプラント埋入予定部。(b) 5 mmの金属球とともに撮影した埋入予定部のエックス線写真。金属球は骨の長径を計測するために使用している。(c) 2本のショートインプラントと黒色のヒーリングプラグを植立。(d) 埋入のち縫合。(e-g) 側方面観、咬合面観、ならびに2本のIACを装着したあとのエックス線写真。(h, i) 術後5年の口腔内写真とエックス線写真。

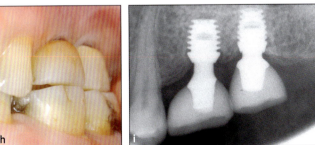

77

第7章 ショートインプラントの予後

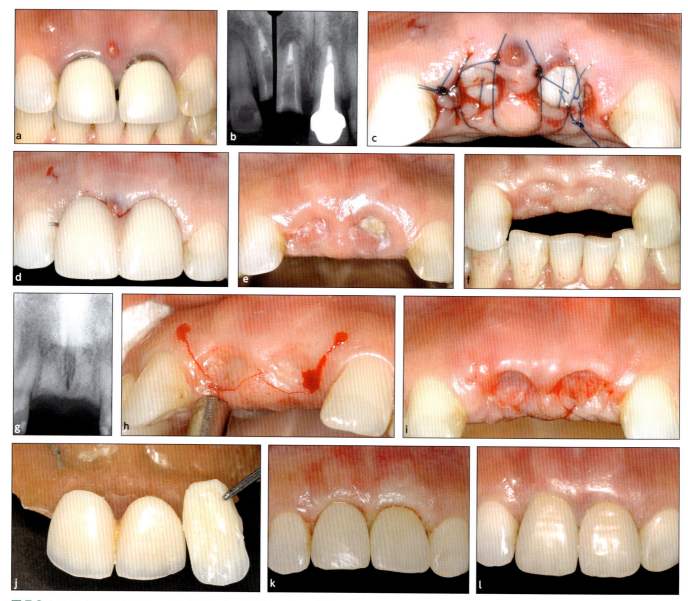

図7-3 (a, b) 術前の口腔内写真とエックス線写真。(c, d) 抜歯後にソケットプリザベーションを行い、レジン製のプロビジョナルクラウンを装着。(e) 2週間後の抜歯窩。(f) 3ヵ月後の抜歯窩。(g) 3ヵ月後のエックス線写真。抜歯窩の治癒を示す。(h) 埋入部の整形を目的とした歯肉切開と形成。(i) 歯肉の安定化のために1週間待機しインプラントを埋入。(j) セラマージュ（松風）を用いてより確定的なプロビジョナルクラウンを作製。(k) IACの試適。(l) 完成に向けての最終的なセラマージュによる築盛。

症例3：上顎中切歯

患者は51歳女性で、他院からの紹介である。保存不可能な上顎中切歯をインプラントへ置換することとした。術前診査により、根管治療の不備と審美障害がわかり、予後不良と診断された。（図7-3aと7-3b）。慎重に抜歯を行い、すべての肉芽組織を抜歯窩から掻爬したあとにSynthoGraftを填入し、骨の高径ならびに幅径の維持に努めた。口蓋から採取した遊離歯肉を、抜歯窩へ移植縫合することで閉鎖を図った（図7-3c）。治癒期間中には、審美的な状況を改善するために部分床義歯を提供した（図7-3d）。3ヵ月が経過し抜歯窩が十分に治癒したあと、5.0×8.0 mmのIntegra-CPインプラントを2本埋入した（図7-3eと7-3i）。

さらに4ヵ月の治療期間を経て、ポリセラミックコンポジットレジンのカスタムシェードタブを使用し、修復物の色調と陰影を決定した（図7-3j）。上部構造のIACについて、適切なカントゥアと歯冠長が再建されているか否かを試適時にエックス線撮影によって確認した（図7-3k～7-3o）。術後5年経過時の来院において、歯周組織は健康的で、歯槽骨のレベルも施術時から変化を認めなかった。さらに、右側上顎中切歯近心部

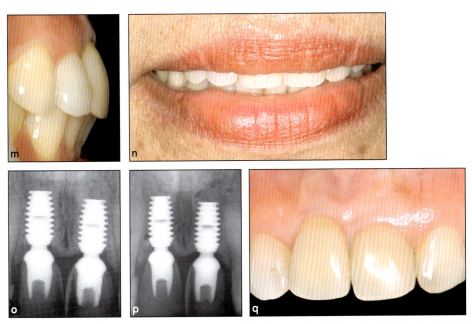

図 7-3（続き）(m-o) 最終的な IAC を装着したあとの側方面観、スマイル面観、エックス線写真。(p, q) 術後 5 年のエックス線写真と口腔内写真。

における実質骨欠損が回復していた（図 7-3p と 7-3q）。図 7-3q において左側中切歯が挺出しているように見えるが、これはカメラの角度によって生じるアーチファクトが原因となって起こる目の錯覚である。

症例 4：右側上顎側切歯

患者は 50 歳の女性で、右側上顎側切歯に不適合修復物を認めた（図 7-4a）。またその歯は、10 年前に歯内療法処置が行われていた（図 7-4b）。術前診査によって、不適合な陶材焼付鋳造冠とポストコアがそのまま残存していることが判明した。ポストとクラウンを除去した時点で、唇舌方向に走行する破折線が明らかになった。歯周ポケットは検出されなかった。患者は、以前のクラウンの自然な外観に非常に満足しており、新たに作製するクラウンに対しても同様の審美性を希望していた。提案した治療は、残根の抜歯後に 4.0 × 8.0 mm の Integta-CP インプラントを即時埋入し、アクリル製人工歯をプロビジョナルレストレーションとして治癒期間中に固定しておく方法であった。

残存する歯槽骨を保存するために、損傷が少ないよう、注意深くペリオトームを用いて抜歯処置を行った。抜歯窩は、徹底的に残存歯周靱帯や浅部の肉芽組織を掻爬ならびに除去し、滅菌生理食塩水にて洗浄した。その後に 4.0 × 8.0 mm の Integra-CP インプラントを埋入し、確実に骨を削除し位置付けした。骨削除中に採取された骨を、埋入されたインプラントのスローピングショルダー上へ設置し、吸収性コラーゲンプラグにて覆い縫合を行った（図 7-4c）。アクリル製人工歯によるプロビジョナルレストレーションは、隣在歯へ接着性コンポジットレジンとファイバーリボンを併用することで保定した（図 7-4d）。2 週間後に歯肉は健常となり抜糸を行った（図 7-4e）。

プロビジョナルレストレーション除去時に撮影したエックス線写真と臨床所見からは、プロビジョナルレストレーションとヒーリングアバットメント周囲に優れた骨レベルと健常な歯周組織が認められる（図 7-4f と 7-4g）。ヒーリングアバットメントを再度インプラントに挿入し、プロビジョナルレストレーションも再度隣在歯に固定した（図 7-4h ～ 7-4j）。さらに 2 週間後にヒーリングアバットメントを除去し、陶材焼付鋳造冠をアバットメントへセメント合着した（図 7-4k）。次いで修復物をインプラントへ挿入した（図 7-4l と 7-4m）。術後 1 年の臨床所見とエックス線写真から、インプラントが機能し、審美的にも満足いくものであることを確認した（図 7-4n と 7-4o）。

バイコンショートインプラントは、骨縁下 2 ～ 4 mm に設置するように設計されている。インプラントを骨縁下に設置する意味は、自然なエマージェンスプロファイルを確保し、黒い金属マージンの露出を防ぐことにある。この患者は長期の審美性について非常に懸念していた。

バイコンの骨縁下埋入術がその懸念を取り除いたことが 1 年後の結果にも表れている。クラウンはセメント合着されているが、セメントは口腔外で容易に除去できるため、余剰セメン

第7章　ショートインプラントの予後

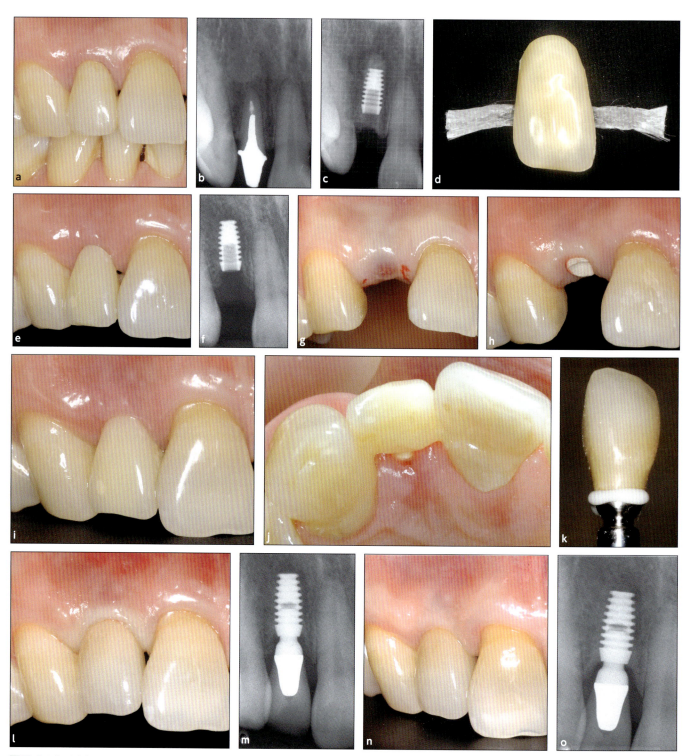

図 7-4 (a) 不適合なクラウンが装着されている上顎右側側切歯部。この部位をインプラントにより処置する予定である。(b) 根管治療が行われていることを示す術前のエックス線写真。(c) インプラント埋入後のエックス線写真。(d) レジン製のプロビジョナルレストレーション。(e) 抜糸後にプロビジョナルレストレーションを装着。(f) インプラントのカバーを除去したあとのエックス線写真。(g) プロビジョナルアバットメントを除去したあとの歯肉組織。(h) インプラントを露出させたあとにヒーリングプラグを装着。(i, j) プロビジョナルレストレーションを装着した唇側面観と切縁側面観。(k) ゴールドを使用した陶材焼付冠を、口腔外でノンショルダーアバットメントにセメント合着。アバットメントは 4.0×6.5 mm（2.5 mm ウェル）、15 度の角度付きである。(l, m) 最終的な陶材焼付鋳造冠の装着直後の口腔内写真とエックス線写真。(n, o) 術後 1 年の口腔内写真とエックス線写真。

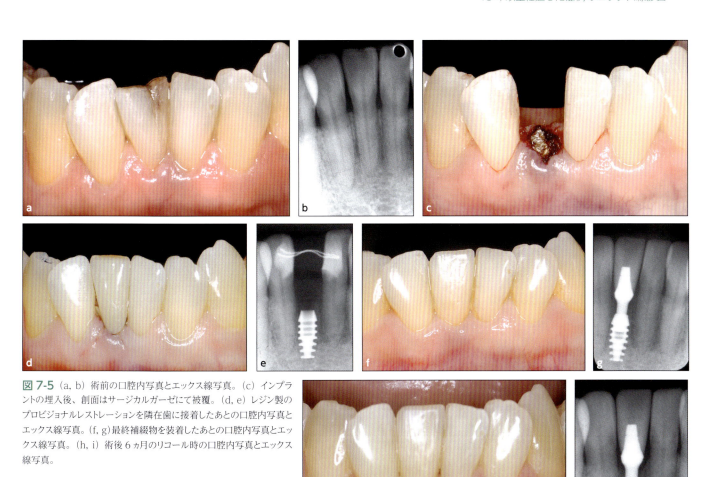

図 7-5 （a, b）術前の口腔内写真とエックス線写真。（c）インプラントの埋入後、創面はサージカルガーゼにて被覆。（d, e）レジン製のプロビジョナルレストレーションを隣在歯に接着したあとの口腔内写真とエックス線写真。（f, g）最終補綴物を装着したあとの口腔内写真とエックス線写真。（h, i）術後 6 ヵ月のリコール時の口腔内写真とエックス線写真。

トが歯肉縁下深部へ侵入することはない。よって歯肉溝深くの炎症や骨吸収を防ぐことが可能となる。

症例 5：右側下顎中切歯

患者は 60 歳の女性で、着色と、頬舌側に破折線が認められる右側下顎中切歯に対し治療を行うこととした（図 7-5a と 7-5b）。診査により、垂直性歯根破折による 2 次的な急性歯周炎と診断された。治療計画は、損傷した歯の抜歯とバイコンインプラントの即時埋入が立案された。プロビジョナルレストレーションは、矯正用ワイヤーとアクリル製義歯用人工歯を用いて作製し、隣在歯にコンポジットレジンにて固定された。

抜歯後に、3.5 × 8.0 mm のバイコンインプラントを埋入した（図 7-5c）。この部位は縫合閉鎖し、プロビジョナルレストレーションを隣在歯にコンポジットレジンにて固定した（図 7-5d と 7-5e）。インプラント埋入 6 ヵ月後に、最終補綴物を設置した（図 7-5f と 7-5g）。6 ヵ月後のリコールでは、骨と歯肉組織は健常な状態であった（図 7-5h と 7-5i）。

15 年以上経過した症例のエックス線診査

バイコンショートインプラントには、15 年以上経過した症例も数多くある。簡潔さを優先し、このシステムの長期生存について、以下の症例では初期および長期経過後のエックス線写真のみを掲載する。

図 7-6a は、長径 6.0 mm（当時は 8 mm が最短長径であったものをカスタマイズしている）のバイコンインプラントを、上顎洞挙上術と同時に左側上顎第一大臼歯に埋入した術後のエックス線写真である（隣接する 11 mm のインプラントも埋入されたものだ）。図 7-6b と 7-6c はそれぞれ 2 年後および

第7章 ショートインプラントの予後

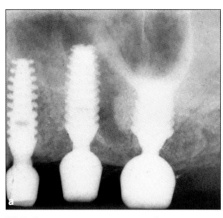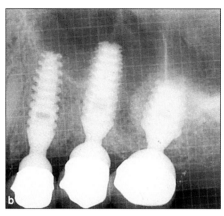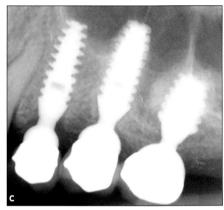

図7-6 長径6mmと11mmインプラント2本のエックス線写真。(a) 埋入初期の状態。(b) 術後2年。(c) 術後15年。

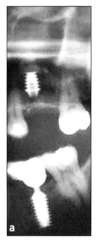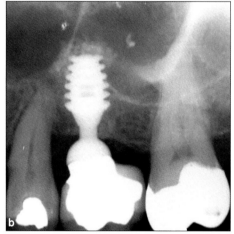

図7-7 (a) 上顎洞底挙上術でのショートインプラント埋入のエックス線写真。(b) 15年経過後のエックス線写真での経過観察。

15年後のエックス線写真である。15年後でも軟組織は健常な状態を示し、インプラントも臨床的に機能している。

図7-7に、上記とは別に、左側上顎第一大臼歯にショートインプラントを埋入した例を示す。インプラント埋入が予定された位置には、近接した上顎洞底と萎縮した骨が特徴として見られる。長径6.0mmのインプラントが、上顎洞底挙上術後にその場所へ埋入された。前の例と同じように、インプラントは15年後も機能し良好な骨結合を表している。

図7-8は、下顎管の近傍に埋入されたインプラントの例である。当時ショートインプラントは開発されていなかったが、術者はこのシステムの柔軟性を考慮し、長径8.0mmのインプラントを加工して長径6.0mmのインプラントを作製した。

図7-9aのエックス線写真は、右下大臼歯相当部に埋入した2本の近接するインプラントを、補綴処置時に撮影したものだ。重度に萎縮した患者の下顎骨のために、長径を加工しないインプラントは選択肢とならなかった（このときも、ショートインプラントはまだ開発されていなかった）。術者は、下顎管損傷を回避するべく、処置に先立って8.0mmインプラントを7.0mmに短く加工したため、下顎管へ影響を及ぼさず埋入することができた。このインプラントは、17年機能し続けた（図7-9b）。

図7-10のエックス線写真は、長短のインプラントの長期的な成功例をわかりやすく並べて比較している。上部構造を装着した状態のエックス線写真には、11.0mmのインプラントに隣接する初期の6.0×5.7mmのインプラントが示されている。長短の両インプラントともに良好な骨結合を達成している。17年にわたる追跡調査で撮影されたエックス線写真は、長径13mmのインプラントが追加埋入されたことを示している。重要な点は、すべてのインプラントが機能的に安定していることである。

図7-11aは、上顎臼歯部に埋入されて5年が経過した、長径6.0mmのインプラントのエックス線写真である。図7-11bはその18年後。5〜10年前のごく最近まで、ショートインプラントは臼歯部の補綴処置を支えることはできないと通念的に考えられてきた。しかし、図7-11のエックス線写真は18年間の追跡調査を示しており、そうした考えとは相反するものである。

最後の図7-12は、長いインプラントと短いインプラントを比較したエックス線写真である。患者の骨が深刻に萎縮していたため、術者は8.0mmのインプラントを2.0mm短くする必要があった。特別に加工された6.0mmのインプラントと、その隣の11.0mmのインプラントは、造成された骨において20年以上生存し機能している。

15年以上経過した症例のエックス線診査

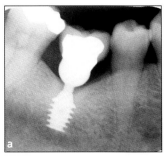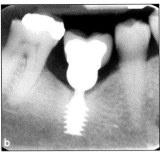

図 7-8 (a) 6.0 mm のショートインプラントを下顎に埋入した状態のエックス線写真。このインプラントは、下歯槽神経の近接した部位まで埋入できるようチェアサイドにて 8.0 mm のインプラントを加工した。(b) 術後 15 年での経過観察。

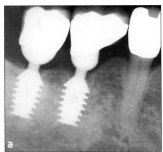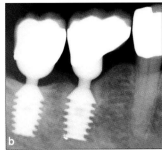

図 7-9 荷重負荷後のエックス線写真。(a) 術後 17 年のエックス線写真。(b) 2 本の 8 mm インプラントは、チェアサイドにて 7.0 mm へと加工された。下歯槽神経に近接しているため、加工していないインプラントは選択肢には含まれなかった。

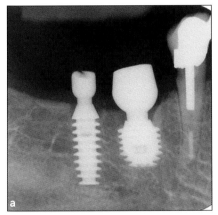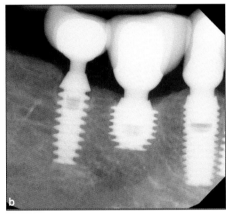

図 7-10 (a) 11.0mm のインプラントと隣接する 6.0×5.7 mm のインプラント。(b) 経過観察 17 年後。6.0×5.7 mm のインプラントが 11.0mm と 13.0 mm のインプラントに挟まれている。

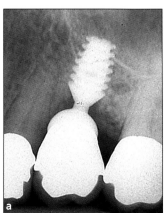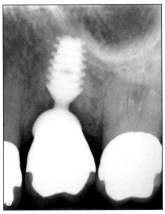

図 7-11 (a) 6.0 mm のインプラントが上顎大臼歯部に埋入されて 5 年経過している状態を示すエックス線写真。(b) 18 年後。問題がない状態で経過観察中。

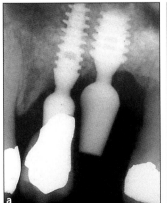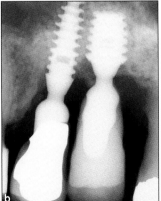

図 7-12 (a) 骨造成を行った領域へ 6.0 mm のインプラントと 11.0 mm のインプラントを埋入。(b) 術後 20 年の経過観察像。

結語

　生存率は臨床医がインプラントシステムを選択する際に大きな目安となる。生存率の良さがそのインプラントシステムの優劣を決めるのである。本章で示されたバイコンショートインプラントの短期生存率（1〜5年）は、従来の長い形状のインプラントに匹敵する結果であった。長期症例のエックス線写真や口腔内写真からも確認できるように、30年の歴史のなかで、各方面において、比較的容易な症例ばかりでなく困難な症例も含めて予後が良好となっているのが、バイコンショートインプラントのデザインが信頼できる証と言える。

References

1. Misch CE, Perel ML, Wang HL, et al. Implant success, survival, and failure: The International Congress of Oral Implantologists (ICOI) Pisa Consensus Conference. Implant Dent 2008;17:5–15.
2. Tonetti MS. Determination of the success and failure of root-form osseointegrated dental implants. Adv Dent Res 1999;13:173–180.
3. Vehemente VA, Chuang SK, Daher S, Müftü A, Dodson TB. Risk factors affecting dental implant survival. J Oral Implantol 2002;28:74–81.
4. Urdaneta RA, Daher S, Leary J, Emanuel KM, Chuang SK. The survival of ultrashort locking-taper implants. Int J Oral Maxillofac Implants 2012;27:644–654.
5. Venuleo C, Chuang SK, Weed M, Dibart S. Long term bone level stability on short implants: A radiographic follow up study. J Maxillofac Oral Surg 2008;7:340–345.
6. Gentile MA, Chuang SK, Dodson TB. Survival estimates and risk factors for failure with 6 × 5.7-mm implants. Int J Oral Maxillofac Implants 2005;20:930–937.
7. Schulte J, Flores AM, Weed M. Crown-to-implant ratios of single tooth implant-supported restorations. J Prosthet Dent 2007;98:1–5.
8. Al-Hashedi AA, Taiyeb-Ali TB, Yunus N. Outcomes of placing short implants in posterior mandible: A preliminary randomised controlled trial. Aust Dent J 2016;61:208–218.
9. Urdaneta RA, Seemann R, Dragan IF, Lubelski W, Leary J, Chuang SK. A retrospective radiographic study on the effect of natural tooth-implant proximity and an introduction to the concept of a bone-loading platform switch. Int J Oral Maxillofac Implants 2014;29:1412–1424.
10. Morgan KM, Chapman RJ. Retrospective analysis of an implant system. Compend Contin Educ Dent 1999;20:609–614.
11. Erakat MS, Chuang SK, Yoo RH, Weed M, Dodson TB. Immediate loading of splinted locking-taper implants: 1-year survival estimates and risk factors for failure. Int J Oral Maxillofac Implants 2008;23:105–110.
12. Thoma DS, Haas R, Tutak M, Garcia A, Pietro Schincaglia G, Hämmerle CH. Randomized controlled multicentre study comparing short dental implants (6 mm) versus longer dental implants (11–15 mm) in combination with sinus floor elevation procedures. Part 1: Demographics and patient-reported outcomes at 1 year of loading. J Clin Periodontol 2015;42:72–80.
13. Omran MT, Miley DD, McLeod DE, Garcia MN. Retrospective assessment of survival rate for short endosseous dental implants. Implant Dent 2015;24:185–191.
14. Moraschini V, Poubel LA, Ferreira VF, Barboza ED. Evaluation of survival and success rates of dental implants reported in longitudinal studies with a follow-up period of at least 10 years: A systematic review. Int J Oral Maxillofac Surg 2015;44:377–388.
15. Esposito M, Hirsch JM, Lekholm U, Thomsen P. Failure patterns of four osseointegrated oral implant systems. J Mater Sci Mater Med 1997;8:843–847.
16. Nisand D, Picard N, Rocchietta I. Short implants compared to implants in vertically augmented bone: A systematic review. Clin Oral Implants Res 2015;26(suppl 11):170–179.
17. Popelut A, Valet F, Fromentin O, Thomas A, Bouchard P. Relationship between sponsorship and failure rate of dental implants: A systematic approach. PLoS One 2010;5:e10274.
18. Faggion CM, Atieh M, Zanicotti DG. Reporting of sources of funding in systematic reviews in periodontology and implant dentistry. Br Dent J 2014;216:109–112.

第8章

治療計画と基本術式

Muneki Hirayama / Drauseo Speratti / Laura Murcko
訳：中村昇司

バイコンインプラントは、インプラントデザインが独創的なだけでなく、手術の術式も他に類を見ない。1985年の設立以来、インプラント埋入時には、ハンドリーマー、もしくは無注水でのラッチリーマーによる 50 rpm の低速ドリリングを行う術式を提唱している。これらの術式を適応することによって、発熱を最小限とし——たとえ発熱があったとしても——生理学的予知性に優れた骨の保存を行うことができる。

低速ドリリングとハンドリーマーの使用は、骨削除中に優位な制御性と柔軟性を提供する。ドリルの回転が遅いことで、術者の使用感が向上し、切歯管や下顎管などの重要な解剖学的構造へより慎重なアプローチが可能となる。ハンドリーマーの特徴的なデザインは、もっとも困難な埋入状況においても、条件を満たすのに必要なコントロール性を提供する。バイコンのリーマーは、経済的な観点から見た場合、交換までに 200 回以上の骨削除を行うことができ、内部注水型のドリルより多くの手術に使用できるため、費用対効果が高いと言える。また、これらのシンプルで耐久性のあるリーマーは、洗浄と滅菌が容易である。対して、ドリルに内部穴がある場合は、滅菌は可能だが洗浄することができないため、清潔とは言い切れない。

手術中に注水を行わないことは、いくつかの利点をもたらす。まず、手術野が明瞭となり視認性が向上する。次に、吸引の頻度を軽減できるので、アシスタントの手が解放される。また、患者の快適性も向上する。そしてもっとも重要なのは、骨や血液を手術部から洗い流すことを防げる点である。

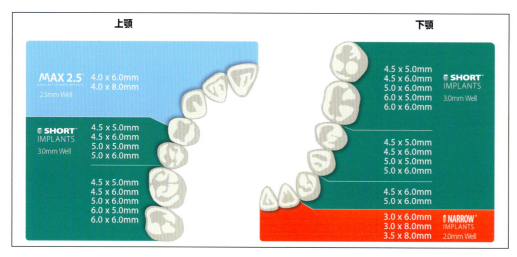

図 8-1 推奨されるバイコンインプラントの幅径、長径、内径は、インプラント埋入窩の大きさや長さ、幅を含む埋入部位によって決まる。図はインプラントの内径の大きさで色分けされており、赤は 2.0 mm、水色は 2.5 mm、緑は 3.0 mm である。

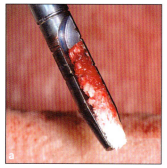
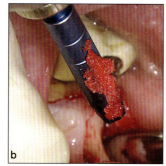
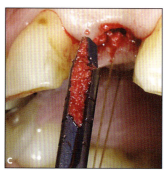
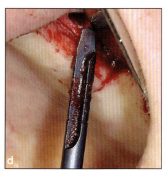

図 8-2 直径 3.0 mm または 3.5 mm のハンドリーマーの溝に付着した骨。(a) タイプ I。(b) タイプ II。(c) タイプ III。(d) タイプ IV。

治療計画

インプラントのサイズ

インプラントは、インプラントを埋入しようとする部位の位置や特性によって選択する。インプラントを埋入する部位は、インプラントが果たす機能的役割と、インプラント周囲の構造がその機能にどのように影響するかを決定づける。インプラント埋入部位の特徴には、骨の量や骨のタイプ（bone type I 〜IV）、ならびに隣接する構造物や解剖学的構造（他のインプラント、下歯槽神経、上顎洞底など）が含まれる。

図 8-1 は、各部位に対して基本的に推奨されるバイコンインプラントの一覧である。多くの上顎前歯部インプラントは、単独歯として使用される場合、咬合力などの点からアバットメントの保持に対して不利な状況で埋入・設置される。したがって、咬合がもたらす回転力による緩みに抵抗するよう設計されている、内径 2.5 mm ポストのインプラントが上顎前歯部には常に用いられるべきである。

5.0 mm と 6.0 mm のショートインプラントは、口腔内すべての範囲において補綴物を支持することができるので、術者は、インプラント周囲に最低 1.0 mm の骨を確保可能か否か

に焦点をおき、インプラントを選択するべきである。特定の抜歯窩において、安定性を確保するため 8.0 mm のインプラントを用いる場合もある。インプラントは、常に厚い骨で覆われるようにすべきである。

骨質

骨質は、外科処置におけるリーミングの段階で、タイプ I、II、III、IV のいずれかに恣意的に判断される。まず、リーマーの縦溝に蓄積される骨の外観や粘稠度などを目視で検査することで評価される。次に、骨質はタイプによって分類される。この分類は、インプラントが骨結合を獲得するまでの時間を推測するために必要となる。

タイプ I の骨は、高密度の皮質骨を有している。タイプ I の骨は、リーマーの溝上では白い円柱状に見え、最低量の血液しかともなわない（図 8-2a）。タイプ I の場合は、インプラントが骨と結合するまでに約 16 週間を要する。タイプ II に分類される骨は、多孔性の皮質骨と粗い骨の両方を兼ね備えている（図 8-2b）。タイプ II の骨は、リーマーの溝上では、血液に濡れた骨が散在する半固体の円筒のように見える。骨結合には約 10

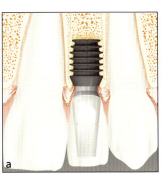
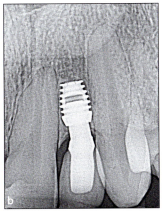

| リスト 8-1 | バイコンインプラント埋入に最低限必要な装置や器具 |

- Shoulder Depth Gauge
- Removal Wrench
- Double-Ended Osteotomy Depth Gauge
- Threaded Straight Handle
- Implant Inserter/Retriever
- Threaded Offset Handle
- Latch Reamers
- Pilot Drills
- Healing Plug Removal Instrument
- Paralleling Pins
- Osteotomes
- Implant/Abutment Seating Tips
- Threaded Instrument Adapter
- Hand Reamers
- Guide Pins
- Sulcus Formers
- Threaded Knob

図 8-3 （a）バイコンインプラントの理想的な埋入深度と位置は、骨縁下 2〜3 mm である。（b）インプラントが骨縁下に埋入され、隣在歯に近接した部位に存在するエックス線写真。

〜12 週を要する。タイプⅢの骨は、多孔性の皮質骨と緊密な海綿骨を含んでいる（図 8-2c）。タイプⅢの骨はタイプⅡの骨に近似しており（より多くの血液を含んでいる）、骨結合を獲得するために 12 週を要する。タイプⅡとタイプⅢの区別は、双方が近似しており、骨結合に要する時間もほぼ同じことから、恣意的に判断しても問題ない。最後にタイプⅣの骨は、繊細な海綿骨を含み、骨結合に 16〜20 週を要し、しばしば SynthoGraft などβ-リン酸カルシウムの骨補填材等を骨のために使用する付随的処置が必要となる。タイプⅣの骨は、リーマーの溝上では、骨が確認できず血液のみが見える（図 8-2d）。

埋入深度

バイコンのインプラントとアバットメントを連結しているロッキングテーパーは、密着した構造から、細菌の侵入とインプラントの微小動揺を抑制することで骨吸収を防止する。この特徴は、歯槽堤の形成が完成していない思春期の若年者に対してインプラント埋入の機会をもたらす（第 10 章参照）。バイコンインプラントは、骨頂またはそれ以上の位置にも埋入可能だが、骨縁下 2〜3 mm の位置への埋入が理想である。

スローピングショルダーデザインのインプラントを歯槽頂下に設置することで、歯肉縁下のエマージェンスプロファイルが形成できる。またスローピングショルダーは、咬合力を周囲組織へ伝達・分散する環境をつくり出す。さらにこの設計は、骨に支持された歯間乳頭部形成のための十分な空間を確保する。これらは、審美的修復物を作製するにあたり、より適した条件をつくり出す（図 8-3）。スローピングショルダーの形状により、インプラントを歯槽頂骨縁下 2〜3 mm に埋入するリッジスプリットテクニックも容易となる。

外科処置の概要

この章では主に、外科に関する内容を扱うが、手術時に使用するステントやアバットメントの配置など、外科処置以外の内容も記載している。バイコンシステムには、2 回法、1 回法、即時荷重、ガイデッドサージェリーなど 4 つのインプラント手術がある。それぞれの細かな違いは割愛するが、4 つの術式は共通点が多く、抜歯後や、治癒した抜歯部位に直ちに実行できる。

いずれの手術をはじめるにしても、適切な装備と準備が必要となる。バイコンインプラントの埋入を行うために必要かつ最小限の推奨器具をリスト 8-1 に示す。ガイデッドサージェリーに必要な装置は、「ガイデッドサージェリー」の項で記載する。

リスト 8-2〜8-5 では、4 つの手術テクニックについて、ステップごとに簡易的に説明している。本章を見直したあと、実際の手順を実行する前には、説明の確認を推奨する。また、術者は骨削除を行う前に、骨移植技術を熟知しておくことが推奨される（第 19 章参照）。

サージカルガイド

インプラント歯科治療は、外科的構成要素に基づいた修復治療であるため、外科処置を行う前に、どのような補綴修復を意図しているか、認識しておく必要がある。したがって、解剖学的特徴を慎重に理解してから、サージカルガイドを準備することが望ましい。

第8章　治療計画と基本術式

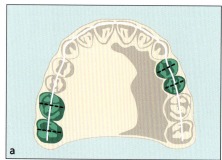
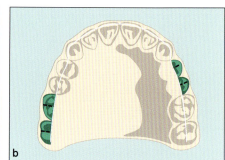
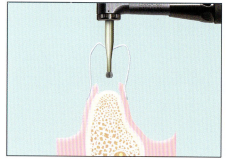
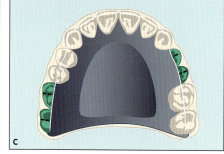
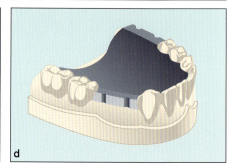

図8-4　真空成形によって作製されたサージカルガイド。

図8-5　(a) 石膏模型上で、切縁と咬合面に線を記入する。インプラントを埋入予定の歯に記入された線へ、直行するように線を記入する。緑色の部分は、半切し模型から除去する。(b) インプラントを埋入予定の歯は、舌側半分を切断し模型から除去する。(c) 石膏模型上の舌側にレジンを成型する。このとき、レジンは歯の中心窩もしくは切縁の位置まで到達させ、サージカルガイドを作製する。(d) サージカルガイドのインプラント埋入予定位置に、幅径2.5mmのガイド溝を形成する。このガイド溝が、2.0mmのパイロットドリルの誘導に寄与する。

　これらを達成するために、意図する歯の解剖学的形態を、石膏模型上に作製された診断用ワックスアップを介して設計する。こうした模型は、サージカルガイドやプロビジョナルレストレーションの作製にも利用できる。利用可能な手技やサージカルガイドはさまざまであるが、簡単なものほど最良といえることがよくある。実際には、テンプレートなどの必要性は臨床的な状況によって変わり得る。

　隣接歯との平行性や歯槽堤の状況によっては、術者は、サージカルガイドを使用せず骨削除を開始することもできる。

　また、石膏模型から真空成形されたサージカルガイドを使用する方法も容易であるし、既存の補綴物を利用してもよい。真空成形されたサージカルガイドを作製するには、薄いテンプレート（一般的に使用されているもの）を診断用ワックスアップが形成された石膏模型の上に設置し、圧接する。次に、サージカルガイドの切縁もしくは咬合面の中央、インプラント埋入を目的とする位置に穴を開ける（図8-4）。

　石膏模型からサージカルガイドを作製するには、診断用ワックスアップより副模型を作製する（図8-5）。前歯の切縁と咬合面に沿って線を描いてから、置換する歯の中央を結ぶように線を描く（図8-5a）。石膏模型から、埋入予定の歯の舌側半分を除去する（図8-5b）。次にアクリルレジンを模型の舌側面に、中心窩もしくは歯の切縁の部分まで塗布する（図8-5c）。インプラント埋入を予定する位置のアクリルレジンに2.5mm幅の溝を付与して、サージカルガイドを完成させる（図8-5d）。

　大規模な無歯顎の領域には、既存の補綴物をもとに、口蓋に対するサージカルガイドを作製することもできる（図8-6）。口蓋のサージカルガイドを作製する場合は、提案されたプレートの切縁から中心窩を補綴物の歯槽隆起最大凹面とし、口腔内の歯槽隆起頂点に復位するよう調整する。サージカルガイド作製に際し、複製したい義歯をアルギン酸印象材の満たされた複製フラスコに挿入する（図8-6a）。分離材を塗布し、もう一方のフラスコもアルギン酸印象材で満たす。フラスコを閉じてアルギン酸印象材の硬化を待つ（図8-6b）。硬化したら、義歯を取り外してアクリルレジンで満たし、硬化を待つ（図8-6cと8-6d）。複製したアクリルレジン製義歯を取り外したあとに（図8-6e）、それぞれの歯の中央に組織側最大凹部を表す線を記入する（図8-6f）。次に、各歯の中央と組織側の最大凹部を表す線をつなぎ合わせてから、各歯の中央部に幅2.5mmの溝を形成する（図8-6g）。そして、これら2本の線を結ぶ斜面に沿った頰側のアクリルレジンを除去する。最後に、ハンドピース頭部との干渉を防ぐため、過剰に長い切縁を調整する（図8-6h）。これ以外にも、サージカルガイドをデジタルで設計・製作する手法もある（図8-7）。ただし、症例によっては必要となることはあるものの、歯科用インプラントの埋入に際して、3次元のデジタルイメージングデータが治療の基準となることは望ましくない。

外科処置の概要

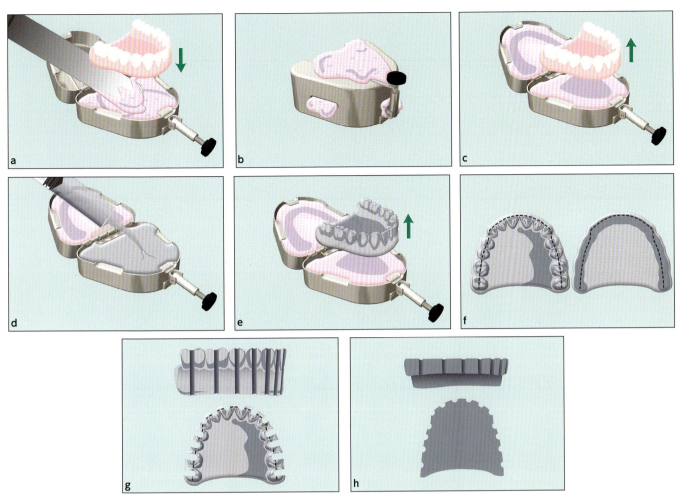

図 8-6 (a) 既存の義歯をアルギン酸印象材の填入された複製フラスコに挿入する。(b) 義歯に分離材を塗布し、もう一方のフラスコにもアルギン酸印象材を填入し、フラスコを閉じる。(c) 硬化したアルギン酸印象材から義歯を撤去する。(d) 硬化したアルギン酸印象材内面へ、即時重合レジンを填入し再度フラスコを閉じる。レジンは印象材の内部で固定され硬化する。(e) 複製された義歯型テンプレートを除去する。(f) 各歯の中央部へ線を記入する。(g) 2.0 mm 幅の溝を各歯の中央部に形成し、各歯の中央部と組織側の最大凹面部を表す線を結ぶ。(h) これら 2 本の線を結んだ際の過剰な頬側部レジンを除去し、インプラント埋入時に、使用するハンドピースが干渉し手術の妨げとなることを防止する。

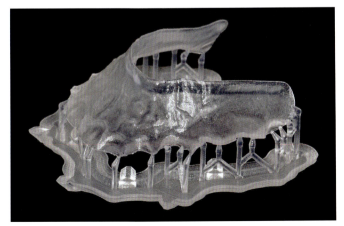

図 8-7 デジタルプリント技術は、複製義歯を作製するにあたり良好な手段となる。

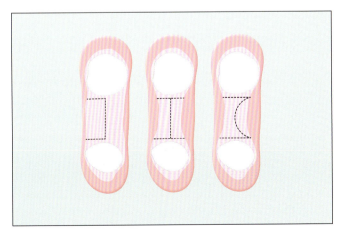

図 8-8 インプラント埋入には、歯間乳頭の温存を考慮したフラップデザインが必要となる。

第8章　治療計画と基本術式

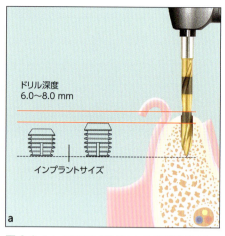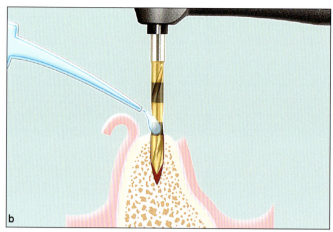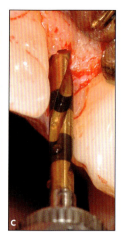

図 8-9　(a) 最初の骨切除時における初期深度は約 6 mm とする。これはパイロットドリルによる 5.0～6.0 mm の切削深度を示している。パイロットドリルのマーキングは、現在までの切削深度の評価に使用できる。(b) パイロットドリルにて最初の骨削除を行う場合の回転数は、1,100 rpm である（注水は任意）。(c) パイロットドリルで初期の骨削除を行う際には、原則的に注水は行わない。

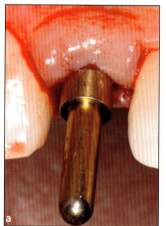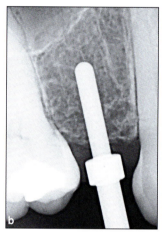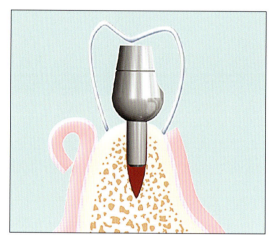

図 8-10　(a) パラレルピンは、初期の骨削除中にインプラント埋入窩の方向を確認するために使用する。(b) エックス線写真でインプラント埋入窩の方向を確認する。

図 8-11　骨削除初期に、真空成形したテンプレートを、インプラント埋入窩に挿入した 2 mm ポストのアバットメント上に設置し、方向を確認する際の模式図。

2回法の外科的術式

インプラント埋入窩の形成

インプラントの外科手術には、適切とされる外科用フラップデザインが多数存在する（たとえば、エンベロープデザイン、スカラップデザインなど）。どのデザインを選択するにしても、歯間乳頭や付着歯肉を保存するために、基底部の幅は広くあるべきである（図 8-8）。フラップを形成し歯槽頂を露出させたあと、注水しながらあるいは無注水で、パイロットドリルを用いて 1,100 rpm で深さ 6.0 mm まで骨を削除する（図 8-9）。無注水でのパイロットドリルの使用に違和感を覚える臨床医もいるかもしれないが、高圧の注水は骨再生に有益な分子要因を洗い流してしまう。そのため、バイコンインプラントの施術では、どの段階でも注水は不要である[1]。バイコンインプラントは、骨の過熱を避ける原則に則っており、規定された手順を順守すれば過熱を防げるようにシステムが設計されている。

最初はドリルを 6.0 mm の深さまで穿孔することが推奨される。これは骨削除の妥当性が決定できる最小の深さだからである（もっとも、必要に応じて深さは変更可能である）。骨削除の方向や角度の正当性を確認するには、2.0 mm のパラレルピンまたはストレートアバットメントをインプラント埋入窩に直接挿入する（図 8-10）。骨削除の軌道は、パラレルピンを挿入した状況でさらにエックス線撮影を行って確認することを推奨する。隣接歯の位置関係や解剖学的構造などがかかわる場合はなおさらである。アシスタントは、パイロットドリルの軌道を患者の反対側から確認できる。また、真空成形したテンプレートを、インプラント埋入窩に挿入したアバットメントの上に設置することでも、骨削除の軌道を確認できる（図 8-11）。パイロットドリルによる最初の骨削除の軌道に問題がないと判

外科処置の概要

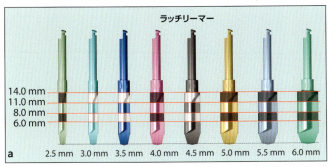
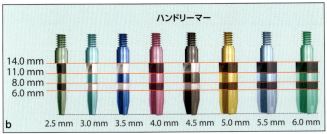
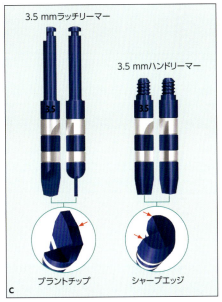
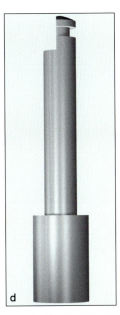

図 8-12 (a) ラッチリーマーには、さほど鋭利ではないブラントチップと、2枚のカッティングエッジが設定される。(b) ハンドリーマーには、シャープチップと1枚のカッティングエッジがあり、ふつうはストレートハンドルに装着して使用する。しかし時には、スレッデッドインスツルメントアダプターへ取り付けられ、回転器具として使用される。(c) ハンドリーマーの鋭利なチップは、骨削除時に深度を増加させることができる。ラッチリーマーの鈍角なチップでは、それはできない。(d) スレッデッドインスツルメントアダプター。

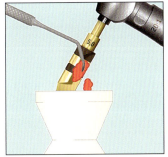
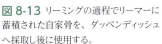

図 8-13 リーミングの過程でリーマーに蓄積された自家骨を、ダッペンディッシュへ採取し後に使用する。

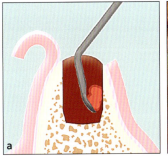
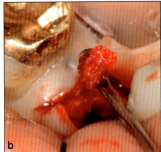

図 8-14 インプラント埋入窩を最終インプラント径まで拡大したあと、スプーンエキスカベーターでインプラント埋入窩内に散乱している骨削片を採取しているところの模式図 (a) と口腔内写真 (b)。インプラント埋入窩の骨残渣を残らず清掃することは必須である。

明したら、再度パイロットドリルを挿入し、選択したインプラントの長さより2～3mm深い最終深度まで骨削除を行う。

続いて、最初に形成されたインプラント埋入窩を、0.5mm単位で幅の広いハンドリーマーもしくはラッチリーマーを順次用いることで、徐々に拡大していく（図 8-12a と 8-12b）。ハンドリーマーは、ラッチリーマーと異なり、リーマーの頂点で終わる単一で垂直の刃を有している。この単一の刃の効能で、ハンドリーマーはインプラント埋入窩を垂直的にも水平的にも拡大することができる。ラッチリーマーが一様な360度の円運動にて骨切削を行うのに対して、ハンドリーマーは術者の制御に基づいて半円運動にて骨切削を行う。

術者は、ハンドリーマーを使用することで、薄い顔面骨や、インプラント埋入窩に近接した歯が存在するような困難な症例に対して、高いレベルでの制御性を獲得できる。さらに、形成されたばかりの上顎前歯部抜歯窩において骨削除を行う場合

も、ハンドリーマーを使用すると、脆弱な残存骨壁を避けながら口蓋側のみへの負担でインプラント埋入窩を拡大できる。鋭利な先端を有するハンドリーマーは、上顎洞底挙上術中に上顎洞底の破損を回避する場合にも有用である（第12章参照）（図 8-12c）。ハンドリーマーは、必要に応じて骨削除の深度を深めることも可能なのに対し、鈍端を有するラッチリーマーは、深度を深めることができない。この違いは重要で、鈍端であるラッチリーマーで骨削除の深度を深めようとすると、摩擦により熱が発生し、骨の治癒能力を損なう可能性がある。ハンドリーマーは非常に汎用性が高く、ネジ式のアダプターを用いてエンジンに接続すると、ラッチリーマーと同様に回転切削器具として使用可能である（図 8-12d）。したがって、ハンドリーマーかラッチリーマー、もしくはその両方を選択するかの判断は、術者の使用感と患者側の解剖学的構造の状況による。

ラッチリーマーを使用する際には、ツーハンドテクニックを

91

第8章　治療計画と基本術式

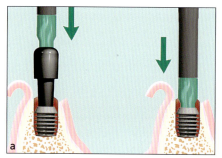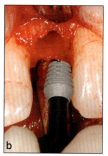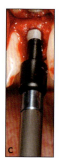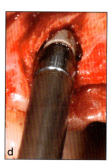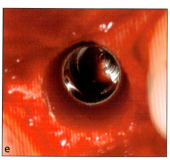

図8-15　(a) インプラントおよびヒーリングプラグは、適切なシーティングチップを用いて設置することが可能である（左）が、インプラントはヒーリングプラグを使用しないで設置してもよい（右）。(b) インプラントにヒーリングプラグを装着し、インプラント埋入窩へ挿入している。(c) インプラントシーティングチップを用いてインプラントおよびヒーリングプラグを挿入している。(d) ヒーリングプラグを用いずに、シーティングチップのみにてインプラントを挿入している。(e) シーティングチップを用いて挿入されたインプラント。黒色のヒーリングプラグは撤去してある。

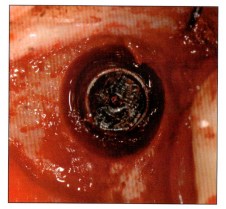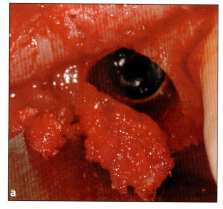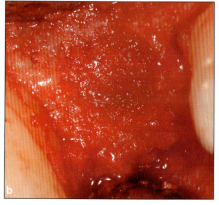

図8-16　カットされた黒色のヒーリングプラグが装着されたインプラント。

図8-17　(a) リーミング時に採取された骨をインプラントとヒーリングプラグ周囲に填塞する。(b) インプラント埋入窩とインプラントが填塞した骨で覆われた状態。

応用すべきである。それは、一方の手がハンドピースを把持している間に、他方の手により機器の頭部を保持しリーマーに圧力をかけることで、ぶれないように保持する手技である。リーマーを用いて骨削除を行っている間に、リーマーの溝に付着して堆積する自家骨をダッペンディッシュなどに採取しなければならない（図8-13）。採取した骨は、タイプⅠ、Ⅱ、Ⅲ、Ⅳのいずれかに分類し、骨結合の時間を推定する基準とする。インプラント埋入窩が意図したインプラントの直径まで拡大したら、スプーン型のキュレットや鋭匙を使用し、インプラント埋入窩に残存している、埋入の妨げとなり得る骨の削片を採取する。それと同時に、術者はインプラント埋入窩に4壁と底部が確実に維持されていることを確認する（図8-14）。高密度の骨の場合には、インプラント挿入と設置を容易に行うため、最終リーマーを2～3回使用する必要がある。

ラッチリーマーを使用する前、とくに骨削除を行う側の骨が高かったり、高密度である場合は、初期段階でラウンドバーもしくはサルカスフォーマーを用いてカウンターシンク（円錐状のガイド穴）を形成することが推奨される。より高い位置にある、もしくは高密度の骨は、リーマーを滑脱させやすく、低い位置もしくは低密度の側面へ誘導する傾向がある。不注意によ

るリーマーの滑脱を防ぐには、カウンターシンクに加えて、手指による適切な把持と加圧が必要である。骨削除にともない、インプラント埋入窩の壁や底部に破損を認めた場合は、移植手術の追加やインプラント埋入の延期が必要となることもある。骨移植の手技については、第19章にて論じる。

インプラントの埋入

包装からインプラントの入ったブリスターパックを取り出し、滅菌状態を保持しながらパックの解放部をハサミで切断する。インプラントとヒーリングプラグは一体となっており、インプラント埋入窩へ直接の挿入が可能となっている。また、ヒーリングプラグは撤去することも可能で、その状態でもインプラントはインプラントインサーターやシーティングチップを装着したレトリーバーを用いて、インプラント埋入窩の骨縁下2～3mmの位置へ設置可能である。インプラントを設置したあと、黒色のヒーリングプラグをインプラント孔と同等もしくはわずかに上位で切断する。ヒーリングプラグのカットは、インプラント孔内に挿入されている間に、ハサミもしくはメスで行う。プラグはインプラント孔から取り出した状態でもカット

外科処置の概要

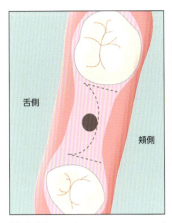

図 8-18 インプラントを露出させ、スプリットシックネス状の歯肉弁を形成するために円刃メスで半月状に歯肉を切開する。

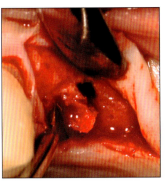

図 8-19 歯肉弁を形成し、インプラントが露出したら、その上を覆う骨を除去する。

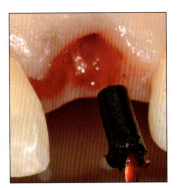

図 8-20 黒色のヒーリングプラグを取り外す。

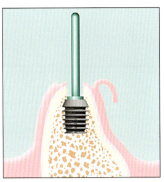

図 8-21 ガイドピンをインプラントに挿入し、インプラントの結合状況と角度を評価する。

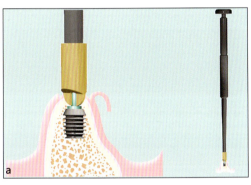

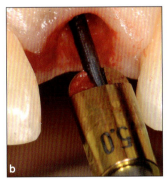

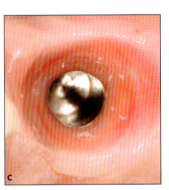

図 8-22 (a) ストレートハンドルに装着したサルカスフォーマーをガイドピンへ着座させ、回転させて余分な組織を除去する。(b) 5.0 mmのサルカスフォーマーを回転させているところ。(c) 理想的に整形された溝。サルカスフォーマーを用いることで、アバットメントの確実な装着に影響を及ぼしかねない軟組織や硬組織を残らず除去できる。

可能である。粘膜への刺激を軽減し、組織の治癒を遅延させないために、ヒーリングプラグに生じた鋭利な切り跡は確実に除去しなければならない。もっとも確実な方法は、インプラントからヒーリングプラグを取り外し、メスで精確かつ滑沢に切り跡を成型することである。カットしたあとは、プラグを確実にインプラントに再装着する（図 8-16）。

最後に、インプラントとインプラント埋入窩を、採取された骨と粘膜弁で覆う（図 8-17）。粘膜に緊張のない状態での1次閉鎖が不可能な場合は、白血球や血小板に富んだフィビリン膜もしくは口蓋から遊離歯肉弁の移植を行ってもよい。切開面を縫合して、埋入は終わりとなる。

インプラントの露出

指定された治療期間のあと、歯肉を切開してインプラントを露出させるが、その際は円刃メスやレーザーを使用するのが望ましい。ティッシュパンチの使用は、十分な角化歯肉か付着歯肉が存在するときに限られる。審美性を損なわずにインプラントを露出させるには、2通りの目的がある。インプラントへのアクセスの確保と、インプラント表面に付着した帯状の歯肉を

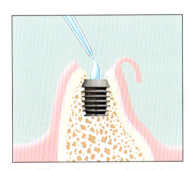

図 8-23 インプラントウェル内を水洗する。

保持し、アバットメント基底部の金属面を被覆することである。上記を達成するために、初めの切開は半月状とし、ある程度口蓋側もしくは舌側のラインを取らせる。切開により生じた小さなスプリットシックネス状の歯肉弁は、顔面側へ静かに上昇させて、埋入したインプラントを確認する（図 8-18）。この際、黒色のヒーリングプラグが薄い残存組織の下に見えることもあれば、成長した骨がその上を覆っていることもある。インプラントを覆う軟組織や硬組織はすべて除去し（図 8-19）、黒色のヒーリングプラグを、ヒーリングプラグリムーバーやキュ

第8章　治療計画と基本術式

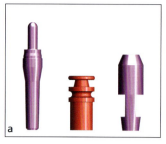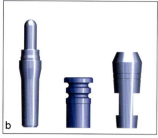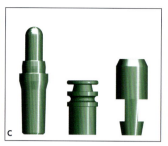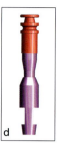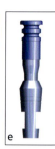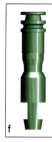

図8-24　印象採得用のコンポーネント：インプレッションポスト、インプレッションスリーブ、インプラントアナログ。（a）2.0 mm、赤色。（b）2.5 mm、青色。（c）3.0 mm、緑色。（d-f）組み立て後。

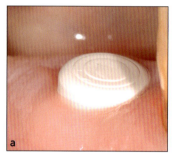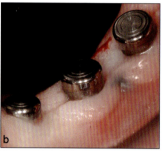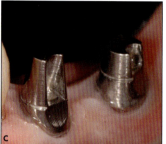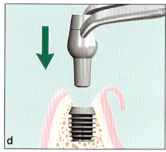

図8-25　（a）PEEK（ポリエーテルエーテルケトン）製のトランジショナルアバットメントの一例。（b）3本のチタン製テンポラリーアバットメントの一例。（c）2本のチタン製アバットメントの一例。（d）アバットメントのインプラントへの設置。

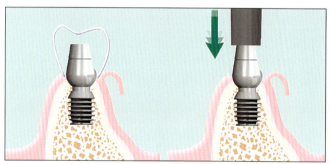

図8-26　（a）テンプレートは、ロッキングテーパーを作動させる前に、アバットメントの適合を確認するためにも利用できる。ロッキングテーパーは、アバットメントの長軸に沿って槌打することで作動する。

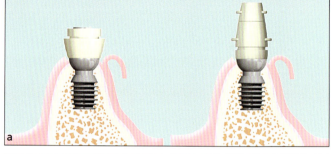

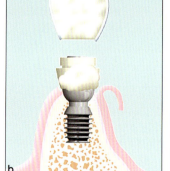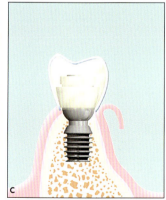

図8-27　（a）エマージェンスカフもしくはテンポラリースリーブをアバットメントへ設置し、プロビジョナルレストレーションの基礎とする。（b）即時重合レジンを、エマージェンスカフもしくはテンポラリースリーブの周囲と、真空成形したテンプレートの中に塗布する。（c）テンプレートがアバットメント上に設置され、プロビジョナルクラウンとして機能する。

レットの先端、歯内療法用のラウンドバーなど適切な器具を用いて取り外す。黒色のヒーリングプラグは、ワインボトルからコルク栓を抜きとるごとく取り外す（図8-20）。

　ヒーリングプラグの取り外し後、ガイドピンをインプラントに挿入する。このときに、インプラントの結合状況と角度を評価する（図8-21）。インプラント頂部の垂直的な動揺は、通常、インプラントの再埋入が必要であることを示している。一方、わずかに水平的な動揺が認められる場合は、結合するためにより長い待機期間が必要であることを示している。インプラントの結合状態などを評価したあと、インプラントと同じ径のサルカスフォーマーをストレートハンドルまたはノブへ装着する。そして、インプラントに装着してあるガイドピンへ着座させる。サルカスフォーマーを垂直方向へ加圧しながら回転させることで、アバットメントの確実な装着に影響を及ぼす可能性のある軟組織や硬組織を残らず除去する（図8-22）。インプラント周囲溝が形成されたら、インプラントウェル内を清潔な滅菌生理食塩水で水洗する（図8-23）。

リスト 8-2 　2回法の手順

1. 歯間乳頭と付着歯肉を保存可能な基底部が広い歯肉弁を形成し、歯槽骨を露出させる。
2. パイロットドリルを用いて、深度約6.0 mmまで骨削除術を行う。この時の回転数は1,100 rpmで注水は行わない。
3. パラレルピンもしくは2 mmポストのアバットメントを用いてパイロットホールの方向を確認する。アバットメントは、真空成形したテンプレートで覆うことでより確実な確認が可能となる。
4. 確認のあとパイロットドリルを使用し、インプラントの長径に合致する最終深度まで2〜3 mm追加で骨削除を行う。
5. ラッチリーマーもしくはハンドリーマーを使用し、インプラント埋入窩を拡大する。
   - ハンドリーマーを使用する場合は、2.5 mmのハンドリーマーをロータリーリーマーに接続し、骨削除を目的のインプラント幅径に向けて0.5 mm単位で順次拡大する。
   - ラッチリーマーを使用する場合は、2.5 mmラッチリーマーを電動ドリリングシステムに接続し、骨削除を0.5 mm単位かつ50 rpmで回転させながら目的のインプラント幅径に向けて順次拡大する。
6. リーミング中にリーマーへ蓄積した自家骨を、間欠的に採取しダッペンディッシュへ保存しておく。
7. スプーンエキスカベーターを使用し、インプラント埋入窩に存在する骨の残渣などを除去する。
8. インプラント埋入窩の4骨壁と床部が健全か否かを確認する。
9. ブリスターパックから、インプラントおよびヒーリングプラグを無菌的に取り出す。
10. インプラントをインプラント埋入窩へ挿入する。このとき、適切なサイズのシーティングチップもしくはインプラントインサーター/レトリーバーを、インプラントに装着する。
11. 黒色のヒーリングプラグをトリミングする。このとき、可及的に鋭縁が存在しないことを確認する。
12. 採集した自家骨で、インプラントを覆う。
13. 歯肉弁を閉鎖する。
14. 骨質から、骨結合が完了するまでの待機期間を決定する。
15. インプラントを露出させるにあたり、円刃メスを用いて半月状切開を行い、審美領域においては部分層弁の歯肉弁を形成する。
16. インプラント周囲に過形成された骨を除去する。
17. インプラント孔へガイドピンを挿入し、インプラントの骨結合と強度を確認する。
18. サルカスリーマーをストレートハンドルに装着する(確定したアバットメントと同じ直径のものを選択する)。
19. サルカスリーマーをガイドピンへ装着し、回転させることで余剰な組織を除去する。
20. インプラント孔を水洗する。
21. アバットメントをインプラント孔へ挿入する。
22. 適切な槌打を行うことで、ロッキングテーパーを起動させる。
23. エマージェンスカフもしくはテンポラリースリーブをアバットメントに装着する。
24. 即時重合レジンをエマージェンスカフもしくはテンポラリースリーブの周囲へ塗布する。
25. 即時重合レジンを真空成形したテンプレートに填入する。
26. テンプレートをアバットメントに装着する。
27. 即時重合レジンを調整・研磨し、エマージェンスカフもしくはテンポラリースリーブと一体化させる。
28. 軟組織の治癒を待ち、最終印象採得を行う。

リスト 8-3 　1回法の手順

1. 歯間乳頭と付着歯肉を保存可能な基底部が広い歯肉弁を形成し、歯槽骨を露出させる。
2. パイロットドリルを用いて、使用インプラントの長径より2〜3 mmの深度まで初期の骨削除を行う。この時の回転数は1,100 rpmで注水は行わない。
3. 2 mmポストのアバットメントを用いて、骨削除の軌道を確認する。
4. ラッチリーマーもしくはハンドリーマーを使用し、インプラント埋入窩を拡大する。
   - ハンドリーマーを使用する場合は、2.5 mmのハンドリーマーをロータリーリーマーに接続し、骨削除を目的のインプラント幅径に向けて0.5 mm単位で順次拡大する。
   - ラッチリーマーを使用する場合は、2.5 mmラッチリーマーを電動ドリリングシステムに接続し、骨削除を0.5 mm単位かつ50 rpmで回転させながら目的のインプラント幅径に向けて順次拡大する。
5. リーミング中にリーマーへ蓄積した自家骨を、間欠的に採取しダッペンディッシュへ保存しておく。
6. スプーンエキスカベーターを使用し、インプラント埋入窩に存在する骨の残渣などを除去する。
7. インプラント埋入窩の4骨壁と床部が健全か否かを確認する。
   - 意図したテンポラリーアバットメントが、インプラント埋入窩より幅が広い場合は、より直径の大きいリーマーを用いてカウンターシンクを形成する。
8. ブリスターパックから、インプラントおよびヒーリングプラグを無菌的に取り出す。
9. 黒色のヒーリングプラグをインプラントから撤去する。
10. テンポラリーアバットメントをインプラント孔へ装着する。
11. テンポラリーアバットメントとインプラントをインプラント埋入窩へ挿入する。
    - 組織がテンポラリーアバットメントに干渉する場合は、組織を削除する必要がある。
    - スペースがある場合は、ダッペンディッシュに採取した自家骨を填塞する。
12. 骨質から、骨結合が完了するまでの待機期間を決定する。
13. テンポラリーアバットメントを撤去する。
14. インプラント孔を水洗する。
15. アバットメントを、インプラント孔へ挿入する。
16. 適切な槌打を行うことで、ロッキングテーパーを起動させる。
17. エマージェンスカフもしくはテンポラリースリーブをアバットメントに装着する。
18. 即時重合レジンをエマージェンスカフもしくはテンポラリースリーブの周囲へ塗布する。
19. 即時重合レジンを真空成形したテンプレートに填入する。
20. テンプレートをアバットメントに装着する。
21. 即時重合レジンを調整・研磨し、エマージェンスカフもしくはテンポラリースリーブと一体化させる。
22. 軟組織の治癒を待ち、最終印象採得を行う。

第8章　治療計画と基本術式

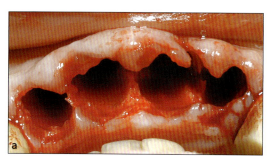
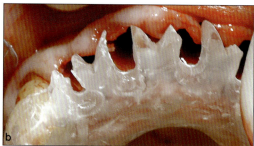

図 8-28 (a) 抜歯直後の抜歯窩のようす。(b) サージカルガイドは、パイロットドリルを正確な軌道で挿入する助けとなる。

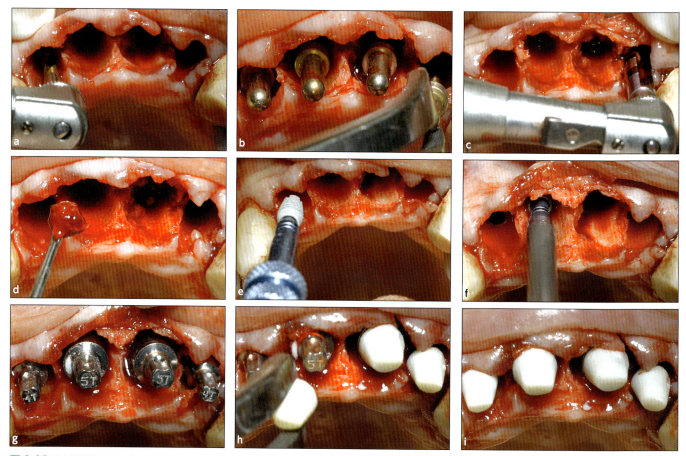

図 8-29 (a) 骨削除を行うにあたりパイロットドリルは 1,100 rpm で使用する。このときに注水は行わない。(b) パラレルピンを用いることで、骨削除の方向を確認する。(c) 4 mm のラッチリーマーを用いて、インプラント埋入窩の拡大を行う。(d) スプーンエキスカベーターを用いてインプラント埋入窩の骨削辺などを掻爬し、また骨壁の健全性を評価する。(e) インプラントインサーター／レトリーバーを用いて 4.0×6.0 mm のインプラントを埋入する。(f) ストレートハンドルを使用して、4.0×6.0 mm のインプラントを埋入する。(g) ユニバーサルアバットメントを槌打により設置したあとの状態。(h) アクリル製のテンポラリースリーブを、アバットメントにはめ込んだ状態。(i) 採取した自家骨を、インプラント上に填塞してインプラント埋入窩を縫合する。

アバットメントの装着とプロビジョナルクラウン

　この時点で、デジタル印象のスキャンに使用する白色のスキャニングポストをインプラントに挿入してもよい。あるいは、インプラントレベルの印象採得を行うこともできる。これには、最初に色分けされた金属製の印象用ポストをインプラントに配置し、次いでアクリル製スリーブをポスト上へ配置し、その後にシリコン印象材を周囲に塗布する（図 8-24）。続いて、周囲組織に適合するなかで、可能な限り広い面積の半球状の基底部のアバットメント（トランジショナルアバットメントやユニバーサルアバットメント）をインプラントに挿入する（図 8-25）。アバットメントの長軸に沿って槌打し、アバットメントのロッキングテーパーを作動させる（図 8-26）。プロビジョナルクラウンを作製するには、アバットメント上にエマージェンスカフまたはテンポラリースリーブを装着し、次いでその周囲と、真空成形したテンプレート内に暫間的材料を注入する。そして、テンプレートをアバットメント上に設置する（図 8-27）。暫間的材料は、エマージェンスカフまたはテンポラリー

外科処置の概要

リスト 8-4　即時荷重法の手順

1. 歯間乳頭と付着歯肉を保存可能な基底部が広い歯肉弁を形成し、歯槽骨を露出させる。
2. パイロットドリルを用いて、使用インプラントの長径より2〜3 mmの深度まで初期の骨削除を行う。この時の回転数は1,100 rpmで注水は行わない。
3. パラレルピンもしくは2 mmポストのアバットメントを用いて、骨削除の軌道を確認する。
4. ラッチリーマーもしくはハンドリーマーを使用し、インプラント埋入窩を拡大する。
    - ハンドリーマーを使用する場合は、2.5 mmのハンドリーマーをロータリーリーマーに接続し、骨削除を目的のインプラント幅径に向けて0.5 mm単位で順次拡大する。
    - ラッチリーマーを使用する場合は、2.5 mmラッチリーマーを電動ドリリングシステムに接続し、骨削除を0.5 mm単位かつ50 rpmで回転させながら目的のインプラント幅径に向けて順次拡大する。
5. リーミング中にリーマーへ蓄積した自家骨を、間欠的に採取しダッペンディッシュへ保存しておく。
6. スプーンエキスカベーターを使用し、インプラント埋入窩に存在する骨の残渣などを除去する。
7. インプラント埋入窩の4骨壁と床部が健全か否かを確認する。
    - 意図したテンポラリーアバットメントが、インプラント埋入窩より幅が広い場合は、より直径の大きいリーマーを用いてカウンターシンクを形成する。
8. ブリスターパックから、インプラントおよびヒーリングプラグを無菌的に取り出す。
9. 黒色のヒーリングプラグをインプラントから撤去する。その後にインプラントをインプラントインサーター/レトリーバーに装着する。
10. インプラントを、インプラント埋入窩へ埋入する。
11. ユニバーサルアバットメントを、インプラント孔へ挿入する。
12. 適切な槌打を行うことで、ロッキングテーパーを起動させる。
13. テンポラリースリーブを、適切な大きさへ調整する。
14. テンポラリースリーブを最終的なアバットメントへはめ込む。
15. インプラント上にダッペンディッシュに採取してあった自家骨を填塞する。
16. 過大な歯肉弁が形成されている場合は、周囲組織と縫合することによりアバットメントと歯槽骨頂の露出を最小限にする（任意）。
17. 暫間補綴物のテンポラリースリーブに対する受動的適合性を確認し、許容できる適合性を獲得するために必要な調整を加える。
18. フィットチェッカー（ビニルポリエーテルシリコン）を用いて、組織の干渉領域を特定し補綴物を修正する（任意）。
19. ワセリンを縫合糸に塗布する。
20. 暫間補綴物のボアと翼部の両方にセメントを塗布する。
21. 適合に問題がなければ、セメントを填入した暫間補綴物を隣接歯へ装着する。
22. 暫間補綴物を、テンポラリースリーブおよび隣接歯へ光重合し接着する。
23. 暫間補綴物の研磨を行う。
24. 最終補綴物の装着まで、骨結合が完了するのを待つ。

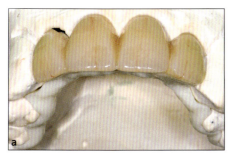
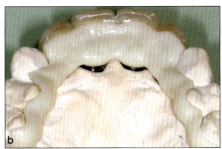
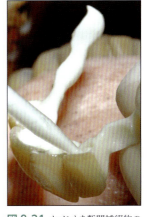

図 8-30　TRINIA製の安定型補綴物が石膏模型上に存在している状態。（a）唇側面観と（b）口蓋側面観。インプラントの骨結合を待つ間に補綴物を安定化させるため、翼状の支持構造物が隣接歯へ接着される。

図 8-31　セメントを暫間補綴物の内面と翼部に塗布しているところ。

スリーブと一体化するよう研磨する。これは、最終上部構造を装着する前に、軟組織部の形成を促進するためである。

この際、インプラントレベルの印象採得を行わずに、広い半球状の基底部の暫間アバットメントをインプラントに装着して、軟組織の治癒を待ってから最終補綴物のための印象採得を行うという手もある。リスト 8-2 に、この技法のステップごとの手順を示す。

1回法の外科的術式

1回法の外科的術式は、手順の最初は2回法と共通点が多いが、インプラントの埋入時に手順が異なる。1回法では、ヒーリングプラグを設置せずに粘膜貫通型アバットメントを用いるため、インプラントを露出させる2次外科の必要性はない。リスト 8-3 に1回法の外科的手順を示す。

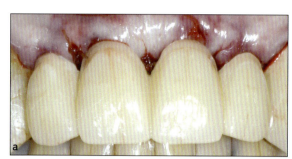
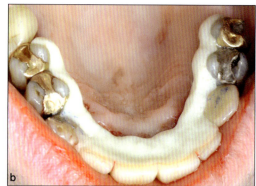
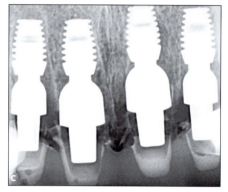
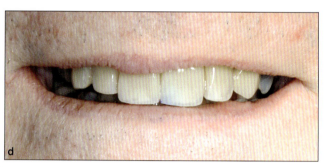

図 8-32 （a, b）暫間補綴物が、テンポラリースリーブと隣接歯へ接着された術後の唇側面観と口蓋側面観。（c）即時埋入された 4 本の 4.0×6.0 mm インプラントのエックス線写真。ユニバーサルアバットメントと、翼状構造物を有する TRINIA 製の安定型暫間補綴物とともに存在している。（d）Integrate Abutment Crown（IAC）を装着した状態における患者のスマイル。

早期荷重

　早期荷重されたインプラントは、骨結合の待機中に即座の機能と審美性を獲得することを意図している。早期荷重の術式は、粘膜貫通型アバットメントの代わりに最終アバットメントを使用することや、暫間補綴物によるアバットメントとインプラントの固定を必要とする以外は、1 回法の術式に近似している。

　固定式暫間補綴物には、必要な強度を提供可能なメタルフリー材料である TRINIA が推奨される。CAD/CAM を使用して作製する TRINIA を用いた固定式暫間補綴物は、支持翼部や延長部または補綴本体を含むカスタムメイドであり、隣接歯に接着される（第 11 章参照）。以下は、TRINIA を用いた固定式暫間補綴物を用いて、抜歯直後の抜歯窩に上顎 4 切歯インプラントを即時埋入および即時荷重した処置ついて説明している。ここで示された原則は、単独歯修復も含め、TRINIA を使用するすべての即時埋入の手順に適応可能である。インプラント外科処置を開始する前に、TRINIA を用いた固定式補綴物の適応症を確認する。

　抜歯窩の掻爬を行ったあとに、サージカルガイドを用いて（または用いずに）骨削除の準備をする（図 8-28）。図 8-29 に、4 本のインプラントの抜歯即時埋入と即時荷重の初期手順を示す。これらの手順は、1 回法と 2 回法の手技で解説されたものと同じであり、概要をリスト 8-4 に示す。即時荷重法を開始する前に、技工士が TRINIA を用いた固定式暫間補綴物を準備する（図 8-30）。CAD/CAM による TRINIA を用いた固定式暫間補綴物は、翼部を有するデザインだが、これを隣接歯に接合させることで、インプラントが骨結合するまでの間、安定が図られる（図 8-31）。

　他の材料を使用して固定式暫間補綴物を作製することも可能だが、TRINIA は強度が高く、多くの歯科材料と容易に接着する特性を有している。TRINIA を用いた固定式補綴物の受動的適合状態（パッシブフィット）と咬合状態は、骨削除前、ユニバーサルアバットメント挿入後、ユニバーサルアバットメントに調整されたテンポラリースリーブが設置されたあとの 3 回にわたり確認されるべきである。受動的適合状態を確認したあとに、縫合糸へワセリンを塗布する。そして、セメントもしくはコンポジットレジン材料を補綴物の内面と翼部に塗布して接着の下準備をする（図 8-31）。

　最後に、暫間補綴物の最終調整と研磨が行われる（図 8-32）。咬合接触点を調整し、骨結合する間の数ヵ月にわたり暫間補綴物が安定することがもっとも重要である。

外科処置の概要

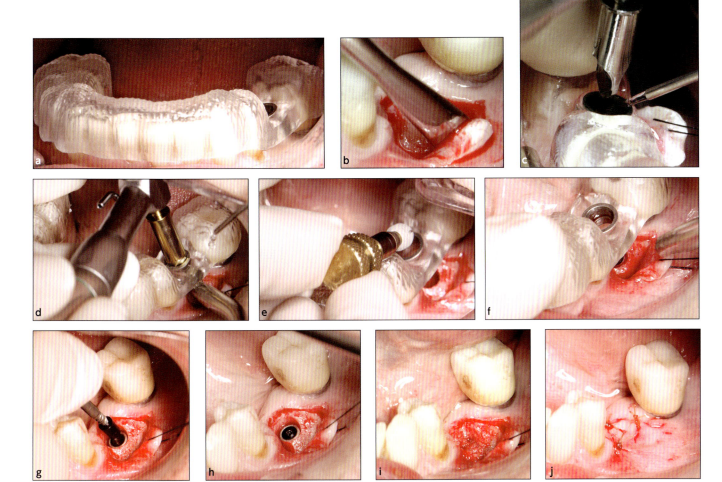

図8-33 (a) 患者の口腔内において、作製されたサージカルガイドの安定性を確認する。(b) 少ない角化歯肉が存在する場合は、適切に設計された歯肉弁を活用し歯槽頂を露出させる。(c) スペードドリルを400 rpmで用いて、注水せずに骨削除を行う。ドリルは、サージカルガイドにカラーコードリングが接するまで進行させる。(d) ラッチリーマーは、50 rpmで最終インプラント長径の深さに達するまで使用する。リーマーに付着した自家骨は、採取しあとに使用する。(e) ガイデッドインサーターを使用し、インプラントの埋入を行う。(f) サージカルガイドを撤去する。(g) 黒色のヒーリングプラグをインプラント孔へ挿入する。(h) 黒色のヒーリングプラグが、インプラント孔に存在している状況。(i) 採取された自家骨を、インプラント上へ填塞する。(j) サージカルガイドを応用した手術が終了したら、歯肉弁を閉鎖する。

ガイデッドサージェリー

　バイコンのガイデッドサージェリーは、直接的かつ効率的であるものの、経験の浅い臨床医においてさえ不要となる場合も多い。バイコンの長径5.0 mmのショートインプラントと直径3.0 mmのナローインプラントは、無歯顎のすべての部位において効果的に使用可能である。術者は、デジタル技術によって作製されたサージカルガイドを使用しなくとも、容易かつ妥当にバイコンのインプラントを埋入できる。しかし状況によっては、たとえば以下に説明する治療法において、サージカルガイドは、バイコンインプラントに精通していない臨床医にとっても経験豊富な臨床医にとっても有効といえる。歯科用コーンビームCT（CBCT）によって、臨床医は実際の外科手術前にインプラントの埋入位置を決定できる。専用の手術計画用ソフトウェアを使用することで、技工室において仮想した埋入位置をサージカルガイドに変換することができる。

　最初の段階で、患者に対しサージカルガイドを併用した外科手術が有益であるか否かを判断するために、エックス線撮影を行う。全顎のCBCTスキャンとサージカルガイド作製によって推奨された計画の正当性を、エックス線診査により検証すべきである。サージカルガイドを使用した手術におけるCBCT技術とソフトウェアの詳細な解説は、本章で扱う領域ではないが、以下に簡単に解説する。

　バイコンインプラントの3次元的イメージをスキャニング

99

第8章 治療計画と基本術式

リスト 8-5 ガイデッドサージェリーの手順

1. 作製されたサージカルガイドの安定性を確認する（必要に応じて、エックス線写真を撮影する）。
2. 歯槽骨頂を露出させる。
   - 角化歯肉が通常の場合は、ティッシュパンチを用いる。パンチアウトした組織は、滅菌水にて湿潤状態にして保存する。
   - 角化歯肉が少ない場合は、メスを用いて歯肉弁を形成する。
3. スペードドリルを無注水にて400 rpmで使用する。サージカルガイドと併用し、カラーコードがリングに接し停止するまで進行させる。
4. ラッチリーマーを無注水にて50 rpmで使用する（最短から最長まで）。リーマーに蓄積した自家骨を採取する。
5. ガイデッドインサーターもしくは同様の器具を使用して、インプラントを埋入する。
6. サージカルガイドを撤去し保存しておく。
7. 黒色のヒーリングプラグをカットして調整し、インプラント孔へ挿入する。
8. インプラントと挿入した黒色のヒーリングプラグを、採取した自家骨で填塞し覆う。
9. 歯肉弁もしくはパンチアウトした組織にて創面を閉鎖する。
10. 骨質から、骨結合が完了するまでの待機期間を決定する。
11. サージカルガイドとティッシュパンチの応用により、インプラントの埋入が容易になる。
12. インプラントを露出させる際、審美領域においては部分層弁の半月状切開を行う。
13. インプラント上に過形成された骨を除去する。
14. ガイドピンをインプラント孔へ挿入し、骨結合の状態と強度を確認する。
15. サルカスリーマーをストレートハンドルに装着する（最終アバットメントと同サイズを選択する）。
16. サルカスリーマーをガイドピンに装着し、回転させることで余剰な組織や、最終アバットメントに干渉する組織を削除する。
17. インプラント孔を清潔な水で洗浄する。
18. アバットメントをインプラント孔へ挿入する。
19. 適切な槌打を行うことで、ロッキングテーパーを起動させる。
20. エマージェンスカフもしくはテンポラリースリーブをアバットメントに装着する。
21. 即時重合レジンをエマージェンスカフもしくはテンポラリースリーブの周囲に塗布する。
22. 即時重合レジンを真空成形したテンプレートに填入する。
23. 真空成形したテンプレートをアバットメントに設置する。
24. 即時重合レジンを調整・研磨し、エマージェンスカフもしくはテンポラリースリーブと一体化させる。
25. 軟組織の治癒を待ち、最終印象採得を行う。

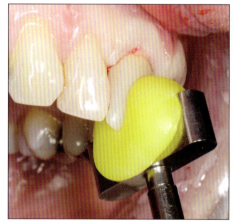

図 8-34 熱可塑性のカスタムシーティングジグを、インプラントの長軸方向に作用させることで上顎前歯部クラウンを装着する。

ソフトウェアに追加したあとに、意図するインプラント埋入位置に対し適切な大きさのインプラントを選択する。インプラントは、隣接する歯の角度の10度以内に収まるようにソフトウェア内に配置する。この設定が、ストレートアバットメントの使用を可能とし、補綴の結果を妥当とする。ソフトウェアにおいてインプラントの位置決めを行ったら、模型と指示した材料ならびにスキャンデータを技工所へ送付する。

技工所から作製されたサージカルガイドを受領したあと、その適合性を口腔内で確認する（図8-33a）。サージカルガイドの安定性が確認されたら、ティッシュパンチを用いて骨削除部をマークし、場合によっては歯槽骨頂を露出させる。しかし角化歯肉と付着歯肉が最小限であれば、それぞれの領域を適切に確保するために、的確なアクセスフラップを設計しメスによる切開を行うべきである（図8-33b）。ティッシュパンチを用いた際に除去された粘膜は、インプラント埋入後に復位できるよう、湿潤状態で保存する。この後、スペードドリルを初期の骨切削に使用する。無注水で回転数400 rpmとし、カラーコードリングに接触するまでガイド内に挿入する（図8-33c）。骨切削を押し進めるために長いサイズのリーマーを順次、最終インプラント長に達するまで使用する（図8-33d）。これらのリーマーは50 rpmで回転させ、リーマーに蓄積された自家骨は、あとで使用するためダッペンディッシュに採取しておく。

インプラント埋入窩の深度と幅径が目的とする値に達したあと、インプラントをガイデッドインサーターもしくは他の器具を用いて埋入する（図8-33e）。設置していたサージカルガイドを撤去し、ヒーリングプラグをインプラントに挿入する（図8-33fと8-33g）。ヒーリングプラグは、インプラントに挿入する前に整形してもよいし、挿入してから整形してもよい。カットしたヒーリングプラグの表面は、鋭利な部分がなく滑沢であれば問題ない（図8-33h）。この段階にきたら、採集された自家骨をインプラント全体を被覆するように設置する（図8-33i）。インプラント上の歯肉弁を閉じる、あるいは円状のティッシュパンチの穴を縫合して施術は完了となる（図8-33j）。

サージカルガイドは、骨結合に必要な時間が経過して2次

| リスト 8-6 | 上顎前歯部埋入におけるチェックリスト |

計画
- 上顎前歯部のアバットメントの脱落を回避するためには、前歯・臼歯における安定した咬合の確立が重要となる。
- パイロットドリルによる骨削除の軌道が、隣接歯の長軸をおおむね害さないことを確認する。

操作
- インプラントとアバットメントを取り扱う際は、適切な手順に従わなければならない。
- アルコール綿で汚染物質を除去する。血液、手袋の粉、プラスチックの破片などはすべてアバットメント除去に必要なトルクを減少させる。

装着前の準備
- クラウンアライメントデバイスと熱可塑性樹脂を用いて、最終のクラウンに適合したシーティングジグを作製する。
- 手指圧のみにて試適を行う（この際、受動的設置状況を阻害するものの有無を確認する）。
- 組織や、歯の過剰なコンタクトポイントなどの過干渉が存在すれば除去する。
- コンタクトポイントを、デンタルフロスが最小の抵抗にて通過できるよう調整する。
- 骨の過干渉の除去と、適切な設置状況をエックス線写真にて確認する。

設置ならびに槌打
- 出血は、血管収縮薬と圧迫ならびに時間を組み合わせることで排除もしくは制御する。
- アルコール綿にて、アバットメントポストとインプラント孔を清掃する。
- アバットメントおよびクラウンを正しく配列する（切縁が回転している場合には必要に応じてジグを使用する）。
- 装着させて、槌打している間には患者の鼻梁を支える。槌打の力がインプラントの長軸方向と一致するように留意する。
- 受動的コンタクトポイントを、フロスにて確認する。もしコンタクトポイントに調整が必要であれば、クラウンを撤去するか、研磨用金属製ストリップにて行う。
- 設置するための槌打を、6回追加で行う。
- コンタクトを確認する。

評価と調整
- 咬合の確認を行う。最大咬合力もしくは前方位や後退位においても均一な咬頭嵌合位を確立することが望ましい。
- 患者が咬みしめている状況を利用して、咬合調整を行う。
- 極端な前方位や後退位、さらには食いしばりなどの極端な逸脱も含めて、均一なバランスの取れた咬合を確立することが重要である。

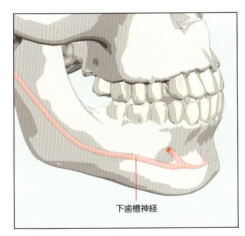

図 8-35 下歯槽神経の位置。

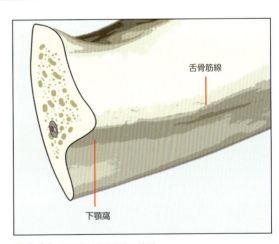

図 8-36 下顎窩と舌骨筋線の位置。

手術を行うときに、ティッシュパンチやメスでインプラントを露出させる位置に印をつけるために使うこともできる。**リスト 8-4** で示した、2回法のステップごとの手順は、この施術を行う際にも応用できる。ガイデッドサージェリーのステップごとの手順は、**リスト 8-5** に記載している。

臨床的な推奨事項

基本的な治療計画と外科術式を熟知したあとは、患者個々人のインプラントの埋入部位と解剖学的構造からもたらされる意味や課題を認識することが望ましい。以下の項では、過去31年間に集められた部位別の推奨事項を紹介する。なお、ここで推奨される事項は、あくまで手引きとして示されるものであり、

第8章　治療計画と基本術式

すべての患者にあてはまるものではない。個々の患者の特性によっては、以下の推奨事項の一部または全部が実施できない場合もある。ここに示された手引きが個々の患者に対して適切か否かは、臨床医が責任をもって判断する必要がある。

上顎

中切歯部に埋入されるバイコンインプラントは、切歯管に迷入もしくは穿孔しないために、正中線よりわずかに遠心位とする必要がある。インプラントの長軸は、意図した歯における切縁に配置されるよう、頬舌面を垂直に二等分した位置に設置されるべきである。インプラントの長軸を正確に配置することで、ストレートアバットメントが使用可能となり、頬側および舌側に適応される修復材料の分布が均一になり、審美的効果の向上が望める。以上を達成できない場合は、角度付きアバットメントを使用する必要があるが、その際は理想的な結果を得られないこともある。

上顎前歯部インプラントで，とくに角度付きアバットメントを使用するには、カスタムメイドのシーティングジグを使用する必要がある（図 8-34）。シーティングジグの作製法と使用法については、第 11 章で詳しく説明する。上顎前歯部のインプラントは、機能的にも心理的にも患者の生活に多大な影響を及ぼすため、適切な位置への埋入と修復が非常に重要である。そのため、最大限の成功を収めるためのチェックリストを示す（リスト 8-6）。第 11 章を確認したあとに、チェックリストをガイドとして使用し、上顎前歯部インプラントの確定的な修復に着手することが望まれる。

外科的処置を開始するにあたり、上顎洞および鼻底の位置を確実に把握し、いずれの構造への不本意な侵入を回避するため、エックス線撮影を行うべきである。長期間の無歯顎症や形態変化、さらに疾患や損傷は、上顎骨の使用可能な骨量を減少させ、しばしば最小限の上顎洞底挙上術が必要となる（第 12 章参照）。

下顎

下顎骨にインプラントを埋入するときは、下歯槽神経とオトガイ孔を回避するのにとくに注意を払わなければならない（図 8-35）。くわえて、術者は舌骨筋線の下に位置する下顎窩を穿孔してはならない（図 8-36）。とりわけ、生命を脅かす出血を回避するために、舌下動脈が位置する舌下空隙に注意を払うべきである。パイロットバーおよびリーマーバーを頬側に向けて適切に誘導し、ドリリング中にデジタル機器を使用して、その領域を監視することは、舌面板の不慮の貫通を防止するのに有効である。

下顎小臼歯の位置は、一般的に限局した骨量の顔面骨に特徴づけられている。したがって、インプラントを小臼歯部に埋入する場合は、実際にはわずかに舌側よりに、また骨の稜線より 3～4 mm 下方に設置するべきである。

結語

この章では、実践的なトレーニングに加え、十分な骨量がある症例においてバイコンインプラントシステムの基本的な手技を行うのに際し、自信をもてるだけの知識を提供している。1回法の術式、2回法の術式、サージカルガイドを併用する術式、早期荷重の術式の技術に関して、深く段階的な解説がなされている。次の章では、より高度な技術と、異常な解剖学的疾患の例を扱う。これらの章に加えて、www.bicon.com には、オンラインで入手可能な多数のトレーニングビデオやウェブキャスト、マニュアル、その他資料が存在する。これは、前歯部や、骨量の限局的な部位へのインプラント埋入を試みる前に、習得しておく必要がある。

Reference

1. Giro G, Marin C, Granato R, et al. Effect of drilling technique on the early integration of plateau root form endosteal implants: An experimental study in dogs. J Oral Maxillofac Surg 2011;69:2158–2163.

第9章

前歯部へのインプラント埋入

Shadi Daher / Muneki Hirayama / Mauro Marincola /
Laura Murcko / Luca de Micheli / Joseph Leary
訳：平山宗如・齊藤成彦

　笑顔というものは、前向きな感情を伝達したり、悪意をごまかしたりと、非言語コミュニケーションにおいて重要な役割を担う[1]。これまで、笑顔の送り手自身がほとんど気づかないくらいのわずかな意思に、受け手は敏感であることが示唆されてきた[2]。現代の西欧社会において、調和のとれた左右対称の笑顔は、その人の信頼性や魅力に影響する[4-9]。笑顔において、審美ゾーン、すなわち、微笑んだ際に見える歯やその周囲の歯肉は主要な構成要素である。

　前歯部が欠損、あるいは損傷を受けると非言語コミュニケーションの妨げになることもさることながら、人間関係、職業、セルフイメージなど生活の質全体に悪影響を及ぼしかねない[4, 10-20]。そのため、前歯の機能性と審美性の回復は非常に重要である[10-16]。

　歯科用インプラントは、失った歯の機能と審美を回復する補綴のひとつである[21, 22]。長径 8.0 mm 以下のインプラントはショートインプラントと言われている。ショートインプラントはその短さを優位な点とし、通常であれば、骨造成を必要とするところでも侵襲を最小限にしてインプラントを埋入することができる[22-25]。

　上下顎前歯部においてインプラントを埋入する際、解剖学的位置関係から骨造成が必要となる場合が多い。上顎前歯部では、とくに欠損期間が長期の場合、従来の 8.0 mm 以上のインプラントを埋入するためには、鼻腔底を穿孔しないよう骨造成が必要となることがよくある[22, 26]。同様に下顎においても考慮すべき解剖学的要素が多数存在する。下顎前歯部は歯間距離が短く、インプラントを用いた自然で審美性に優れた歯間乳頭の回復は容易なことではない。また、舌尖付近の下顎骨舌側は血管に富み、皮質骨を穿孔すると舌下動脈等を損傷する危険があり、その場合、大量出血の末、死に至る危険性が

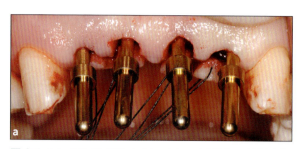 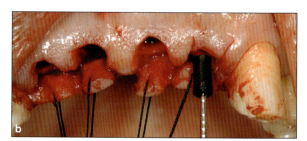

図 9-1 （a）パラレリングピンをパイロットホールに挿入し、平行性を確認する。（b）スキャロップ形フラップと牽引用縫合フラップ、インプラントに挿入されるヒーリングプラグ。

ある。とくに 15 mm 以上のインプラントを用いる場合は要注意である[27-29]。

　前歯部の修復は、患者の生活の質そのものに大きな影響を与える。だからこそ、機能と審美の回復には、信頼のおけるインプラントシステムを選ばなければならない。バイコンインプラントは、アバットメントとインプラントの接続部分をロッキングテーパーで強固に連結する。マクロ幾何学を応用し、全体的に長さが短いバイコンインプラントを使用することで、前歯部にインプラントを埋入する際に起こる問題の多くを克服することができるようになった。さらには、バイコンインプラントのスローピングショルダーによってスペースを確保できるため、下顎切歯部の歯間乳頭の形成さえ比較的容易である。

　とはいえ、比較的容易に使用できるバイコンショートインプラントではあるが、上下顎前歯部においてはある程度のテクニックが必要である。この章では、数多くの前歯部症例を経験してきた術者の推奨する技術とコツ、何を念頭において施術すればよいかなどについて述べる。

前歯部インプラント埋入のための法則

外科的処置とインプラント埋入

　低速回転ドリリングや歯槽頂 2～3 mm 骨縁下に埋入することなど、外科的手技の概要は第 8 章に記した。前歯部におけるインプラント埋入の際にはそれらのルールを常に念頭におくべきである。しかし、歯肉の厚さが十分であれば、骨縁下 5 mm に埋入したほうが、審美的・機能的に有利な場合もある。

　理想的には、すべての切開を骨頂の口蓋舌側に設定することで、のちに歯間乳頭となる部分へ十分な血液供給を確保し、さらには瘢痕化した部分を目立たなくすることができる（図 9-1）。表 9-1、9-2 に欠損部位別のインプラント埋入のためのガイドラインを示す。スレッドタイプ、もしくはシリンダータイプのインプラントを埋入する場合には、2.5～3.0 mm の間隔が必要とされているが、バイコンシステムのスローピングショルダーインプラントであれば、2.0 mm 以下でも審美性に優れた歯肉の再現が可能である。

インプラントの埋入角度と位置

　前歯部単独歯欠損で隣在歯との位置関係が比較的理想的であり、咬合位も適切である場合、サージカルステントを使用せず、両隣在歯間の距離を計測する方法で埋入の位置と方向を決めることも可能である（図 9-2）。

　前歯部のインプラント埋入は隣在歯との平行性が重要である。また、穿孔に注意しつつ、可能な限り口蓋舌側の皮質骨に近接させることを意識すべきである。これは十分な初期固定を得るためだけでなく、頬側の骨リモデリングの影響を少なくすることにより、インプラントと骨との結合を長期的に安定させるためである。ひとつの例として、20 年予後のインプラントクラウンの頬側メタルマージンが露出した症例を示す（図 9-3）。これは長期的な軟組織や硬組織の退縮が原因であり、予想することは難しいが、頬側に充分な軟組織や硬組織が存在することで、歯肉退縮を抑制することができる。

　インプラントを抜歯窩に埋入するときには、まず根尖から 1/2～1/3 相当の口蓋側骨をめがけ、最終補綴の角度に対して可及的垂直になるようにパイロットドリルを進入させる（図 9-4a）。パイロットドリルの先端が骨に触れたら、すぐにバーを起こし、隣在歯の歯軸に平行となるようドリリングする（図 9-4b）。前歯部のインプラント埋入窩形成の詳細は以下に示す。

前歯部インプラント埋入のための法則

表 9-1 上顎前歯部へのインプラント埋入の手引き

部位	埋入法	インプラントサイズ(mm)	フラップデザイン	成功のためのコツ
中切歯部	抜歯即時埋入	4.0×6.0 4.5×6.0 4.0×8.0 4.5×8.0	口蓋側基底の半月状切開法。	抜歯窩の口蓋骨スロープに向かってパイロットバーでドリリングする際、常に鼻腔底の存在、埋入方向の角度に注意しなければならない。
	抜歯後遅延埋入		切歯孔の後方部分から。	唇側部分の骨の状態を見る。2.0 mmの厚さがないようならリッジスプリットもしくは骨造成を行う。
側切歯部	抜歯即時埋入	4.0×6.0 4.0×8.0 4.5×8.0	中切歯部と同様。	根形態によっては唇側骨に十分な厚さがあり、ソケットの深さまで十分に切削できる。
	抜歯後遅延埋入			中切歯部と同様。
犬歯部	抜歯即時埋入	4.0×6.0 4.0×8.0 4.5×8.0	中切歯部と同様。	距離と角度に注意。
	抜歯後遅延埋入			リッジスプリットは禁忌。

表 9-2 下顎前歯部へのインプラント埋入の手引き

部位	埋入法	インプラントサイズ(mm)	フラップデザイン	成功のためのコツ
中側切歯部	抜歯即時埋入	3.0×6.0 3.0×8.0 3.5×8.0	フラップレス。	抜歯窩の先端を中心にインプラント埋入する。舌側骨の厚さに限界があるため十分な注意が必要。隣接歯の根の形態にも注目する。
	抜歯後遅延埋入		半月状切開をすることで、舌側を基底部とするフラップにするか、ミッドクレスタル切開。	下顎前歯部の骨形態には厚さに限界があるため、ブリッジにしたほうが理想的な補綴物を作製できることが多い。そうでない場合は、唇側骨の吸収が激しい場合も含め、骨造成が必要になる。
犬歯部	抜歯即時埋入	4.0×6.0 5.0×6.0 4.0×8.0 4.5×8.0	中側切歯部と同様。	元の天然歯の大きさ、形態にもよるが、4.0〜4.5mmの直径のインプラントを埋入できる。
	抜歯後遅延埋入		中側切歯部と同様。	切歯部と同様。

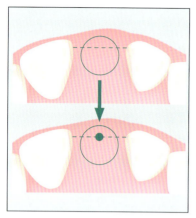
図9-2 二等分割線法：ハンドピースのヘッド部分を、両隣接歯の切端部分をつなげた線の中心部分に当てる。

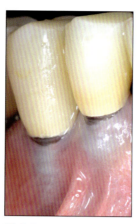
図9-3 20年経過の補綴物。頰側部分の軟組織が退縮しているのが観察される。

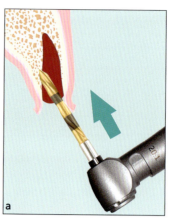
図9-4 （a）パイロットドリルの最初の埋入方向。抜歯窩の口蓋骨に向かってパイロットドリルを進入させる。（b）口蓋骨にパイロットドリルの先端が触れたらすぐにバーを起こし、隣在歯の歯軸に平行となるようドリリングする。

抜歯即時埋入法

　前歯部の抜歯後、抜歯窩を十分に搔爬する。このとき5壁のどの壁にもダメージのないことを確認し、不良肉芽をすべて搔爬、除去することができれば、インプラント埋入が可能である。前歯部に抜歯即時埋入をする際は、まずはパイロットドリルのドリル方向を口蓋骨に対し45度とし、図9-4のように、口蓋側に寄せて切削する。骨にわずかに穴を開けたら、すぐにドリルの方向を隣在歯と平行になるように変え、約3mm垂直方向に切削する。パラレリングピンを試適し、エックス線写真で確認後、最終深度までパイロットドリルを進める。

　ラッチリーマーを使用する際は、ハンドピースをしっかり固定する。低速回転のため、先端に向けての力と同時にリーマーの垂直方向に力を加えなければならない。とくに皮質骨の幅を広げていく際にバーがぶれないようにすることが大切である。上顎において抜歯即時埋入をする場合は、歯槽骨頂からの計測ではなく、唇側の歯肉縁からの深度プラス3.0 mmに埋入深度を決める。つまり、たとえば、審美的な結果を得るために6.0 mmの長径のインプラントを歯槽骨頂から2.0 mm深く埋入するとき、最初のドリリングは、唇側の歯肉縁からそれに3.0 mm足した11 mmの深度へ行うことになる。

　犬歯部には、以下の2つの理由で長径8.0 mm、内径2.5 mmのインプラントが望ましい。①内径2.5 mmのインプラントは、上顎前歯部の咬合圧から生じるより高い回転力に対応

できる。②8 mmの長さは、必要な安定を得るためにある程度の深さに埋入する必要があり、その上でインプラントショルダーの最適な位置を得ることができる。上顎犬歯はその解剖学的形状から、インプラント埋入時にすべての表面がインプラント埋入窩内の歯槽骨面に接触するわけではない。ほとんどの場合、先端部の2～3 mmがインプラント埋入窩に接触しているだけで十分な初期固定が得られる。バイコンインプラントシステムでは、インプラント周囲の骨形成はカラス骨の形成からはじまり、ハバースシステムが経時的に形成されていく。そのため、治癒期間にはとくにインプラントのショルダー部分に形成されるカラス骨の喪失を極力防ぐことが大切である。

　インプラント埋入窩への軟組織の侵入と、新しく形成されるカラス骨の喪失を避ける手法はいくつかある。2回法の場合、吸収性コラーゲンメンブレンまたはコラーゲンプラグを使用するか、患者本人の血液から抽出するLPRF（leukocyte-and platelet-rich fibrin）を使用する手法が主流である。1次縫合をすることが前提であるが、それが困難な場合は減張切開を行うよりこの手法のほうが優位点が多い。荷重なしの1回法、もしくは即時荷重の場合は、テンポラリーアバットメント、またはユニバーサルアバットメントを使用することで軟組織とカラス骨を保護できる。抜歯即時埋入されたインプラントは、最低3ヵ月の治癒期間を経て機能させる。即時荷重の場合は、しっかりとプロビジョナルが固定されているかどうかが重要なポイントであることは言うまでもない。

抜歯後遅延埋入法

抜歯後遅延埋入法は6～8週間、抜歯後に治癒期間を設けインプラントを埋入する方法であるが、以下に列挙する事項のうち、ひとつでも該当する場合に選択されるべきである。①埋入予定位置の骨や周囲軟組織の状態が理想的ではない場合、②暫間補綴に時間を要する場合、③抜歯時の侵襲性が高かった場合。

抜歯即時埋入が可能かの基準は、抜歯窩壁がどれくらい残存しているかである。抜歯窩のダメージが大きい場合は待時埋入法、あるいは4～6ヵ月の抜歯窩治癒期間を設けた遅延埋入法とし、必要に応じて骨造成術を行う（第19章参照）。

抜歯窩がスキャロップ（ホタテ貝状）の場合は遅延埋入法が望ましい。そうした埋入法により、頬唇側骨壁の高さが近・遠心、また口蓋舌側骨壁と比較して不足するなどといった問題を回避することができる。予定よりも深く埋入してしまったインプラントの深度を再調整することは、不可能ではないが容易ではない。

上顎前歯部へのインプラント埋入

中切歯部

抜歯即時埋入法の場合、インプラントの埋入角度および深度を正確にするために、まずはパイロットドリルを抜歯窩の口蓋側壁のスロープから進入させる。切歯孔・管の大きさや位置を把握し、それらの損傷を防がなければならない。鼻腔底の損傷にも注意が必要であるが、極端でやむを得ない場合は、3 mmまでは鼻腔底の挙上が可能である[30]。

切歯乳頭付近の切開線は、切歯乳頭の後方部分を含まないように設定する。これは、切歯管の損傷を避けるとともに審美的成果の低下を防ぐためである。ドリリングの方向とインプラントの埋入方向の両方に、細心の注意を払うことが重要である。理想的には、ストレートアバットメントをインプラントに装着したときに、対合歯切縁に面するような埋入方向がよい。待時埋入法あるいは遅延埋入法によるインプラント埋入は、即時埋入法と類似点が多い。そのため、上記で推奨した手法はごくわずかの例外を除いてあてはまる。

抜歯窩治癒後のインプラント埋入の場合、歯肉を口蓋側方向に半月状のフラップで開ける。インプラント埋入窩形成の準備ができたら、唇側骨の厚さにとくに注意を向ける。厚さは最低2 mm必要であり、それを満たさないようであれば、骨造成が推奨される。インプラント埋入手術の前には、いかなる場合も術前の綿密な計画が必要である。歯槽骨が十分足りていない

のなら、リッジスプリットの適応を考えなければならない。

側切歯部

上顎中切歯部における抜歯即時埋入法と同様であるが、以下の2点において違いがある。1つ目は、側切歯の位置には切歯孔が存在しないこと。2つ目は、側切歯の根は、その窩を口蓋寄りに有することが多いことである。これにより唇側の骨を厚く保存でき、結果としてインプラントを窩底まで埋入することが容易になる。

抜歯窩治癒後のインプラント埋入の場合も、注意点は上顎中切歯部と類似するが、側切歯部位のインプラントの直径は一般的に4.0 mmまでが限界であることが多い。しかしながら術者としては、可能な際は直径4.5 mmのインプラントの使用を考慮したい。

犬歯部

一般的に歯列弓の湾曲は犬歯部がより強い。隣在歯の並びもある程度インプラント埋入角度に関与するため、この歯列弓の弯曲の強さによりインプラントの埋入方向はよりいっそう難しくなり、インプラントの配列はより複雑になる。犬歯の補綴修復は犬歯誘導の際に重要である。また、この歯列弓の弯曲の強さにより、抜歯窩治癒後にシングルインプラントを埋入する際、一般的にリッジスプリットは推奨できない。詳細については第13章を参照されたい。上顎前歯部における、各部位で推奨されるインプラントサイズを**表9-1**に記す。

下顎前歯部へのインプラント埋入

中側切歯部

上顎とは異なり、下顎中側切歯部へのインプラント埋入では、インプラント体を保持する舌側の骨があまりないため、パイロットホールは抜歯窩の尖端より深く形成されなければならない。したがって、インプラント体が舌側の骨に少なからず接触することになる。下顎前歯部は解剖学的にスペースが少なく、隣在歯の歯根や、その周囲骨の損傷を予防するため、インプラント埋入窩形成には細心の注意が必要となる。

解剖学的にインプラントの埋入スペースが制限されているため、抜歯窩治癒後の部位に埋入する際には、唇側に骨造成が必要となることが多い。さらに、インプラントの本数によっては

第**9**章　前歯部へのインプラント埋入

ブリッジを選択することが必要となる（**表9-2**）。

犬歯部

下顎犬歯部の抜歯即時埋入法、抜歯後遅延埋入法の注意点は、基本的に中側切歯部への埋入と変わらない。犬歯の歯根とインプラント埋入窩の幅を考慮し、とくにブリッジの場合は、インプラントサイズは 4.0 mm か 4.5 mm が推奨される。犬歯部はインプラントオーバーデンチャーや TRINIA 製の固定式テレスコピック補綴物を使用する場合にもっとも有用である。バイコンの直径 3.0 mm、内径 2.0 mm のナローインプラントは下顎前歯部用に開発されたインプラントであるが、さらに太い直径のインプラントの埋入が可能であればそれに越したことはない。サイズの詳細は**表9-2** を参照されたい。

前歯部の補綴

上顎前歯部のアバットメントポストがインプラント体に強固に連結されるためには、ポストがインプラントの長軸方向に槌打されなければならない。そのためには、上部構造を IAC（Integrated Abutment Crown）や口腔外セメント済み補綴物とし、シーティングジグを作製するか、角度付きアバットメントが必要となる。カスタムジグ作製については第 8 章と第11 章を参照されたい。

上顎前歯部の単独歯インプラントでは上部構造が緩むことがある。これは上顎前歯部におけるバイコンインプラントシステムの理解が不十分なことが主な原因だと思われる。以下に注意事項を列挙する。

- 上顎前歯部の単独歯インプラントの上部構造の作製よりも、まず、臼歯部の咬合を安定させる。臼歯部の安定した咬合がないと、前歯部への咬合圧負担が増えて、緩みの原因となる。
- 下顎前歯部に突出が存在する場合は修正する。
- インプラント埋入時の方向は、咬合圧が全前歯部で負担され、インプラントに応力が集中しないよう隣在歯の歯軸に合わせる。
- 隣在歯に著しい動揺を認める場合、インプラントの埋入は避ける。
- 回転力への抵抗力がより大きい内径 2.5 mm のインプラントを使用する。
- シーティングジグを作製し、槌打方向とインプラントの長軸方向とが同じであるようにする。

- アバットメントが確実に装着されているかを確認する。
- 咬合紙を使って咬合状態を確認する。とくに注意しなければならないのは、上顎前歯の「長さ」ではなく「厚さ」である。
- 前方から後方へ下顎運動する際、しばしば上部構造の唇側が厚いために、回転力がかかることがある。
- 隣在歯とのコンタクトはきつ過ぎると回転力が加わるため、受動的となるようにする。
- 一度でも緩んだものは、定期的に槌打しておく。
- アバットメントをセメントで合着しない。
- 連結することで万一の緩みを防ぐ。
- 何度も緩んでくるようであれば、新しいアバットメントを直接インプラントに槌打して、アバットメントレベルの印象採得をし、新しい上部構造を作製する。

症例

症例をもとに、バイコンインプラントシステムを前歯部で使用するうえで重要な項目を示す。

症例 1：上顎前歯部の抜歯即時埋入と IAC 補綴

上顎左側中切歯に根管治療後の根尖病巣が再発した 37 歳女性。患歯の抜歯と、不良肉芽組織の除去（**図 9-5a ～ 9-5d**）。直径 2.0 mm のパイロットドリルで初期ドリリングをし、パラレリングピンを挿入。隣在歯との平行性、ドリルの方向を確認する（**図 9-5e と 9-5f**）。インプラントの埋入方向が確認できたら、インプラント埋入窩をラッチリーマーとハンドリーマーで 0.5 mm ずつ拡大していく（**図 9-5g**）。インプラント埋入窩のリーミング中に採取した自家骨は、後に使用するためダッペンディッシュに保管しておく（**図 9-5h**）。

最終リーマーで拡大後、インプラント埋入窩の深度・幅等を確認し、ストレートハンドルに装着したインプラントインサーター/レトリーバーでインプラントを埋入する（**図 9-5i**）。適切な長さにカットしたヒーリングプラグをインプラントに装着し、採取した自家骨をインプラントのショルダー部分に凝縮させるように盛る（**図 9-5j と 9-5k**）。吸収性のコラーゲンプラグを上からカバーするように挿入し、縫合糸で固定する（**図9-5l と 9-5m**）。プロビジョナルクラウンを隣在歯に接着する（**図 9-5n**）。インプラントの位置を確認するためエックス線写真を撮影（**図 9-5o**）。IAC と、IAC 装着後のエックス線写真（**図9-5p ～ 9-5r**）。

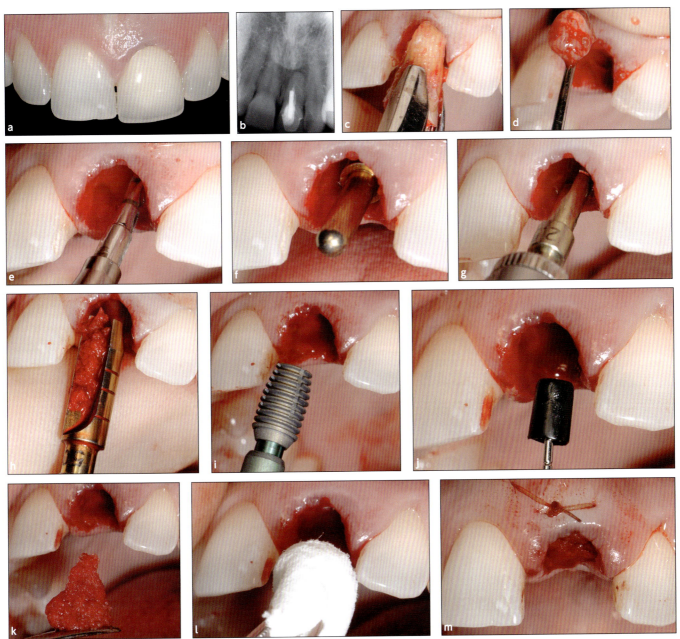

図 9-5 (a, b) 上顎左側中切歯に根管治療後の根尖病巣が再発した 37 歳女性。術前の口腔内写真とエックス線写真。(c) 上顎左側中切歯の抜歯。(d) 不良肉芽組織の除去。(e) 直径 2.0 mm のパイロットドリルでパイロットホールを形成。(f) パラレリングピンを挿入し、隣在歯との平行性、ドリルの方向を確認する。(g) インプラント埋入窩を 2.5 mm のラッチリーマーで拡大。(h) 5.0 mm のハンドリーマーの溝に堆積した自家骨は、あとで移植に使用するため保管しておく。(i) インプラントインサーター/レトリーバーを用いて 5.0×8.0 mm のインプラントを埋入。(j) あらかじめカットされた黒いヒーリングプラグをインプラントに装着。(k) 採取された自家骨をインプラントのショルダー部分に盛る。(l) 吸収性のコラーゲンプラグを挿入。(m) 縫合糸で固定。

第9章　前歯部へのインプラント埋入

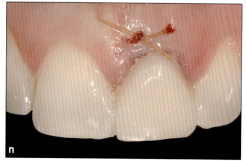
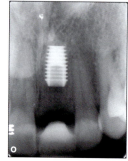
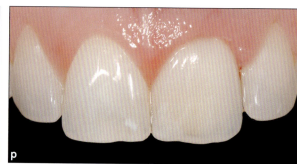
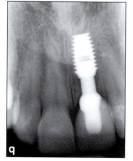
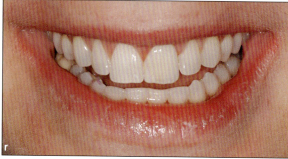

図 9-5（続き）（n）プロビジョナルクラウンを隣在歯に接着する。（o）術後のエックス線写真。（p）IACを装着。（q）2週間後のエックス線写真。（r）その際の笑顔。

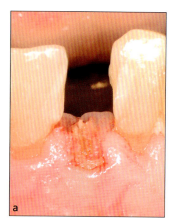
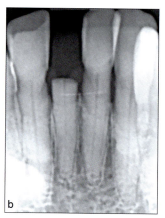
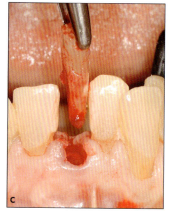
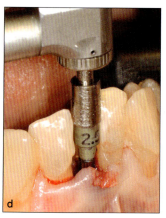

図 9-6（a, b）下顎左側中切歯の術前の口腔内写真とエックス線写真。（c）下顎左側中切歯の残根の抜歯。（d）2.5 mmのハンドリーマーでインプラント埋入窩を拡大。

症例2：下顎中切歯部の抜歯即時埋入

下顎右側中切歯が破折した69歳女性（図 9-6aと9-6b）。抜歯後即時にインプラント埋入窩形成（図 9-6cと9-6d）。リーミング時に採取された自家骨をダッペンディッシュに保存（図 9-6e）。インプラント埋入窩内の骨壁確認後、3.0×8.0 mmのインプラントを埋入（図 9-6f）。インプラント埋入後、自家骨をインプラントの上に築盛し、縫合した（図 9-6gと 9-6h）。

3ヵ月の治癒期間後、術部位を切開しインプラントを露出させ（図 9-6iと9-6j）、ガイドピンの装着によりインテグレーションを確認した（図 9-6k）。インプラントウェルの内部をよく洗浄し、IACを装着（図 9-6lと9-6m）。2年後の術後観察では、歯間乳頭が再生され、自然で審美的な外見が維持されている（図 9-6n）。

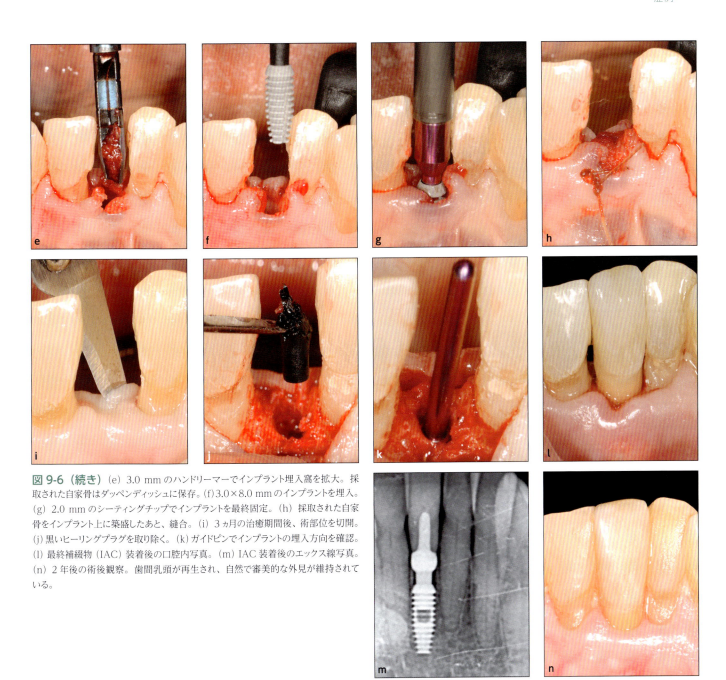

図 9-6（続き）(e) 3.0 mm のハンドリーマーでインプラント埋入窩を拡大。採取された自家骨はダッペンディッシュに保存。(f) 3.0×8.0 mm のインプラントを埋入。(g) 2.0 mm のシーティングチップでインプラントを最終固定。(h) 採取された自家骨をインプラント上に築盛したあと、縫合。(i) 3ヵ月の治癒期間後、術部位を切開。(j) 黒いヒーリングプラグを取り除く。(k) ガイドピンでインプラントの埋入方向を確認。(l) 最終補綴物（IAC）装着後の口腔内写真。(m) IAC 装着後のエックス線写真。(n) 2年後の術後観察。歯間乳頭が再生され、自然で審美的な外見が維持されている。

症例3：インプラントによる軟組織の審美的回復

64歳男性。歯周病により低下した上顎前歯の審美性を、最小限の外科処置で改善したいということであった。入念な歯周病治療によって周囲歯肉の状態は改善されたが、上顎左側中切歯は周囲ポケットが7〜8 mm の深さで、プロービング時の出血や、垂直性および水平性動揺が認められた。初診時のエックス線写真にて、骨吸収が著明に観察できる（図 9-7a）。左右中切歯間のコンタクトの回復、中切歯と側切歯間の歯間乳頭の形成および審美的回復は難しいと予想された。さらに、中切歯部の唇側の陥没した歯肉の状態から、唇側の骨欠損が大きいことがわかる。また、隣在歯にも変色し不適になった CR が多く見受けられる（図 9-7b）。

歯周疾患による軟組織や硬組織の損傷は大きく、状態の改善を図るために抜歯後3週間の治癒期間をおいた（図 9-7c と 9-7d）。3週間後、4.0×6.0 mm、内径2.5 mm のショートインプラントを埋入した（図 9-7e）。5ヵ月の治癒期間をおいて結合組織移植を行った（図 9-7f と 9-7g）。PEEK 製のヒーリングアバットメントを暫間的にセットしておく（図 9-7h）。

第9章　前歯部へのインプラント埋入

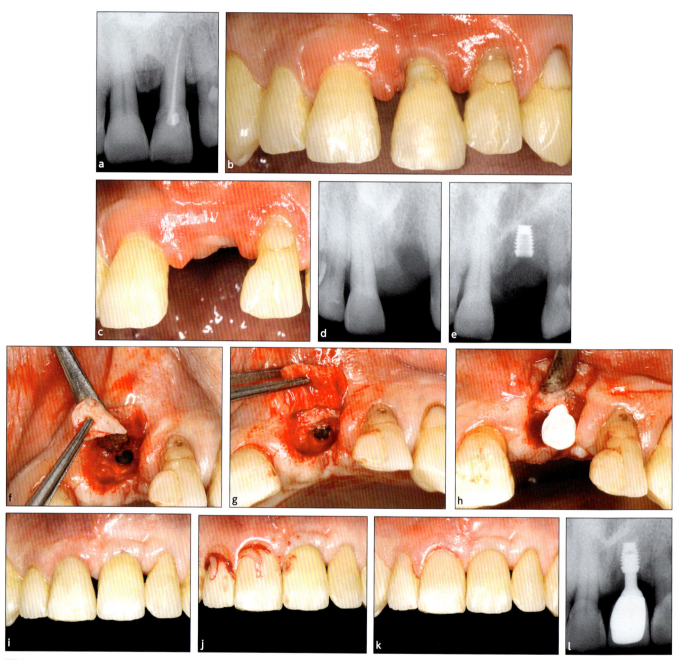

図 9-7 （a）歯内療法を受けた上顎左側中切歯のエックス線写真。7〜8 mm のプロービングデプスと垂直性および水平性動揺が認められた。（b）口腔内写真からは、炎症した歯肉と正中離開、左側中切歯の挺出、全体的な歯肉退縮、隣接歯間組織の喪失が認められる。（c, d）抜歯部位の口腔内写真と 3 週間後のエックス線写真。（e）同部位に 4.0×6.0 mm のショートインプラントを埋入。（f）5ヵ月の治癒期間をおいて結合組織移植を行った。（g）軟組織を移植。（h）PEEK 製のヒーリングアバットメントをセット。（i）インプラントレベルでの印象を採り、アバットメントとプロビジョナル IAC をセット。（j）右側中切歯・側切歯に歯肉切除を行う。（k, l）プロビジョナル IAC のセットから 3ヵ月後、最終補綴物の PFM 冠をセット。

1ヵ月後、インプラントレベルでの印象を採り、アバットメントとプロビジョナル IAC をセットし、同時に隣在歯の修復も行った（図 9-7i）。後日、右側中切歯の近心の修復をすることにより、左右の対称性とコンタクトの位置を改善。gingivoplasty（歯肉切除/形態修正）によって歯肉の審美性を修復することができた（図 9-7j）。

ここで着目してほしい点は、半球状の基底部を有するアバットメントと、その上につくられたプロビジョナル IAC による歯肉形成である。これは治癒期間を十分取ることによって得られる結果である。それから 3ヵ月後、歯肉組織が成熟した時点で、プロビジョナル IAC を外し最終補綴物の陶材焼付鋳造（PFM）冠を合着した（図 9-7k と 9-7l）。

確立された審美回復方法（カモフラージュテクニック）を規則どおり、順序正しく時間をかけて行えば、良い結果がおのずとついてくるものである。

結語

前歯部の重要性はあらためて言うまでもなく、会話、咀嚼、笑顔、心情的な表情、さらには人の好感度にも影響し得る。前歯部の補綴修復をすることによって、患者の将来に大きな影響が与えられるといっても過言ではない。この章では、比較的困難な症例にバイコンインプラントを用いた例を紹介した。これらの技法を参考にして、今後の前歯部の臨床に役立てていただけたら幸いである。

References

1. Darwin C. The Expression of the Emotions in Man and Animals. Oxford: Oxford University Press, 1886.
2. Miles LK. Who is approachable? J Expl Soc Psychol 2009;45:262–266.
3. Maringer M, Krumhuber EG, Fischer AH, Niedenthal PM. Beyond smile dynamics: Mimicry and beliefs in judgments of smiles. Emotion 2011;11: 181–187.
4. Lauria A, Rodrigues DC, de Medeiros RC, Moreira RWF. Perception of oral and maxillofacial surgeons, orthodontists and laypersons in relation to the harmony of the smile. J Craniomaxillofac Surg 2014;42:1664–1668.
5. Grammer K, Fink B, Møller AP, Thornhill R. Darwinian aesthetics: Sexual selection and the biology of beauty. Biol Rev Camb Philos Soc 2003;78: 385–407.
6. Matoula S, Pancherz H. Skeletofacial morphology of attractive and non-attractive faces. Angle Orthod 2006;76:204–210.
7. Noman AV, Wong F, Pawar RR. Canine gouging: A taboo resurfacing in migrant urban population. Case Rep Dent 2015;2015:727286.
8. Morris AG. Dental mutilation in southern African history and prehistory with special reference to the "Cape Flats Smile". SADJ 1998;53:179–183.
9. Scott BJ, Leung KC, McMillan AS, Davis DM, Fiske J. A transcultural perspective on the emotional effect of tooth loss in complete denture wearers. Int J Prosthodont 2001;14:461–465.
10. Nickenig HJ, Wichmann M, Terheyden H, Kreppel M. Oral health-related quality of life and implant therapy: A prospective multicenter study of preoperative, intermediate, and posttreatment assessment. J Craniomaxillofac Surg 2016;44:753–757.
11. Casanova-Rosado JF, Medina-Solis CE, Vallejos-Sánchez AA, Casanova-Rosado AJ, Maupomé G, Avila-Burgos L. Lifestyle and psychosocial factors associated with tooth loss in Mexican adolescents and young adults. J Contemp Dent Pract 2005;6:70–77.
12. Strauss RP, Hunt RJ. Understanding the value of teeth to older adults: Influences on the quality of life. J Am Dent Assoc 1993;124:105–110.
13. Yu SJ, Chen P, Zhu GX. Relationship between implantation of missing anterior teeth and oral health-related quality of life. Qual Life Res 2013;22:1613–1620.
14. Al-Omiri MK, Karasneh JA, Lynch E, Lamey PJ, Clifford TJ. Impacts of missing upper anterior teeth on daily living. Int Dent J 2009;59:127–132.
15. De-Marchi LM, Pini NIP, Ramos AL, Pascotto RC. Smile attractiveness of patients treated for congenitally missing maxillary lateral incisors as rated by dentists, laypersons, and the patients themselves. J Prosthet Dent 2014;112:540–546.
16. Henson ST, Lindauer SJ, Gardner WG, Shroff B, Tufekci E, Best AM. Influence of dental esthetics on social perceptions of adolescents judged by peers. Am J Orthod Dentofacial Orthop 2011;140:389–395.
17. Eitner S, Wichmann M, Schlegel KA, Kollmannsberger JE, Nickenig HJ. Oral health-related quality of life and implant therapy: An evaluation of preoperative, intermediate, and post-treatment assessments of patients and physicians. J Craniomaxillofac Surg 2012;40:20–23.
18. Glendor U. Epidemiology of traumatic dental injuries: A 12 year review of the literature. Dent Traumatol 2008;24:603–611.
19. Al-Sabbagh M. Implants in the esthetic zone. Dent Clin North Am 2006;50:391–407.
20. Xu H, Han X, Wang Y, et al. Effect of buccolingual inclinations of maxillary canines and premolars on perceived smile attractiveness. Am J Orthod Dentofacial Orthop 2015;147:182–189.
21. Tutak M, Smektała T, Schneider K, Gołębiewska E, Sporniak-Tutak K. Short dental implants in reduced alveolar bone height: A review of the literature. Med Sci Monit 2013;19:1037–1042.
22. Thoma DS, Haas R, Tutak M, Garcia A, Pietro Schincaglia G, Hämmerle CHF. Randomized controlled multicentre study comparing short dental implants (6 mm) versus longer dental implants (11-15 mm) in combination with sinus floor elevation procedures. Part 1: Demographics and patient-reported outcomes at 1 year of loading. J Clin Periodontol 2015;42:72–80.
23. Annibali S, Cristalli MP, Dell'Aquila D, Bignozzi I, La Monaca G, Pilloni A. Short dental implants: A systematic review. J Dent Res 2012;91:25–32.
24. Schlesinger CD. Short implants: A viable alternative to sinus augmentation. Dent Today 2014;33(4):128–123.
25. Rosano G, Taschieri S, Gaudy JF, Testori T, Del Fabbro M. Anatomic assessment of the anterior mandible and relative hemorrhage risk in implant dentistry: A cadaveric study. Clin Oral Impl Res 2009;20:791–795.
26. Baumann A, Ewers R. Minimally invasive sinus lift. Limits and possibilities in the atrophic maxilla [in German]. Mund Kiefer Gesichtschir 1999;3(suppl 1):S70–S73.
27. Darriba MA, Mendonça-Caridad JJ. Profuse bleeding and life-threatening airway obstruction after placement of mandibular dental implants. J Oral Maxillofac Surg 1997;55:1328–1330.
28. Balaguer-Martí J-C, Peñarrocha-Oltra D, Balaguer-Martínez J, Peñarrocha-Diago M. Immediate bleeding complications in dental implants: A systematic review. Med Oral Patol Oral Cir Bucal 2015;20:e231–e238.
29. Dubois L, de Lange J, Baas E, Van Ingen J. Excessive bleeding in the floor of the mouth after endosseus implant placement: A report of two cases. Int J Oral Maxillofac Surg 2010;39:412–415.
30. Camargo IB, Oliveira DM, Fernandes AV, Van Sickels JE. The nasal lift technique for augmentation of the maxillary ridge: Technical note. Br J Oral Maxillofac Surg 2015;53:771–774.

第10章

青年期の患者への インプラント埋入

Vincent J. Morgan / Paolo Perpetuini / Muneki Hirayama / Shadi Daher / Laura Murcko / Tan Min Seet / Lee Fuen Fuen / Rudolf Seemann / Joseph Leary

訳：平山宗如・齊藤成彦

歯科用インプラントは、成人においては治療が確立され数十年経つが、青年期（思春期）またはそれ以下の年齢層に対してのインプラント治療には賛否両論ある[1]。青年期は、世界保健機関（WHO）では10歳から19歳と定義されている[1]。青年期のインプラント治療でもっとも懸念されることは、身体の発育にともなう思春期前期（女子は10〜14歳、男子は12〜16歳）における顎顔面骨格の成長である[1-4]。インプラント埋入の時期によっては、顎顔面骨の成長が、インプラントと隣在歯との位置関係、すなわち補綴性と審美性に影響するのである。一方で、思春期後期にインプラント埋入を行えば、そのリスクは軽減し得る。

青年期においてインプラントが適応となるもっとも一般的なケースは、歯の先天欠如と不慮の事故などによる歯の損失である[1,3]。こうした患者は、インプラント治療が治療の選択肢として一般的となる以前は、可撤性または接着性の補綴装置で成長が完了するのを待つことが常であったが、多くの青年期の患者にとって、審美性やメインテナンスの面で満足度は高くなかった。また、カリエスリスクや歯槽骨吸収の可能性が高まるという報告もある[1]。患者の保護者も、子どもの心理的な要求を考慮し、患者の成長の終了を待たずにインプラントを選択することがしばしば見受けられる[1,3]。社会的、精神的、そして歯科的な利点（骨の保存や空隙の確保）が明らかになるにつれ、青年期のインプラント症例は増加している[1,4]。

この章では、思春期前期の患者でも、条件次第ではバイコンインプラントによる治療法が可能であることを紹介したい。現実的には、青年期の患者へのインプラント治療はまだ確立されたものではないが、ひとつの治療の選択肢となり得る。バイコンインプラントのデザインが、思春期特有の課題を解決するカギである。

第10章　青年期の患者へのインプラント埋入

成長期の患者に対するインプラント治療の懸念

　多くの臨床医は青年期の患者へのインプラント治療に抵抗がある。その理由のほとんどは、従来のスレッドタイプのインプラントによるところが大きい。スレッドタイプのインプラントシステムには、インプラントとアバットメントの接合部分（Implant-Abutment Interface：IAI）に欠点がある。すなわち、インプラント体とアバットメントの接合部分にできる間隙（マイクロギャップ）に、咬合・咀嚼の荷重などによりマイクロムーブメントが生じ、しばしば細菌漏洩と敗血症の原因となるのだ[5-7]。このようなシステムでは、成長期の患者の骨縁下へのインプラント埋入は禁忌であり、青年期では歯槽頂骨の成長が完了していないため、この時期におけるインプラント治療の制限となる。

　思春期前期において、顎顔面、歯ともに多次元的に変化が生じる際、歯根膜とその周囲骨の相互作用によってセメント－エナメル境（CEJ）と歯槽頂骨は正常な関係を保つ。しかし、インプラントには歯根膜が存在せず、いわゆる骨性癒着歯と同等である。また、隣在歯よりも低位咬合である可能性もある[1, 2, 8]。

　青年期の患者におけるバイコンインプラントの成功症例の報告は散見されるが、長期経過を追跡した症例報告はまだ少ない[3]。そこで、バイコンショートインプラントを骨縁下に埋入した症例54例（平均年齢17歳）における後ろ向き研究がボストンの Implant Dentistry Centre にて行われた（Seemann R, unpublished data, 2017）。その研究結果では、1、5、10年の生存率は94.6％であった。なかにはアバットメントの再連結や上部構造の修正または再作製など、補綴物のメインテナンスが必要であった症例も含まれたが、その必要があったのは主に16歳未満の症例であった。16歳未満のインプラント症例では、いずれインプラントを抜去しなければならないという報告があるが、この研究では16歳未満でインプラントを埋入し、のちにインプラント抜去に至った症例は存在しなかった[1, 9]。

バイコンインプラントの特性

　青年期の患者へのインプラント埋入が他のインプラントシステムでは困難であるのに対し、なぜバイコンシステムでは可能なのか。バイコンのインプラントが青年期の成長・変化に対応できる理由としては、骨縁下に埋入するプロトコール、マクロ幾何学的なデザイン、補綴の幅広い許容性などが挙げられる。バイコンインプラントは骨縁下に埋入するべくデザインされている。骨縁下にインプラントがあるために、その周囲には骨が新しく形成される。そのうえ、アバットメントとインプラント

の接合部分がロッキングテーパーであることから、上部構造の交換・変更が比較的容易である。また、ほとんどの上部構造は口腔内で修正可能である。つまり、成長期の患者の口腔内の変化にも十分対応できる。それにくわえ、バイコンシステムのIAIは細菌侵入を防ぐことができ、マイクロムーブメントも生じないため、成長期においてもインプラントがあるせいでインプラント周囲炎になることはないといえる（第6章参照）[6-7]。

　バイコンシステムの特長として、柔軟性に長けた補綴装置のほかにも、先天性欠損症などのスペースの限られた部位にもインプラント埋入が可能であることが挙げられる[10]。このあとに示す症例は、垂直的、水平的にバイコンのショートインプラント、あるいはナローインプラントを使用することで埋入可能となった例である。青年期における欠損部へのインプラントでも、その埋入位置ごとの環境の変化に柔軟に対応した補綴を選択できるのがバイコンインプラントの利点である。

　しかしながら、Seemann の臨床研究に示されたとおり、補綴装置の変更・修正等が必要になったケースもあり、そのほとんどが16歳以下の症例であった。若ければ若いほど、より大幅な補綴物の変更・修正の必要性が生じることが予想される。とくに、思春期前の10歳未満の患児は、思春期の終わりまでに身体の成長が著しく、体格や骨の変化が大きい。バイコンはそのような状況にも対応できるインプラントを提供できるシステムではあるが、患者の利益・不利益を考慮し、審美性を含め予期せぬ出来事が起こる可能性があることも術前に十分説明し、承諾を得ることが大切である[8]。

青年期におけるバイコンインプラント

　以下に、成長期の患者の治療法の選択肢として、バイコンインプラントの利点がわかる症例を示す。しかし、たとえバイコンインプラントが許容範囲の広く、難しい条件下でも対応できるシステムであっても、症例ごとに、青年期におけるインプラント治療が適切かどうかを慎重に判断する必要がある。バイコンの歴史上、16歳以上の患者におけるインプラント治療で不具合が生じたことは滅多にないものの、それより年齢の低い患者においてはその限りではない（とはいえ、それも解決されてきてはいるが）。

症例1：16歳女子

　患者は先天性側切歯欠損のある16歳女子（図10-1aと10-1b）。術後のエックス線写真から、3.5 × 11.0 mm の即時荷重のインプラントが隣在歯に固定された状態であることが観察

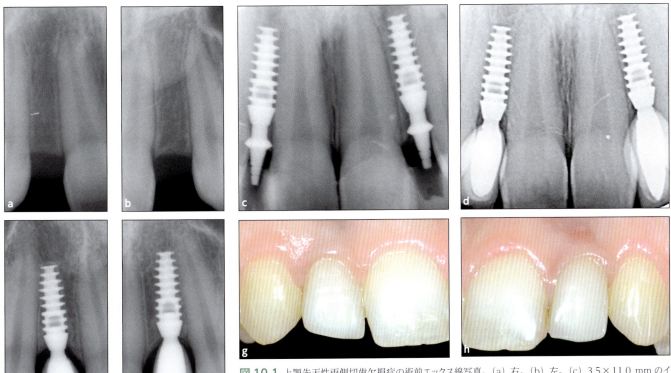

図 10-1 上顎先天性両側切歯欠損症の術前エックス線写真。(a) 右。(b) 左。(c) 3.5×11.0 mm のインプラントを即時埋入後のエックス線写真。(d) 最終 IAC 装着直後のエックス線写真。(e〜h) 術後 12 年経過の口腔内写真とエックス線写真。

される（図10-1c）（この症例は 3.0×6.0 mm のショート・ナローインプラントが開発される前のものである）。注目すべきは、非常に狭い隙間にバイコンインプラントが埋入できていることだ。この限られた隙間でも、スロービングショルダーによって歯間乳頭を形成するための骨のスペースが確保できている。IAC（Integrated Abutment Crown）を装着したが（図10-1d）、半球形の基底部が存在せず、理想的な補綴ではなかった。しかし幸いにも骨に対する有害事象は認められず、12年後（患者は 28 歳）の経過は良好であった（図10-1e〜10-1h）。

症例 2：15 歳男子

患者は先天性欠損歯のある 15 歳男子。上顎左側側切歯部に 4.5×6.0 mm のインプラントを埋入（図10-2a〜10-2c）。術後 8 年経過の口腔内写真とエックス線写真から、上顎左側側切歯部の IAC とその隣在歯の歯冠長径に不調和が認められる（図10-2d〜10-2e）。興味深いことに、インプラントの両隣接歯歯根は、インプラントとほぼ接触しているほど近接しているにもかかわらず、悪影響を受けていない。アンキロースしているインプラントは動かないが、天然歯は萌出し続けるというのが、16 歳以下の成長期のインプラント治療で起こり得る補綴リスクの例である。

第10章 青年期の患者へのインプラント埋入

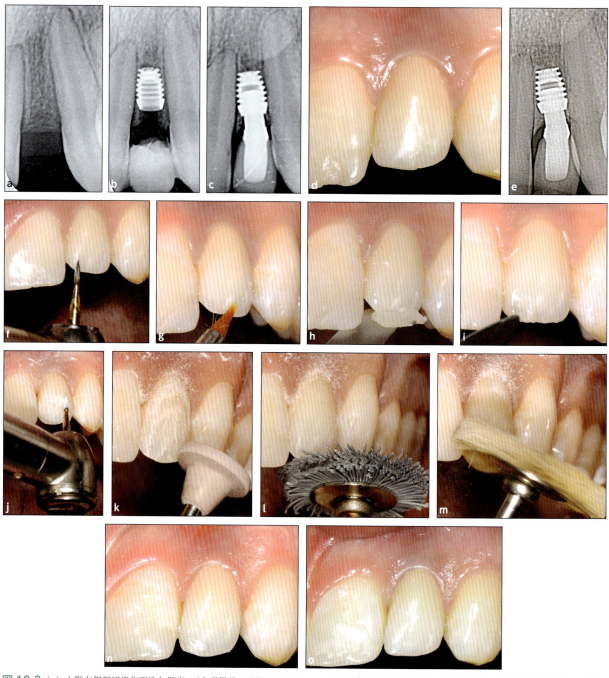

図10-2 (a) 上顎左側側切歯先天性欠損症の15歳男子。(b) 4.5×6.0 mm のインプラント埋入直後のエックス線写真。(c) IAC 装着後のエックス線写真。(d, e) IAC 装着後8年経過。隣在天然歯との歯冠長に不調和がある。(f-m) 口腔内でIAC の形態修正を行う。(f) IAC の表面を粗にする。(g, h) ボンディング材を塗布し、ハイブリッドレジンを築盛。(i) ハイブリッドセラミック材料を口腔内において増築、クラウンを長くした。(j-m) 築盛した IAC を研磨。(n-o) 修復直後と2年経過後。

図10-2f～図10-2m の写真は、8年経過後に口腔内でIACの形態修正を行っているところである。IAC は取り外して技工室での形態修正も可能である。術後10年経過の写真は、バイコンインプラントが成長期の患者への治療の選択肢となり得る証拠である（図10-2n～10-2o）。

症例3：19歳女子

患者は19歳時に3本のインプラントを埋入した。上顎側切歯、第一・第二小臼歯の術前術後と5年経過後のエックス線写真および口腔内写真（図10-3）。こちらもバイコンインプ

118

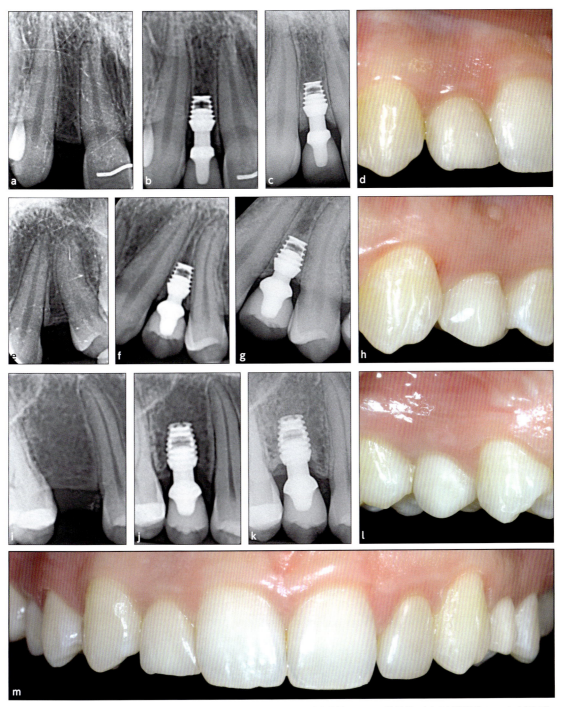

図 10-3 (a) 先天性欠損だった右側上顎側切歯の術前のエックス線写真。(b) 術後のエックス線写真。(c) 5年経過後のエックス線写真。(d) 5年経過後の口腔内写真。(e) 左側第一小臼歯の術前のエックス線写真。(f) 術後のエックス線写真。(g) 5年経過後のエックス線写真。(h) 5年経過後の口腔内写真。(i) 右側第二小臼歯の術前のエックス線写真。(j) 術後のエックス線写真。(k) 5年経過後のエックス線写真。(l) 5年経過後の口腔内写真。(m) 5年経過後の全様。

ラントのデザインが効果を発揮した症例である。とくに右側上顎側切歯、左側第一小臼歯の部位は埋入スペースが限られており、バイコンのショート・ナローインプラントの使用により埋入が可能となった。他のインプラントシステムでは困難と思われる。こうした困難な部位には、バイコンインプラントが理想的である。

第10章 青年期の患者へのインプラント埋入

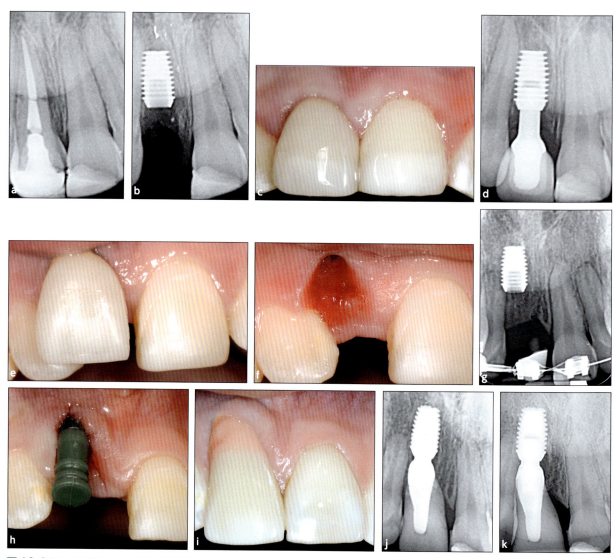

図 10-4 (a) 15歳男子、右側上顎中切歯破折。(b) インプラント埋入直後のエックス線写真。(c) IAC装着後の口腔内写真。(d) IAC装着後4ヵ月。(e) 7年経過、成長期の骨形成の影響が観察された。(f) IAC抜去後のサルカス。(g) 歯列矯正でスペースを確保。(h) インプレッションポストの装着。(i) インプラント埋入後12年、新製したIACを装着。(j, k) 旧IACと新製したIACとの比較。

症例4：15歳男子

患者は15歳男子で、右側上顎中切歯が破折しインプラントを埋入、13年間経過を追跡できた症例である。初診時、インプラント埋入時、IAC装着時、4ヵ月後のエックス線写真および口腔内写真を示す（図10-4a〜10-4d）。7年後のフォローアップにて、成長発育の影響による天然歯とインプラントとの位置関係の不調和が認められた（図10-4e）。矯正治療をはじめるにあたり、7年間機能していたIACを除去した（図10-4f）。

矯正治療終了後のエックス線写真とインプレッションポストを装着した口腔内写真を示す（図10-4gと10-4h）。これほど単純かつ効果的な修復を成し得るインプラントシステムはほかにないであろう。インプラントが最初に埋入されてから12年後も、機能性、審美性ともに満たしている（図10-4i〜10-4k）。ナノセラミックのピンク（歯肉色）の部分はスマイルラインよりも低く、審美性にはとくに影響しない。印象深いことは、骨レベルの低下を認めず、13年間経過が良好なことである。

青年期におけるバイコンインプラント

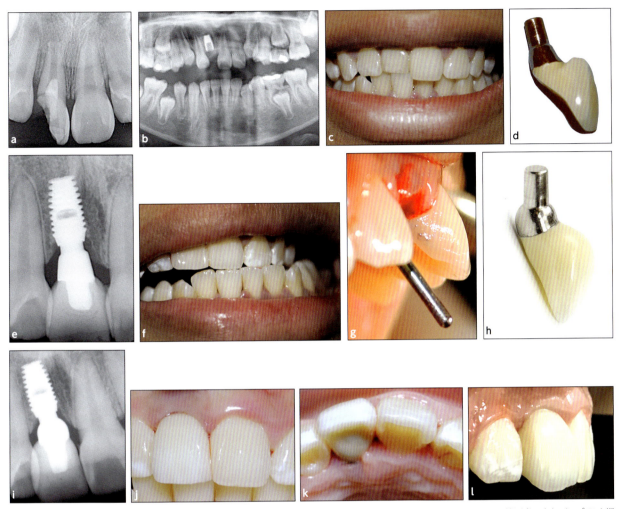

図10-5 (a) 8歳6ヵ月女子、右側上顎中切歯の破折。術前のエックス線写真。(b) インプラント埋入後のパノラマエックス線写真。(c) インプラント埋入7年後。天然歯の萌出完了により歯冠長の不調和が認められた。(d) リッジラップ型のIACによる審美回復。(e) リッジラップIACのエックス線写真。(f) リッジラップIACの口腔内写真。(g) 埋入7年後。ガイドピンの挿入によるインプラントの平行性の確認。(h) 最終補綴となるノンリッジラップIAC。(i) ノンリッジラップIACのエックス線写真。(j, k) ノンリッジラップIACの口腔内写真。唇側面観と口蓋側面観。(l) 9年後、17歳時の口腔内写真。

症例5：8歳6ヵ月女子

補綴難症例におけるバイコンインプラントシステムの柔軟性を明確に示す症例である。患者は8歳6ヵ月の女子で、右側上顎中切歯破折（図10-5a）。インプラント埋入後のパノラマエックス線写真から、思春期以前の状態であると確認できる（図10-5b）。その後の7年間で、顎顔面の成長発育と歯の萌出により左右中切歯に不調和が認められた（図10-5c）。15歳の時点では、口蓋側に埋入されたインプラントの位置を補正するため、リッジラップのIACを作製した（図10-5d～10-5g）。しかし、リッジラップのIACは清掃性に欠け歯肉に理想的ではないため、最終補綴としてノンリッジラップIACを再新製し（図10-5h）、審美性を満たしている（図10-5i～10-5l）。繰り返すが、このような困難な症例においても、クラウンの再製作だけで比較的容易に問題解決ができるのは、バイコンインプラントシステムだからである。

結語

　Seemann R らによる後ろ向き研究では、54 症例の 84 本のインプラントのうち、埋入したインプラントは 1 本も抜去されることなく、高い生存率と審美性を達成していると結論づけられた。青年期の患者のインプラント治療が困難である理由は、顎顔面骨の成長発育である。しかし、重要なことは、インプラント体そのものよりも、上部構造を体の変化に合わせて審美的かつ機能的に作製できるかどうかである。バイコンシステムの補綴の柔軟性がこれを可能にしていると言えるが、常に慎重な治療計画を立ててから進めることが大切である。

References

1. Shah RA, Mitra DK, Rodrigues SV, Pathare PN, Podar RS, Vijayakar HN. Implants in adolescents. J Indian Soc Periodontol 2013;17:546–548.
2. Op Heij DG, Opdebeeck H, van Steenberghe D, Quirynen M. Age as compromising factor for implant insertion. Periodontol 2000 2003;33:172–184.
3. Mishra SK, Chowdhary N, Chowdhary R. Dental implants in growing children. J Indian Soc Pedod Prev Dent 2013;31:3–9.
4. Wang WCW, Suinaga LT, Paranhos KS, Cho SC. Replacing missing teeth with dental implants in pubescent patients: A case report. Open J Pediatr 2015;5:207–212.
5. Berberi A, Tehini G, Rifai K, et al. In vitro evaluation of leakage at implant-abutment connection of three implant systems having the same prosthetic interface using rhodamine B. Int J Dent 2014;2014:351263–351267.
6. Zipprich H, Weigl P, Lauer HC. Micromovements at the implant-abutment interface: Measurement, causes, and consequences [in German]. Implantolgie 2007;15:31–45.
7. Dibart S, Warbington M, Su MF, Skobe Z. In vitro evaluation of the implant-abutment bacterial seal: The locking taper system. Int J Oral Maxillofac Implants 2005;20:732–737.
8. Enlow DH. Facial Growth, ed 2. Philadelphia: W B Saunders, 1990.
9. Oesterle LJ, Cronin RJ, Ranly DM. Maxillary implants and the growing patient. Int J Oral Maxillofac Implants 1993;8:377–387.
10. Nirola A, Bhardwaj SJ, Wangoo A, Chugh AS. Treating congenitally missing teeth with an interdisciplinary approach. J Indian Soc Periodontol 2013;17:793–795.

第11章

修復の手技

Paolo Perpetuini / Kristina Pisarik / Vincent J. Morgan / Estevam Bonfante / Katherine Morgan / Drauseo Speratti / Muneki Hirayama / Laura Murcko / Stefano Carelli / David M. Hallowes

訳：中村昇司

インプラントの外科的埋入は、歯科インプラント治療における過程の一部に過ぎない。インプラントシステムによって提供される修復材料および技術も同様に重要である。また、患者の希望は、あくまで欠損している歯または問題のある歯を回復・修正することである。よって術者は、決してインプラントの埋入自体が患者の希望ではないことを認識しなければならない。したがって、インプラントの骨結合は必要であるものの、あくまで目的のための手段のひとつに過ぎない。患者にとって重要なのは、欠損している歯の回復である。インプラントがぶじに骨結合していても、患者の目から見て審美的または機能的でなければ、骨内で安定であったとしても患者を失望させ、失敗といえる。

バイコンインプラントは、比類ない臨床能力を有する修復材料と技術を提供する。もっとも明白な要素は、ロッキングテーパーのインプラント - アバットメント接合面（IAI）である。バイコンインプラントのIAIは360度のアバットメントの位置決めを可能とし、非常に困難な状況でも患者に対し審美的かつ機能的な修復物設計を行うことができる。また、Integrated Abutment Crown（IAC）やTRINIA製のテレスコピック補綴も使用可能である。バイコンインプラントのIAIは、ネジの煩雑さを解消するだけでなく、金銭面や修復時間、さらには患者の来院回数を大幅に削減する。また、ロッキングテーパーによるIAIは高い封鎖性を実現している。くわえてロッキングテーパーIAIは、バクテリアルシールをすることでインプラントに有害な細菌が集積することを防止し、さらにはインプラント内での微小な動揺を防止する（第6章参照）。

ロッキングテーパーIAIにくわえ、バイコンシステムにはほかにも独特な特徴がある。スローピングショルダーは、審美的な歯間乳頭と歯間鼓形空隙を提供する。アバットメントの半球形の基底部は、歯槽骨を刺激し骨の成長を助ける。また、新規コンポジット

第11章　修復の手技

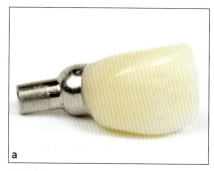
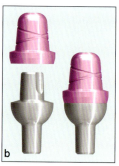

図11-1　(a) IAC。(b) ユニバーサルアバットメントと保持性のテレスコピックコーピング。

材料の使用や、セメントとネジを使用せずに修復を行えるIAC、保持性コーピングを有するユニバーサルアバットメントのほか、テレスコピック補綴物の作製を容易にするTRINIA（多目的メタルフリー繊維強化CAD/CAM材料）がある。

バイコンは、創業以来、独創的なアバットメントを多数提供している（第2章参照）。なかでも最新のアバットメントであるユニバーサルアバットメントは、テレスコピック補綴における保持型と非保持型の切削コーピングを含め、これらに対応する補綴部品を多く備えている。バイコンのアバットメントの幾何学性は、正確なスキャニングを行うときに手作業による調整の必要がないため、デジタル技術の観点から適応性が高いと言える。さらに、補綴に用いるポストの高さが4.0 mmであることは、従来のインプラント修復とデジタルにおけるインプラント修復双方を支援するに十分であり、とくにインプラントの外形が理想より小さい場合において、審美的材料に対する厚みが確保可能なスペースを提供する。

バイコンアバットメントの半球形の基底部は、天然歯と同様なエマージェンスプロファイル形成を促進する。これは、技工士が歯肉縁の繊細な自然観を再現し、例外的な歯頚部においても審美性と機能性を構築することを容易にする。このエマージェンスプロファイルは、修復物を快適かつ自然な外観とし、軟組織を正常な歯肉の構造下で成熟させる。

修復材料

バイコンインプラントは、金属クラウン、陶材焼付鋳造（PFM）クラウン、オールセラミッククラウンなど既存のすべての修復材料との適応性が高い。しかし、IACと、保持性コーピングを有するTRINIA製のテレスコピック補綴物は、360度の位置決めが可能なアバットメントをもつシステムのみの適応となる[1,2]。これらの独創的な補綴物は、ネジの使用とセメントの使用を排除し、それにともなう潜在的なセメント沈着と残存に起因する損傷を除去できる[1,2]（図11-1）。

そのため、技工士はインプラント補綴物にネジのアクセスホールを設ける負担がなく、容易に審美的なクラウンを作製できる。バイコンアバットメントは、固定式-可撤式アバットメントと任意の補綴材料を用いたスクリュー保持により修復され得るが、IAC補綴物の作製には、ハイブリッド材料の使用が推奨される。ハイブリッド材料（ポリセラミックやナノセラミック）は、耐摩耗性があり、追加築盛により修復も容易であるため、臨床的寿命と耐用に優れ、臨床経験を積んだ開業医にとって好ましい特徴を有しているといえる。

Integrated Abutment Crown（IAC）

Integrated Abutment Crown（IAC）は、ハイブリッド材料をアバットメントに連続的に接着していくことで作製される、単冠のクラウンとアバットメントが一体化した構造物である。IACは、米国歯科医師会（ADA）の定義では、アバットメント支持のセラミッククラウンに分類される（第3章参照）。IACは、ロッキングテーパーIAIを備えた歯科用インプラントシステムにのみ応用可能である。他のインプラントシステムでは、インプラントにアバットメントを固定する際にスクリューを必要とするが、これが修復の際の柔軟性に重大な制限を課すためである。

従来のクラウンをスクリュー式アバットメントに合着する際に用いるセメントは、余剰セメントとなり、歯肉内に留まって歯肉に炎症を引き起こし、ときにはインプラント周囲炎の要因となり得る。IACのクラウンは、アバットメントに化学的に結合されている連続した材料の層で構成されており、口腔内でセメント合着されることはない。そのため、余剰セメントの負の影響は排除されており、軟組織や硬組織への損傷も避けられる[1,2]。

IACはコンポジットレジンで構成されているため、チェアサイドで修正を容易に行える。これにより、小さな修正ごとに技工所の手を煩わせることがないため、経済的かつ時間的な負担を解消できる。チェアサイドでの修正には、歯間鼓形空隙のブラックトライアングルなどの閉鎖、咬合関係の改善、露出した金属の被覆、ポンティック部の修理における接着操作、審美的もしくは機能的理由による既存補綴物の色調および外形の改修が含まれる。

基本的修復の手技

補綴医がバイコンアバットメントを理解し修復するのにもっとも簡単な方法は、設置したバイコンアバットメントを、ポス

基本的修復の手技

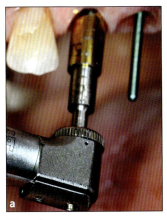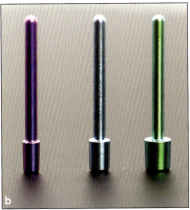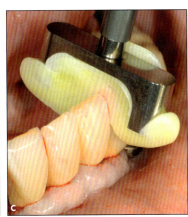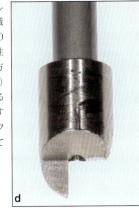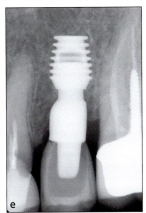

図 11-2 (a) 5 mm のサルカスフォーマーをスレデッドインスツルメントアダプターに接続し、ガイドピンへ設置することで余剰な組織を除去する。(b) ガイドピンのカラーコードを示す。紫色は 2.0 mm、青色は 2.5 mm、緑色は 3.0 mm。(c) 黄色の熱可塑性レジンカスタムメイドジグを使用して、IAC をインプラントの長軸方向へ作用させることで、下顎前歯の最終補綴物を装着する。(d) 隣接する歯やインプラントが、サルカスフォーマーの回転を妨げる場合には、サルカスフォーマーのブレードを干渉防止のため除去する。(e) 隣接する遠心側の、歯に近接したアバットメントのエックス線写真。サルカス（溝）は、単刃のサルカスフォーマーによって形成された。

トやコアの修復や、天然歯へのクラウン装着と同様に考えることである。もしくは、従来の方法で印象を採るのもよいだろう。従来の印象採得の代わりに、インプラントまたはアバットメントレベルのトランスファー印象を採ってもよい。スキャンポストを用いてアバットメントの直接的なデジタルスキャニングを行ったり、インプラントの相対的な位置関係を間接的にデジタルスキャンする手法もある。さまざまな印象採得の手順の詳細は、www.bicon.com に記載してある。

サルカスフォーマー、ガイドピン、クラウンアライメントデバイス、クラウンシーティングチップは、バイコンインプラントシステム特有の器具である（図 11-2a 〜 11-2c）。サルカスフォーマーを回転させて、インプラント上の軟組織と硬組織の両方を除去しサルカス（溝）を形成する。これは、意図するアバットメントの半球形の基底部のために行われる処置で、カウンターシンクと同様の作用を有する。サルカスの形成は、インプラント孔内でアバットメントが完全に装着されるために重要なステップであり、これによりロッキングテーパーの接続が作動する。サルカスフォーマーの 2 つのうち 1 つのブレードを除去し、続いてそれを 360 度未満回転させることで、連続した骨構造を不要に傷つけることを回避できる（図 11-2d 〜 11-2e）。

クラウンアライメントデバイスを使用して、熱可塑性のシーティングジグを作製する。カスタムメイドのジグは、クラウンシーティングチップの先端に装着し、IAC 用のアバットメントをインプラントに槌打するために用いる。この装置は、角度付きアバットメントの装着に必須である。これは、アバットメント装着に要する力が、アバットメントシャフトの長軸とインプラント孔の長軸に沿って確実に向けられるためである。

シーティングジグの作製には、まず修復物のアバットメントの支台シャフトを、クラウンアライメントデバイスへ装着する（図 11-3a）。次いで熱可塑性樹脂を温水中（180°F／82.2℃）で軟化させ、クラウンシーティングチップへ挿入する（図 11-3b）。熱可塑性樹脂が熱いうちにアライメントデバイスを閉じ、樹脂がクラウンの先端のおよそ 1/3 の印象を採得するようにする（図 11-3c）。温度が下がったジグをアライメントデバイスから取り外し、冷水に投入する。ジグの作製に即時重合レジンを使用することもできるが、クラウンとの結合を防止するために、分離材を塗布する必要がある。

クラウンシーティングチップは、カスタムメイドのジグを装着したあと、ストレートハンドルに取り付ける。そして、ハンドルの端部を適度な回数と強さで槌打し、仮に設置されているアバットメントや IAC を完全に装着させ、ロッキングテーパーを作動させる（図 11-3d）。

第11章 修復の手技

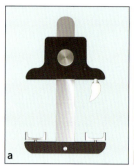
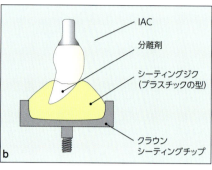
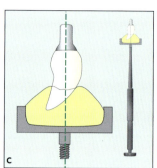
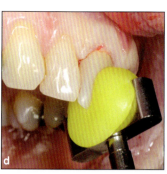

図 11-3 （a）カスタムシーティングジグを、クラウンアライメントデバイスによって作製する。（b）IAC と熱可塑性樹脂を用いて作製したカスタムメイドシーティングジグを、クラウンシーティングチップへ接続する。（c）カスタムメイドクラウンシーティングジグを、ストレートスレデッドハンドルへネジにて接続する。（d）ストレートハンドルに接続したクラウンシーティングジグを用いて、上顎前歯部の最終 IAC を装着する。

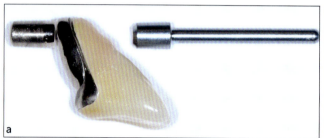
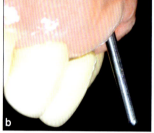
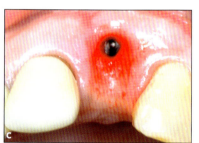
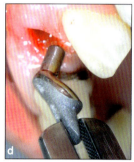
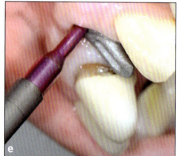
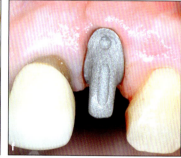
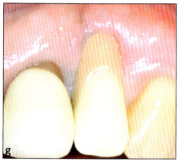
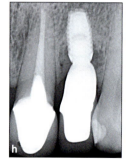

図 11-4 （a）修復および特別に装着されたアバットメントと、インプラントが不適切な位置に埋入された場合に極端な着座角度を示す青色の 2.5 mm ガイドピン。（b）2.5 mm ガイドピンが不適切な位置に埋入されたインプラントの状況を示す右側面観。（c）インプラント孔の歯冠側像を示す。（d）カスタムアバットメントがインプラントへ装着される状況の左側面観。（e）2.0 mm のシーティングチップで確定的な位置へアバットメントを設置する場合に、付与されたくぼみがインプラントの長軸方向へ力が加わりやすくすることを示している左側面観。（f）装着されたカスタムアバットメントの唇側面観。（g）上顎側切歯の PFM クラウンによって修復されたインプラントの唇側面観。（h）位置が適切ではないインプラントのエックス線写真。

クラウンの修復手技

以降では、バイコンの技術の多様性とその治療法の範囲を示す。バイコンの治療法の卓越した臨床能力とインプラントとアバットメントの設計により、難易度の高い治療法も容易となる。

埋入位置が不良な上顎切歯インプラントの修復

上記の症例は、バイコンインプラントの多機能性と、埋入位置が不良な前歯部インプラントの復元能力を実証している。この症例では、インプラントの挿入方向は隣接歯の長軸に対し、約 45 度の角度であった（図 11-4）。

陶材焼付鋳造冠

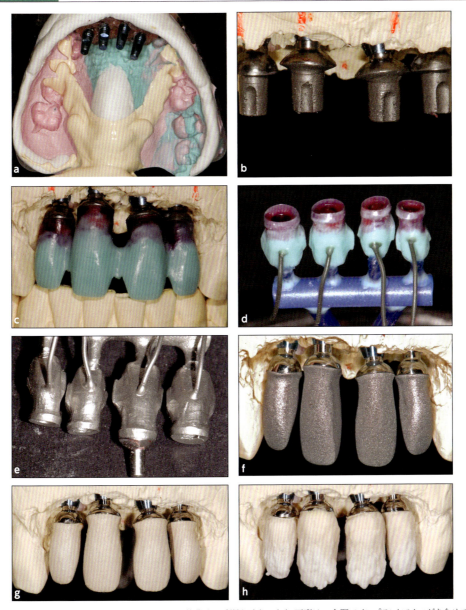

図 11-5 ここでは、PFM クラウンを用いてユニバーサルアバットメントを修復する手順を示す。（a）石膏は、全顎でインプラントアナログを含めて採得された印象へ注入される。（b）修正されていないロープロファイルのユニバーサルアバットメントが、石膏模型上に存在している。（c）ワックスアップの唇側面観。（d）ワックスアップのそれぞれにスプルーが植立してある。赤色のワックスは、変形しやすいが、アバットメントからの撤去を容易とする。緑色のワックスは、硬く高い強度を有している。紫色のワックスは、安定的なマージン適合性を提供する。3.0 mm の歯頚部スプルーと 4.0 mm の垂直的スプルーは、5.0 mm のホリゾンタルバーにより接合してある。0.8 mm のトンロが設けられている。（e）各ユニバーサルアバットメントに対する、4個のコバルトクロム製の鋳造体。（f）鋳造体にサンドブラストを行った。（g）オペーク材を塗布した。（f）オペークデンティンは、歯頚部の A4 シェードと、切縁の D3 シェードを再現するため 3 層として塗布された。

3種類の材料を用い4本のクラウンを装着したユニバーサルアバットメント

図 11-5 〜 11-7 では、単一の患者に対する 4 本のインプラント修復を示す。4 本のインプラントには、陶材焼付鋳造（PFM）クラウン、ジルコニア、ハイブリッド CAD/CAM 材料といった 3 種類の異なる材料が用いられている。

第 9 章で述べたように、前歯部の修復は、目に見える歯や歯肉が笑顔に及ぼす効果が顕著であるため、患者の幸福に重要な役割を果たす。そのため、機能や審美の回復を適切に行うだけでなく、長期的な審美と機能的な摂食が維持されるよう、前歯部インプラントの補綴技術は慎重に選択しなければならな

陶材焼付鋳造冠 （続き）

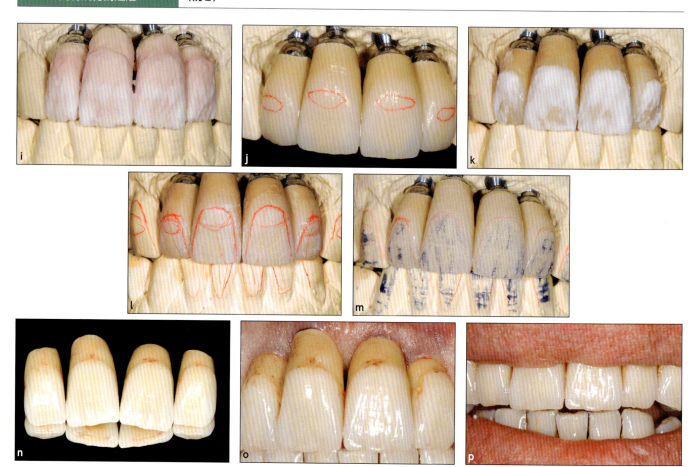

図11-5（続き） （i）歯頸部シェードA4は歯根部に塗布され、象牙質シェードA4は中央部の3層として塗布され、D3シェードは切縁の第3層として塗布された。トランス色のいくつかのポーセレンの層は、切縁の3層に象牙質色の上層に塗布された。（j）赤鉛筆のマーキングは、隣接する犬歯と一致する輪郭の高さを示している。（k）トランス色および中間色のポーセレンを適応することで、歯根および歯冠部の輪郭領域を仕上げた。（l）赤鉛筆のマーキングは、表面の輪郭の高さと、光の反射や下顎切歯との解剖学的形態における適合性を表している。（m）咬合紙を使用することで表面性状が顕著となる。（n）グレーズ処理を行った。（o）PFMクラウンを試適する。（p）装着したPFMクラウンの口腔内写真。

ジルコニア

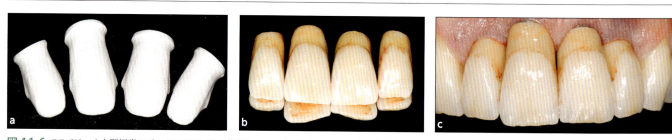

図11-6 ここでは、4上顎切歯のジルコニアクラウンを作製し、ユニバーサルアバットメントに装着する手順を示す。（a）遮蔽性の高いジルコニアクラウン。（b）グレージングを行ったジルコニア修復物。（c）ユニバーサルアバットメントに築盛ジルコニアクラウンを試適した。

い。IACは、他に類を見ない優れた臨床能力を有し、他の技術や材料に特有のメインテナンスに関する問題も避けられる。以下の症例は、バイコンのインプラントやアバットメントの優れた臨床能力についての理解を促すものである（図11-8〜11-3）。

クラウンの修復手技

CAD/CAMレジンブロック

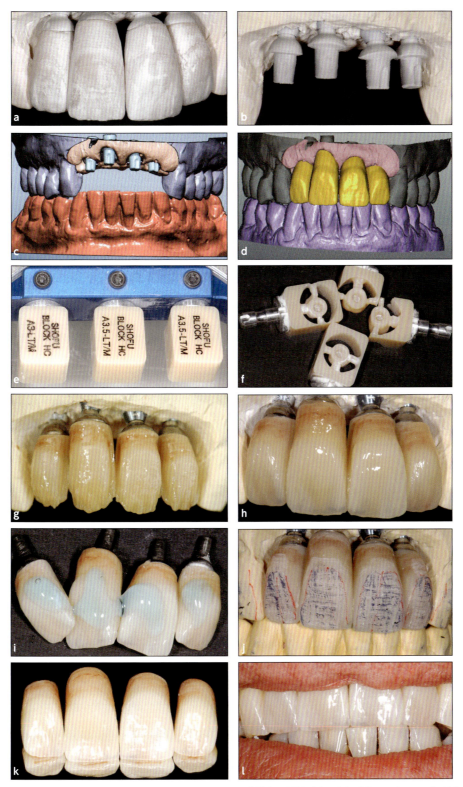

図 11-7 ここでは、CAD/CAMを応用したレジンクラウンをユニバーサルアバットメントに装着する手順を示す。(a) デジタルスキャニングに対応するためパウダリングを行ったワックスアップ。(b) デジタルスキャニングに対応するためパウダリングを行ったユニバーサルアバットメント。(c) アバットメントと模型のデジタルイメージ。(d) デジタルイメージによるバーチャルワックスアップ。(e) 松風製のCAD/CAMレジンブロック。(f) 切削した松風製のブロック。(g) 切削した前歯部クラウンに、コンポジットレジン材料によるレイヤリングを行った。(h) 象牙質、エナメル質、さらに切縁へ適する材料が築盛された。(i) 酸素による重合阻害を防止するためにバリアが塗布され、最終光重合を行った。(j) 咬合紙により、表面性状を明瞭とした。(k) 手作業による研磨を行った。(l) ユニバーサルアバットメントにCAD/CAMコンポジットレジンクラウンを装着した際の口腔内写真。

第11章　修復の手技

下顎単独IAC

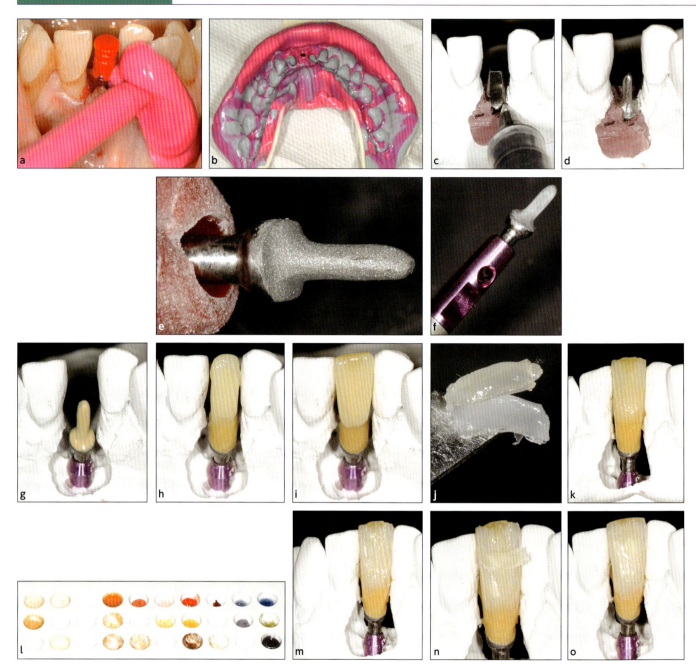

図11-8 ここでは、単独下顎前歯におけるIACの作製方法と手順を示す。(a) インプラントレベルのトランスファー印象を、赤色の2.0 mmインプレッションポストとスリーブとともに採得した。(b) 全顎のインプラントレベルのトランスファー印象を、赤色の2.0 mmアクリル製スリーブとともに採得した。(c) 歯肉の輪郭をアバットメントに刻み、非審美領域において歯肉縁下および歯肉縁上マージンを最小限で調整できるようにする。(d) アバットメントと歯肉縁下マージンは、鋭縁が存在してはいけない。(e) アバットメントシャフトは、250 μmのサンドブラストを行うにあたり、ワックスで覆って保護する。(f) サンドブラストの粒子によって研磨したアバットメントは、アバットメントプレップホルダーで装着し、金属プライマーとプレオペークペーストを塗布する。(g) アバットメントへ適切なシェードのプレオペークを塗布する。(h) オペークデンティンシェードは2シェードで最終形態とシェードの確立を図った。(i) デンティンペーストは、オペークデンティンと同様でそれぞれに積層する。(j) 青色や灰色の切縁用ペーストは、混ぜるなどしてデンティンペーストの上に塗布する。(k) 特徴付けは、選択的な切縁象牙質3層への着色によって確立する。切縁の積層性は、クリアデンティンの表面塗布によって確立する。(l) 多種のインターナルステインを事前に応用することで、中庸的な場合にも個性付けを行える。(m) インターナルステインで、ひびなどの線も再現できる。(n) 中等度のペーストは、ステインリキッドを用いることでサンドイッチテクニックとして応用する。(o) 層構造構築が完了し、3次元的にも解剖学的歯冠形態と短い歯根の関係性が再現できた。

下顎単独IAC （続き）

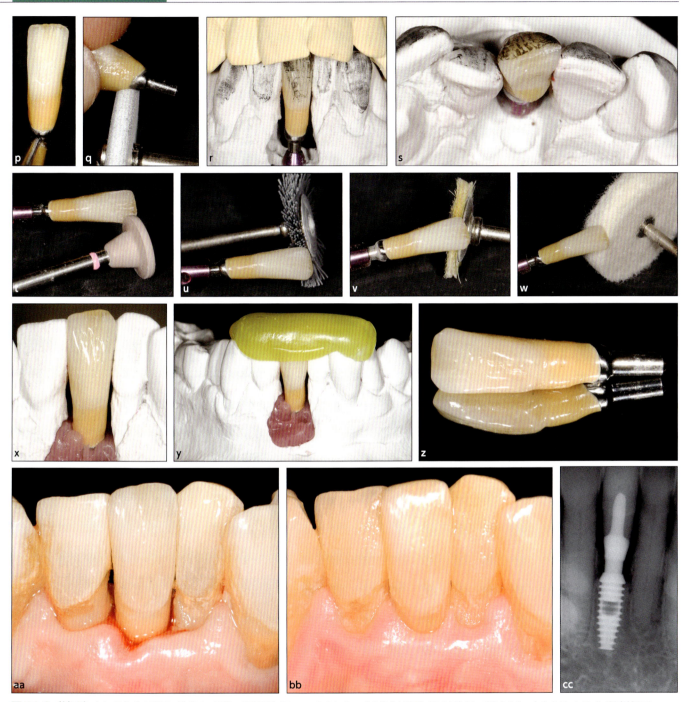

図 11-8（続き）（p）最終的な歯冠の輪郭は、最終の光照硬化前に、エナメルペーストを塗布し酸素バリアを塗布して確立する。（q）シリコンラバー研磨材にて、マージンやチタンアバットメントとレジン材料の界面を研磨する。（r）鉛筆にて記入した外形線は、カントゥアの表面高さを示す。咬合紙によって描記した面は、カントゥアの性状を示し、コンタクトポイントが確認される。（s）回転させた歯の切縁削面観。（t）修復物はシリコンポイントで研磨する。（u）研磨は、シリコンブラシを用い 8,000 rpm にて続ける。液体石鹸を用いることでオーバーヒートを避ける。（v）ブリストルブラシと、ダイヤモンドペーストを併用し研磨を続ける。（w）布製の研磨ホイールで、表面の研磨を行う。（x）作製が完了した IAC を石膏模型上に設置。（y）黄色の熱可塑性樹脂製のオリエンテーションジグを石膏模型上に設置。（z）セメントとネジが存在しない IAC。（aa）初期設置された IAC。（bb）装着後 5 年経過したが、位置的、解剖学的、審美的な問題は認めず、歯肉も健全である。（cc）5 年経過後のエックス線写真。

第11章　修復の手技

上顎単独IAC

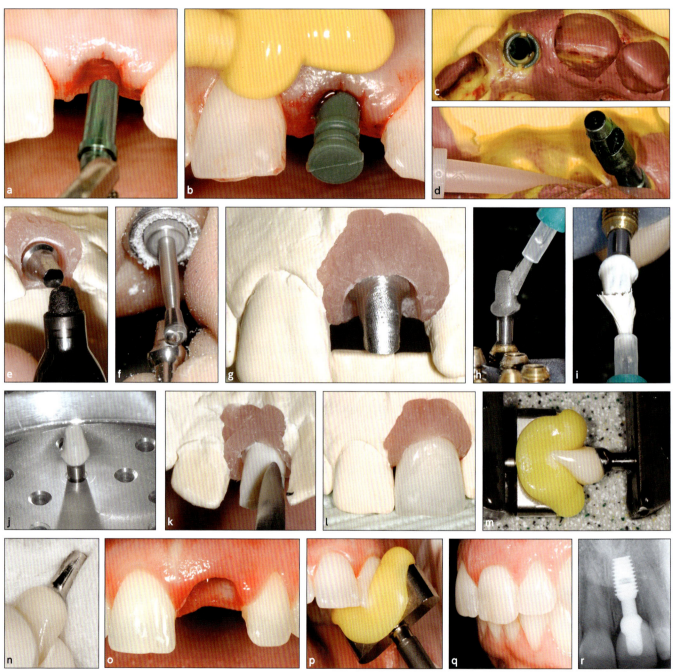

図11-9 ここでは、単独上顎前歯におけるIACの作製手順とその臨床的設置方法を示す。（a）緑色の3 mmのインプレッションポストをインプラント孔へ挿入した。（b）緑色の3 mmアクリル製スリーブをインプレッションポストへ装着し、インプラントレベルのトランスファー印象を行う。（c）緑色の3 mmアクリル製スリーブを、全顎の印象範囲に含めて採得する。（d）ピンク色のSoftissue Moulage（Kerr）を、軟組織模型作製のために、緑色のインプレッションポストの周囲とインプラントアナログの開口部に填塞する。（e）アバットメントに、マーカーで修正部位をマーキングする。（f）アバットメントを形成してマージンを明らかにする。（g）形成されたアバットメントを軟組織模型に設置することで、歯肉縁下マージンが確認できる。（h）形成されたアバットメントをシャフトに設置したあと、ワックスを用いてサンドブラストから保護する。その後に真鍮製のインプラントアナログに装着し、オペークプライマーを塗布する。（i）オペークペーストをブラシで塗布する。（j）オペークペーストに3分間光重合を行う。（k）オペークデンティンをスパチュラにて塗布する。（l）作製が完了したIACを、石膏模型に設置した状態。オペークデンティン、デンティン、エナメル、切縁の各ペーストがすべて塗布完了した状態。（m）黄色の熱可塑性樹脂製のシーティングジグをクラウンアライメントデバイスにより整形。（n）ロッキングテーパーポストをアルコールで清掃する。（o）挿入予定部位。（p）IACを、確定的な位置にシーティングジグを用いて装着する。装着に必要な力がインプラントの垂直方向へかかるよう留意する。（q）IAC装着初期の状態。審美性、歯肉の状態のいずれも理想的な状態といえる。（r）術後のエックス線写真。

クラウンの修復手技

4本単冠IAC

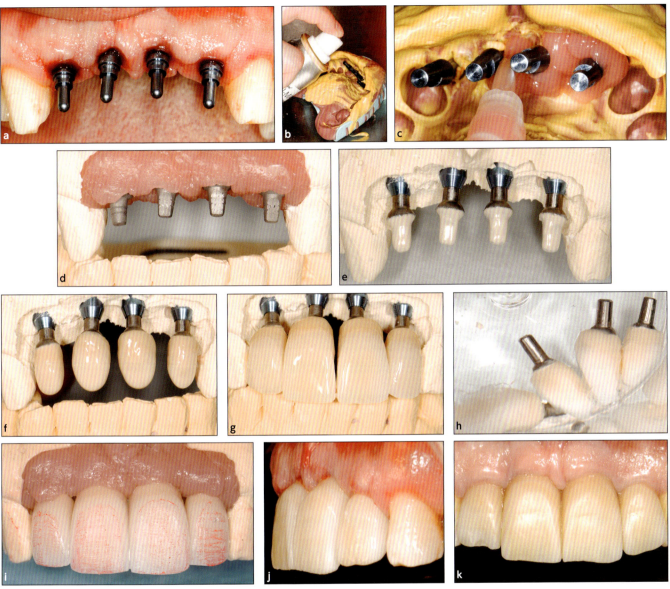

図 11-10 ここでは、技工所における複数歯の IAC 作製手順と、5 年間の経過観察時における修復技術を示す。（a）インプラントレベルのトランスファー印象用の、青色の 2.5 mm インプレッションポスト 4 本。（b）全顎のインプラントレベルのトランスファー印象を、青色のアクリル製スリーブとともに採得する。（c）ピンク色の Softissue Moulage を、インプレッションポストの周囲とインプラントアナログの開口部に填塞する。全顎印象は、ワックスにてボクシングしたあとに石膏を注入する。（d）間接法によるコンポジットレジン材料は、高い物性値を有している。理想的な補綴物のポスト高さは 4 mm である。（e）アバットメントのシャフトは、赤色のワックス内に保護されており、250 μm のサンドブラスト終了後に、オペークを塗布する。（f）2 mm 厚の A4 オペークデンティンの層をアバットメントに築盛し、3 分間の光重合を行う。（g）A4 デンティンを歯頸部 1/2 に塗布し、A1 デンティンを切縁 1/2 に塗布する。次いで切縁上と歯頸部 2/3 へ最小限覆うこととする。IAC は再度光重合される。（h）IAC に酸素バリアを塗布し、最終的に 3 分間光重合する。（i）赤色の咬合紙によって、表面性状と輪郭が線引きされる。（j）4 本の IAC が装着された状態。（k）装着後 5 年経過した所見。右側前歯は、装着時当初の研磨状態であり、左側前歯は再研磨した状態である。歯肉、審美には問題を認めないが、右側側切歯に破損を認める。

第11章 修復の手技

4本単冠IAC （続き）

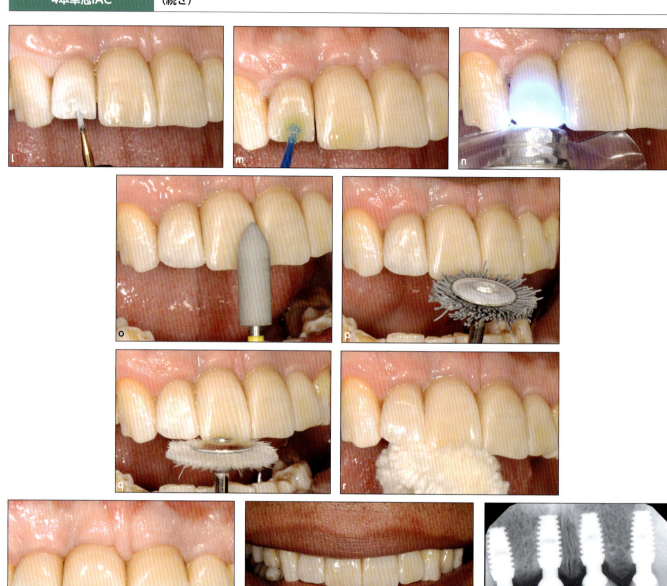

図 11-10（続き） (l) 破損した歯面を修復するため、バーを用いて表面を粗面化させた。(m) アルコールで清掃したあとに、モデリングリキッドを塗布し光重合を行った。(n) 白色のインサイザルペーストを塗布したあとに酸素保護バリアを塗布し、再度光重合を行った。(o) IACをシリコン製のシリンダーバーで研磨。(p) Upofixシリコンホイール（Dentsply Austenal）で注水下で研磨。(q) ブリストルブラシとダイヤモンドペーストで研磨。(r) コットンホイールで研磨。(s) 研磨した右側の切歯と、5年前に研磨した左側の切歯には研磨状況に差が認められない。(t) 5年経過した状態における、患者のスマイルとIAC。(u) 5年経過した際のエックス線写真からは、間接法のコンポジットレジン材料が、高い状態で補綴物とポストを支えているのが明らかである。

全顎にわたる単冠IAC

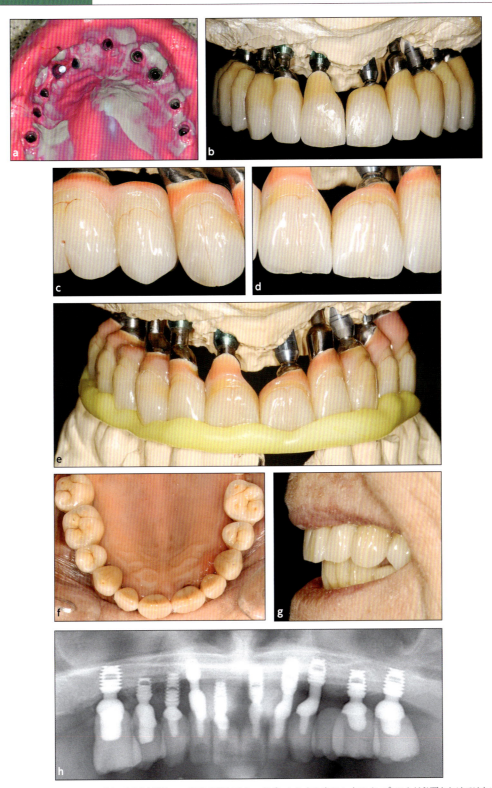

図 11-11 ここでは、単冠 IAC と、TRINIA 製の全顎補綴物での治療手順を示す。必ずしも 1 本の歯に 1 本のインプラントが必要なわけではないが、個々の歯に対して IAC の要件に従う治療を行った結果として、TRINIA 製のテレスコピックインプラントを使用することとなった。(a) 全顎におけるインプラントレベルのトランスファー印象を、10 個のアクリル製スリーブとともに採得した。(b) レジンのデンティンペーストとエナメルペーストを、オペークの塗布されているアバットメントへ塗布する。(c) 第一小臼歯に関して金属の支持が存在しない遊離端の状態は、レジンの物性を考慮すれば、一般的に非適応である。(d) 歯頸部豊隆の表面性状が、光を適切に反射し審美的要求を満たす。歯肉部における歯肉色レジンの積層と豊隆が適切な解剖学的特徴を構築し、過大な長さになる補綴物を最小でバランスの取れた形態とする。(e) 黄色の熱可塑性樹脂製のオリエンテーションジグを石膏模型上の IAC に設置する。(f) 咬合面観。(g) 左側面観。(h) IAC 装着後のエックス線写真。

第11章 修復の手技

金属マージンの被覆とシェードの口腔内における改善法

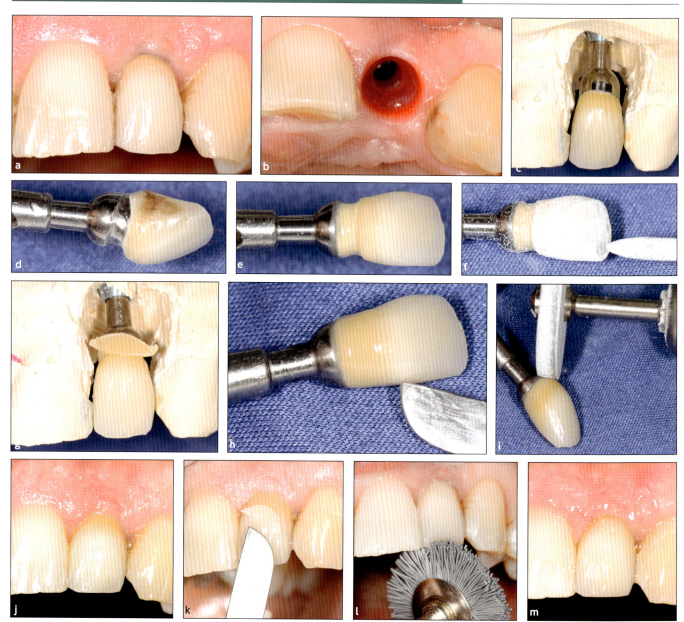

図 11-12 ここでは、口腔内で明瞭となったIACの金属マージンを審美的に改善する手法を示す。(a) 審美的に許容されない露出した金属マージン。(b) IACが撤去された2.5 mmのインプラント孔と溝（サルカス）と軟組織。(c) 石膏模型のインプラントアナログに装着されたIAC。(d) 表面のチタンを削除したあとにプレップホルダーへ接続されたIAC。(e) IACのシャフトをワックスで保護したあとに、表面を250 μmのサンドブラストにて研磨した。その後に、モデリングリキッドを塗布し光重合を行った。プレオペークならびにオペークペーストを塗布し、再度光重合を行った。(f) IACの表面を、銀色のシリコンバーを用いて研削することで粗面化する。(g, h) モデリングリキッド、オペークデンティン、歯頚部透光性レジンの各ペーストを塗布し光重合を行った。(i) IACの表面を、灰色のシリコンホイールで研磨してから、ピンク色のシリコンポイントと水を付けたUpofixシリコンブラシ、ポリッシングペーストを塗布したコットンホイールで仕上げ研磨を行った。(j) 歯頚部の金属を被覆したあとの4ヵ月経過像。(k) シェードを改善する場合には、歯頚部の表面をカーバイドバーにより粗造としたあとに、モデリングリキッドと適合した色調のレジンペーストを塗布し、それぞれ光重合を行う。(l) カーバイドバーによる仕上げ後に、表面をピンク色のシリコンホイールと水を付けたUpofixシリコンホイールで研磨する。(m) 改修後の臨床所見。

単独歯に対する2種のCAD/CAMジルコニアコーピングの使用

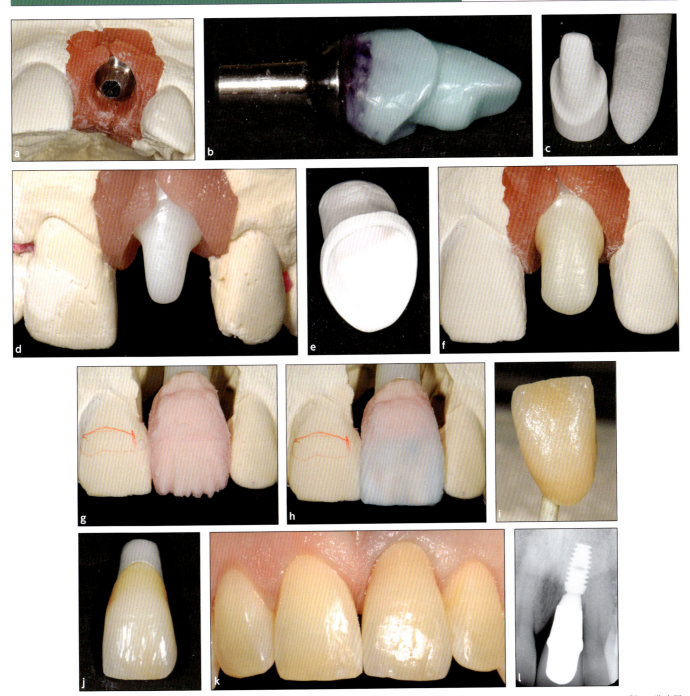

図 11-13 この修復処置は、上顎中切歯の単冠症例に2種のCAD/CAMジルコニアコーピングを使用することで、バイコンインプラントのアバットメントが個々の臨床医の嗜好に沿うことを示している。(a) 軟組織模型上の、とくに調整していない一般的なユニバーサルアバットメント。(b) ワックス鋳造されたジルコニアコーピングが、未調整のユニバーサルアバットメントに接続された状態。(c) 焼結前のジルコニアコーピングを、シリコンポイントにて仕上げる。(d) 焼結され調整されたジルコニアコーピングを、模型上のアバットメントに設置した。(e) ジルコニアディスクから削り出され、離断されたジルコニアコーピング。(f) 焼結されたジルコニアコーピングを模型上に設置する。(g) 豊隆部における象牙質ポーセレンと、マメロンポーセレンの関係性を確認する。(h) 切縁のポーセレンを築盛する。(i) 最初のビスケットベークの状態で、使用するシェードを明らかにする。(j) 象牙質と切縁の評価は最終的な輪郭を付与するときに行う。2回目のビスケットベーク時に隣接面コンタクトを確立することで、最終的な補綴学的形態を完成させる。(k) 口腔内に設置した直後の臨床所見。(l) 口腔内に設置後のエックス線写真。

137

第11章　修復の手技

ドルダーバーを用いたインプラント支持義歯

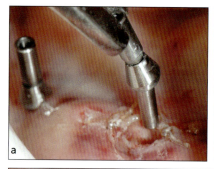
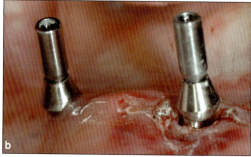
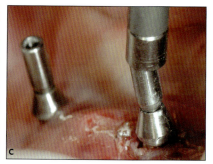
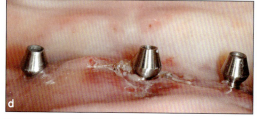
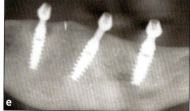
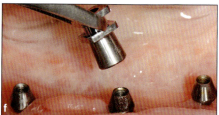
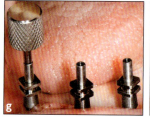
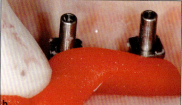
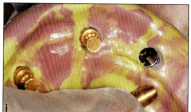
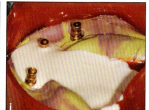
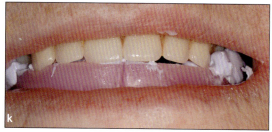
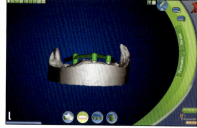
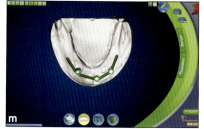

図 11-14 （a）角度付きの術者可撤式アバットメントをインプラント孔へ設置し、3本のアバットメントの平行性における位置関係を評価する。（b）角度が異なり平行性に問題があるアバットメントは、回転させて平行性をもたせる。（c）角度付きの術者可撤式アバットメントの位置を確定する。（d）ヘックスコーピングスクリューを除去し、3本の術者可撤式アバットメントの平行性を確立する。（e）エックス線写真では、3本のインプラントは平行でないにもかかわらず、それぞれのアバットメントは平行性を確立している。（f, g）メタルインプレッションコーピングをそれぞれのアバットメント上に設置し、インプレッショントランスファーコーピングを固定する。（h）3本のトランスファーコーピングを赤色のレジンにより固定し、コーピングの位置関係が反映された全顎印象を採得した。（i）トランスファーコーピングが含まれた全顎印象を外し、ブラス（真鍮）アバットメントアナログをトランスファーコーピングに接続する。（j）石膏をアバットメントアナログの周囲に注入し、作業用模型を作製する。（k）咬合関係を記録する。（l）歯列をデジタルスキャニングし、3本のアバットメントとドルダーバーのデジタルイメージを作成する。（m）削り出す前に、ドルダーバーをデジタルで設計する。

可撤式修復

インプラント維持またはインプラント支持の義歯は、バイコンシステムと完全に互換性がああある。インプラント支持の義歯は、O-リングアバットメントやロケーターアバットメントに使用可能で、さらにテレスコピックスリーブアバットメントにも取り付けることができる。図 11-14 および 11-15 に示す2症例は、下顎可撤式補綴物の作製に関する技工手技を、段階ごとに示している。一方は3つの術者可撤式アバットメント上にドルダーバーを装着した症例で、他方は4つの術者可撤式アバットメント上に鋳造コバルトクロムのバーを固定し、クリップで装着している。

TRINIAを用いた補綴手技

TRINIAは生体適合したCAD/CAM繊維強化型樹脂で、メタルフリーな多目的材料である。約60％のファイバーもしく

ドルダーバーを用いたインプラント支持義歯　（続き）

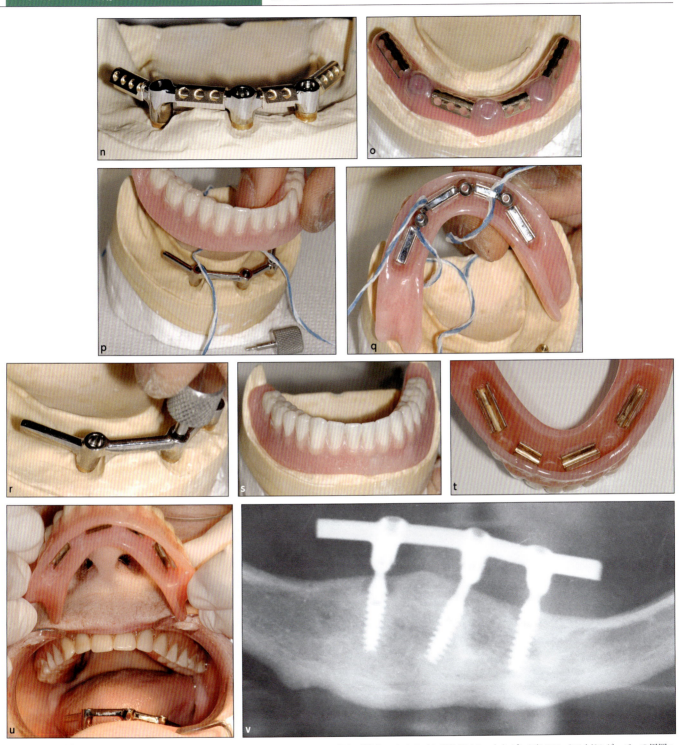

図11-14（続き）（n）削り出されたドルダーバーを、模型上に存在する3つの術者可撤式アバットメントに取り付ける。（o）ピンク色のワックスをドルダーバーの周囲へ塗布し、アンダーカットをブロックアウトする。（p）模型を複製するための印象採得を行い、レジン義歯へドルダーバーのクリップを模型上で組み込む。（q）義歯とドルダーバーの3個のクリップを、模型から撤去する。（r）ドルダーバーをアバットメントへ固定し、事前に位置関係を確認したあとに模型上で義歯にクリップとともに組み込む。（s）石膏模型上で義歯をドルダーバーに接続する。（t）義歯に設置されたドルダーバークリップ。（u）義歯を口腔内のドルダーバー上に設置する。（v）設置後22年経過した状態のエックス線写真。平行関係を確立している3本のアバットメントが、平行ではない3本のインプラントに接続されている。

鋳造コバルトクロムバーで維持するインプラント義歯

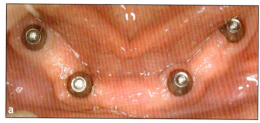
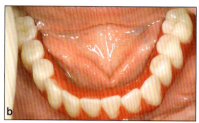
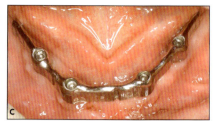
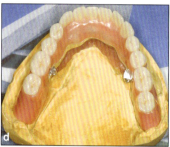
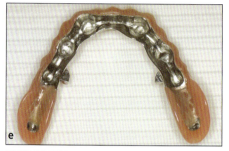
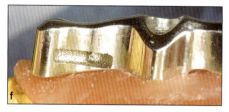
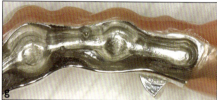
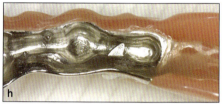

図 11-15 （a）4本の術者可撤式アバットメントを、それぞれ平行に配置する。（b）人工歯を配置した蝋堤をコバルトクロムバーへ装着する。（c）1つ目の鋳造コバルトクロムバーを術者可撤式アバットメントに接続する。（d）模型上で義歯を完成させる。（e）義歯に組み込まれた第2の鋳造コバルトクロムバー。（f）フィメールアタッチメントグルーブは、放電加工により形成した。（g）バーのオープンクリップ。（h）2つ目のバーにおけるクローズドメールクリップ。

は繊維をより合わせた綱と、約40％のレジンにて構成されており、2010年から歯科用修復材料として使用されている。これらの多目的材料には、各々の構成要素の改善された特性が反映されている。TRINIAはハイブリッド材料としても知られ、2種類以上の材料を組み合わせて、各材料の最良の特性を発揮させることが意図されている。

TRINIAは象牙質に近い、比較的高い曲げ強さと弾性係数をもち、軽量であるという利点もある。TRINIAの弾性係数は18.8 GPaで、象牙質は12～14 GPa、チタンは102～118 GPaである。これは、TRINIAの弾性が象牙質に近似していることを示している。

TRINIAをエナメル質と象牙質に接着した際、接着強さは口腔内で十分機能できる値を示した。TRINIAをRelyX Unicem2 Automix（3M）で接着させた実験では、接着は歯質側からは破壊されていたが、TRINIA側からは破壊されていなかった。TRINIAは、同様の接着強さを有するハイブリッド材料と組み合わせての使用も可能である。数千回、高温に曝露させるサーマルサイクル試験後も、TRINIAの接着は損なわれず、強度は十分であった。

TRINIAは、直径98 mmのピンク色またはクリーム色のディ

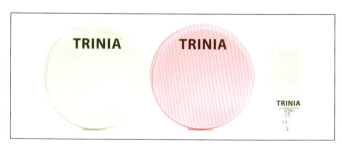

図 11-16 クリーム色またはピンク色のTRINIAのディスクとブロック。

スクか、40.0 mmまたは55.0 mmのブロックで使用可能である（図 11-16）。ナノダイヤモンドや従来の歯科用バーを使用するほとんどの乾式または湿式ミリングマシンで切削できるほか、種々の接着材料に対応している。TRINIAは、コーピングの基礎材やフレームワークの作製にも使用可能で、天然歯やインプラントシステムの最終もしくは暫間補綴物の作製にも使用できる。また、焼結や硬化の過程を必要としないため、他の材料に比較して費用対効果の高いものといえる。以下の技工手順は、困難な症例におけるTRINIAの使用例を示している（図 11-17～11-20）。

4ユニットのTRINIA製固定式部分床義歯

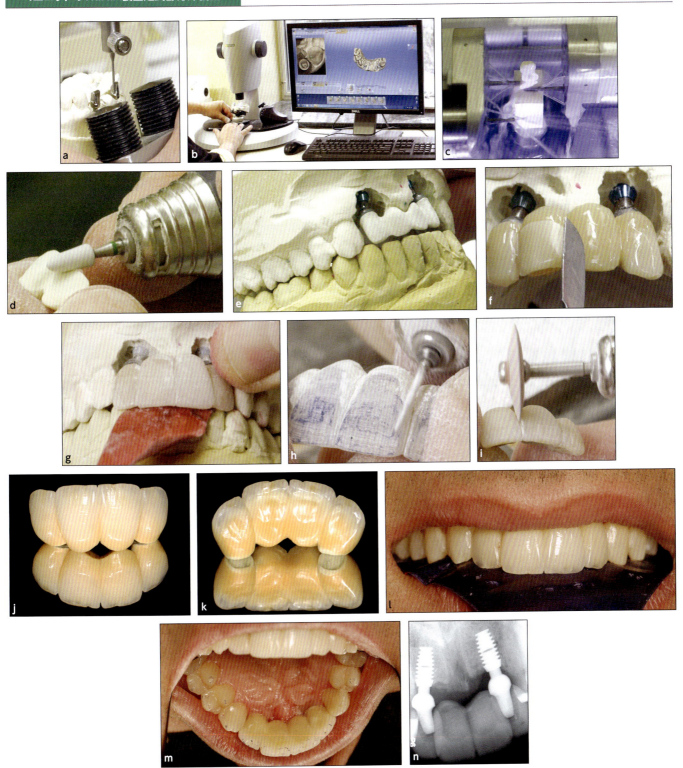

図 11-17 本症例は、4ユニットのTRINIA製固定式部分床義歯の削り出しから研磨、装着までの工程を示す。(a) アバットメントに歯肉の豊隆を形成したあとに、アバットメントの平行性を確認する。(b) アバットメントのデジタルスキャニングを行う。(c) TRINIAから、4ユニットの解剖学的フレームワークを削り出す。(d) TRINIA製のフレームワークをシリコンポイントで修正する。(e) TRINIA製のフレームワークの妥当性を確認する。(f) プライマーを塗布し、オペークデンティンレジンを築盛したあとに3分間、光重合を行う。(g) 模型上で補綴物の切縁の咬合状態を確認する。(h) 豊隆部の表面を、咬合紙によって印記する。(i) 研磨はピンク色のシリコンポイントではじめ、ピンク色のシリコンホイール、次いでシリコンブラシを用いる。その際は、8,000 rpmにて液体石鹸をつけてオーバーヒートを避け使用する。そしてブリストルブラシにダイヤモンドペーストを塗布し、最後に布製のホイールを用いて研磨を完了する。(j) 完成した4ユニットのTRINIA製補綴物の唇側面観。(k) 同補綴物の口蓋側面観。(l) 咬合紙により咬合関係を確認する。(m) 咬合接触点を青色の咬合紙で確認する。(n) 4ユニットのTRINIA製補綴物を設置した状態のエックス線写真。

第11章　修復の手技

下顎全顎にわたるスクリュー式TRINIA製補綴物

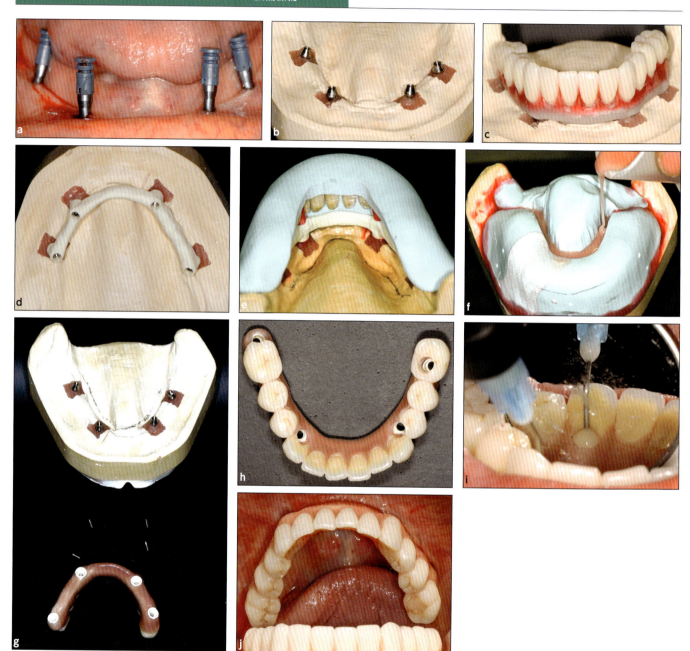

図 11-18 本症例は，下顎全顎におけるスクリュー式 TRINIA 製補綴物の製作工程を示す．(a) 4 本の青色のインプレッションポストとアクリル製スリーブを，全顎のインプラントレベルのトランスファー印象のために設置する．(b) 軟組織模型を，4 本のストレートもしくは 0 度の術者可撤式アバットメントを併用して作製する．(c) 人工歯が配置された蝋を光重合型レジンバー上に配置する．(d) 解剖学的形態を付与していない TRINIA から削り出したバーを，4 本の術者可撤式アバットメントに接続し，スクリューアクセスホールを赤色のワックスで覆った．(e) シリコンジグを用いて，コンポジットレジンデンチャー人工歯の TRINIA バーにおける位置関係の妥当性を確認する．(f) ピンク色の義歯用レジンを，シリコンジグ中の TRINIA バーの周囲に縁の部分から注入して，コンポジットレジンデンチャー人工歯とバーを接着させる．(g) バーの仕上げと研磨が完了したら，シリコンジグを除去し，スクリュー式の補綴物も撤去する．(h) スクリュー式 TRINIA 製補綴物の咬合面観．(i) スクリュー式の補綴物を挿入したあとに，口腔内で術者可撤式アバットメントにネジで締め付けて固定する．このときにガッタパーチャにくわえフロアブルレジンでスクリューアクセスホールを封鎖する．(j) 最終補綴物の咬合面観．

可撤式修復

上顎TRINIA製補綴物のアバットメントボアの口腔内裏装処置

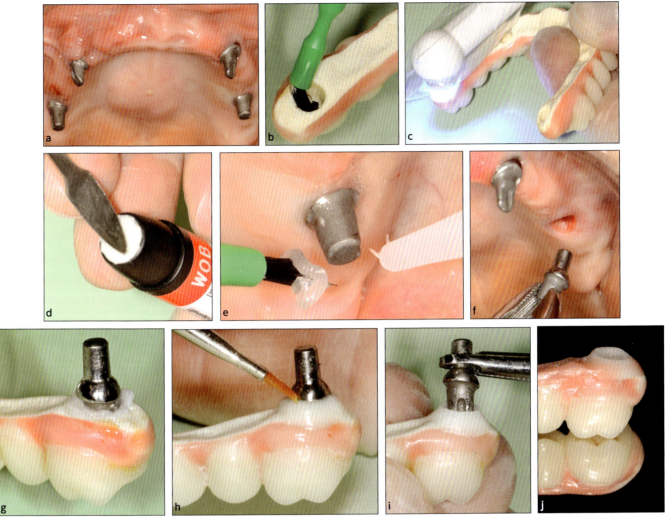

図 11-19 本症例は、上顎の TRINIA 製補綴物において、アバットメント周囲におけるボアの不適切な垂直的位置関係を口腔内で修正する方法を示す。(a) 4本の平行性を有するアバットメント。(b) TRINIA バーをアルコールで清掃し、TRINIA 製補綴物のボアにモデリングリキッドを塗布する。(c) モデリングリキッドを光重合する。(d) TRINIA 製補綴物のボア内に填入する前に、白色のコンポジットレジンペーストを混錬する。(e) 削合した口腔内のアバットメントにワセリンを塗布し、ボアに装着しレジンを重合する。(f) 角度付きアバットメントは、裏装初期のアバットメントボアを光重合した際に撤去する。(g) 追加するレジン材料は、補綴物周囲のアバットメントマージンに塗布する。(h) 白色のコンポジットレジンでマージンを封鎖し、3分間、光重合を行う。(i) TRINIA 製補綴物のボアとアバットメントが完全に適合したら、アバットメントを除去する。(j) 形成したアバットメントと適合させるため、補綴物のボアに修正を加え、アバットメントをインプラント孔に再装着するために使用した。

143

第11章 修復の手技

全顎TRINIA製補綴物の口腔内における裏装処置

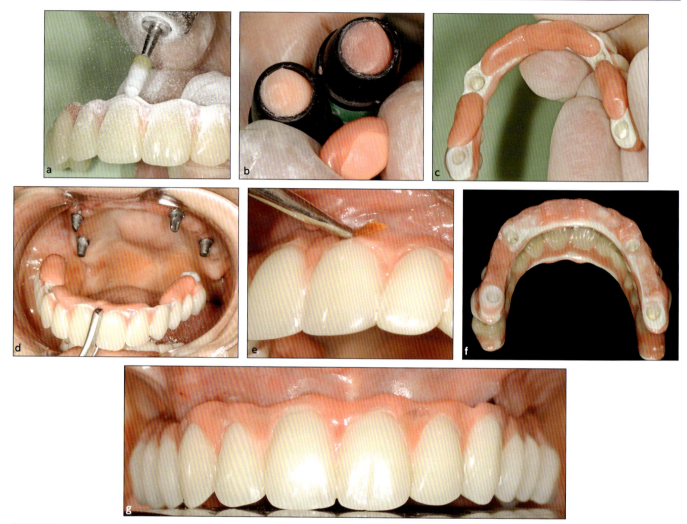

図 11-20 本症例は、全顎にわたる TRINIA 製補綴物の口腔内における裏装処置を示す。(a) TRINIA 製補綴物の表面をシリコンポイントにより粗造とする。アルコールで清掃したあとに、モデリングリキッドを塗布し光重合を行う。(b) ピンク色のレジンペーストを、適合した色に配合する。(c) ピンク色のレジンペーストを、補綴物に塗布し整形する。(d) 補綴物をアバットメントへ設置し圧接することで、レジンペーストを歯槽堤へ適合させる。(e) 逸出したペーストを除去し、補綴物を完全に設置する。ペーストは、スパチュラやブラシにて歯槽堤へ適合させる。(f) 裏装し成型したあとに、研磨して光沢を得た状態。(g) 裏装し研磨した TRINIA 製補綴物を口腔内に設置した状態。

TRINIA を用いたテレスコピック補綴

当初、TRINIA 製の固定式部分床義歯による補綴が最初に導入されたころは、口腔内でセメント合着する設計であった。しかし、破損時の回復性、衛生面、残存セメントの問題から、テレスコープ修復（カスタムテレスコピックコーピングのためのさまざまな材料や器具を使用）が好ましい治療法として選択されるようになった。幸いにも、バイコンのユニバーサルアバットメントは標準化されたチタンテレスコピックコーピングを採用しており、臨床医と技工士はより効率よく低コストに TRINIA 製のテレスコピックコーピング補綴物の作製が可能である（図 11-21）。

コーピングの色とサイズはそれぞれ 2 通りあり、銀色のコーピングには保持力はなく、紫色のコーピングは他の紫色のコーピングと連動することで保持される。どちらも単一のアバットメントには保持されない。歯頸部からの立ち上がり 2.0 mm の部分のみが、それらの保持力に寄与する。したがって、必要であれば、クリアランスを確保するために、保持力を低下させることなくコーピングの高さを低減することも可能である。すべてのコーピングには、2 種類のサイズがある。数値が刻印されているコーピングは、ロープロファイルのユニバーサルアバットメント用で、数値が刻印されていないものは、標準または高いプロファイルを有するアバットメント用である（図 11-22）。

削り出されたテレスコピックコーピングは、ほとんどの場合

可撤式修復

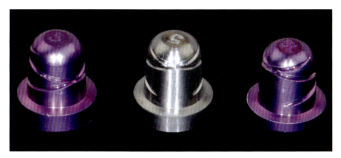

図 11-21 2個の紫色の保持性テレスコピックコーピングと、銀色の非保持性テレスコピックコーピング。

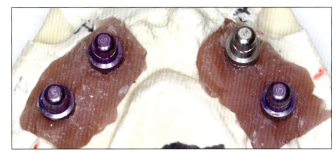

図 11-22 軟組織模型上のアバットメントに設置された、4個のスタンダードテレスコピックコーピング（うち3個が保持性、1個が非保持性）。

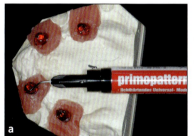

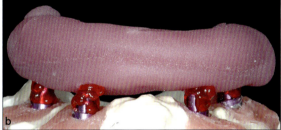

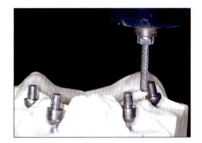

図 11-24 ユニバーサルアバットメントは、頂部を修正すると口腔内への設置が容易となる。

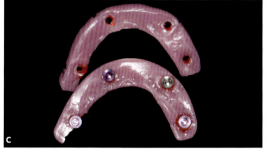

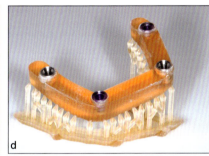

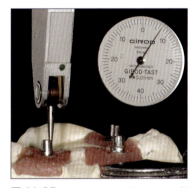

図 11-23 (a) 光重合型レジンが軟組織模型上の4個のテレスコピックコーピングに塗布された。(b) 軟組織模型上のテレスコピックコーピングに、光重合型フロアブルレジンを添加した検証用ジグが設置されている。(c) シーティングジグとテレスコピックコーピングがボアにセメント合着された検証用ジグ。(d) デジタルプリントされた検証用ジグ。テレスコピックコーピングがボアにセメント合着されている。

図 11-25 ユニバーサルアバットメントの解放角度を計測するジロータストデバイス。

カスタムコーピングを必要とせず、アバットメントに対する正確なマージン適合性を提供する。その結果、装着時にセメントを用いる必要はなく、TRINIA製の補綴物の全体的な調整が容易となる。アバットメントではなく、コーピングを口腔内でTRINIA製の補綴物にレジンセメントで接着させると、切削されたコーピングとTRINIA製の補綴物の間隙が容易に充填され、コーピングとアバットメントの精確なマージン適合性が獲得される。

さらに、コーピングの閉鎖端部は、各部のクリアランスを獲得するために、その保持機能を損なうことなく修正ができる。従来のテレスコピックコーピングとは異なり、保持コーピングはアバットメント単体では保持力がない。補綴用の各ユニバーサルアバットメントのわずかな角度の違い（2～3度）により保持力を発揮する。アバットメントとコーピングを組み合わせた、最終的なTRINIA製の補綴物の位置関係と保持力の有効性は、光硬化型樹脂で作製した検証用ジグにコーピングを取り付けることで評価できる。検証用ジグは、TRINIA製の最終補綴物を口腔内に装着する前に、その位置関係と保持力の双方を確認するために使用される（図11-23）。必要であれば、補綴物の保持力は、コーピングの組み合わせを変更したり、わずかに回転させたり、ストレートアバットメントを角度付きアバットメントへ変更したりすることで向上させられる。また、1つまたは複数のユニバーサルアバットメントの上部を修正することで、補綴物の口腔内への装着が容易になる（図11-24）。

4本のインプラントに対し、インプラントレベルのトランスファー印象を採得し、インプラントアナログを用いて石膏模型を作製する。その後、アバットメントがそれぞれ2～3度、角度に違いがあることを技工士が選択し確認する。角度の違い

145

第11章 修復の手技

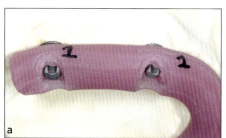
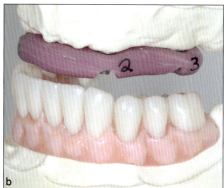
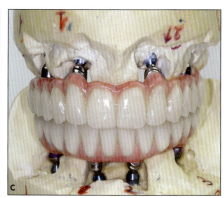
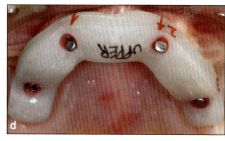
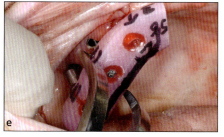

図 11-26 （a）石膏模型上の光重合型レジン製シーティングジグには、最初に設置する 2 本のアバットメントの順番を示す数値が記入してある。（b）シーティングジグの左側面観には、2 番目と 3 番目に設置するアバットメントの順番を示す数値が記入してある。（c）赤い矢印は、シーティングジグを用いて結合させる前に、ゆるくインプラント孔へ設置する際の位置を示している。（d）光重合型レジン製シーティングジグを口腔内に設置した。（e）シーティングジグを 2 つに分割することで、アバットメントへの設置が容易になる。これにより、最初にインプラント孔へアバットメントを装着させてからシーティングジグを結合させる必要がなくなった。

は、ジロータストなどの装置で確認できる（図 11-25）。理想的には、審美的な懸念がない限り、衛生状態を確保するためにアバットメントは上顎切縁に配置する。アバットメントに適切な保持力があることを樹脂製の検証用ジグで確認したあと、アバットメントの装着順序だけでなく、口腔内の位置を決定するために、樹脂製のシーティングジグを作製し、石膏模型とアバットメントとともに印をつける。

シーティングジグの作製後、もっとも平行なアバットメントを 2 つ選択し、それらの頭頂部に数字の 1 を記入する（最初に装着するアバットメントを示す）。それらのポストがもし修正された場合は、アバットメントの表面に線もしくは広めの溝を形成し、シーティングジグでの適切な位置がわかるようにする。次に、セットとして機能する、完全に固定されていない 2 つのアバットメントをシーティングジグに緩やかに装着し、石膏模型に取り付ける。そして、口腔内に装着する前に、まず模型上のインプラントアナログで装着位置を確認する（図 11-26a と 11-26b）。2 つのアバットメントのシャフトが対応するインプラントアナログに適切に配置されたら、模型およびシーティングジグ上の位置を数字の 1 で記入する。シーティングジグのボアにワセリンを塗布しておくと、アバットメントからの取り外しが容易になる。次いで、この手順を残りのアバットメントについて個別もしくはまとめて行い、確認された順序をシーティングジグに数字で記入する。角度付きアバットメン

トは、シーティングジグに結合させる前に、インプラント孔へ予備的に緩く装着させることもある。こうした作業が必要な場合は、鋳造物およびシーティングジグに矢印を記入する（図 11-26c と 11-26d）。あるいは、シーティングジグを 2 つに切り離して、別々に利用するという手もある（こちらのほうが簡便ではある）（図 11-26e）。それらのポストがもし修正された場合は、アバットメントの表面に線もしくは広めの溝を形成し、シーティングジグでの適切な位置がわかるようにする。もしアバットメントが修正された場合は、位置決めを容易にするため、その表面に線もしくは深い溝をつける。

模型内のすべてのアバットメントの装着に成功したら、TRINIA 製補綴物の保持力と挿入方向を確認するため、樹脂製の検証用ジグを作製する。

模型上のユニバーサルアバットメントに装着する前に、ミリングされたコーピングの孔へワセリンを塗布しておくと、検証用ジグにセメント合着されたあとの除去が容易である。検証用ジグで保持力と模型への挿入方向が確認されたとき、最終補綴物も同様となっているはずである。

上記の手順を TRINIA 製補綴物の口腔内装着のために繰り返す。TRINIA 製補綴物の孔へ接着剤を塗布しておくと、TRINIA 製補綴物へのレジンセメントの接着が容易となる。レジンセメントは削り出されたチタンコーピングの周囲の溝に機械的に嵌合し、接着される。

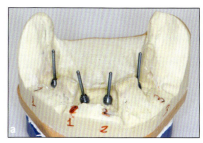
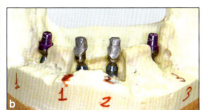
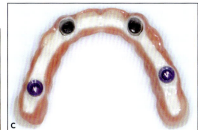
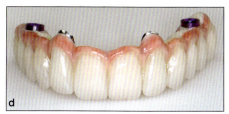
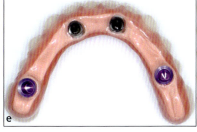
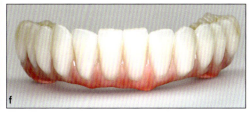

図 11-27 （a）平行ではない 4 本のガイドピンがインプラントアナログへ挿入されている正面観。（b）石膏模型上の 2 本の臼歯部ユニバーサルアバットメントと、2 本の調整された前歯部アバットメント。前者には紫色の保持コーピングが、後者にはカスタムメイドのテレスコピックコーピングが装着されている。（c）クリーム色の TRINIA で作製された上顎補綴物の基底部面観。口腔内でコーピングをセメント合着し、義歯用人工歯をすべて配置。審美性を向上させている。（d）同上顎補綴物の正面観。（e）ピンク色の TRINIA で作製された下顎補綴物の基底部面観。口腔内でコーピングをセメント合着し、審美性を向上させている。（f）同下顎補綴物の正面観。　→

　TRINIA の基礎構造がレジン歯もしくはカスタムメイドのポリセラミック歯で修復されるかどうかは、臨床医の要望、技工士の審美的な技能、患者の経済的事情、および反対側の歯列の性質に左右される。レジン歯はカスタムメイドの歯よりも容易に優れた審美性を達成できるが、耐摩耗性に劣るため、対合歯列弓に天然歯やセラミック歯が含まれる場合は使用を控えるべきである。くわえて、患者の垂直方向の咬合に対しては、対合する補綴物の咬合面にポリセラミックを使用すると、摩耗しにくい。

上顎および下顎の全顎にわたるテレスコピック補綴処置

　以下に示す、58 歳女性の上顎および下顎の全顎にわたる TRINIA を用いたテレスコピック補綴処置は、テレスコピック修復処置のあらゆる要素を含んでいる。インプラントアナログを用いた印象に石膏を注入し、マスターモデルを作製する前に、全顎のインプラントレベルのトランスファー印象によって、各々の相関関係を記録した。8 本のアバットメントを選択し、そのうち 4 本を 2 つの光重合型樹脂製の検証用ジグと 2 つのシーティングジグの作製用に調整した。続いて、TRINIA を用いた 2 つの最終的な下部構造および補綴物を、2 つの紫色の保持コーピングおよび 2 つのカスタムテレスコピックコーピングを用いて各歯列に対し作製した。4 つのカスタムテレスコピックコーピングは、4 本の前歯相当部インプラントの位置が非並行性を有していたため、必要となった（角度を調整されたアバットメントも同じく）（図 11-27a）。審美的な理由から、上顎の補綴物にはクリーム色の TRINIA を、下顎の補綴物にはピンク色の TRINIA を使用した（図 11-27b〜11-27f）。

　補綴物を作製する技工士と、治療を行う臨床医との間で交わされる非言語的なコミュニケーションは、石膏上の赤いマーキングとシーティングジグ、ならびにアバットメントを介して行われる。記された数字は、アバットメントをシーティングジグへ緩やかに配置して移動させ、それからインプラント孔に挿入し装着するための手順を示している。上下の前歯部のアバットメント 2 本は調整された角度付きアバットメントであったため、紫色の保持コーピングは使用できなかった。そのため、カスタム鋳造のテレスコピックコーピングの作製と使用が必要となった。

　石膏模型上の赤い線やシーティングジグおよびアバットメントのおかげで、アバットメントの方向付けと装着が容易になった（図 11-27b）。赤い矢印は、まずそのインプラント孔にアバットメントが緩やかに配置され、それからシーティングジグを用いて完全に装着されることを示している。すべてのアバットメントを装着したあと、適合性を確認するべく補綴物を試適した。次にコーピングをワセリンで満たし、それぞれのアバットメント上に配置してから、補綴物をあらためて装着した（図 11-27g と 11-27h）。

　コーピング上の補綴物の適合を確認したあと、コーピングの外面と TRINIA 製補綴物のボアをアルコールで消毒した（図 11-27i）。次いで、コーピングを TRINIA 製補綴物にレジンセ

第11章　修復の手技

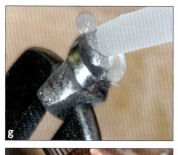
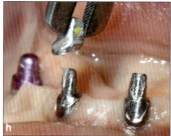
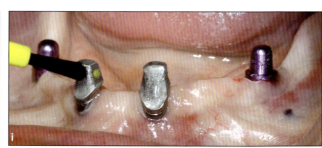
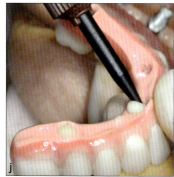
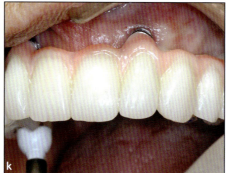
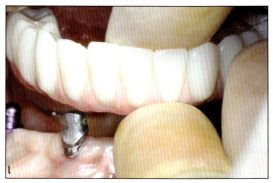
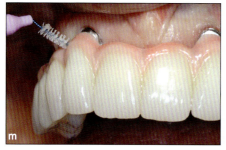

図11-27（続き）（g）ワセリンをカスタムテレスコピックコーピングへ塗布する。（h）ワセリンが塗布されたカスタムテレスコピックコーピングを、それぞれのアバットメントに設置。保持性テレスコピックコーピングは、さらにワセリンを塗布しそれぞれのアバットメントに設置する。（i）テレスコピックコーピングの表面を、補綴物を設置する前にアルコールで清掃する。（j）レジンセメントを下顎のTRINIA製補綴物のボアへ填入。（k）上顎のTRINIA製補綴物を、白色のヒーリングアバットメントを接続したストレートハンドルを用いて設置する。（l）下顎のTRINIA製補綴物を、補綴物のボアにセメントを填入してから、カスタムメイドテレスコピックコーピングに設置する。（m）プロキシブラシを用いて逸出したセメントを除去する。

メントで接着した（図11-27j）。余剰セメントを除去し、咬合を再度確認し、患者にメインテナンスの指導をして、修復治療は完了した（図11-27k～11-27m）。

　患者の歯および骨の位置と量により、処置の順序や修復治療の方向性が決まる。歯が十分に存在するなら、インプラントを埋入し、インプラントレベルのトランスファー印象を行い、TRINIAを用いたテレスコピック補綴を行うのがたいていの場合賢明である。たとえ状態の不良な歯であっても、骨結合の期間中に患者に機能と審美性を提供するだけでなく、歯科医師と技工士の両者にも、咬合関係の記録と、審美的および機能的な歯の配置や選択を容易にする。TRINIA製の補綴物は口腔内でリラインできるため、最終的な修復処置が行われる日まで、患者の残存歯の除去を遅らせることができる。

　2010年以降、バイコンは臨床におけるアドバイスとして、TRINIAを用いた補綴物を支持するには、上顎と下顎の両側に最低4本のインプラントを使用することを推奨してきた。しかし現在では、萎縮性の顎にTRINIAを用いたテレスコピック補綴物を入れる場合、事実上すべてのケースで3本のインプラントのみで支持できる可能性があると考えている。したがっ

て、われわれは現在、3本のインプラントのみの支持による、TRINIAを用いた全顎テレスコピック補綴を検討しているところだ。それは、上顎にはそれぞれの結節と切歯孔にインプラントを埋入し、下顎には3本のインプラントをオトガイ孔間に埋入し、両側遊離端補綴物を支えるというものだ。検討を重ね、上記の手技の正当性が確認されれば、患者の利益に寄与することだろう。

TRINIA-HCとゴシックアーチトレーシング

　TRINIAは、義歯や人工歯、上部構造などのさまざまな補綴物に対し松風ディスクHCと使用できる汎用性の高い材料である。以下に臨床例を示す。

　図11-28の75歳の患者は、3つのO-リングアバットメントにより、脆弱な軟組織・骨の下顎にオーバーデンチャーを保持していたが、インプラント保持によるテレスコピックTRINIA-HC補綴物に置換した。最初の来院時に、O-リングアバットメントをインプラントから撤去した。次いで、2.0

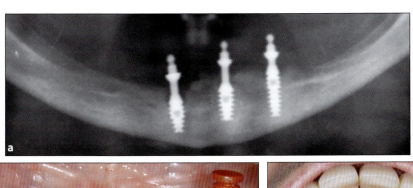
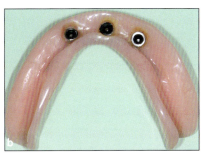
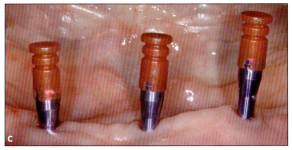
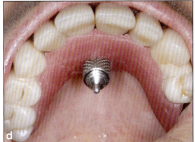
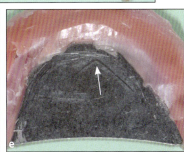
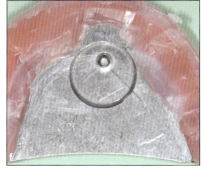
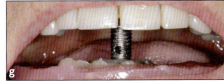
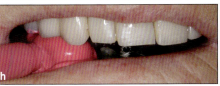
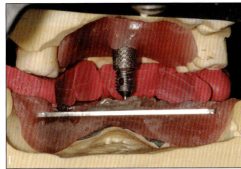
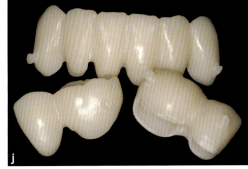
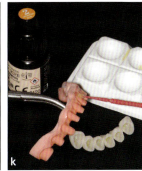

図 11-28（a）術前のエックス線写真。3 本のインプラントに O-リングアバットメントが装着されている。（b）脆弱な組織負担となっている O-リングオーバーデンチャー。（c）紫色の 2.0 mm のインプレッションポストと赤色のアクリル製スリーブ。（d）患者の下顎骨が無作為に動いている間に、上顎描記針を下顎金属トレース板上で稼働するように配置する。（e）描記されたゴシックアーチ像（矢印）を示すワックスリム（蝋堤）と金属板。（f）描記されたゴシックアーチのアペックスへ、仮設置されたプラスチックボア。（g）VOD において中心位を記録するためにプラスチックディスクの穴へ配置された描記針。（h）咬合状態が固定されるように印象材を填入。（i）ゴシックアーチの位置が確定した咬合模型。（j）松風 HC 材を用いて 3 ユニットの人工歯を削り出した。（k）人工歯と TRINIA 製下部構造を接着。→

mm のインプレッションポストおよびアクリル製スリーブを装着し、インプラントレベルの印象採得を行った。最初の咬合状態は、患者既存の垂直的咬合高径（VOD）によって記録された（**図 11-28a 〜 11-28c**）。中心位はゴシックアーチトレーシング法により採得した。**図 11-28d** から **11-28i** は、患者の VOD における中心位を示した写真である。

中心位を記録したあとに、O-リングアバットメントを再度挿入し、咬合記録を歯科技工士へ渡した。これにより石膏模型の顎間関係が確立し、CAD/CAM システムにより HC 材製の 3 ユニット人工歯が配列され、テレスコピック TRINIA-HC 補綴物とフレームワークが作製された（**図 11-28j** と **11-28k**）。補綴物の審美領域には、セラマージュ（松風）を使用した（**図 11-28l** と **11-28m**）。

2 回目の来院までに、O-リングアバットメントを撤去し、3 ユニットのユニバーサルアバットメントをシーティングジグを用いて TRINIA-HC 補綴物内へ設置・接着しておく（**図 11-**

第11章 修復の手技

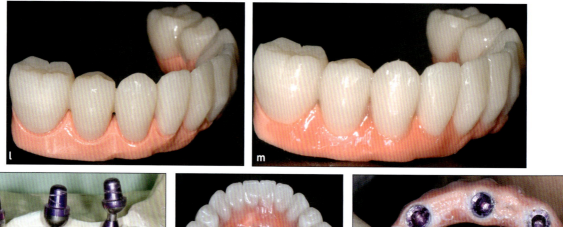
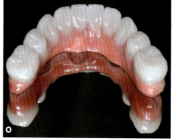
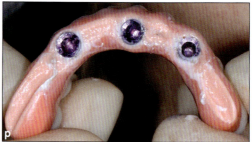

図11-28（続き）（l）ポリセラミックペーストのセラマージュを添加前の補綴物。（m）歯肉の審美性を確立するために、補綴物にセラマージュを添加。（n）3つの保持コーピングを装着したユニバーサルアバットメントが設置された石膏模型。（o）完成した補綴物。（p）セメント除去される前の、TRINIA-HCハイブリッド下顎補綴物。

28n〜11-28p）。補綴物は、口腔内で微調整したあとにチェアサイドで研磨され、患者に渡された。

　TRINIA製フレームワークと松風HC材による補綴物は、患者、歯科医師、歯科技工士それぞれに時間的・費用的に有益であった。この方法は、下顎に存在するO-リングアバットメント、もしくはロケーターアバットメント上の義歯をカンチレバーテレスコピックTRINIA製補綴物へ置換する優れた方法である。

結語

　バイコンインプラントとそのコンポーネントの幾何学的デザインは、多くの比類なき臨床能力を有する。バイコンアバットメントの半球形の基底部は、特徴的で有益なデザインであり、歯肉の審美性を提供する。また、バイコンインプラントのもうひとつの特徴であるロッキングテーパーIAIは、360度の位置決定が可能で、これは他のシステムと一線を画すものだ。ロッキングテーパーIAIにより、臨床医は小さなネジの緩みの問題から解放されるだけでなく、補綴物をまずアバットメントの配置や整列に用いるなど、独自の臨床機能を得られる。ロッキングテーパーIAIは、従来の補綴技術すべてに利用可能だが、金属を使用しない新技術にも対応している。これは、ネジを使用するスレッドタイプのアバットメントでは不可能な、大きな利点である。ハイブリッド修復材とTRINIAは、以前はバイコンインプラントを用いる臨床医にその修復柔軟性を知られていなかった非金属材料である。

　バイコンインプラントおよび修復技術の妥当性は、困難な臨床状況で成功した治療法が多数提示されることで、明らかとなっている。この章では、主に技術者の観点から、IAIをはじめとしたバイコンの特性が優れた審美性と機能を有し、時間と費用を大幅に削減してくれることを示した。ほかにも、重度の萎縮性の顎に対し、さらなる骨造成手術を行わずにTRINIAおよびショートインプラントを用いる症例も報告されている。以降の章では、重篤な臨床シナリオと病的状況におけるインプラント埋入と修復手順に関して解説する。

References

1. Bonfante EA, Suzuki M, Carvalho RM, et al. Digitally produced fiber-reinforced composite substructures for three-unit implant-supported fixed dental prostheses. Int J Oral Maxillofac Implants 2015;30:321–329.
2. Urdaneta RA, Seemann R, Dragan IF, Lubelski W, Leary J, Chuang SK. A retrospective radiographic study on the effect of natural tooth-implant proximity and an introduction to the concept of a bone-loading platform switch. Int J Oral Maxillofac Implants 2014;29:1412–1424.
3. Urdaneta RA, Marincola M, Weed M, Chuang SK. A screwless and cementless technique for the restoration of single-tooth implants: A retrospective cohort study. J Prosthodont 2008;17:562–571.
4. El-Gheriani AS, Winstanley RB. The value of the Gothic arch tracing in the positioning of denture teeth. J Oral Rehabil 1988;15:367–371.
5. Gysi A. The problem of articulation. The Dental Cosmos 1910;52:1–19.
6. Rubel B, Hill EE. Intraoral Gothic arch tracing. N Y State Dent J 2011;77(5):40–43.

第12章

サイナスリフトテクニック

Mauro Marincola / Shadi Daher / Rolf Ewers / Jeffrey Lehrberg
訳：大廣洋一

　理想的な状況下ではインプラントを埋入することは比較的容易だが、個体差、長期の歯牙欠損、病変ならびに外傷の治療により形態異常が生じている場合には、インプラント治療が困難になることがある。病因の有無にかかわらず、上顎臼歯部へのインプラント埋入は、十分な骨の高さが不足することからしばしば困難になる。サイナスリフト（sinus lift）は、そのような骨が不十分な上顎臼歯部に対応できる、信頼性の高い手技である。

　サイナスリフト（または sinus floor elevation、maxillary sinus floor augmentation、sinus augmentation、sinus procedure、sinus graft）は、上顎洞粘膜を丁寧に持ち上げ、骨の成長を刺激または誘発するような材料を充填するスペースを形成する手技である。サイナスリフトで上顎歯槽突起の高さを増加させることにより、歯科用インプラントの埋入が可能になる。

　一般的に、上顎洞底の骨造成には2つの異なる手法がある。歯槽突起の頬側からアプローチするラテラルアプローチ（lateral approach）と、歯槽頂の咬合面側からアプローチする垂直アプローチ（vertical approach）である。この章では、(1) インターナル（internal）、(2) 歯槽頂（crestal）、(3) ラテラル（lateral）の3つの異なる手技について述べる。インターナルならびに歯槽頂テクニックは、垂直アプローチの変法である。サイナスリフトの原理や解剖学的に考慮すべき点について簡潔に述べ、続いて詳しい手技そして症例を供覧し、患者にこれらの手技を応用する際の一助としたい。

第12章 サイナスリフトテクニック

表12-1　残存骨の高さおよびインプラントのサイズに基づいて推奨される治療

インプラント長径 ≧ 6 mm		インプラント長径 ≦ 6 mm（ショートインプラント）	
歯槽突起の高さ	推奨される手技	歯槽突起の高さ	推奨される手技
≦ 1 mm	腸骨稜自家骨移植を併用したLe Fort I型の馬蹄形骨切り術	≦ 1 mm	腸骨稜自家骨移植を併用したLe Fort I型の馬蹄形骨切り術、ラテラルサイナスリフト、チタンメッシュを用いた歯槽頂サイナスリフト
1〜5 mm	骨移植を併用したサイナスリフトとインプラントの異時埋入	< 3 mm	歯槽頂骨開窓サイナスリフト（crestal window sinus lift）またはラテラルサイナスリフト
5〜8 mm	サイナスリフトとインプラントの同時埋入	3〜7 mm	インターナルサイナスリフト（ソケットリフト）とインプラント即時埋入
≧ 8 mm	上顎洞底への侵襲を最小限にしたインプラントの同時埋入	≧ 7 mm	通常のインプラント埋入

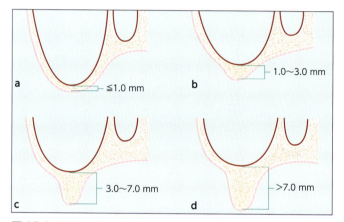

図12-1 歯槽頂の高さ、インプラントのサイズ、術者の熟練度によって推奨される手技が決定される。図中の計測値の詳細は**表12-1**を参照。(a) 歯槽頂の高さが1 mm以下ではLe Fort I型の馬蹄形骨切り術が推奨される。(b) 歯槽頂の高さが1〜3 mmでは、歯槽頂または側方サイナスリフトが選択され得る。(c) 歯槽頂の高さが3〜7 mmでは、サイナスリフトと同時にインプラントが埋入され得る。(d) 歯槽頂の高さが7 mm以上では、バイコンショートインプラントを使用する場合、サイナスリフトは不要である。（Ewers[9]の許可を得て改変）。

背景

　上顎洞底の骨造成術は1976年にTatumにより初めて考案され、4年後にBoyneとJamesによって出版された[1,2]。これら初期の手法は歯槽骨の高さを増加させ、インプラント支持の補綴物の装着ならびに維持を目的に行われた[2]。

　初期のサイナスリフトは下記の術式からなっていた。(1) メスを用いて全層のフラップを作成し、上顎洞の側方を明示する。(2) 回転切削器具やオステオトームを用いて、シュナイダー（Schneiderian）膜を露出させるために骨窓を形成する。(3) 鋭匙でシュナイダー膜を骨から剥離挙上する。(4) 最後に、腸骨より採取した自家骨を、形成された空洞に充填する[2-4]。

　これら初期のサイナスリフトの術式は効果的だが、侵襲性が高く、合併症を誘発する可能性があった。1994年、Summersによって、より低侵襲な側方からの骨開窓法が発表

された[5]。Summersの新しい手技では、歯槽頂の骨切りを行ったのち、オステオトームとオステオエクスパンダーを用いて上顎洞底部を細かく骨折させ、自家骨または人工骨移植材を用いてシュナイダー膜を挙上した[5,6]。

　サイナスリフトが初めて考案されて以来、インプラントの生物学と科学に対する理解が深まり、手技はより洗練され、数多くの新しい手技ならびに有効な移植材料の開発が可能になった[7,8]。

禁忌

　他の外科手術と同様、治療開始に先立ち、患者の既往歴や一般的事項（例として年齢、血圧）を考慮すべきである。さらに、手術前には上顎洞の手術を施行するうえで禁忌となるすべての病変、発育障害、外傷の有無を評価しなければならない。たとえば、粘液貯留嚢胞のような無症候性の病変であっても、その容積ならびに重量は、インプラントの機械的安定性に影響する可能性があるため、手術前に治療されるべきである。

インターナルサイナスリフト

術前分析と手術計画

　サイナスリフトの方法は、インプラントシステムによって左右されるため、手術計画の立案において、インプラントシステムの決定がもっとも重要である。使用するインプラントシステムは、インプラントと手術部位の状態によって流動的であるため、適切なインプラントシステムを選択すると、術者が施行できる手術方法の幅は広がる。バイコンインプラントシステムは、短くかつ特徴的な形態（第2章参照）をもつことから、その他のシステムでは得られない幅広い適応と汎用性を有してい

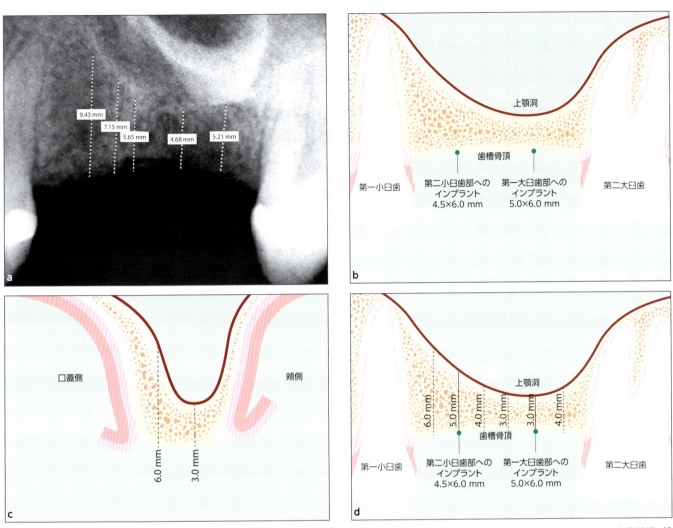

図 12-2 (a) 近心から遠心にかけて、残存歯槽骨の計測値を記したエックス線写真。(b) インプラント埋入予定の第一大臼歯ならびに第二小臼歯相当部の矢状断面の模式図。(c) 第二小臼歯後方部の残存歯槽骨の冠状断面の模式図。破線は頬側（3.0 mm）ならびに口蓋側（6.0 mm）で得られる歯槽骨の最大限の高さを示す。(d) 破線はさらに計測すべき埋入窩の近心端と遠心端を示す。

る。表 12-1 と図 12-1[9] に、残存骨の高さとインプラントのサイズに基づいた治療法を記載している。

　上顎洞のサイナスリフトの最終目的は、インプラントを埋入するために、歯槽突起において十分な骨量を回復させることである。インターナルサイナスリフト（internal sinus lift：ISL）はソケットリフトともいわれ、最低限の手術侵襲で骨量を獲得することを目的に、一般的にはインプラント埋入窩内で施行される。サイナスリフトを効果的に施行するには、解剖学ならびに手術操作に対する組織の反応性を理解することが必要不可欠である。

　上顎洞は上顎骨体にある一対のピラミッド様の空洞で、その内面を被覆する粘膜は、吸気に含まれる微粒子や病原体から保護する機能を有している。上顎洞を被覆する粘骨膜はシュナイダー膜と呼ばれ、この粘膜をサイナスリフト中に挙上し、形成された空洞内に骨または骨造成材を充填する。

　エックス線診査により上顎洞底部の弯曲の程度を確認する。サイナスリフトを施行しているときにはこの弯曲した形態を考慮しなければならない（図 12-2a 〜 12-2c）。予想される埋入窩のサイズは、術前のエックス線写真またはコーンビームCT（CBCT）上で計測されるべきであり、この計測値は術中に必要になる。術前の計測において、上顎洞底から歯槽頂までの距離を 3 点記録しなければならない。1 つ目はインプラント埋入窩の中心点、2 つ目は埋入窩の直径全体に相当する部分（すなわち 5.0 mm 径のインプラントであれば 5.0 mm）を冠状断面と矢状断面で測定する（12-2d）。これらをシンプルに測定しておくことで、術者は上顎洞底部の弯曲した形態を理解し、術中にどの部位で上顎洞底が露出するかを予想することができる。

第12章　サイナスリフトテクニック

リスト12-1　ISLクイックガイド

推奨される手術器具
- 局所麻酔薬
- No.15メス
- 1〜5 mLのシリンジ
- 測定値を記入したエックス線写真（本文参照）
- 2.0 mmのパイロットドリル
- ラッチリーマー
- ハンドリーマー（ストレートのスレッデッドハンドルに装着）
- 4.0 mmのオステオトーム
- ダッペンディッシュ
- 骨移植用シリンジ
- SynthoGraft（粒径50〜500 μmのものを0.25〜1.50 g）
- 骨膜剥離子
- 綿棒
- シーティングチップを装着したインプラントインサーター/レトリーバー
- バイコンデンタルインプラント（5.0×5.0 mmを推奨）
- サイナスリフトアバットメント（推奨）
- バイコンサージカルキット

手順
1. エックス線写真で計測する（本文参照）。
2. エピネフリンを含まない局所麻酔薬を注射する。
3. 全層粘膜骨膜弁を剥離し、術野の近遠心ならびに頬側口蓋側を明示する。
4. 術野から血液と自家骨を採取し、凝固予防のため生食ガーゼで被覆し、ダッペンディッシュに保存する。
5. エピネフリン含有局所麻酔薬を注射する。
6. インプラント埋入窩形成部位の歯槽頂部皮質骨に、2.0 mmのパイロットドリルでマーキングする。
   重要：上顎洞底を穿孔する前にドリリングを中止する。
7. エックス線計測値を確認する。埋入窩形成部位においてもっとも短い距離を確認し、ラッチリーマーの挿入深度とする（詳細は本文参照）。
8. ラッチリーマーを用いてインプラント埋入窩形成を開始する。このとき予定のインプラントの径になるまで徐々にリーマーを太くして、インプラント埋入窩の歯槽頂皮質骨を拡大形成する。
9. ストレートハンドルに装着した3.5 mmのハンドリーマーを用いて、海綿骨を除去しながら上顎洞底の皮質骨に到達する。このとき、骨をダッペンディッシュに回収する。
10. 3.5 mmのハンドリーマーで、近心側、遠心側、頬側、口蓋側の4ヵ所の上顎洞底の皮質骨を注意深くタッピングする。骨が得られたらダッペンディッシュに回収する。
11. 骨移植用シリンジで、術野から5 mL程度の血液を吸引しダッペンディッシュに加える（通常、術野からは1 mLの血液を回収できる）。
12. ダッペンディッシュにゆっくりとSynthoGraftを注ぎ、完全に湿潤するか、パテ様の粘稠度になるまで骨膜剥離子で混和する。
13. 骨移植用シリンジにSynthoGraftと血液の混和物を吸引し、インプラント埋入窩に注入する。抵抗を感じたら注入しながらシリンジを引き抜く。
14. オステオトームを用いてインプラント埋入窩内の骨移植材を深く押し込み、上顎洞底の皮質骨を骨折させ、粘膜を挙上させる。
15. インプラントインサーター/レトリーバーを用いてインプラントを埋入する。最終埋入深度の目安は、インプラントの頂部が歯槽骨頂より2.0〜3.0 mmアンダーとする。
16. インプラントインサーター/レトリーバーを外す。
17. ヒーリングプラグまたはサイナスリフトアバットメントをインプラントに挿入し、丁寧にタッピングする。サイナスリフトアバットメントは、幅の広い部分が頬側口蓋側方向に位置するように挿入する。
18. 自家骨ならびにSynthoGraftの混和物をサイナスリフトアバットメントの直下および周囲に充填する。
19. 閉創して終了。

インターナルサイナスリフトの手順

リスト12-1 に、インターナルサイナスリフト（ISL）のクイックガイドを記す。サイナスリフトを実施する前に、まずすべての手順に関連する項を熟読し、その次にクイックガイドをレファレンスとして使用することを勧める。

ISL の最初のステップはエックス線写真の検討で、次に局所麻酔を行う。あとで使用する十分な量の血液の採取を容易にするため、最初はエピネフリンを含まない局所麻酔薬を用いることを勧める。十分な量の血液を採取してからは、エピネフリン含有の局所麻酔薬を使用してもよい。

次に ISL の手順について述べる。局所麻酔後、全層のフラップを剥離し、歯槽頂の近遠心ならびに頬側・口蓋側の境界を明示する（図 12-3a）。シリンジで創部から血液を採取し、ダッ

ペンディッシュ内で SynthoGraft と混和する（図 12-3b）。最初のインプラント埋入窩形成の準備をするために、2.0 mmのパイロットドリルで歯槽頂にマーキングをする。次に、この章で述べた術前の解析ならびに手術計画に基づく計測値を参照し、two-handed テクニックを用いてインプラント埋入窩を形成する。上顎洞底を穿孔する前にドリリングを止めるよう細心の注意を払う。

インプラント埋入窩の部位で、ラッチリーマーが上顎洞底の皮質骨に接触するまでどのくらい挿入が可能かは、術前に測定した最小の計測値を参考にする。（図 12-2d）。ラッチリーマーを用いて、使用予定のインプラント径まで歯槽突起のインプラント埋入窩を拡大する。ラッチリーマーを使用する場合、上顎洞底の皮質骨を削合してダメージを与えることは避け、歯槽突起部の皮質骨のみを拡大することが重要である（図 12-3c）。

インターナルサイナスリフト

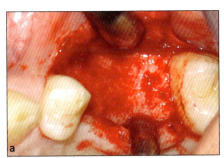
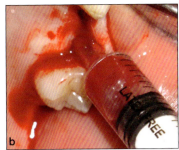
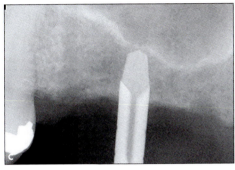
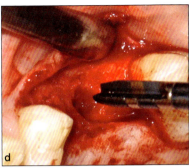
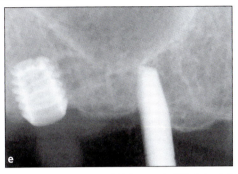

図 12-3 (a) 歯槽頂部で全層粘膜骨膜弁を剥離し、術野の近遠心ならびに頬側口蓋側を明示する。(b) SynthoGraft を湿潤させるための血液をシリンジで採取する。(c) 歯槽部の皮質骨をラッチリーマーで拡大する様子を示すエックス線写真。(d) 3.5 mm のハンドリーマーでインプラント埋入窩を形成する。(e) 3.5 mm のハンドリーマーが上顎洞底の皮質骨に到達した状態のエックス線写真。

埋入予定のインプラント径までインプラント埋入窩が拡大されたら、3.5 mm のハンドリーマーをストレートハンドルに装着し、インプラント埋入窩に挿入し、上顎洞底の皮質骨に達するまで海綿骨を削除する（図 12-3d と 12-3e）。次いで、3.5 mm のハンドリーマー（またはインプラント埋入窩よりも径の小さいハンドリーマー）を用いて、インプラント埋入窩の近遠心ならびに頬側・口蓋側の 4 方向に注意深くタッピングし、上顎洞底の皮質骨に微細な骨折を起こす（図 12-3f）。ハンドリーマーの尖端には一ヵ所だけ切れ込みがあるので、このデザインに注意し、上記の微小骨折を起こすときにどの向きでインプラント埋入窩にハンドリーマーを挿入するか考慮することが重要である（図 12-3g）。図 12-3h に、近遠心ならびに頬側・口蓋側において微小骨折させる正確な部位を示す。術前の計測値に基づき、最初の微小骨折は、測定値が短い部位から起こす。次のステップに進む前に、上顎洞粘膜が正常か、粘膜に穿孔がないかを診査する必要がある（図 12-3i）。

ついで、骨移植材 SynthoGraft を準備する。とくにプラトー（フィン）デザインの根形態を持つバイコンインプラントにおいては、骨移植材の選択は重要である（第 19 章参照）。インプラントのプラトー間に侵入しやすいよう、混和により適度な粘稠性を骨移植材に与えることで、プラトー間で骨再生が起こり、インプラントの確実な長期的安定性が得られる。ここでは、骨移植材として患者の血液と混和した SynthoGraft について詳述する。SynthoGraft の混和に先立ち、術者は、1 mL か 5 mL のシリンジにできるだけ血液を採取する（図 12-3b）。この術野から得られる血液は、通常 0.5〜1.0 mL である。この血液を、ダッペンディッシュに保存していた最初に採取した血液に加える。骨膜剥離子で混和しながら、血液が入っているダッペンディッシュに SynthoGraft をゆっくりと注ぐ。SynthoGraft と血液の混和物が完全に湿潤し、パテ状の粘稠度または骨膜剥離子に付着する程度になったら使用することができる。過度に湿潤した場合には、綿棒を用いて過剰な血液を吸収させる。

SynthoGraft と血液の混和物を骨移植用シリンジにとり、インプラント埋入窩にゆっくりと注入する（図 12-3j）。注入している最中にシュナイダー膜の抵抗を感じたら、注入しながらゆっくりとシリンジを引き抜く（図 12-3k と 12-3l）。

骨移植材の注入が終わったら、4.0 mm のオステオトームをゆっくりとインプラント埋入窩に挿入する（図 12-3m）。このステップには 2 つの目的がある。1 つ目は、皮質骨の微小骨折を助長すること。2 つ目は、骨移植材が緩衝材としての役割を果たし、オステオトームによる上顎洞粘膜への直接のダメージを避けることである（図 12-3n）。骨移植材を介して、オステオトームをわずかにタッピングし皮質骨を完全に骨折させ、上顎洞粘膜を挙上する。オステオトームで上顎洞粘膜を挙上するのではなく、骨移植材を押し上げることで皮質骨と粘膜

第12章 サイナスリフトテクニック

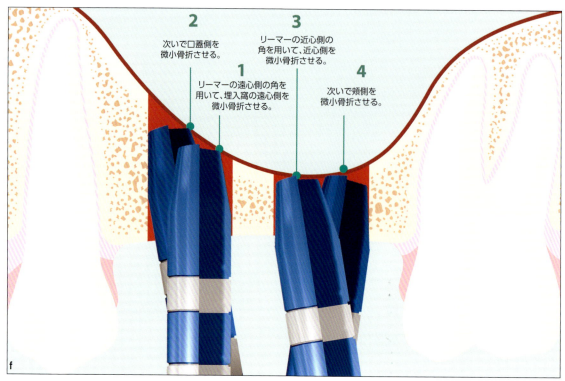

図 12-3（続き）（f）ハンドリーマーが上顎洞底の皮質骨に到達したら、ハンドリーマーの角を用いて、丁寧にタッピングしながら頬側・口蓋側ならびに近遠心側の皮質骨を微小骨折させていく。

を持ち上げるようにオステオトームを使用することが大切である。オステオトームで上顎洞底を強引に持ち上げ、上顎洞粘膜を損傷してはならない。

次いで、インプラントの埋入を行う。ほとんどの ISL の場合、インプラントの埋入部位と周囲の解剖学的形態にもよるが、サイナスリフトアバットメントを装着した 5.0 × 6.0 mm のインプラントの使用が推奨される。インプラントインサーター/レトリーバーを用いて、タッピングによりインプラント埋入する（図 12-3p）。インプラントを埋入するとき、術者は手首を使ってインプラントをゆっくり回転させる。これにより、プラトー間に SynthoGraft と血液の混和物が均等に分布する。インプラントの頂部（アバットメントが結合する部分）は少なくとも 1～2 mm 骨縁下になるように埋入する。インプラントがしっかりと埋入されたらインプラントインサーター/レトリーバーを外す。

インプラントの埋入が完了したら、インプラントのウェルにヒーリングプラグまたはサイナスリフトアバットメントを丁寧にタッピングして装着する。とくに、インプラント埋入窩の壁面に十分な維持力がない症例においては、インプラントを予定の位置で安定させるためにサイナスリフトアバットメントの使用が望ましい。サイナスリフトアバットメントは楕円形であるため、可能であれば、隣在歯に接触させずに長径方向を頬舌的に配置させ、インプラントを埋入位置で固定するようにする（図 12-3q）。サイナスリフトアバットメントの向きは、インプラントの安定性に加えて、フラップの血流が保たれるように配慮しなければならない。これは、とくに大きなサイズのサイナスリフトアバットメントを用いるときに重要である。インプラントにサイナスリフトアバットメントを装着し、残った SynthoGraft または自家骨と血液との混和物をアバットメントのアンダーカット部分および周囲に充填する。さらにスレデッドハンドルに装着したシーティングチップを用いて、インプラントが歯槽頂部から 2 mm 上顎洞側に深く埋入できるまでアバットメントをタッピングする（図 12-3r）。最後に、粘膜骨膜弁を閉鎖し、患者に術後指示を説明する。図 12-3s は術後のエックス線写真で、インプラント、サイナスリフトアバットメント、骨移植材が示されている。

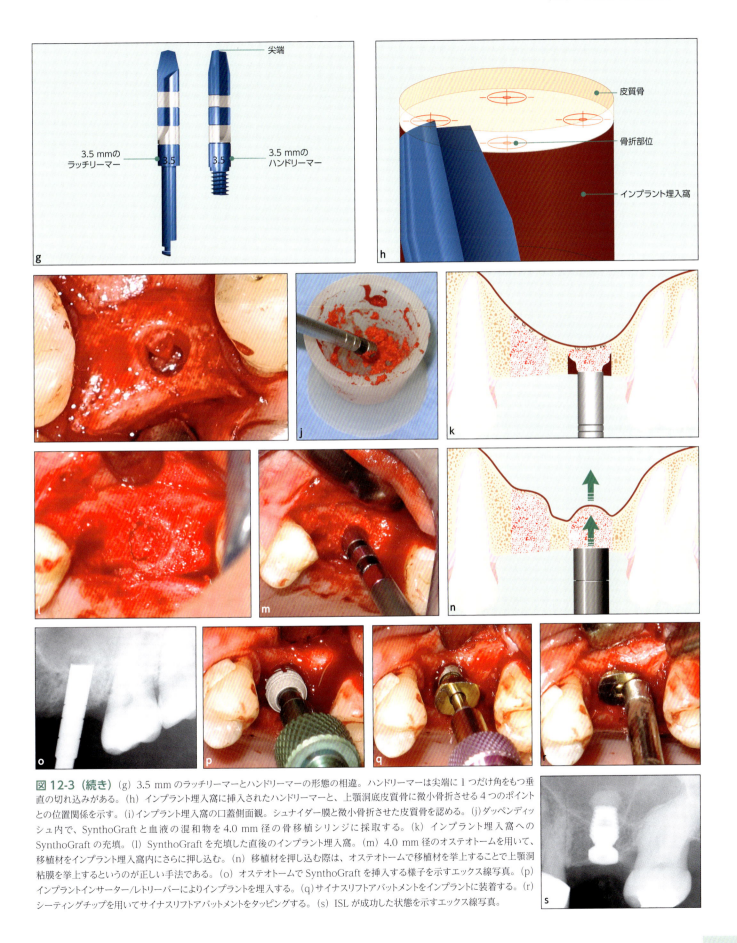

図 12-3（続き）（g）3.5 mm のラッチリーマーとハンドリーマーの形態の相違。ハンドリーマーは尖端に 1 つだけ角をもつ垂直の切れ込みがある。（h）インプラント埋入窩に挿入されたハンドリーマーと、上顎洞底皮質骨に微小骨折させる 4 つのポイントとの位置関係を示す。（i）インプラント埋入窩の口蓋側面観。シュナイダー膜と微小骨折させた皮質骨を認める。（j）ダッペンディッシュ内で、SynthoGraft と血液の混和物を 4.0 mm 径の骨移植シリンジに採取する。（k）インプラント埋入窩への SynthoGraft の充填。（l）SynthoGraft を充填した直後のインプラント埋入窩。（m）4.0 mm 径のオステオトームを用いて、移植材をインプラント埋入窩内にさらに押し込む。（n）移植材を押し込む際は、オステオトームで移植材を挙上することで上顎洞粘膜を挙上するというのが正しい手法である。（o）オステオトームで SynthoGraft を挿入する様子を示すエックス線写真。（p）インプラントインサーター/レトリーバーによりインプラントを埋入する。（q）サイナスリフトアバットメントをインプラントに装着する。（r）シーティングチップを用いてサイナスリフトアバットメントをタッピングする。（s）ISL が成功した状態を示すエックス線写真。

第**12**章　サイナスリフトテクニック

リスト12-2 ISL/歯槽頂骨開窓ハイブリッド法のクイックガイド

推奨される手術器具
- 局所麻酔薬
- No.15メス
- ダッペンディッシュ
- 5.0 mmのサイナスリフトオステオトーム
- 1 mLのシリンジ
- 吸収性コラーゲン膜
- 2.0 mmのパイロットドリル（任意）
- ラッチリーマー
- ハンドリーマー（ストレートのスレッデッドハンドルに装着）
- 4.0 mmのオステオトーム
- 骨移植用シリンジ
- SynthoGraft（粒径50〜500 μmのものを0.25〜1.50 g）
- 骨膜剥離子（任意）
- 綿棒
- ポケット探針
- 測定値を記入したエックス線写真（本文参照）
- 2.0 mmのパイロットドリル
- シーティングチップを装着したインプラントインサーター/レトリーバー
- バイコンデンタルインプラント（5.0×5.0 mmを推奨）
- サイナスリフトアバットメント（推奨）
- バイコンサージカルキット

手順
1. エックス線写真で欠損を確認する。
2. 他の保存的治療を試みる。
3. 局所麻酔をする。
4. 口唇を牽引し、術野を明示する。
5. 全層粘膜骨膜弁を剥離し、上顎洞底相当部の高さまで歯槽突起を明示する。
6. インプラント埋入数が1本であれば近遠心径は4〜5 mm、高さは10 mm。2本であれば高さは20 mmほど必要である。
7. ラッチリーマーを用いてインプラント埋入窩形成を開始し、予定のインプラントの径になるまで徐々にリーマーを太くしていく。採取された骨はダッペンディッシュに保存する。
8. ストレートハンドルに装着したハンドリーマーを用いて、予定のインプラントの径になるまで徐々にリーマーを太くしていく。採取された骨はダッペンディッシュに保存する。
9. 1 mLのシリンジで、術野から血液を吸引する。
10. ダッペンディッシュにゆっくりとSynthoGraftを注ぎ、完全に湿潤するか、パテ様の粘稠度になるまで血液（術野または静脈血採血）と骨膜剥離子で混和する。自家骨を使用してもよい。
11. 頬側の欠損部を2〜4 mm大きめに被覆するように、吸収性コラーゲン膜をトリミングする。
12. 骨移植用シリンジにSynthoGraftと血液の混和物を丁寧にゆっくりと吸引し、インプラント埋入窩に注入する。
13. インプラントインサーター/レトリーバーを用いてインプラントを埋入する。最終埋入深度の目安は、インプラントが歯槽骨縁より2.0 mm深い位置である。
14. インプラントインサーター/レトリーバーを外す。
15. ガイドピンを用いて、インプラントの角度を確認する。
16. シーティングチップを用いてインプラントを固定する（任意）。
17. ヒーリングプラグまたはサイナスリフトアバットメントをインプラントに挿入し、丁寧にタッピングする。サイナスリフトアバットメントを、幅の広い部分が頬側口蓋側方向に位置するように挿入する。
18. 自家骨ならびにSynthoGraftの混和物で、露出しているインプラントを被覆する。
19. 閉創して終了。

ISL/歯槽頂骨開窓ハイブリッド法

　症例によっては、インターナルサイナスリフト（ISL）と骨移植が同時に必要となる場合がある。この同時に行う方法をハイブリッド法といい、ISL/骨移植またはISL/歯槽頂骨開窓（crestal window）ハイブリッド法として知られている。骨開窓法の詳細は後述する。ISL/歯槽頂骨開窓ハイブリッド法は、病変の治療後または医原性にインプラント埋入窩の頬側部が欠損している場合に必要な手技である。歯槽部の頬側が欠損している場合、上顎洞底が直視できるため、ISL/歯槽頂骨開窓ハイブリッド法はISLと比較してより簡便に施行できることもある。ISL/歯槽頂骨開窓ハイブリッド法では、上顎洞底を挙上する操作が直視できるため、通常のISLでは制限される視野の確保が可能になる。**リスト12-2**にISL/骨移植ハイブリッド法のクイックガイドを示す。

　通常のISLの手順と同様に、ISL/歯槽頂骨開窓ハイブリッド法においても、エックス線写真により欠損範囲を把握する（図

12-4a）。以下、右上顎第一小臼歯に動揺と圧痛をともなう、健康な59歳女性の症例を供覧する。右上顎第一小臼歯は、骨吸収による動揺ならびに歯根破折による急性根尖性歯周炎のため、保存が不可能であった。治療方針は、歯牙を抜去しインプラントを埋入し、Integral Abutment Crown（IAC）で補綴することとした。当該歯を抜去し10週間の治癒期間を設けた（図12-4bと12-4c）。

　歯間乳頭を避け、頬側を基部とする全層粘膜骨膜弁を形成し、前庭の粘膜に縫合し牽引したところ、頬側の骨はほぼ欠損していた（図12-4d）。頬側の骨が喪失していたこと、周囲の骨が軟らかかったことから、インプラント埋入窩形成はハンドリーマーのみで行うことができ、さらに深部に形成する必要もなかった（図12-4eと12-4f）。リーマーの径を増大させて埋入窩の形成を続け、頬側の骨欠損部から上顎洞底部に皮質骨が存在するか確認した（図12-4g）。周囲の骨ならびにリーマーで拡大形成しているときに得られた骨は、ダッペンディッシュに回収した（図12-4h）。予定したインプラント径になるように、

インターナルサイナスリフト

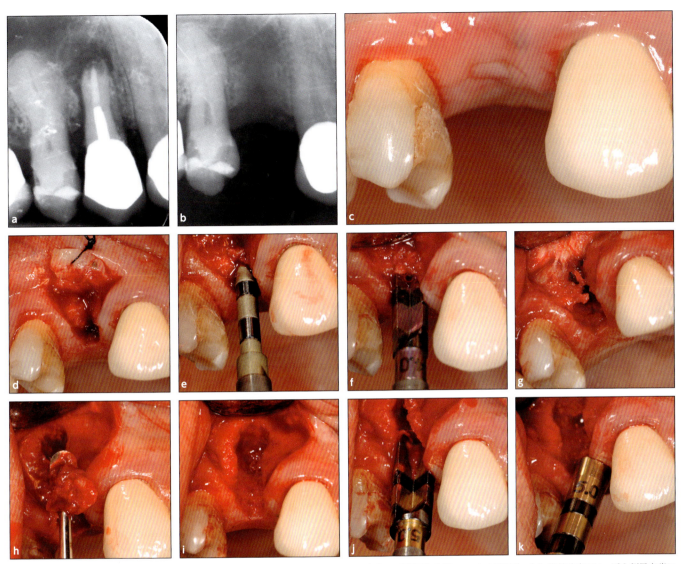

図 12-4 （a）初診時、右上顎第一小臼歯根尖部にエックス線透過像を認める。（b）抜歯後 10 週経過した際のエックス線写真。（c）術前診察では、近心側隣在歯の周囲歯肉に陥凹をともなう歯間乳頭の萎縮を認める。（d）頰側歯槽骨の欠損と粘膜骨膜弁を歯槽粘膜に牽引縫合した術中写真。（e）骨は軟らかく深さも十分であったため、埋入窩の形成はハンドリーマーで行った。2.5 mm のハンドリーマーから開始し、順に 3.0、3.5、4.0 mm のハンドリーマーで拡大した。（f）4.0 mm のハンドリーマーで拡大した時点で、頰側歯槽骨の欠損がさらに拡大した。（g）インプラント埋入窩内の骨を除去し、上顎洞底に骨があることを確認した時点での頰側歯槽骨の欠損状態。（h）すべての骨を回収し、埋入窩の骨壁に連続性があることを確認した。（i）5.0 mm のハンドリーマーを用いる直前の埋入窩の状態。（j）5.0×8.0 mm のインプラントを埋入するため、5.0 mm のハンドリーマーで埋入窩を拡大形成した。（k）5.0 mm のトランペット状のオステオトームを使用した。

リーマーを用いてインプラント埋入窩を拡大した（図 12-4iと12-4j）。次いで、5.0 mm 径のバイコンサイナスフロアオステオトームを用いて上顎洞底を微小骨折させた（図 12-4k）。通常、上顎洞底はインプラント埋入窩の底部にあり骨折の操作は直視できず、盲目的な操作になることが ISL の限界と考えられる。本症例では、頰側の骨欠損により、上顎洞底への器具の接触ならびに骨折後の可動性を確認できるユニークな視野が得られた（図 12-4l）。1 mL シリンジで血液を採取した（図 12-4m）。通常、1 歯分の ISL には 0.25〜0.5 mL の血液で十分である。また、凝血塊は骨移植材と混和する際に除去する

ことが大切である。SynthoGraft をゆっくりダッペンディッシュに加えて血液と混和し、頰側の骨欠損部を被覆できるように吸収性コラーゲン膜をトリミングした（図 12-4n）。この時点で、洞底部の円形の骨片がわずかに移動したことがわかった（図 12-4o）。

骨移植シリンジを用いて欠損部に SynthoGraft と血液の混和物を充填した（図 12-4p）。このステップは慎重にゆっくりと行い、骨移植材で上顎洞粘膜を上顎洞底部の骨から剥離させ、できたスペースに骨移植材を充填するように施行した（図 12-4q）。同部の上顎洞底を挙上するには、0.5 g の SynthoGraft

159

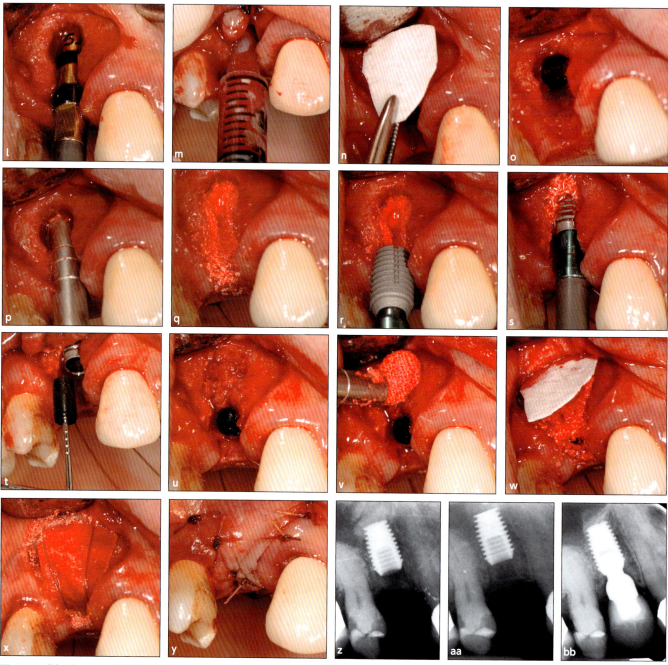

図12-4（続き） (l) オステオトームをインプラント埋入窩の最深部に位置させ、丁寧にタッピングし、微小骨折を行った。(m) 1 mL のシリンジに術野から血液を採取した。(n) 骨欠損部を被覆するようにコラーゲン吸収膜をトリミングした。(o) 微小骨折後のインプラント埋入窩。底部の骨片が移動していた。(p) 骨移植用シリンジを用いて埋入窩にSynthoGraftと血液の混和物を注入する。(q)パテ状の混和物をインプラント埋入窩に満たした。(r)インプラントインサーター/レトリーバーでインプラントを埋入した。(s) シーティングチップでやさしくタッピングし埋入した。(t) 調整したヒーリングプラグをポケット探針でインプラントに挿入した。(u) 回収した自家骨で露出したインプラントを被覆した。(v) 欠損部位にSynthoGraftと血液の混和物を充填した。(w) トリミングしたコラーゲン膜で移植骨を被覆した。(x) コラーゲン膜を正しい位置に保持縫合で固定した。(y) 閉創の状態。(z) 術後のエックス線写真。(aa) 術後6ヵ月後のエックス線写真。(bb) 機能させてから数年後のエックス線写真。根尖部と歯槽頂部の骨が保たれている。

と血液の混和物が適量であった。次いで、インサーター/レトリーバーを用いてインプラントを丁寧に埋入した（図12-4rと12-4s）。ISL/歯槽頂骨開窓ハイブリッド法により、インプラントを埋入する際に良好な視野が得られた。

インプラントを安全に埋入したあと、ヒーリングプラグを調整しポケット探針でインプラントのウェルに挿入した（図12-4t）。このとき、頰側粘膜骨膜弁の基部と口蓋粘膜の切開面に固定用の縫合糸を通し、のちに使用するコラーゲン膜を固定するための保持縫合を作成しておいた。その後、残りの自家骨ならびにSynthoGraftで露出しているインプラントを被覆した（図12-4uと12-4v）。調整しておいたコラーゲン膜で骨移植材を被覆し、ずれないように粘膜骨膜弁の基部に挟み込んだ（図12-4w）。コラーゲン膜と骨移植材が正しい位置にあることを確認し、事前に作成した保持縫合でコラーゲン膜を固定した（図12-4x）。最後に閉鎖創として手術を終了した（図12-4yと12-4z）。図12-4aaならびに12-4bbは、それぞれ埋入後6ヵ月後と長期経過観察時における根尖周囲のエックス線写真である。

インターナルサイナスリフトの偶発症

上述の解説に基づいて手術を施行した場合、ほとんどの症例で良好な治療結果を得られるが、多くの医療技術と同様に偶発症が生じることがある。もっとも頻度の高い偶発症は、ISLのステップで起こるシュナイダー膜の裂開と穿孔である。多くの裂開はインプラント埋入窩の先端に暗い空洞として観察される（図12-5）。この図は、2部位で同時にISLを施行した埋入窩を示す。左の埋入窩は正常だが、右は暗色を呈し、膜の裂開を示唆している。

シュナイダー膜を裂開させた場合には、側方から骨開窓し縫合するか、コラーゲン膜を挿入しインプラントを挿入することで修正可能である。しかしこの手技は熟練を要する[10, 11]。経験を積んでいない術者であれば、コラーゲンプラグを挿入し閉鎖創とすることを勧める。シュナイダー膜は通常、2〜3ヵ月で修復するので、その時点で再度トライすることも可能である。

歯槽頂骨開窓テクニック

その他の上顎洞底造成術に、口腔内の歯槽骨頂から垂直的にアプローチする歯槽頂骨開窓サイナスリフト（crestal window sinus lift：CSL）や上顎洞底移動術（floor transport procedure）がある。残存歯槽骨の高さが3.0 mm以下の部位でも、CSLに

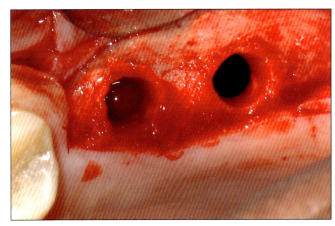

図12-5 正常なシュナイダー膜（左）と裂開したシュナイダー膜（右）。右では暗い空洞が確認される。

よってインプラントの埋入が確実になる可能性がある。CSLにより、歯槽頂部の骨の高さは増加し、術者の視野も改善され、上顎洞粘膜を損傷する危険性が低下する。CSLを施行した場合は、サイナスリフトアバットメントを使用することにより、多くの症例でインプラントを適正な角度で埋入することが可能になり、初期安定性も得ることができる。インプラントの初期安定性は重要で、これは歯槽突起の内側壁との摩擦抵抗により得られるが、サイナスリフトアバットメントを使用することで、インプラントを適正な深さで埋入し、かつ上顎洞内への迷入を回避できる。

上顎洞が歯槽突起方向へ発達しているため、頰側・口蓋側幅径が6.0 mm以上となってしまい、最大径のバイコンインプラントを用いても頰側・口蓋側の歯槽突起との摩擦抵抗を得ることができない症例がある。従来、このような患者に対しては、インプラント埋入の術前または術中にラテラルサイナスリフトが施行されてきた。今日、チタンメッシュを使用することで、より低侵襲な手術が選択可能になっている。バイコンインプラント周囲で骨性治癒が得られるという特徴を考慮すると、チタンメッシュを用いたCSLは、チタンメッシュで得られる固定により骨移植材とインプラントを安定化する手法である。

CSLの手順を簡単に述べると、上顎洞粘膜の損傷を避けるために、チゼルまたはピエゾトームを用いて、骨開窓部の外形に沿って洞底部の骨に0.5〜1.0 mmほどの切り込みを形成する。その後、開窓部の骨を丁寧に骨折させ、上顎洞粘膜の連続性を保ったまま上顎洞内に垂直に挙上する。インプラント埋入窩の形成はハンドリーマーならびにエクスパンダーを用いる。埋入窩の形成が終了したら、インプラントを歯槽突起の頰側および口蓋側の骨と1〜2 mmの接触をもたせて埋入する。このとき、サイナスリフトアバットメントを使用すると、十分なインプラントの安定性を得ることができる。

第**12**章　サイナスリフトテクニック

リスト12-3　CSLクイックガイド

推奨される手術器具
- 局所麻酔薬
- No.15メス
- 両刃のチゼル
- サイナスリフトオステオトーム
- サイナスリフトキュレット
- ハンドリーマー
- 6.0 mmボーンエクスパンダー
- 1 mLシリンジ
- 骨移植シリンジ
- SynthoGraft（粒径50～500 μmのものを0.25～1.50 g）
- 骨膜剥離子
- 綿棒
- シーティングチップを装着したインプラントインサーター/レトリーバー
- バイコンデンタルインプラント（5.0×6.0 mmを推奨）
- サイナスリフトアバットメント（推奨）
- バイコンサージカルキット

手順
1. エックス線写真により欠損範囲を把握する。
2. 局所麻酔薬を注射する。
3. 頬側基部の粘膜骨膜弁を剥離する。
4. 両刃のチゼルで長方形の開窓部の骨に切り込みを加える。
5. サイナスリフトオステオトームをしっかりと丁寧にタッピングし、開窓部の骨を可動させる。
6. 上顎洞の口蓋側と頬側のすべてを確認し、手術を進めても安全か確認する。
7. サイナスリフトキュレットを用いて、上顎洞粘膜を口蓋側・頬側の骨壁から剥離する。
8. ハンドリーマーで埋入予定のインプラント径まで拡大する。
9. 6.0 mmボーンエクスパンダーで埋入窩を形成し、さらに開窓部の骨と上顎洞底部を一塊として挙上する。
10. 洞粘膜に裂開がないか確認する。
11. 1 mLシリンジで術野から血液を採取する。
12. SynthoGraftをゆっくりとダッペンディッシュに加えて、骨膜剥離子で血液（術野または採血したもの）と混和する。SynthoGraftが完全に湿潤するかパテ様の粘稠度になるまで混和する。自家骨を使用してもよい。
13. ゆっくりそして丁寧に骨移植シリンジでSynthoGraftと血液の混和物を採取し、インプラント埋入窩に注入する。
14. インプラントインサーター/レトリーバーを用いてインプラントのショルダー部が歯槽骨頂部に並ぶまで、タッピングを併用しながら注意深く押し込む。
15. サイナスリフトアバットメントをインプラントに装着する。
16. インプラントとサイナスリフトアバットメントを一塊としてさらに押し込む。
17. 減張切開を加えてサイナスリフトアバットメントを被覆する。テンションフリーであることを確認する。
18. 閉創して終了。

歯槽頂骨開窓テクニックの手順

リスト 12-3 は歯槽頂骨開窓テクニック（CSL）のクイックガイドである。66 歳男性の症例をもとに CSL の手順を詳述する。中等度から重度の歯周病治療により上顎臼歯部の抜歯、臼歯部の咬合を確保したあと（**図 12-6a**）、インプラントによる治療が開始された。

最初にエックス線診査を行った（**図 12-6b** と **12-6c**）。エックス線写真を評価したあと、局所麻酔薬を注射し、頬側基部の粘膜骨膜弁を剥離し、歯槽頂部を完全に露出させた（**図 12-6d**）。薄い両刃のチゼルを用いて長方形の骨開窓を形成した（**図 12-6e** と **12-6f**）。長方形の頬側・口蓋側の幅径は埋入予定のインプラントの直径より狭く、近遠心的長径はインプラント直径の合計よりも 4 ～ 5 mm 長くした（つまり、直径 5.0 mm のインプラントを 2 本使用するときの長径は 14 ～ 15 mm とすべきである）。

切り込みを入れた開窓部の骨に可動性が生じるまで、サイナスリフトオステオトームで丁寧にタッピングした（**図 12-6g** と **12-6h**）。切れ込みを入れた部位に可動性が生じたら、すべての操作は緩徐かつ丁寧に行われなければならない。開窓部の骨に可動性が生じたら、上顎洞内の頬側・口蓋側壁の方向を確認する（**図 12-6i**）。次いで、サイナスリフトキュレットを用いて上顎洞粘膜を口蓋側ならびに頬側壁から剥離する。この操作により、開窓部の骨の可動性が増加し、上顎洞内の形態を確認しやすくなる（**図 12-6j**）。

次に、ハンドリーマーを用いてインプラント埋入窩の形成を行う（**図 12-6k** と **12-6l**）。ハンドリーマーを使用したのは、拡大とリーミングを同時に行えるからである。今回のケースでは、骨開窓の幅はおよそ 5 mm で、深さは約 3 ～ 4 mm と最小限しかないため、5.0 mm と 6.0 mm のハンドリーマーでインプラント埋入窩の拡大を開始した。最終的に 6.0 mm のボーンエクスパンダーを用いてインプラント埋入窩の形成を終了した（**図 12-6m**）。ボーンエクスパンダーを使用するときの注意点は、インプラント埋入窩の拡大だけでなく、上顎洞粘膜の連続性を保ちながら開窓部の骨と上顎洞粘膜を一塊として挙上させることである。インプラント埋入窩の形成を終えたところで、洞粘膜の裂開がないか確認した（**図 12-6n**）。

上顎洞粘膜に異常がないことを確認したあと、術野の血液とSynthoGraft を混和し、骨移植用シリンジを用いてインプラント埋入窩に充填した。SynthoGraft は、インプラント鋭縁

歯槽頂骨開窓テクニック

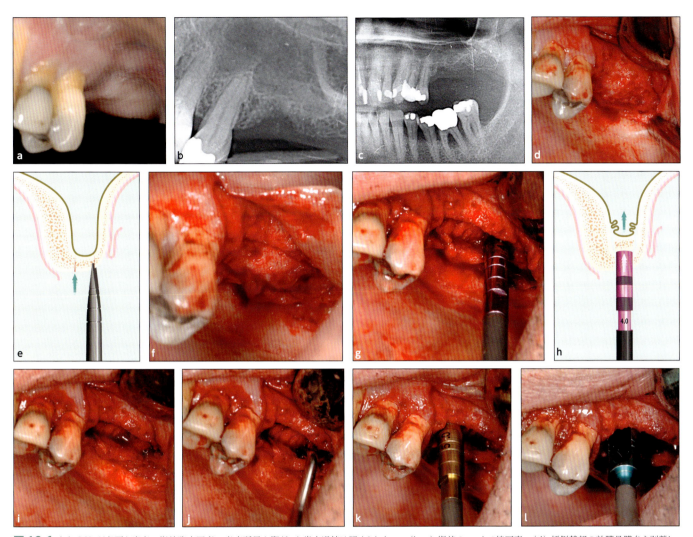

図 12-6 (a) CSL が必要な患者の術前臨床写真。炎症所見や際だった歯肉退縮は認められない。(b, c) 術前のエックス線写真。(d) 頬側基部の粘膜骨膜弁を剥離し、術野を完全に明示する。(e) 歯槽頂部の骨に両刃のチゼルで切り込みを入れている冠状断の模式図。(f) 歯槽頂部に長方形の骨開窓部を描記する。(g, h) サイナスリフトオステオトームで長方形の骨に可動性をもたせる。(i) 開窓部の骨の術中写真。(j) サイナスリフトキュレットで上顎洞から上顎洞粘膜を剥離する。(k, l) インプラント埋入窩の拡大には、5.0 mm と 6.0 mm のハンドリーマーを用いる。

を覆うパッドの役割と、サイナスリフトの状態と移植材の状態を確認するマーカーとしての役割を合わせもつ（図 12-6o と 12-6p）。SynthoGraft の混和物を充填したあと、インプラントインサーター/レトリーバーを用いて 6.0 × 6.0 mm のインプラントを 2 本埋入した（図 12-6q）。インプラントインサーター/レトリーバーを使用することで、インプラントのコントロールが容易になる。インプラントを埋入する際には、インプラントインサーター/レトリーバーで押したり、軽くタッピングしたりしてインプラントのショルダー部が骨縁に至るまで埋入する。これにより、インプラントが歯槽骨の皮質骨と接触し、一次的に十分な保持力が生じる（図 12-6r 〜 12-6t）。

インプラントを埋入したら、サイナスリフトアバットメントを丁寧に装着し、上顎洞側へタッピングしさらに挿入する（図 12-6u 〜 12-6x）。サイナスリフトアバットメントはインプラントの土台の役割を果たし、インプラントはインプラント埋入窩内で安定した位置にとどまる。サイナスリフトアバットメントを被覆できるように減張切開を加えた（図 12-6y）。連続縫合で閉鎖創として手術を終了した（図 12-6z 〜 12-6bb）。

埋入 1 ヵ月後、移植材はインプラント周囲に癒合しているように見えた（図 12-6cc）。5 ヵ月後、IAC で補綴を行った（図 12-6dd と 12-6ee）。図 12-6ff と 12-6gg は、それぞれ補綴物ならびにエックス線画像所見を示している。術後のエックス線写真では、上顎洞底部の骨改造と、アバットメント底部に沿って半月状の骨形成が認められる。

第12章 サイナスリフトテクニック

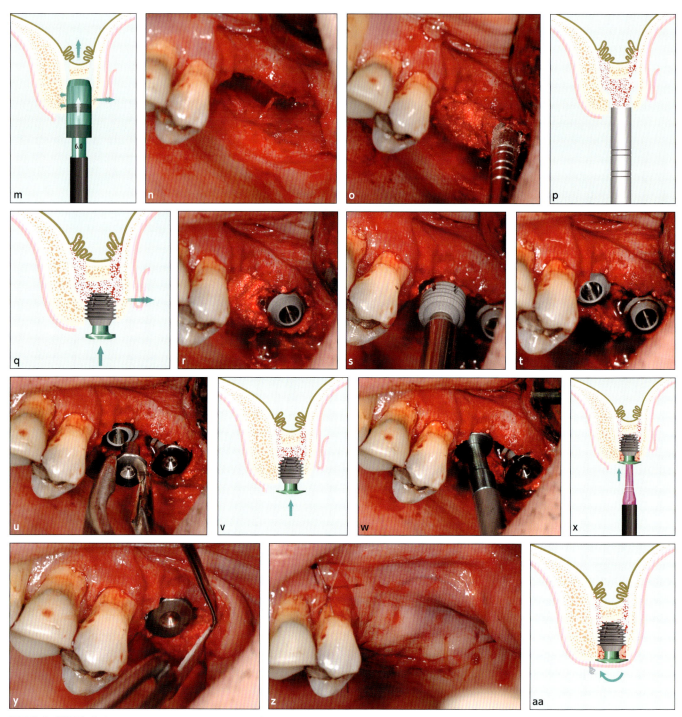

図 12-6（続き）（m）6 mm のボーンエクスパンダーでインプラント埋入窩を仕上げる。（n）インプラント埋入窩の形成が終了したら、粘膜に裂開がないか確認する。（o, p）骨移植用シリンジで SynthoGraft をインプラント埋入窩に注入する。（q）インプラントインサーター/レトリーバーでインプラントを埋入する。（r）インプラントはショルダー部が露出する深さまで埋入する。（s）2つ目のインプラントを埋入する。（t）最初に埋入したインプラントがショルダー部まで埋入されている術中写真。これによりインプラントは、歯槽部皮質骨と接触し、摩擦抵抗により一次的に保持される。（u, v）サイナスリフトアバットメントをインプラントに装着する。（w）インプラントとアバットメントを一塊としてさらに埋入する。（x）サイナスリフトアバットメントをタッピングしてさらに埋入する。（y）減張切開によりサイナスリフトアバットメントを被覆する。（z, aa）連続縫合で閉創し、手術を終了する。

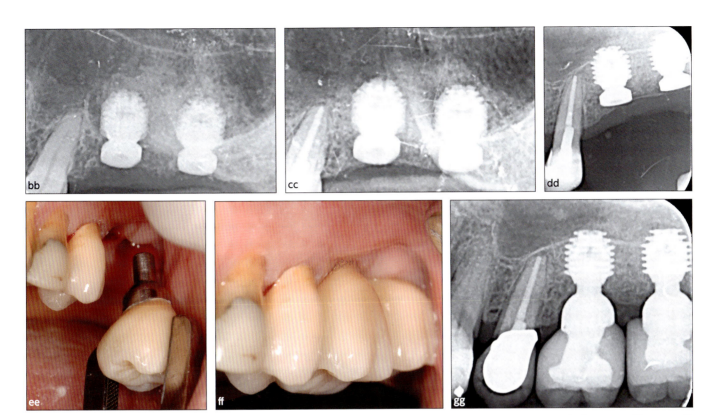

図 12-6（続き）(bb) 術後のエックス線写真。(cc) 1ヵ月後のエックス線写真。骨移植材がインプラント周囲で強固に癒合している。(dd) 埋入 5ヵ月後のエックス線写真。(ee) IACにて補綴されている。(ff) 2つのIACで補綴した口腔内写真。(gg) 補綴物装着後のエックス線写真（本文参照）。

チタンメッシュを用いた歯槽頂骨開窓テクニックの手順

既存の骨の高さが3.0 mm以下で口蓋側から頬側までの水平的距離が6.0 mm以上の場合には、インプラント埋入窩の骨壁とインプラントとの間に摩擦抵抗を生み出すことは不可能で、サイナスリフトアバットメントも無効になる。このような症例には、本来、ラテラルサイナスリフトで対応するが、侵襲的な手術を避けるためにはチタンメッシュを用いたCSLが適応になる。

この方法では、CSLの効果をより高めるためにチタンメッシュを用いる。以下、手技の要点を解説する。厚さ0.2 mmのしなやかな外科用チタンメッシュをトリミングし、骨開窓部を被覆するように適合させる。インプラントのショルダー部より2.0 mm口腔側の高さで被覆するようにチタンメッシュを調整し、バイコンインプラントのヒーリングプラグに固定する。開窓部の骨が垂直方向に可動性を示したところで、骨移植材をインプラント埋入窩に充填する。インプラントを歯槽突起からやや露出する高さで埋入し、ヒーリングプラグにチタンメッシュを装着した状態で、インプラントのウェルに挿入する。次いで、インプラントを所定の深度まで埋入し、チタンメッシュを歯槽頂部に適合させてからタッキングするか、セルフタップのマイクロスクリューで歯槽部頬側に固定する。

次に、チタンメッシュを用いたCSLの症例を供覧する。リスト12-4にクイックガイドを記載する。症例は、長期の歯牙欠損と、左側上顎臼歯部に発達した上顎洞を呈する59歳女性である。上顎洞底部での既存の骨の高さは2.0 mm以下であった。他社の形状のインプラントを使用する場合、ラテラルサイナスリフトが必要なケースであったが、バイコンショートインプラントを利用することで、チタンメッシュを用いたCSLが施行可能であった。

エックス線写真から萎縮した骨と拡大した上顎洞を認めた（図12-7aと12-7b）。口蓋側と頬側の骨壁でインプラントを安定させるには不十分であることから、サイナスリフトと同時にインプラントを埋入するには他の手術方法が必要と考え、バイコンインプラントによるチタンメッシュを用いたCSLを施行することとした（図12-7c）。局所麻酔薬を注射後、歯間乳頭を温存して頬側基部の粘膜骨膜弁を剥離した（図12-7d）。術野から血液を採取し、SynthoGraftと混和するために保存

第**12**章　サイナスリフトテクニック

リスト12-4　チタンメッシュを用いたCSLのクイックガイド

推奨される手術器具

- 局所麻酔薬
- No.15メス
- 1 mLシリンジ
- ボーンスクレイパー
- チタンメッシュ (0.2 mm厚、1 mm孔)
- ストレートチゼル、弯曲チゼル
- サイナスリフトオステオトーム
- 尖端の鈍なサイナスリフトキュレット
- ハンドリーマー
- 6.0 mm径のボーンエクスパンダー
- 1.2 mmのセルフタッピング・ロープロファイルスクリュー
- 3.0 mmのタック、または4.5 mmのセルフタッピングスクリュー
- 骨移植用シリンジ
- SynthoGraft (粒径50～500 μmのものを0.25～1.50 g)
- 骨膜剥離子
- 綿棒
- シーティングチップを装着したインプラントインサーター/レトリーバー
- バイコンデンタルインプラント (5.0×6.0 mmを推奨)
- サイナスリフトアバットメント (推奨)
- バイコンサージカルキット

手順

1. エックス線写真診査で欠損範囲を確認する。
2. 局所麻酔を行う。
3. 頬側基部の粘膜骨膜弁を剥離し、歯槽頂を露出させる。
4. 約0.5 mLの血液を1 mLのシリンジで採取する。
5. ボーンスクレイパーを用いて骨面を平滑にし、骨はダッペンディッシュに保存する。
6. チタンメッシュの概形を把握するため、歯槽頂のサイズを計測する。
7. チタンメッシュをトリミングする。
8. チタンメッシュを埋入予定部位の形態に合わせる。
9. チタンメッシュを滅菌コンテナーに保存する。
10. 弯曲チゼルとストレートチゼルを用いて骨開窓部の外形に切り込みを入れる。
11. 4.0 mmのサイナスリフトオステオトームを用いて、切り込みに沿って骨折させ、開窓部の骨を垂直方向に可動させる。
12. 尖端が鈍のサイナスリフトキュレットを用いて上顎洞粘膜を上顎洞内壁から剥離する。
13. ハンドリーマーを用いてインプラント埋入窩を形成する。
14. ボーンエクスパンダーでインプラント埋入窩を仕上げる。
15. ヒーリングプラグを把持してインプラントをパッケージから取り出す。
16. インプラントのショルダー部から2 mm突き出る長さでヒーリングプラグを切断する。
17. 1.2 mmのセルフタッピング・ロープロファイルスクリューでヒーリングプラグをチタンメッシュの中央に固定する。
18. 1 mLシリンジに保存しておいた血液をダッペンディッシュに入れ、SynthoGraftをゆっくりと注ぎ、SynthoGraftが完全に湿潤するかパテ様の粘稠度をもつまで骨膜剥離子で混和する(自家骨を加えてもよい)。
19. 骨移植用シリンジで、ゆっくりと丁寧にSynthoGraftと血液の混和物を吸引し、インプラント埋入窩に注入する。
20. ボーンエクスパンダーで移植材を押し、上顎洞底を挙上し、インプラントが埋入できるスペースを形成する。
21. 削除した自家骨を埋入窩に充填する。
22. インプラントインサーター/レトリーバーを用いて、インプラント埋入窩にインプラントを挿入する。
23. インプラントのショルダー部が開窓部の骨の深さに達したら、インプラントインサーター/レトリーバーを外す。
24. チタンメッシュに装着したヒーリングプラグをインプラントのウェルに留置する。
25. チタンメッシュを頬側と口蓋側の歯槽骨に、3.0 mmのタックまたは4.5 mmのセルフタッピングスクリューで固定する。
26. チタンメッシュをテンションフリーで被覆できるように減張切開を加える。
27. 粘膜骨膜弁を縫合し、手術を終了する。

した (図 12-7e)。歯槽頂を露出させたあと、ボーンスクレイパーで平坦化した (図 12-7f)。この操作を行っておくと、骨開窓部に可動性をもたせるときにコントロールしやすくなる。

次いで、チタンメッシュをある程度トリミングするために、歯槽部を計測した(図 12-7g)。トリミングしたチタンメッシュを歯槽頂に試適した (図 12-7h と 12-7i)。チタンメッシュを予想される被覆位置で成型し、消毒薬に浸漬し保存した。

続いて、弯曲チゼルとストレートチゼルを用いて骨開窓を行った (図 12-7j と 12-7k)。この症例では 5.0 mm のインプラントを埋入する予定であったため、開窓の骨幅は 4.5 mm とした。開窓骨の近遠心径はアクセスしやすい十分な距離とした。開窓骨を 4.0 mm のオステオトームを用いて切り込みに沿って骨折させ、垂直方向にわずかに可動性をもたせた (図

12-7l)。

続いて、尖端の鈍なサイナスリフトキュレットで上顎洞粘膜を上顎洞の内側壁から剥離し、開窓部の骨をさらに可動できるようにした (図 12-7m)。インプラント埋入窩を幅の広いハンドリーマーで形成し、5.0 mm のボーンエクスパンダーで拡大した (図 12-7n ～ 12-7p)。

インプラントをパッケージから取り出し、ヒーリングプラグをインプラントのショルダー部から 2.0 mm 突き出る長さで切断した (図 12-7q)。1.2 mm のセルフタッピング・ロープロファイルスクリューで、チタンメッシュの中央にヒーリングプラグを固定した (図 12-7r)。続いて、SynthoGraft を最初に保存しておいた血液と混和した。通常、CSL において SynthoGraft の混和物は、インプラント埋入操作から上顎洞

歯槽頂骨開窓テクニック

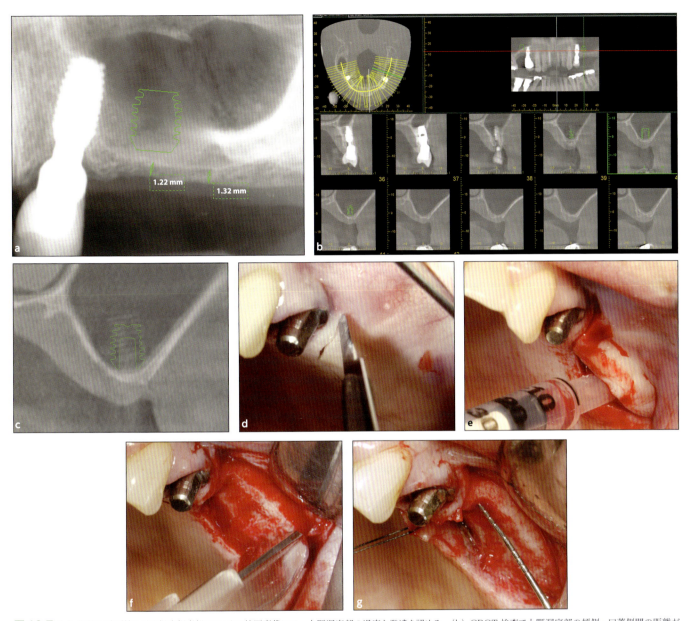

図12-7 (a) 術前の計測値を示す根尖相当部のエックス線写真像にて、上顎洞底部の過度な発達を認める。(b) CBCT検査で上顎洞底部の頬側・口蓋側間の距離が過長であることを認める。(c) 上顎洞の頬側・口蓋幅径を示す拡大像。計測ではインプラントが上顎洞側壁とは接触しないことがわかる。(d) 歯間乳頭を温存した頬側基部の粘膜骨膜弁の切開。手前のIAC補綴物は視野確保のために除去した。(e) 術野から血液を採取する。(f) ボーンスクレイパーで歯槽頂の骨を平坦かつ菲薄化する。(g) チタンメッシュをトリミングするため、ポケット探針で歯槽頂部の骨を測定する。

粘膜を保護するクッションの役割、上顎洞底部の挙上の程度ならびに保持の状態をエックス線写真で確認するためのマーカーの役割を担う（図12-7sと12-7t）。形成されたスペースにSynthoGraftを注入し、ボーンエクスパンダーで移植材を充填しさらに上顎洞底を挙上した。歯槽頂の骨を削除して形態修正し、インプラント埋入窩にSynthoGraftを填入し、インプラントインサーター/レトリーバーを用いてインプラントを埋入した（図12-7u〜12-7y）。

インプラントのショルダー部が開窓部の骨縁に達するまで埋入したら、インプラントインサーター/レトリーバーを外し、ヒーリングプラグを装着したチタンメッシュ（図12-7i）を留置した（図12-7zと12-7aa）。続いて、チタンメッシュを口蓋側ならびに頬側の歯槽骨に4.5 mmのセルフタッピングスクリューを用いて固定した（図12-7bbと12-7cc）。スクリューの代わりに3.0 mmのタックで固定してもよい。タックまたはスクリューで固定することにより、インプラントは適正な方

167

第12章 サイナスリフトテクニック

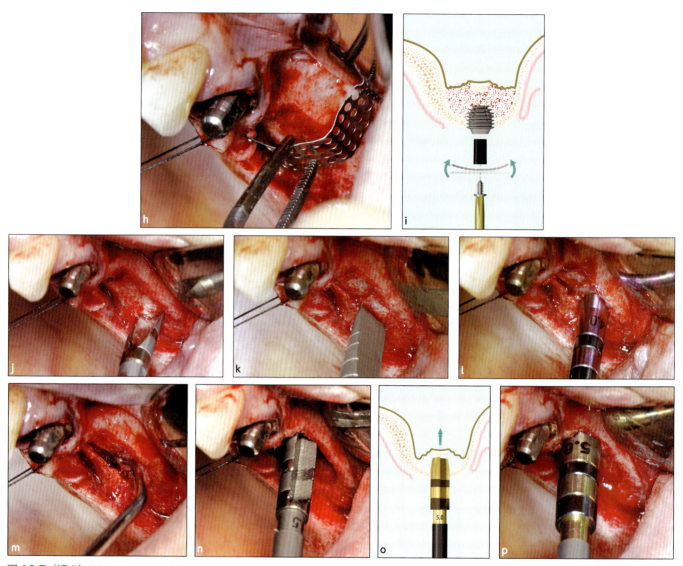

図12-7（続き）（h）チタンメッシュで歯槽頂骨を被覆し、埋入予想位置に適合するように調整する。（i）図はインプラントとチタンメッシュ、ヒーリングプラグの関係を示す。（j）弯曲チゼルで歯槽部に切り込みを入れる。（k）ストレートチゼルで骨開窓部の角に切り込みを入れる。（l）4.0 mmのサイナスリフトオステオトームを用いて、骨開窓部を骨折させて垂直方向へ可動させる。（m）尖端が鈍なサイナスリフトキュレットを用いて、上顎洞内側壁から上顎洞粘膜を剥離する。（n, o）4.5 mmと5.0 mmのハンドリーマーを用いて埋入窩を拡大する。（p）5.0 mmのボーンエクスパンダーで埋入窩を仕上げる。

向、深さに固定される。テンションフリーになるように減張切開を加え（図12-7dd）、創を閉鎖して手術を終了した（図12-7ee～12-7ii）。

9週間の治癒期間の後、チタンメッシュを除去し軟組織の治癒を待った（図12-7jj）。インプラント周囲の軟組織の治癒を得るため、IACによる最終補綴の前に、ポリエーテルエーテルケトン（PEEK）製のヒーリングアバットメントを用いた（図12-7kk）。アバットメントの選択と最終補綴物は術者の裁量で変更してかまわない。図12-7llと12-7mmは、それぞれIACによる補綴時と18ヵ月目の経過観察時のものである。

歯槽頂骨開窓テクニック

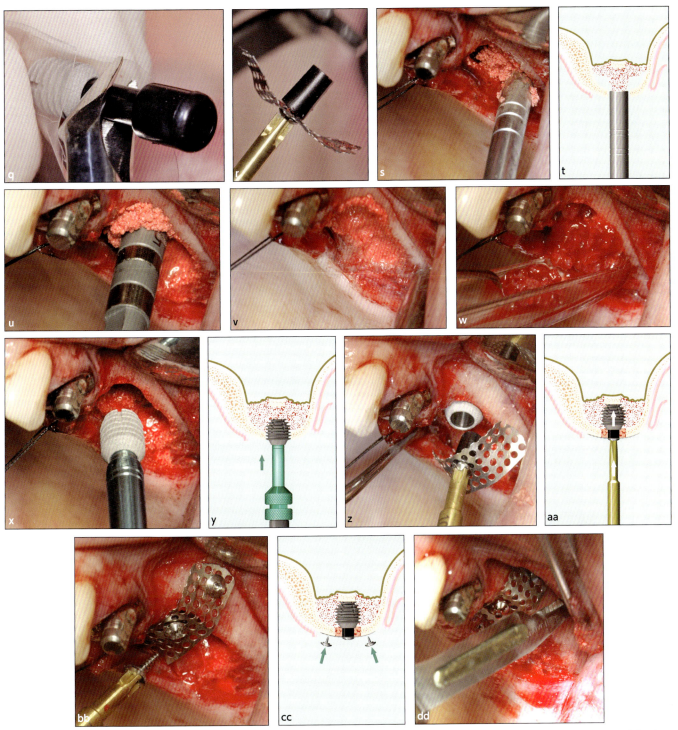

図 12-7（続き）（q）ヒーリングプラグをインプラントから 2.0 mm 上方で切断する。（r）1.2 mm のセルフタッピング・ロープロファイルスクリューでヒーリングプラグをチタンメッシュに固定する。（s, t）骨移植シリンジで SynthoGraft を埋入窩に充填する。（u）5.0 mm のボーンエクスパンダーで SynthoGraft を充填し、上顎洞底を挙上しインプラント埋入のスペースをつくる。（v）充填された SynthoGraft。（w）削除した骨をインプラント埋入窩に加える。（x, y）インプラントインサーター/レトリーバーを用いてインプラントを埋入する。（z, aa）チタンメッシュに固定されたヒーリングプラグをインプラントのウェルに挿入する。（bb, cc）頬側と口蓋側に 3.0 mm のタックを行い、チタンメッシュを固定する。（dd）テンションフリーになるように減張切開を加える。

169

第12章　サイナスリフトテクニック

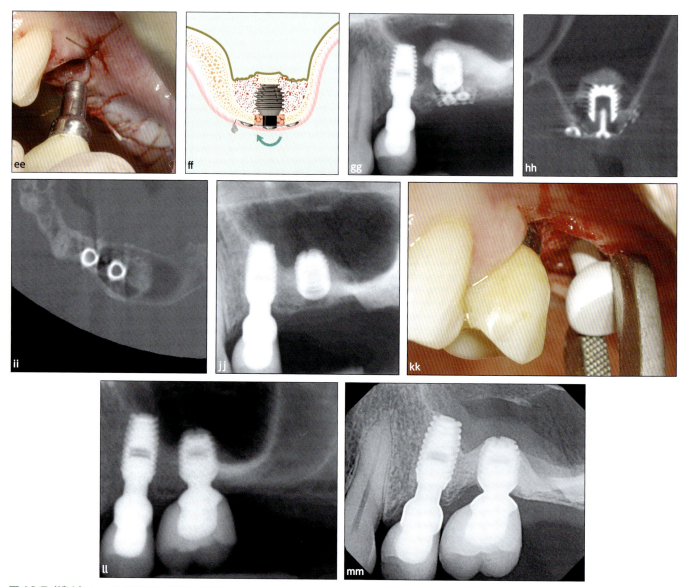

図12-7（続き）（ee, ff）連続縫合で閉鎖し、隣在歯のIACを再挿入した。（gg-ii）術直後のエックス線写真像とCBCT像。（jj）6ヵ月後のエックス線写真（チタンメッシュは4ヵ月目に除去）。（kk）IACを装着する前に、歯肉形態を整えるため、PEEK製のヒーリングアバットメントを装着した。（ll）IACセット後のエックス線写真。（mm）18ヵ月後のエックス線写真。

ラテラルサイナスリフトテクニック

　Summersテクニックとして知られる歯槽頂骨開窓テクニックが発表されたあと、Engelkeら[12]は、内視鏡を用いた、SALSA（subantroscopic laterobasal sinus floor augmentation）として知られる、最小限の手術侵襲で施行可能なラテラルサイナスリフトアプローチを発表した。彼らの発表以来、どちらのサイナスリフトテクニックが優れているか議論され続けたが、文献的には結論は得られていない。歯槽頂アプローチではインプラントの喪失はほとんどないという報告もあれば、洞底部の骨の高さが4.0 mm以下の症例に限ってはラテラルアプローチを推奨するという報告もある[13-15]。いずれのサイナスリフトテクニックを選択するかは、既存の骨の高さ、術者の技量に加えて、どのインプラントを使用するかを考慮しなければならない（**図12-1**と**表12-1**）。バイコンの5.0 mmインプラントが導入されてからは、ほとんどの術者は、よほど困難な症例以外にはラテラルサイナスリフトテクニックを施行しないと思われる。歯槽骨の高さが1.0 mm以下の上顎洞、または歯槽骨に対する外科処置を避けたほうが賢明と思われる症例に限っては、ショートインプラントを埋入する場合でも、

ラテラルサイナスリフトテクニック

| リスト12-5 | LSLのクイックガイド |

推奨される手術器具
- 局所麻酔薬
- No.15メス
- ダッペンディッシュ
- 回転切削器具(またはピエゾサージェリーなどの超音波骨メス)
- 1 mLシリンジ
- 吸収性コラーゲン膜
- 2.0 mLシリンジ
- ラッチリーマー
- 骨移植用シリンジ
- 2.0〜5.0 mmのサイナスリフトオステオトーム
- 2.0〜5.0 mmの外科用ラウンドカーバイドバーまたはダイヤモンドバー
- 上顎洞粘膜剥離子
- SynthoGraft(粒径50〜500 μmのものを0.25〜1.50 g)
- シーティングチップを装着したインプラントインサーター/レトリーバー
- バイコンデンタルインプラント(5.0×6.0 mmを推奨)
- サイナスリフトアバットメント(推奨)
- バイコンサージカルキット

手順
1. 欠損の状態を把握するため、エックス線画像を解析する。
2. 局所麻酔薬を注射する。
3. 歯槽部頬側を明示する粘膜骨膜弁を剥離する。
4. 回転切削器具で、1本のインプラントにつき高さ4.0〜5.0 mm、近遠心径10 mmの骨窓を形成する(2本のインプラントでは20 mmとなる)。
5. 自家骨はすべてダッペンディッシュに回収する。
6. 1.0 mLのシリンジで術野から血液を採取する。
7. ダッペンディッシュ内でSynthoGraftと血液(術野から、または静脈内から採取)を骨膜剥離子で混和する。SynthoGraftが完全に湿潤するまで、またはパテ状の粘稠度をもつまで混和する(自家骨を使用してもよい)。
8. 上顎洞粘膜を挙上する。
9. 骨移植用シリンジを用いてSynthoGraftと血液を混和したものをスペースに充填する。
10. 2.0 mmのパイロットドリルでインプラント埋入窩の形成を開始する。
11. ラッチリーマーで、埋入予定のインプラントサイズまで徐々に径を拡大しながら埋入窩を拡大する。途中で採取された骨はダッペンディッシュに保存する。
12. 回収した骨を埋入窩に充填する。
13. サイナスリフトアバットメントを装着したインプラントに埋入する。インプラントのショルダー部が歯槽骨より2 mm低位になるように注意する。
14. 閉創して終了。

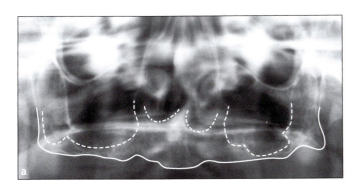 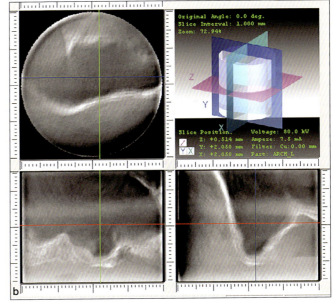

図 12-8 (a) 両側とも1〜3 mmしか高さのない、萎縮した上顎骨のパノラマエックス線写真。(b) 右上:無歯顎の上顎側方のCBCT像の軸面。左上:水平断面(紫色の面に相当)。左下:矢状断面(青色の面に相当)。右下:冠状断面(緑色の面に相当)。

ラテラルサイナスリフト(LSL)によって骨造成を図る。

ラテラルサイナスリフトの手順

リスト12-5にラテラルサイナスリフト(LSL)のクイックガイドを記載した。以下に、症例をもとにLSLの手順を示す。

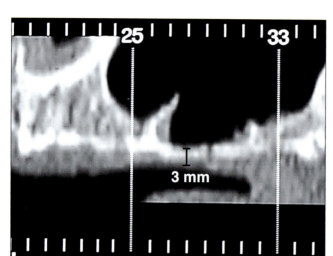
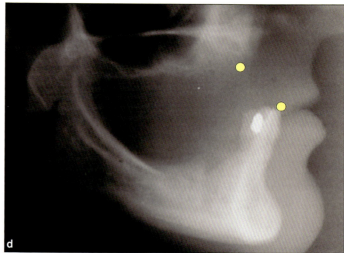

図12-8（続き）(c) CBCTのパノラマ像。左上顎洞の隔壁を示す。(d) 側方頭部エックス線規格写真。黄色の点は、上下顎骨の腹側の位置を示す。いわゆるコンビネーションシンドロームとして知られる下顎残存歯によって、上顎の萎縮が進行していることがわかる。（Ewers[9]より許可を得て掲載）

ISL（インターナルサイナスリフト）ならびにCSL（歯槽頂骨開窓サイナスリフト）と同様に、LSLにおける最初のステップは、術前のエックス線写真を注意深く評価することである（図12-8a〜12-8c）。まれではあるが、上顎の側面的位置関係を評価する必要があるときには、側方頭部エックス線規格撮影にて行うことを推奨する（図12-8d）。

これから供覧する症例は、左側上顎小臼歯を喪失した36歳男性である。パノラマエックス線写真では、第二小臼歯相当部の歯槽骨の高さは1 mm以下であった（図12-9a）。最初に、粘膜骨膜弁を剥離し、歯槽骨の頬側を露出させた（図12-9b）。外科用カーバイドバーと外科用ダイヤモンドバーで骨窓を形成した[16]（図12-9cと12-9d）。形成にはピエゾサージェリーを用いてもよい。インプラント埋入数が1本であれば高さは4〜5 mmで近遠心径は10 mm、2本であれば近遠心径は20 mmほど必要である。骨窓は、上顎洞底の下方頬側に位置させる。骨窓を形成したあと、上顎洞粘膜を確認する（図12-9eと12-9f）。LSLで形成した骨窓は、上顎洞の隔壁を除去する場合には非常に有効である[17]（図12-9g）。骨窓を形成するときに除去した小骨片は、後に移植材として使用するためダッペンディッシュに採取しておく[18]。

術野から血液を1 mLシリンジに採取し、ダッペンディッシュ内でSynthoGraftとゆっくり混ぜ合わせる。SynthoGraftと血液の混和物が準備できたら、上顎洞粘膜の挙上によりできたスペースに注意深く骨移植材を充填する（図12-9h〜12-9k）。上顎洞粘膜を隔壁から剥離すると、この手順はさらに効果的である[17]。

2.0 mmのパイロットドリルで上顎第一・第二小臼歯相当部にインプラント埋入窩の形成を開始した。骨移植材は緩衝材として働き、上顎洞粘膜をパイロットドリルによるダメージから保護する役割を果たす（図12-9l〜12-9n）。骨移植材を介して上顎洞粘膜が挙上されるため、粘膜に穿孔する可能性が減少することが、ラテラルサイナスリフトの利点である。パイロットドリルに続いて、ラッチリーマーやハンドリーマーを用いて埋入窩を徐々に拡大した（図12-9o〜12-9q）。リーマーの溝に付着する骨はダッペンディッシュに回収し保存した。骨はとても軟らかく、回収には注意を要した（図12-9r）。

ラテラルサイナスリフトテクニック

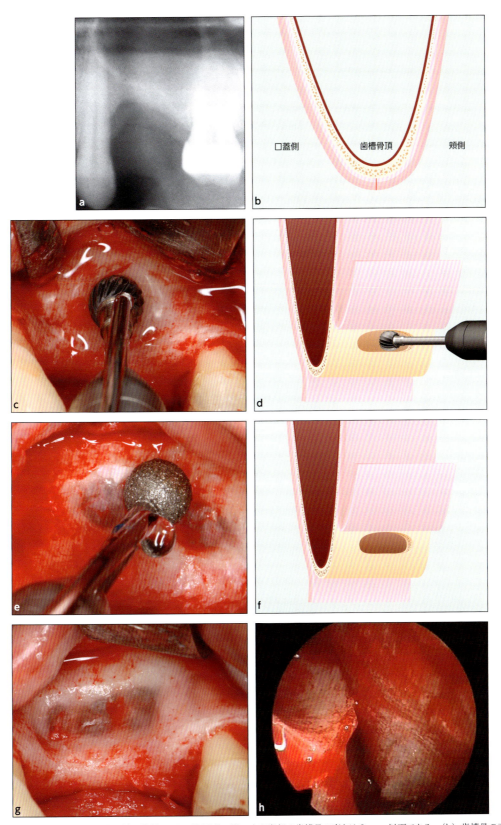

図 12-9 （a）左側上顎小臼歯を喪失した 36 歳男性の術前エックス線写真。第一小臼歯部の歯槽骨の高さは 2 mm 以下である。（b）歯槽骨の高さが 1〜3 mm で、切開線が歯槽骨頂中央にあることを示す図。（c, d）外科用カーバイドバーでの骨窓形成。（e）ダイヤモンドバーでの骨窓形成。（f）骨窓の正しい位置を示す図。（g）上顎洞粘膜に穿孔のない骨窓。（h）上顎洞内の隔壁を除去したあと上顎洞粘膜を挙上する。　→

173

第12章　サイナスリフトテクニック

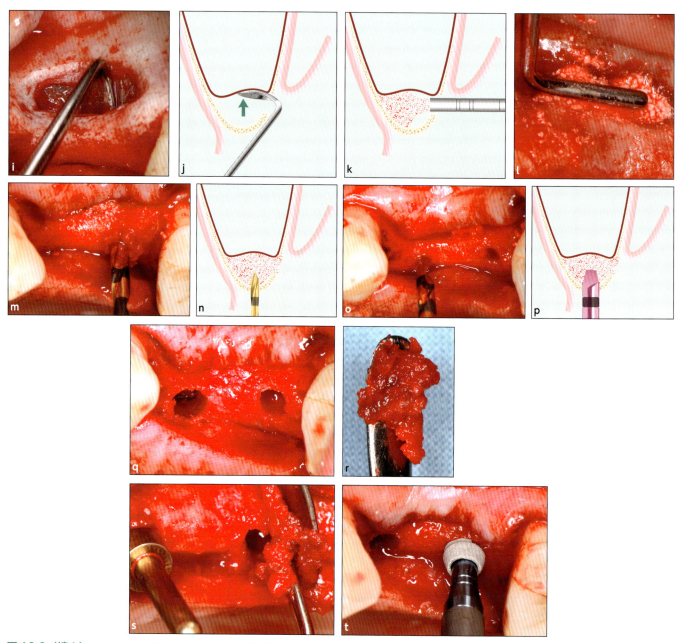

図12-9（続き） (i, j) サイナスリフトキュレットで上顎洞粘膜を挙上する。(k) 骨移植用シリンジで骨移植材をスペースに充填する。(l) 骨窓が移植材で完全に充填される。(m, n) 2.0 mmのパイロットドリルで埋入窩を形成する。(o, p) 第一小臼歯部の埋入窩を形成し、ハンドリーマーで拡大する。(q) 埋入窩の最終拡大状態。(r) ハンドリーマーから採取した自家骨。(s) 自家骨を埋入窩に充填する。(t) 第二小臼歯に4.0×5.0 mmのインプラントを埋入した。

埋入窩が形成されたら、リーマーの溝から回収した骨を充填し、インプラントを埋入した（図12-9s～12-9u）。ヒーリングプラグをインプラントのウェルに装着し、さらに回収した骨で被覆した（図12-9vと12-9w）。この操作により骨移植材が圧迫され、バイコンインプラントの表面が完全に骨で被覆され、インプラント周囲での速やかな骨のリモデリングを促す。

骨開窓部は小さく、コラーゲン膜などで開窓部の骨移植材を被覆する必要はなかった。もし粘膜に穿孔を認めたら、吸収性のコラーゲン膜で閉鎖することを推奨する[19]。

粘膜骨膜弁はまず骨膜縫合し（図12-9x）、次いで粘膜を吸収性糸で単縫合した（図12-9yと12-9z）。残存歯槽骨が菲薄でインプラントの安定性に不安があるときには、サイナス

174

ラテラルサイナスリフトテクニック

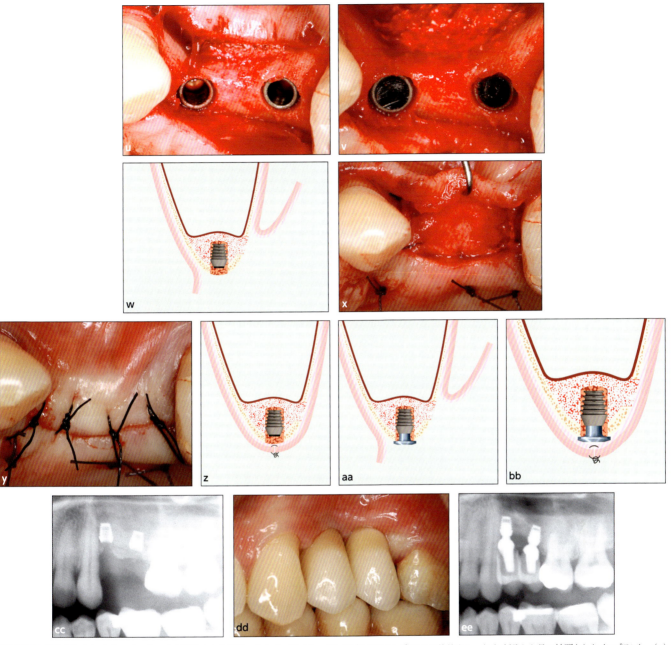

図12-9（続き）（u）2本のインプラントが埋入された状態。（v）カットしたヒーリングプラグをインプラントに装着する。（w）採取した骨で被覆されたインプラント。（x）分層弁を作成し、骨膜弁を縫合したあと、粘膜弁を縫合する。（y, z）粘膜弁を吸収性糸で2層に縫合した口腔内写真と模式図。（aa, bb）埋入窩側壁の骨によりインプラントの安定性が得られなければ、サイナスリフトアバットメントを用いる。（cc）術後のエックス線写真。（dd）IACを装着したあとの口腔内写真。（ee）2年後のエックス線写真。

リフトアバットメントを用いる方法もある（図12-9aaと12-9bb）。移植した骨を口腔前庭側に押し出さないよう、患者に鼻をかまないよう指示すべきである。図12-9ccから12-9eeに、術後のエックス線写真と口腔内写真を示す。
　LSLの最大の利点は、通常のCSLと異なり、上顎洞の隔壁ならびに上顎洞粘膜を直視できることである。LSLの成否は、術後のエックス線写真で骨移植材による"フード"が確認できるかどうかで判断する（図12-10a）。手術が適切に行われていると、数ヵ月後には骨形成が見られる（図12-10b）。LSLは、形態的問題や外傷後など、他の低侵襲な手術では対応困難な症例にも有効である。

175

第12章 サイナスリフトテクニック

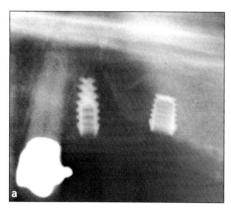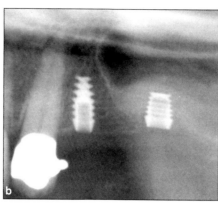

図12-10 (a) LSLと骨移植施行後のエックス線写真。インプラント上に、LSLの成否の目安となる骨移植材による"フード"を認める。(b) 5ヵ月後のエックス線写真。新生骨の存在が認められる。

上顎洞の良性疾患の管理とLSL

　この章の最初に記したように、患者の上顎洞に発育障害や外傷など、手術の禁忌症となる病変がないか確認する必要がある。外傷や他の障害により低侵襲なISLやCSLが適応にならない場合でも、LSLによってインプラント埋入時の十分な骨造成が可能になることがある。

　次に、上顎に粘液貯留嚢胞を有した症例を供覧する。自覚症状はなかったが、これらの嚢胞は、その大きさ、重さによっては移植材またはインプラントの安定性に影響するため、サイナスリフトを施行する前に治療されなければならない。これらの病変への対応と、その後にLSLを施行するためのクイックガイドを**リスト12-6**に記載している。

　症例は55歳女性で、右上顎臼歯の欠損、上顎洞底部の歯槽骨の萎縮と上顎洞底部に25 mmのドーム状の不透過像を認めた（図12-11aと12-11b）。欠損の範囲にもよるが、その他の治療方針を考慮すべきであり、実際、本症例は耳鼻咽喉科に対診し保存的治療を施行されたが、治療後3ヵ月の時点では病変の大きさにほとんど変化は見られなかった（図12-11c）。局所麻酔薬を注射したあと、患者の口唇を牽引し、上顎洞側壁を明示するために粘膜骨膜弁を剥離した。外科用ラウンドカーバイドバーを注水しながら高回転で使用し、Caldwell-Luc法に従って開洞術を施行した（図12-11d）。開窓部の骨を骨折させ、内部に侵入したところ内容物が溢出した（図12-11e）。創部を閉鎖し3ヵ月間治癒を待った（図12-11f）。

　3ヵ月後、LSLを施行した。切開のあと粘膜骨膜弁を剥離したが、このとき上顎洞軟組織と粘膜骨膜弁の癒着を切離する必要があった（図12-11g）。切離により、粘膜骨膜弁の一部が上顎洞軟組織側に付着した（図12-11h）。次いで、スタンツェを用いて注意深く側方開窓部の骨を除去し、開窓部を拡大した（図12-11iと12-11j）。この操作の途中、上顎洞の軟組織に小さな裂開が生じた場合には、サージセルなどの止血剤で容易に修復可能である（図12-11kと12-11l）。SynthoGraftと患者の血液を混和し、骨移植材を準備し、上顎のスペースに注意深く充填した（図12-11m）。吸収性のコラーゲン膜で移植材と骨開窓部を被覆し、閉鎖創とした（図12-11n）。

　5ヵ月の治癒期間のあと、インプラント埋入のステップに進んだ。インプラント埋入窩の形成は2.0 mmのパイロットドリルから開始し、ラッチリーマーとハンドリーマーを用いて拡大した（図12-11sと12-11t）。インプラントインサーター/レトリーバーを用いてインプラントを埋入し（図12-11u～12-11x）、閉創後、手術を終了した（図12-11yと12-11z）。

リスト12-6　上顎洞の良性疾患の管理とLSLのクイックガイド

推奨される手術器具
- 局所麻酔薬
- No.15メス
- 外科用ラウンドカーバイドバー
- Kerrison rounger（スタンツェ）
- ダッペンディッシュ
- 吸収性コラーゲン膜
- 2.0 mmのパイロットドリル
- ラッチリーマー
- ハンドリーマー（ストレートハンドル）
- 4.0 mmオステオトーム（任意）
- 骨移植用シリンジ（任意）
- SynthoGraft（粒径50～500 μmのものを0.25～1.50 g）
- 骨膜剝離子
- 綿棒
- シーティングチップを装着したインプラントインサーター/レトリーバー
- バイコンデンタルインプラント（5.0×6.0 mmを推奨）
- サイナスリフトアバットメント（推奨）
- バイコンサージカルキット

手順
1. 骨欠損範囲を把握するため、術前エックス線写真を解析する。
2. その他の保存的治療の有無を検討する（任意）。
3. 局所麻酔薬を注射する。
4. 口唇を牽引し、術野を確保する。
5. 上顎洞側壁を明示するために粘膜骨膜弁を剝離する（隣在歯の根尖を避けること）。
6. 注水下でシェパードバーを高回転で使用し、Caldwell-Luc法に従って側壁から上顎洞を開洞する。
7. 上顎洞内に侵入し、内容物を溢出させる（感染病巣、血液、膿汁など）。
8. 術野と上顎洞を洗浄し閉創する。
9. 2～4ヵ月の治癒期間をおく。
10. 開洞部を露出させるように粘膜骨膜弁を剝離する。
11. 頬側の軟組織から上顎洞粘膜を切離する。
12. スタンツェで注意深く開洞部を拡大する。
13. 粘膜を損傷したら、必要に応じてサージセルで被覆する。
14. ダッペンディッシュにSynthoGraftを注ぎ、術野または静脈内から採取した患者の血液と完全に湿潤する、またはパテ様の粘稠度になるまで骨膜剝離子で混和する。
15. スペースにSynthoGraftと血液の混和物を充填する。
16. 移植材と開洞部を吸収性コラーゲン膜で被覆する。
17. 閉創する。
18. 2～4ヵ月の治癒期間をおく。
19. 上顎洞と移植骨をエックス線写真で確認する。
20. インプラント埋入予定部位をマーキングするため、2.0 mmのパイロットドリルで歯槽骨頂の皮質骨を切削する（上顎洞内に穿孔しないように注意）。
21. ラッチリーマーを用いて、埋入予定のインプラントの径まで埋入窩を徐々に拡大する。
22. ストレートハンドルに装着したハンドリーマーを用いて、同様に埋入窩を拡大する。
23. インプラントインサーター/レトリーバーを用いて、インプラントのショルダー部が歯槽骨頂より2.0 mm深くなるまで埋入する。
24. ガイドピンでインプラントの埋入方向を確認する。
25. インプラントインサーター/レトリーバーを外す。
26. ヒーリングプラグまたはサイナスリフトアバットメントをインプラントに挿入し、幅の広いほうを頬側・口蓋側方向に向けてやさしくタッピングする。
27. 閉創し手術を終了する。

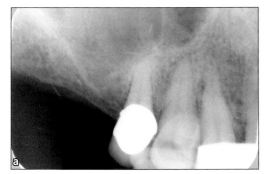 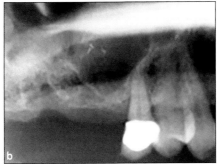 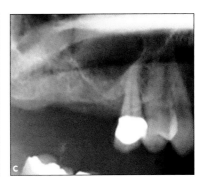

図 12-11 （a）エックス線写真において、上顎右側臼歯部に境界が明瞭な不透過像を認める。（b）病変の範囲を示すエックス線写真像。（c）保存的療法を施行後3ヵ月目。エックス線写真での病変のサイズにはほぼ変化はなかった。

第12章　サイナスリフトテクニック

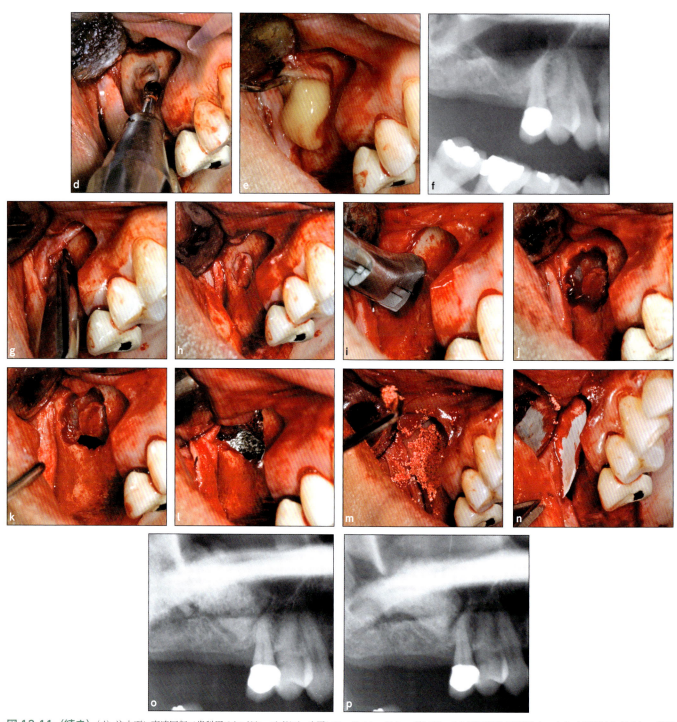

図 12-11（続き）（d）注水下に高速回転で歯科用ラウンドカーバイドバーを用いて、Caldwell-Luc 法に従って上顎洞側壁を開窓した。（e）上顎洞内に侵入し、病変の内容物を溢出させたあと、創部を洗浄し閉創した。（f）3ヵ月の治癒期間後のエックス線写真。（g）LSL を開始した。粘膜骨膜弁の剥離を試みたが、上顎洞軟組織と粘膜骨膜弁が癒着していた。（h）切離により、粘膜骨膜弁の一部は上顎洞軟組織側に付着した。（i）スタンツェで Caldwell-Luc 法で作成された開窓部を拡大した。（j）スタンツェで数回除去することにより開窓部は十分に拡大した。（k）軟組織を切離した際に、開窓部遠心の上顎洞軟組織を裂開させた。（l）裂開をサージセルで被覆した。（m）SynthoGraft と血液の混和物をスペースに充填した。（n）吸収性コラーゲン膜で移植材と開窓部を被覆し、閉創した。（o）術後のエックス線写真。（p）2週後のエックス線写真。

ラテラルサイナスリフトテクニック

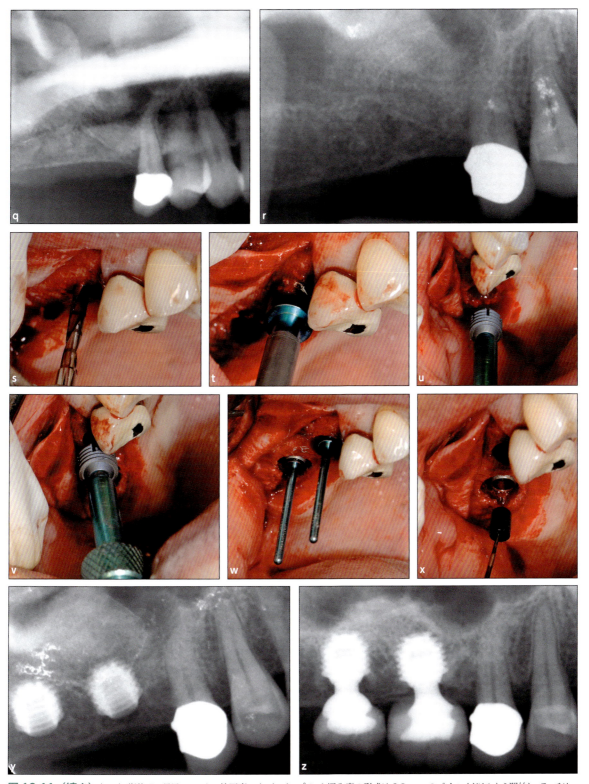

図 12-11 (続き) (q, r) 術後5ヵ月目のエックス線写真。(s, t) インプラント埋入窩の形成は2.0 mmのパイロットドリルから開始し、ラッチリーマーとハンドリーマーを用いて拡大した。最終的に6.0 mmの埋入窩を2つ形成した。(u, v) インプラントインサーター/レトリーバーを用いてインプラントを埋入した。(w) ガイドピンにより埋入方向を確認した。必要に応じてガイドピンで若干の修正が可能である。(x) ヒーリングプラグを装着した。(y) 術後のエックス線写真。(z) 術後2年経過のエックス線写真。

結語

ショートインプラントを特徴とするバイコンインプラントシステムは、一部に対応困難な萎縮上顎骨は存在するとはいえ、サイナスリフトの必要性を劇的に減少させ得るシステムである。日常臨床では、長期の歯牙欠損の結果、十分な骨の高さが不足している症例に出合うことも多い。歯槽骨のボリュームが不足している症例にも対応できるように、本章で解説したテクニックを身につけてほしい。

本章では、インターナルサイナスリフト、ISL/歯槽頂骨開窓ハイブリッドテクニックを含む歯槽頂骨開窓サイナスリフト、ラテラルサイナスリフトについて解説した。この章で紹介したテクニックは、バイコンインプラントを用いてのサイナスリフトの施行を考えている術者にとって欠かせないものと考える。

References

1. Tatum OH. Lecture presented to the Alabama Implant Congress. Alabama Implant Congress 1976.
2. Boyne PJ, James RA. Grafting of the maxillary sinus floor with autogenous marrow and bone. J Oral Surg 1980;38:613–616.
3. Mellonig JT, Bowers GM, Bailey RC. Comparison of bone graft materials. Part I. New bone formation with autografts and allografts determined by Strontium-85. J Periodontol 1981;52:291–296.
4. Tatum H. Maxillary and sinus implant reconstructions. Dent Clin North Am 1986;30:207–229.
5. Summers RB. A new concept in maxillary implant surgery: The osteotome technique. Compendium 1994;15:152–154.
6. Summers RB. The osteotome technique: Part 3: Less invasive methods of elevating the sinus floor. Compendium 1994;15:698–710.
7. Ali SA, Karthigeyan S, Deivanai M, Kumar A. Implant rehabilitation for atrophic maxilla: A review. J Indian Prosthodont Soc 2014;14:196–207.
8. Ewers R. Maxilla sinus grafting with marine algae derived bone forming material: A clinical report of long-term results. J Oral Maxillofac Surg 2005;63:1712–1723.
9. Ewers R. Implant surgery. In: Lambrecht JT. Oral and Implant Surgery: Principles and Procedures. Chicago: Quintessence, 2009.
10. Karabuda C, Arisan V, Ozyuvaci H. Effects of sinus membrane perforations on the success of dental implants placed in the augmented sinus. J Periodontol 2006;77:1991–1997.
11. Pikos MA. Maxillary sinus membrane repair: Report of a technique for large perforations. Implant Dent 1999;8:29–34.
12. Engelke W, Schwarzwäller W, Behnsen A, Jacobs HG. Subantroscopic laterobasal sinus floor augmentation (SALSA): An up-to-5-year clinical study. Int J Oral Maxillofac Implants 2003;18:135–143.
13. Zitzmann NU, Schärer P. Sinus elevation procedures in the resorbed posterior maxilla. Comparison of the crestal and lateral approaches. Oral Surg Oral Med Oral Pathol Oral Radiol Endod 1998;85:8–17.
14. Felice P, Pistilli R, Piattelli M, Soardi E, Barausse C, Esposito M. 1-stage versus 2-stage lateral sinus lift procedures: 1-year post-loading results of a multicentre randomised controlled trial. Eur J Oral Implantol 2014;7:65–75.
15. Pal US, Sharma NK, Singh RK, et al. Direct vs. indirect sinus lift procedure: A comparison. Natl J Maxillofac Surg 2012;3:31–37.
16. Vercellotti T. Essentials in Piezosurgery. Quintessence, 2009.
17. Zuckerkandl E. Zur Morphologie Des Gesichtsschädels. Stuttgart: Ferdinand Enke, 1877.
18. Lambrecht JT, Glaser B, Meyer J. Bacterial contamination of filtered intraoral bone chips. Int J Oral Maxillofac Surg 2006;35:996–1000.
19. Chung KM, Salkin LM, Stein MD, Freedman AL. Clinical evaluation of a biodegradable collagen membrane in guided tissue regeneration. J Periodontol 1990;61:732–736.

第13章

リッジスプリッティングと分層粘膜弁

Shadi Daher / Rolf Ewers / Andrea Cicconetti
訳：大廣洋一

歯槽突起は歯列を支える上下顎骨の一部である。上下顎の歯槽骨のリモデリングはよく知られており、歯牙を喪失すると、原因にかかわらず、歯槽突起は萎縮しはじめ、上下顎ともに頬側の皮質骨は口蓋側または舌側に後退する。歯槽突起が退縮する際、早期では高さは温存されるが、持続的に負荷と刺激が加わらなければ、歯槽突起は不可逆的に萎縮し続ける[1]。頬側と舌側・口蓋側の歯槽骨が喪失すると高さも失われ、重篤なサドル状の形態異常に至り、歯列の回復、または安定した補綴物による咬合を獲得する治療方法の選択肢は狭められる。

不十分な歯槽突起の高さと幅を造成するには、リッジスプリッティング以外にも皮質骨移植、GBR、仮骨延長など数多くの方法がある。この章では、重篤な水平的・垂直的骨吸収を呈する狭小化した歯槽突起に対するアプローチとして、さまざまなリッジスプリッティングについて解説し、さらに皮質骨移植術を応用する方法についても考察する。解説には、次の4つの外科的アプローチが含まれる。

1. 全層粘膜骨膜弁の剥離を必要最小限にしたリッジスプリッティング
2. 頬側に骨窓を形成する2回法によるリッジスプリッティング
3. 分層粘膜骨膜弁によるリッジスプリッティング
4. 皮質骨のスクリュー固定を併用したリッジスプリッティング

リッジスプリッティングの必要条件

上顎の歯槽突起

頬側ならびに口蓋側の歯槽突起を温存するためにリッジスプリッティングを施行する際は、次の条件を満たす必要がある。

1つ目は、歯槽突起に、使用予定のインプラントを歯槽骨頂より2〜3mm深く埋入できる高さがあることと、上顎洞ならびに鼻腔底などの周囲組織から十分安全な距離があること。頬側・口蓋側の歯槽突起の皮質骨は、スプリッティングをした場合、抜歯窩の歯槽骨縁と類似した治癒経過をたどり、わずかに骨の高さが減少するため、インプラントは通常よりも1〜2mm深く埋入することが推奨される。

2つ目は、埋入インプラントの根尖に相当する、歯槽頂より8〜10mm頭側の歯槽突起基底部に十分な幅があること。歯槽突起基底部で1〜2mmの嵌合が得られるならば、バイコンインプラントは安定したオッセオインテグレーションを得ることができる。

3つ目は、頬側と口蓋側の皮質骨の間に海綿骨が存在すること。これにより皮質骨を容易に分割でき、かつ十分な骨内循環を確保できる。

下顎の歯槽突起

下顎骨では上顎骨と状況が若干異なる。すなわち、歯槽突起の舌側には通常厚い皮質が、そして頬側には比較的固く厚い皮質が存在する。この傾向は、歯槽突起基底部が下顎体部に移行する部位で顕著である。上顎の歯槽突起拡大と同様、下顎のリッジスプリッティングを施行するためには、次の3つの条件が必要である。

1つ目は、歯槽突起が下歯槽神経ならびにオトガイ孔から安全な高さを有すること。2つ目は、埋入したインプラントの先端に相当する、分割した歯槽突起基底部から1〜2mm下方に、インプラントの嵌合に必要な骨が下顎管またはオトガイ孔から安全な距離をもって存在すること。そして3つ目は、歯槽骨に海綿骨が存在することで、これにより歯槽骨に血液が供給され、骨切りを容易に施行して、歯槽突起を分割・拡大することが可能になる。

本来、歯槽骨は拡大可能な弾性と圧縮性を有しているため、インプラント径に加えて1〜2mmの幅が存在するならば、海綿骨を含めた骨切りを行わずに少量の骨移植材を使用することで、通常の方法でバイコンインプラントの埋入が可能である（第19章参照）。よって、この章では2mm以上の拡大を必要とする症例について解説する。

全層粘膜弁によるリッジスプリッティング

症例1

最初の症例は、長期間、無歯顎のため上顎に総義歯を使用していた61歳の女性。発達した上顎洞と、上顎前歯部の歯槽突起の菲薄化を認めた。両側の上顎洞底挙上術と前歯部のリッジエクスパンジョンを行い、すべてインプラントで補綴し、第一大臼歯までの歯列にIntegrated Abutment Crown（IAC）を装着する治療方針を提示した。

術前診査で、上顎の無歯顎には不適合義歯が装着されており、不整な歯槽突起を認めた（図13-1a）。パノラマエックス線写真では、左側に発達した上顎洞を認め、前歯部の歯槽突起には、リッジスプリッティングを施行する条件のひとつである、十分な高さがあることを確認した（図13-b）。

左側の上顎洞底挙上術後、インプラント埋入前に治癒を確認するために撮影したパノラマエックス線写真を示す（図13-1c）。前歯部のコーンビームCT（CBCT）像から、歯槽突起の高さは14mmでナイフエッジ様、歯槽突起基底部の骨幅は10mm、唇側と頬側の歯槽突起皮質骨間には海綿骨が存在することが確認された（図13-1dと13-1e）。上記の所見はいずれもリッジスプリッティングに必要な条件を満たすものであった。インプラント埋入には、患者の義歯を参考に作製したサージカルステントを使用した（図13-1f）。

骨膜からの頬側皮質骨への血流障害を最小限にするため、切開は歯槽頂部を露出する程度にとどめた。術野を直視できるように、また皮質骨を不要に露出させて骨膜からの血流障害を生じさせないように注意した。その後、フラップを牽引するために縫合固定した（図13-1g）。分層粘膜弁を用いると、血液供給を妨げることなく術野が得られるが、この技術は比較的困難で、術中に頬側皮質骨に骨折を生じた場合には対応が非常に難しい。一方、全層粘膜骨膜弁には、術中に頬側皮質骨に細かな骨折が生じても回復できる利点がある。全層粘膜骨膜弁または分層粘膜弁のいずれを選択するかは、それぞれの術式の利点や、容易に術野を確保できるかなどを考慮する必要がある。

狭小化した歯槽突起をリッジスプリッティングする方法にはいくつかあるが、今回のケースでは、頬側皮質骨の細かな骨折に対応する必要があるため、全層粘膜骨膜弁を剥離したのち、以下の方法で行った。

歯槽骨に、ストレートの両刃のチゼルを0.25〜0.5mmの深さで挿入し、刃の幅の半分を超えない程度に頬舌的に振りながら歯槽頂部を拡大した（図13-1h〜13-1j）。さらに、慎重にチゼルを歯槽骨の深部に進め、歯槽頂から7〜8mmの深さで、リッジスプリッティングのもうひとつの要件である、十分な幅のある歯槽突起基底部に達した。パイロットドリルが頬

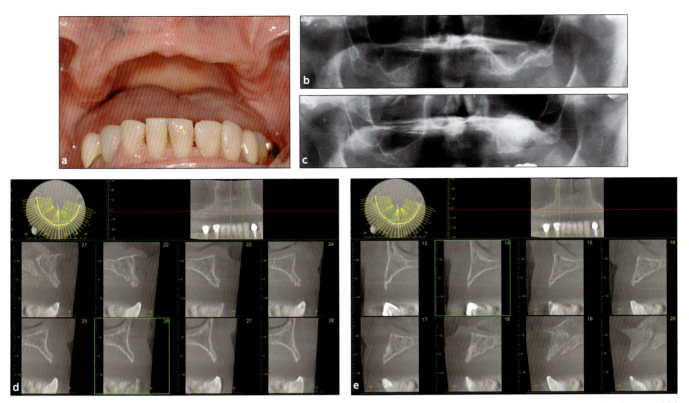

図 13-1 症例 1：全層粘膜骨膜弁を用いた上顎のリッジスプリッティング。(a) 不適合義歯を外した状態の口腔内写真。(b) 術前のパノラマエックス線写真。とくに左側に上顎洞の発達が著明。上顎前歯部には十分な歯槽骨の高さを認める。(c) 左側の上顎洞底挙上術後のパノラマエックス線写真。(d, e) 上顎前歯部の CBCT 画像。ナイフエッジ様の歯槽突起と、十分な幅のある歯槽突起基底部、唇側と口蓋側の歯槽突起皮質骨の間に海綿骨を認める。

側と口蓋側の皮質骨に接触して抵抗を受けることなく歯槽骨基底部に達するように、歯槽頂を 2.0 mm 拡大した（図 13-1k と 13-1l）。埋入予定位置をパラレルピンで確認し（図 13-1m）、ラッチリーマーとハンドリーマーを用いてインプラント埋入窩を形成した。ハンドリーマーは骨の限界を触知しやすく、またハンドリーマー自体がエクスパンダーの効果をもっているため、リッジスプリッティングの操作には適していると思われる（図 13-1n と 13-1o）。形成中にリーマーの溝に採取された骨は、のちにインプラントのショルダー部に使用する骨移植材として保存した。そして、4.0 × 8.0 mm（2.5 mm ウェル）のインプラントを 6 本埋入した（図 13-1p）。

インプラントの埋入位置をガイドピンで確認し（図 13-1q）、ヒーリングプラグをカットし、インプラントのウェルに設置した（図 13-1r）。歯槽突起が著しく拡大した、インプラント埋入直後の口腔内写真とエックス線写真を示す（図 13-1s と 13-1t）。術前の歯槽突起と比較し、明らかに拡大されてい

ることがわかる（図 13-1u）。パノラマエックス線写真は、埋入から 5 ヵ月経過した時点のインプラントの埋入位置を示す（図 13-1v）。歯槽頂切開でインプラントを露出させ、フルアーチのインプラントレベルの印象採得を行い、IAC による補綴物を作製した（図 13-1w 〜 13-1bb）。

IAC による補綴物を石膏模型上で配列したのち、口腔内に装着した（図 13-1cc）。パノラマエックス線写真は装着後の良好な結果を示す（図 13-1dd）。術後 5 年経過時の口腔内写真とエックス線写真（図 13-1ee 〜 13-1hh）ならびに 8 年経過時の口腔内写真（図 13-1ii）は、インプラントが歯槽突起の高さを維持しているだけでなく、歯槽突起がより緻密かつ肥厚していることから、骨が機能圧の増加にともない正常に反応していることを示す。

第13章　リッジスプリッティングと分層粘膜弁

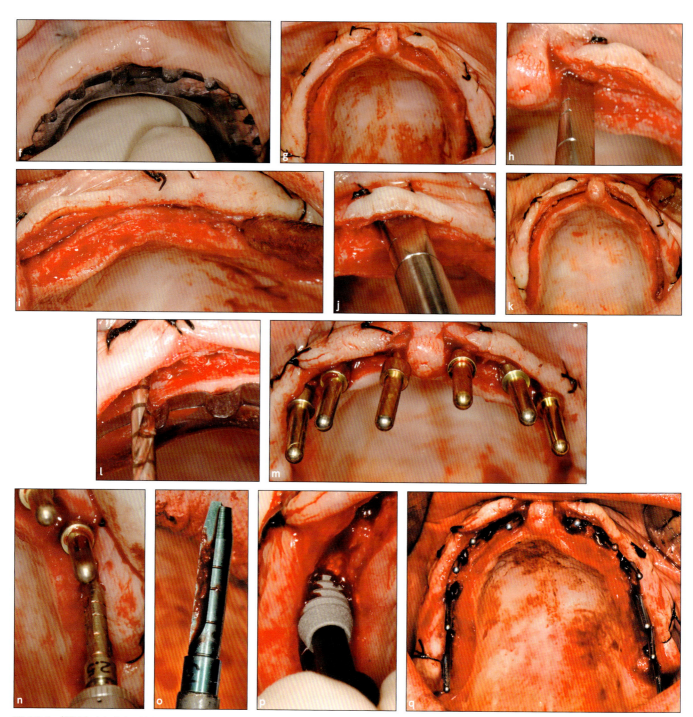

図 13-1（続き）（f）患者の義歯をベースにサージカルガイド床を作製し、試適した。（g）骨膜を介した頬側皮質骨の血液供給を温存するために、歯槽骨の頂部のみを露出させるよう剥離翻転した全層弁。（h）両刃のチゼルを用いて歯槽頂のリッジスプリッティングを開始した。（i）チゼルを 0.25〜0.5 mm の深さで挿入し、刃の幅の半分を超えない程度に歯槽頂部を側方に開いた。（j）徐々に拡大しながら歯槽頂から 7〜8 mm の深さで歯槽突起基底部に到達した。（k）2 mm 分割拡大した口腔内写真。（l）パイロットドリルによるインプラント埋入窩の形成。2.0 mm のパイロットドリルを歯槽突起皮質骨の間に挿入し、歯槽突起基底部に達した。（m）パラレルピンで、形成した埋入窩の位置を確認した。（n）パラレルピンに合わせて、2.5 mm のラッチリーマーでインプラント埋入窩を拡大した。（o）3.0 mm のハンドリーマーの溝に採取された骨。（p）ヒーリングプラグを装着したまま 4.0×8.0 mm のインプラントを埋入した。（q）インプラントにガイドピンを装着し、位置と方向性を確認した。この時点ではまだ調整可能である。→

184

全層粘膜弁によるリッジスプリッティング

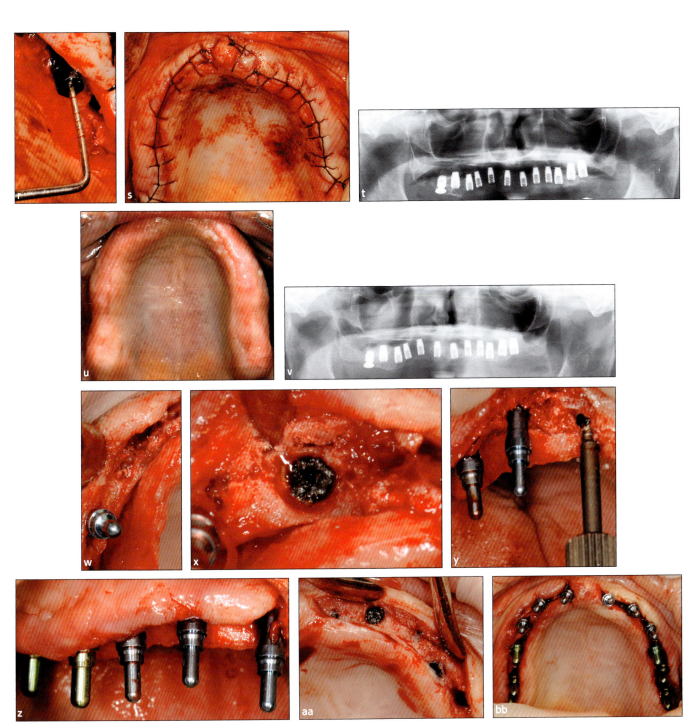

図 13-1（続き）（r）ヒーリングプラグをカットし、ポケット探針でインプラントのウェルに設置した。（s）歯槽突起が明らかに拡大した縫合後の口腔内写真。（t）術後のパノラマエックス線写真。右側最後方臼歯にはサイナスリフトアバットメントを使用した。（u）術後5ヵ月の口腔内写真。図 13-1aと比較し、明らかに拡大したことがわかる。（v）術後5ヵ月のパノラマエックス線写真。（w）2.5 mmの青色のインプレッションポストをインプラントのウェルに設置した。（x）インプラントからヒーリングプラグを除去する直前の写真。（y）2本のインプレッションポストを挿入し、ヒーリングプラグを除去するところ。（z）右側に緑色の3.0 mmのインプレッションポストと、青色の2.5 mmのインプレッションポストを挿入したところ。（aa）左側のヒーリングプラグを除去する直前の写真。（bb）フルアーチのインプラントレベルの印象採得をするためにアクリル製スリーブをセットする前の咬合面観。

185

第13章　リッジスプリッティングと分層粘膜弁

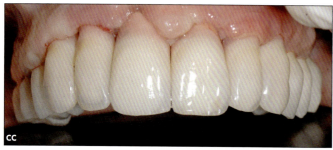
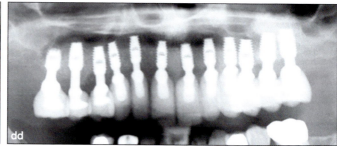
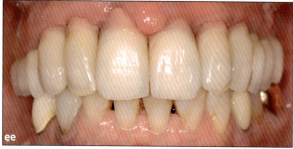
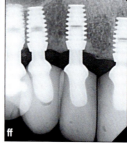
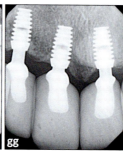
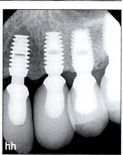
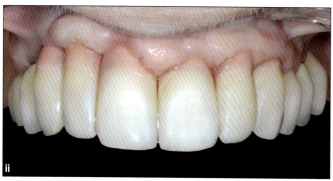

図13-1（続き）（cc）12本のIACをセットした状態の口腔内写真。（dd）IACをセットした状態のパノラマエックス線写真。（ee）術後5年経過した際の口腔内写真。（ff-hh）術後5年経過した際のエックス線写真。（ii）補綴物装着後8年経過した際の口腔内写真。

2回法ウィンドウテクニックによるリッジスプリッティング

　上顎の歯槽突起ではスプリッティングと同時に拡大できるが、下顎では下顎骨固有の特徴により、頬側皮質骨に予期せぬまたは不完全な分割、あるいは細かな骨折を起こす可能性があり、まだ技術的な課題が多い[2-3]。こうしたケースでは、2回法のウィンドウテクニックを施行することで、スプリッティングの部位ならびに範囲をコントロールできるようになる。臼歯部の下顎骨は、下顎の他の部位や上顎に比較して密で柔軟性に乏しいため、拡大するのが困難である。以下、症例を用いて、2回法のウィンドウテクニックについて解説する。

症例2

　患者は57歳女性。両側性に下顎臼歯部が欠損し、歯槽突起は頬舌的に萎縮していた。しかし、オトガイ孔と下顎管からは十分に距離があり、歯槽頂から8 mmの深さの歯槽突起基底部には十分な幅を認め、3本のインプラントが埋入可能と診断した。

　2回法のリッジスプリッティングを行って歯槽突起拡大術を行い、同時にインプラントを埋入する治療方針を提示した。術前のパノラマエックス線写真とCBCT像では、歯槽突起は菲薄であったが、ショートインプラントを埋入し得る十分な高さがあること、歯槽骨の頬舌側皮質骨間に十分な海綿骨があること、歯槽頂から8 mmの深さの歯槽突起基底部には十分な幅があることを確認した（図13-2a〜13-2e）。図13-2fからは、術前の右側下顎臼歯部に最小限の歯槽突起があることと、基底部に幅があることがわかる。

　全層粘膜骨膜弁を歯槽突起基底部まで明示できるように剥離

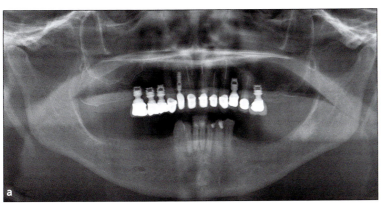
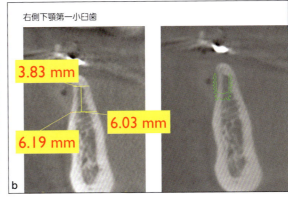
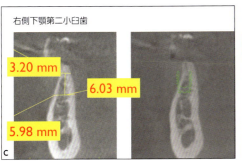
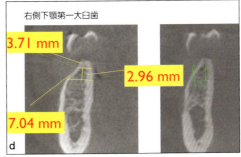
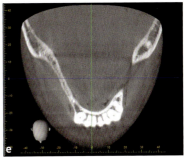

図 13-2 症例 2：ウィンドウテクニックによる下顎骨の 2 回法リッジスプリッティング。(a) 術前のエックス線写真。(b-d) 右側下顎臼歯のCBCT 像。(e) 頬側皮質骨の欠損を示す CBCT 像。ただし、インプラントが埋入される深さ 8.0 mm の部位では、皮質骨と海綿骨の境界が明瞭で、十分な幅がある。

した（図 13-2g）。ピエゾサージェリーにて歯槽頂部の皮質骨の骨切りを行った。骨切りの近心は犬歯の遠心面からさらに 2〜3 mm 遠心とし、後方はインプラント埋入予定の最後方部よりも 5〜6 mm 遠心とした。尾側の骨切りは、基底部でインプラント埋入に必要な骨の幅が得られる上限とした。2 つの垂直骨切りを行い、歯槽頂部ならびに基底部の骨切り線を連続させた（図 13-2h〜13-2k）。ダイヤモンドバーを用いて歯槽基底部の水平骨切りの隅角部を削除し、すべての骨切り線、とくに 4 つの隅角部が海綿骨に到達していることを確認した（図 13-2l）。皮質骨からの出血は、骨切りが海綿骨に達していることの目安となるが、十分な確認が必要である。

頬側皮質骨の骨切り片は可動させなかった（図 13-2m）。術野を洗浄後、吸収性糸にて縫合した（図 13-2n）。CBCT 像にて、骨切りの範囲ならびに骨切りが海綿骨に達していることを確認した（図 13-2o）。

3 週間の治癒期間のあと、歯槽頂部を切開し、舌側基部のフラップを形成した。このフラップは、術野を確保できるように歯槽頂から舌側にできるだけ剥離した。繰り返すが、血液の供給を維持するために、頬側の皮質骨は露出させなかった（図 13-2p）。

弯曲したチゼルと角度付きキュレットにて頬側皮質骨を丁寧に海綿骨から骨折させ、頬側の骨膜から剥離することなく可動させた（図 13-2q）。埋入したインプラントの安定を確保できる歯槽突起基底部の下方 2〜4 mm までドリリングできるように、パイロットドリルで、歯槽頂部の骨切り線を少なくとも 2.0 mm 以上拡大した（図 13-2r と 13-2s）。

予定の深さまで形成したあと、適切な埋入窩を形成するために、スレッデッドハンドルに装着したハンドリーマーで 4.5 mm まで拡大した（図 13-2t と 13-2u）。インプラント埋入窩の壁と底部に異常がないことを確認し、インプラントを埋入した（図 13-2v と 13-2w）。注意深くヒーリングプラグを除去し、3.0 mm のシーティングチップでインプラントを予定の深さに埋入した（図 13-2x）。

通常推奨される歯槽頂から 2〜3 mm の埋入深度よりも、さらに 1〜3 mm 深めにインプラントを埋入した。これは、抜歯窩の治癒過程において歯槽突起が 2 mm ほど吸収され低下するのと同様に、分割した骨縁が吸収されるからである（図 13-2y）。頬側皮質骨の変位量から、リッジスプリッティングによってどれだけのスペースが得られたかが明確にわかる。

ヒーリングプラグをカットし、ポケット探針でインプラントのウェルに設置した（図 13-2z と 13-2aa）。そして、埋入窩形成中に採取した自家骨でインプラントのショルダー部を被覆した。骨移植材は治癒には不要であり、インプラントの移動を引き起こす可能性もあるため、インプラント間に充填しなかっ

第13章 リッジスプリッティングと分層粘膜弁

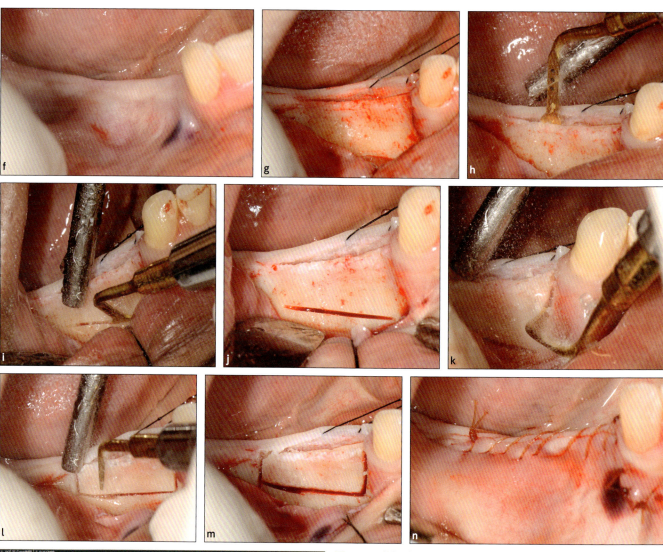

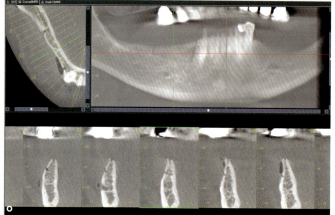

図 13-2（続き）（f）局麻後の口腔内写真。（g）基底部まで露出するように全層粘膜骨膜弁を剥離し、牽引縫合する。（h）犬歯の 2〜3 mm 遠心からインプラント埋入予定部位の 5〜6 mm 遠心まで、ピエゾサージェリーで歯槽頂部皮質骨の骨切りを行う。（i）歯槽突起基底部の水平骨切りを行う。（j）水平骨切りを完了する。（k）近心の垂直骨切りを行う。（l）ダイヤモンドファイルチップで基底部の水平骨切り部の骨を菲薄化し、すべての骨切りが、とくに四方の隅角部で海綿骨に達しているか確認する。（m）頬側皮質骨の骨切りの頬側面観。骨切り部からの出血は、海綿骨まで骨切りが達していることの目安になるが、綿密な確認が必要である。この際、骨切りした頬側皮質骨を可動させないことが重要である。（n）術野を洗浄し吸収糸で閉創した。（o）CBCT で骨切りの範囲と位置を確認する。骨切りは海綿骨に達している。

2回法ウィンドウテクニックによるリッジスプリッティング

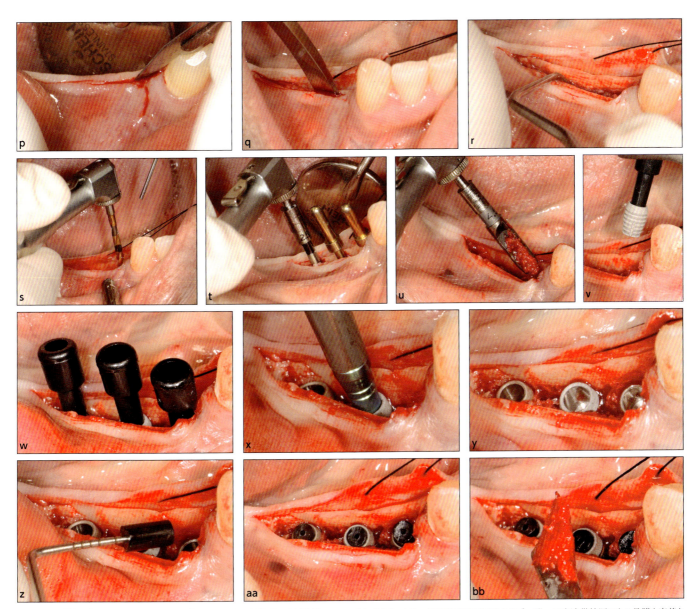

図13-2（続き）（p）3週後のリッジスプリッティング。歯槽頂に舌側基部のフラップをデザインする。頬側皮質骨は露出させず、唯一の血液供給源である骨膜を密着させておく。（q）彎曲チゼルで頬側の骨を可動させる。（r）2.0 mm幅の溝を形成する。（s）2.0 mmのパイロットドリルを歯槽突起基底部まで直接挿入する。深さは、埋入予定のインプラントのショルダー部が歯槽骨頂部の2〜4 mm下方に位置する程度を目安にする。（t）パラレルピンを参考に、エクステンダーに装着した2.5 mmのハンドリーマーを用いて埋入窩を拡大する。（u）エクステンダーに装着した4.5 mmのハンドリーマーの溝に採取された自家骨。（v）キュレットを用いて、埋入窩の骨壁に異常がないことを確認し、骨片は掻爬する。ヒーリングプラグを装着した4.5×6.0 mmのインプラントを埋入する。（w）ヒーリングプラグを装着したまま、3本のインプラントを埋入する。（x）3.0 mmのシーティングチップで予定の深さまで丁寧にタッピングする。（y）分割された歯槽突起内にインプラントが埋入された状態。インプラントは通常推奨される2〜3 mmより深く、2〜4 mmで埋入されている。これは、抜歯窩の治癒において歯槽突起が2 mm吸収されるのと同様に、分割した歯槽突起が吸収されながら治癒するからである。（z）カットしたヒーリングプラグをポケット探針でセットする。（aa）ヒーリングプラグをセットした3本のインプラント。（bb）術中に採取された自家骨でインプラントのショルダー部を丁寧に被覆する。充填するとインプラントの位置が変わるので注意が必要である。

た（図13-2bb）。

　創部の2次治癒の促進を期待し、分割した骨内に採取した骨と血餅を保持させるために、吸収性のコラーゲンプラグを歯槽頂部に填入した（図13-2cc）。フラップの完全閉鎖は、組織への過度な緊張、創の挫滅と治癒遅延を引き起こす可能性が

あるため、あえて閉鎖創にしなかった（図13-2dd）。術後のCBCTで、インプラントが予定の位置に埋入されたことと、頬側の皮質骨の変位からリッジスプリッティングが成功したことを確認した（図13-2ee〜13-2hh）。

　4ヵ月の治癒期間中に特記事項はなく（図13-2ii）、2次手

第13章　リッジスプリッティングと分層粘膜弁

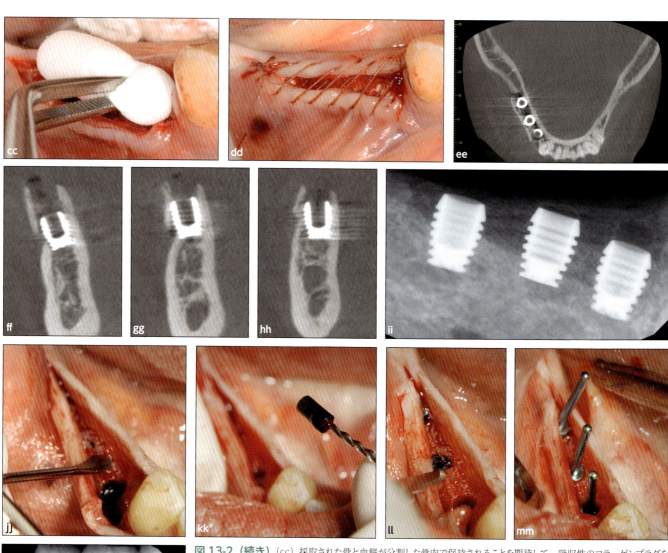

図 13-2（続き）（cc）採取された骨と血餅が分割した骨内で保持されることを期待して、吸収性のコラーゲンプラグを歯槽頂部に填入し、創部の 2 次治癒を図る。（dd）フラップの完全閉鎖は、組織への過度な緊張、創の挫滅と治癒遅延を引き起こす可能性があるため、あえて閉鎖創にしなかった。（ee-hh）術後の CBCT で、インプラントが予定の位置に埋入されたことと、頬側の皮質骨が変位しており、リッジスプリッティングが成功したことを確認した。（ii）インプラント埋入から 4 ヵ月目のエックス線写真。（jj）歯槽頂中央に切開線を設定し、ヒーリングプラグ上の骨を除去する。新生骨が分割した皮質骨間を満たしているのがわかる。（kk）ヒーリングプラグをリーマーで除去する。（ll）拡大された歯槽骨内のインプラント。（mm）ガイドピンを挿入し、オッセオインテグレーションの獲得と方向を確認する。（nn）暫間補綴物装着後のエックス線写真。

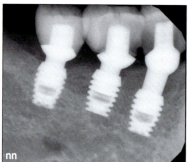

術と補綴治療を施行した。歯槽頂中央部を切開しヒーリングプラグを露出させ、プラグ周囲を掻爬した（図 13-2jj）。プラグをエンドリーマーにて除去した（図 13-2ll）。ガイドピンを挿入し、オッセオインテグレーションが得られているか確認し、さらにサルカスフォーマーを回転させ、アバットメントの基部に沿うように骨を削合した（図 13-2mm）。アバットメントならびにプロビジョナルレストレーション装着後のエックス線写真を示す（図 13-2nn）。

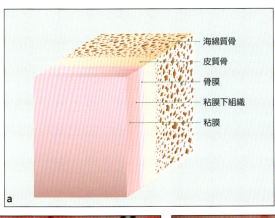
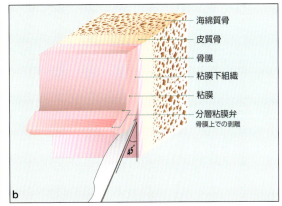
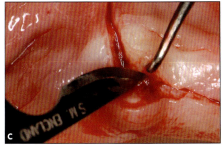
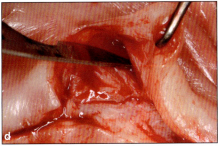
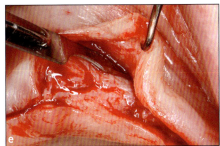

図 13-3 (a) 上顎歯槽骨部の模式図。(b) No.15c メスを 45 度で用いて、皮質骨から骨膜を剥離することなく分層粘膜弁を挙上している模式図。(c) No.15c メスで頬側粘膜を骨膜上で挙上する。(d) 粘膜と粘膜下組織を骨膜から切離し、上方へ挙上する。(e) 後方に向かって切離を続ける。

分層粘膜弁によるリッジスプリッティング

　骨膜を含まず上皮とその直下の結合組織を含む粘膜弁を、分層弁または部分層弁という[4-7]（図 13-3）。これらの分層粘膜弁を作成する技術には、歯槽突起の血流を保持するという利点があるため、萎縮した歯槽突起でも歯槽突起の分割ならびに 1 回法の歯槽突起拡大が可能になるなど、さまざまな手術で応用可能である[8,9]。分層粘膜弁を用いるのか、全層粘膜骨膜弁を用いるのか、または 2 回法で施行するのかは、術者がそれぞれの技術にどの程度習熟しているか、また症例に応じた各術式の利点も考慮に入れたうえで決定しなければならない。分層粘膜弁を形成するときには、角度の付いた特殊なメスで骨膜から粘膜と結合組織を切離するのが簡便である。

　リッジスプリッティングの成否は、歯槽突起の骨質によるところが大きい。Lekholm と Zarb ら[10] は、骨密度の状態を 4 段階に分けている。低密度の骨は、骨密度を増強する器具で拡大が可能である。軟らかい海綿骨は、埋入窩に適切な器具を使用予定のインプラントの深さまで挿入し、タッピングすることで、側方に骨密度を増強することができる。緻密な骨は、分割する前に頬側皮質骨の骨切りをしなければならない。

症例 3

　49 歳の患者の症例をもとに、分層粘膜弁を用いた上顎のリッジスプリッティングについて解説する。術前のエックス線写真と口腔内写真で、上顎前歯部の補綴物と、それを脱離後、萎縮した前歯部歯槽突起を示す（図 13-4a と 13-4b）。No.15c のメスにて、頬側に分層粘膜弁を剥離した。口蓋側の剥離は最小限にとどめた（図 13-4c と 13-4d）。術野を確保するために牽引縫合を行った（図 13-4e）。骨鋸の軸が歯槽頂に接するまで、十分な深さの垂直骨切りを行った[11]（図 13-4f 〜 13-4h）。歯槽突起が過度に菲薄な場合には、歯槽頂部の骨膜を切開・剥離して、歯槽頂部の骨を削除し、高さは失うが歯槽骨の幅の得られる部位から垂直骨切りを開始する必要がある。この手順を施行するのか、またどこまで削除するのかは、歯槽突起の形態、高さ、ならびに歯槽頂部の幅によって決まる。

　本症例では頬側皮質骨が非常に厚いため、歯槽骨の骨折を防ぐべく、骨拡大が必要な部分の外周に、非常に細い穿孔器具を用いて皮質骨を骨膜ごと垂直に何ヵ所も貫通させる必要があった（図 13-4i 〜 13-4k）。頬側皮質骨が脆弱になったところで、両刃のナイフを歯槽頂部の骨切り線に挿入し、確認しながら軽

第13章　リッジスプリッティングと分層粘膜弁

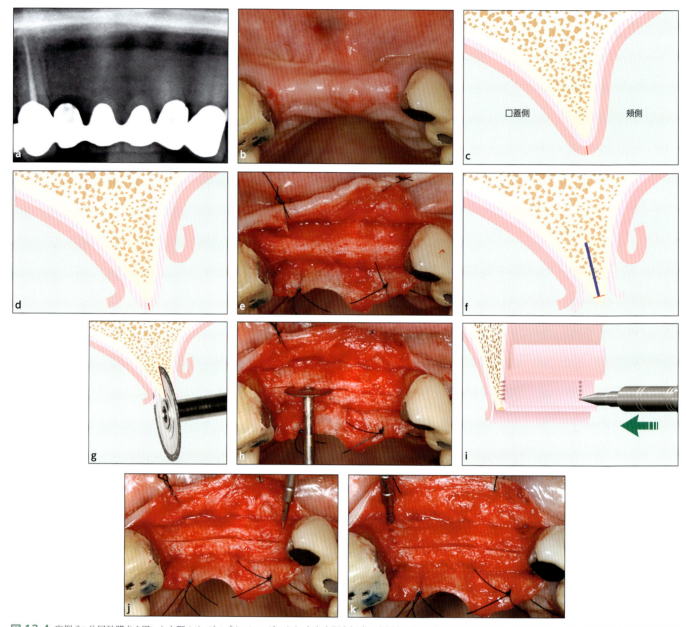

図 13-4 症例3：分層粘膜弁を用いた上顎のリッジスプリッティング。（a）左右上顎中切歯と右側上顎側切歯の喪失を示すエックス線写真。（b）外傷による歯と唇側皮質骨の喪失により、唇側に過度の骨欠損が生じている。（c）上顎前歯部の矢状断。歯槽頂部の切開線を赤色の線で示した。（d）骨膜に至る切開線を赤色の線で示し、唇側ならびに口蓋側の分層粘膜弁を骨膜から剥離していることを示す模式図。（e）牽引縫合し、分層粘膜弁を剥離する。（f）歯槽骨が極端に菲薄化している場合には、骨切りが可能な幅を得るために、歯槽頂の骨切り線（青色の線）に直交する赤色の線に沿って、水平に唇・口蓋側の皮質骨を削除する。（g, h）骨鋸を用いて、唇側と口蓋側の皮質骨を分割する。（i, j）器具を用いて唇側の骨膜と皮質骨を穿孔する。（k）右側上顎犬歯近心から左側上顎側切歯近心の皮質骨の縦方向に作成した穿孔。

度拡大させた（図 13-4l と 13-4m）。その後、ごく薄いチゼルを用いて溝を広げ、さらに深部に進め、頬側皮質骨が頬側に移動するように側方圧をかけはじめる。骨切りの範囲にもよるが、さらにチゼルを用いて拡大する（図 13-4n と 13-4o）。

今回の症例では、頬側皮質骨が非常に厚かったため、皮質骨を垂直に穿孔することで骨折を避けながら、リッジスプリッ

ティングを成功させた。インプラント埋入窩を形成できる程度に十分に歯槽骨の拡大を行った（図 13-4p）。埋入窩の形成は、まず2.0 mmのパイロットドリルから開始し、予定の深さまでオステオトームを用いて拡大した（図 13-4q と 13-4r）。インプラントの埋入位置を確認するために、オステオトームの先端部分を形成した埋入窩に留置した（図 13-4s）。埋入位置を

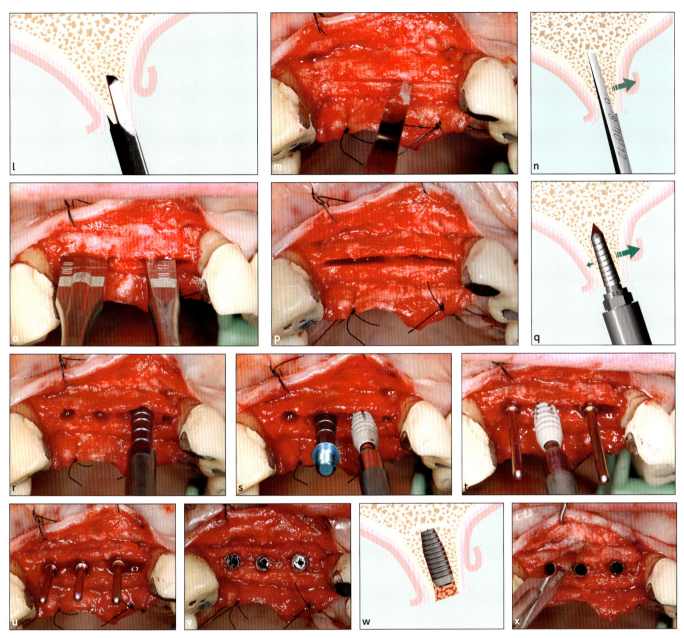

図 13-4（続き）（l, m）両刃の Beaver knife（Beaver-Visitec）を用いて、海綿骨内で骨切りをさらに深くする。（n, o）チゼルで頬側方向へ押し広げながら分割を拡大する。（p）分割された歯槽突起。（q）Meisinger オステオトームで骨切りを拡大する。（r）ボーンエクスパンダーを挿入し、必要に応じてタッピングを加える。（s）拡大された歯槽突起を保持するために、ボーンエクスパンダーを挿入したまま、3.5×8.0 mm のバイコンインプラントを左側中切歯部に埋入する。（t）右側上顎中切歯部に、隣接するインプラントのガイドピンと平行に 3.5×8.0 mm のバイコンインプラントを埋入する。（u）すべてのインプラントにガイドピンを装着し、埋入部位と方向性を確認する。必要に応じて埋入方向を修正することが可能である。（v）ヒーリングプラグを装着したインプラント。（w）インプラントとヒーリングプラグを SynthoGraft で被覆する。（x）No.15c のメスで、口腔前庭付近の粘膜下かつ骨膜上の層に減張切開を加える。

確認するため、パラレルピンをインプラントのウェルに設置し、ヒーリングプラグを挿入した（**図 13-4t～13-4v**）。

インプラント埋入窩形成中に自家骨を採取できなかったため、患者の血液と SynthoGraft との混和物でインプラントを被覆した（**図 13-4w**）。テンションフリーで閉鎖創にするため、根尖側寄りの粘膜下組織の層で減張切開を行った（**図 13-4x**）。この減張切開は、歯冠側へ移動させたときに粘膜の過緊張により骨膜への血液の供給を妨げないように、かつ歯槽頂部で閉鎖創になるように留意して、口腔前庭部付近で行った。分層弁を作成するときに粘膜に穿孔してしまうことがあるが、粘膜の下には血流が豊富な骨膜が存在するので、縫縮すれば大きな問題にはならない。

第13章　リッジスプリッティングと分層粘膜弁

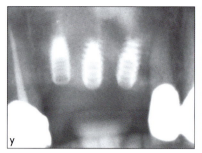
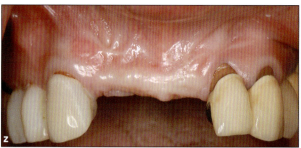
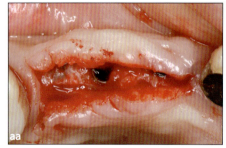
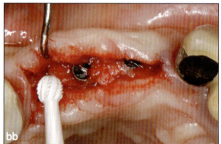
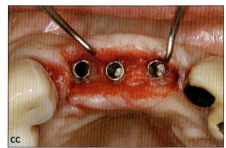
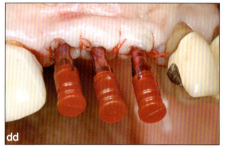
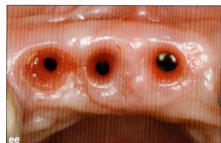
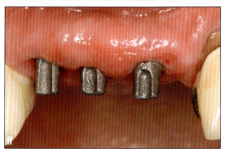
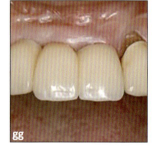
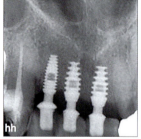

図 13-4（続き）（y）埋入後のエックス線写真。（z）リッジスプリッティング施行から 6 ヵ月後、2 次手術直前の口腔内写真。（aa）術野を明示する。（bb）骨をセラミックバーで削除する。（cc）ヒーリングプラグを除去したインプラント。（dd）インプラントレベルでの印象採得をするために、インプレッションポストとスリーブをセットする。（ee）拡大された歯槽突起とインプラント周囲粘膜の治癒状態。（ff）TRINIA 製の非可撤性義歯をセメント合着するために、ミリング・サンドブラスト加工されたアバットメントを装着する。（gg, hh）TRINIA 製の最終補綴物を装着して 2 年経過時の口腔内写真とエックス線写真。

　術後のエックス線写真では、3 本のインプラントが予定部位に埋入されている（図 13-4y）。6 ヵ月経過した口腔内写真では、順調に治癒していた（図 13-4z）。ヒーリングプラグ除去時に、インプラント上に形成された骨を鋭匙とバーで削除した（図 13-4aa〜13-4cc）。図 13-4dd は、チタン製のインプレッションポストとアクリル製のスリーブを設置し、粘膜を縫合した状態を示す。10 日後、ヒーリングアバットメントを除去し、インプラント周囲粘膜の治癒を確認した（図 13-4ee）。
　ミリング・サンドブラスト加工されたアバットメントをイン

プラントにセットし（図 13-4ff）、TRINIA 製の部分床義歯をセメント合着した。補綴 2 年後の口腔内写真とエックス線写真を図 13-4gg と 13-4hh に示す。術前からあった瘢痕がインプラント周囲にあるものの、満足のいく結果が得られている。
　必ずではないが、極端に菲薄化した歯槽突起のケースでは、術前ならびに術後に CBCT または CT を撮像することを推奨する（図 13-5）。

分層粘膜弁によるリッジスプリッティング

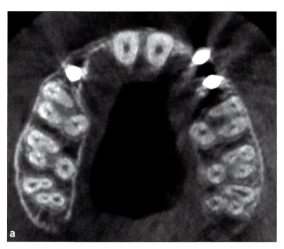
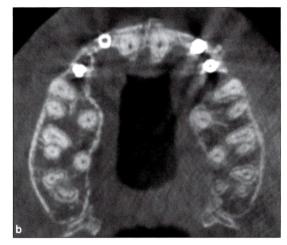

図 13-5 (a) 非常に薄い歯槽頂の水平断 CBCT 像。右側上顎側切歯部のインプラント喪失にともない、歯槽骨が極度に菲薄化している。(b) 歯槽突起拡大術を施行し、3.0×8.0 mm のバイコンインプラントを埋入して 4 年が経過したリコール時の CBCT 像。

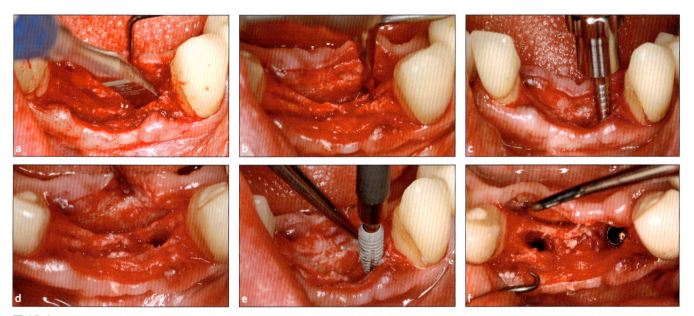

図 13-6 症例 4:分層粘膜弁を用いた下顎のリッジスプリッティング。(a) チゼルをタッピングし、側方に動かしながら下顎の歯槽突起の分割ならびに拡大を行った。(b) 2.0 mm のパイロットドリルで埋入窩形成を開始した。(c) Meisinger の骨拡大器具を用いて埋入窩を拡大した。2.5 mm のラッチリーマーとハンドリーマーを使用してもよい。(d) 直径 3.0 mm の埋入窩を形成した。(e) ストレートハンドルにインサーティングチップを装着し、3.0×8.0 mm のインプラントを埋入した。(f) 2 つ目の埋入窩を形成した。

症例 4

次に、より緻密で狭小化した皮質骨を呈する下顎前歯部にリッジスプリッティングを施行した 49 歳患者の症例を供覧する。舌側の剥離は最小限にとどめ、分層粘膜弁を頬側に剥離し、骨鋸で最初の骨切りを行ったあと、両刃のナイフでさらに深達させた。

パイロットドリルを挿入できるようにチゼルで歯槽突起を拡大した（図 13-6a と 13-6b）。皮質骨は Lekholm と Zarb の分類[10]ではタイプ I またはⅡであったため、Meisinger の骨拡大器具を用いた。埋入予定の直径 3.0 mm のインプラントが挿入できるようになるまで骨拡大器具を使用した（図 13-6c〜13-6f）。閉創前にインプラントにガイドピンを挿入し、方向性を確認し、必要に応じて埋入位置を調整した（図 13-6g）。分層粘膜弁を減張切開によりテンションフリーにしたのち、2 本の水平マットレス縫合で舌側の骨膜と唇側の粘膜骨膜組織を寄せ、最後に粘膜を単縫合で閉創した（図 13-6h）。

術後 2 週目の口腔内写真では、治癒経過は良好と思われた（図

第13章　リッジスプリッティングと分層粘膜弁

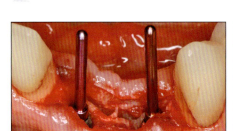
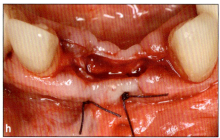
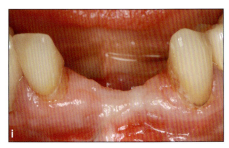
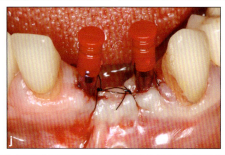
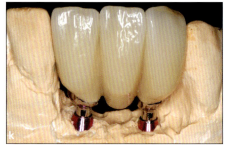
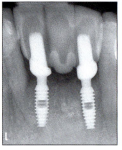
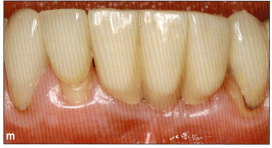
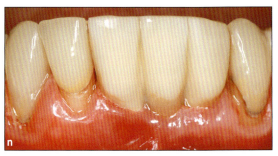

図 13-6（続き）（g）埋入方向を確認するためにパラレルピンを装着した。通常、歯槽突起頂部から 2～3 mm 下方に埋入するが、リッジスプリッティングの場合は治癒過程で歯槽頂部が吸収されるため、5 mm 下方に埋入した。（h）舌側の骨膜を牽引するために、テンションフリーにした唇側の分層粘膜弁を水平マットレス縫合した。（i）術後 2 週目の治癒状態。（j）インプラント埋入後 3 ヵ月目に、インプラントレベルの印象採得をするために、ヒーリングプラグを除去しチタン製のインプレッションポストとアクリル製のスリーブを装着した。（k）石膏模型上の TRINIA 製 3 ユニットブリッジ。（l）ブリッジ装着後のエックス線写真。（m、n）ブリッジ装着後 19 ヵ月目と 3 年目の口腔内写真。

13-6i）。インプラント埋入から 3 ヵ月後に 2 次手術を行い、インプラントレベルでの印象採得をして、3 ユニットブリッジを作製した（図 13-6j と 13-6k）。エックス線写真に示すように、次の来院時にはほとんど調整することなくブリッジをセットできた（図 13-6l）。埋入後 19 ヵ月目と 3 年目の口腔内写真から、軟組織ならびに硬組織の治癒経過は良好と考えられる（図 13-6m と 13-6n）。

スクリューを用いた骨移植

前述のように、上顎前歯部の歯槽突起が欠損した症例においては、リッジスプリッティングによってインプラントの埋入が成功しても、審美的な問題を解決できない場合がある。

一般的に、軟組織ならびに結合組織の移植術により、水平的・垂直的欠損を見かけ上回復することができる。この手技は効果的でありよく施行されるが、インプラントを埋入する際には理想的ではない。

他の効果的な代替手段として、下顎枝から採取した皮質骨を移植する方法が挙げられる。採取した骨を削合して薄くした移

スクリューを用いた骨移植

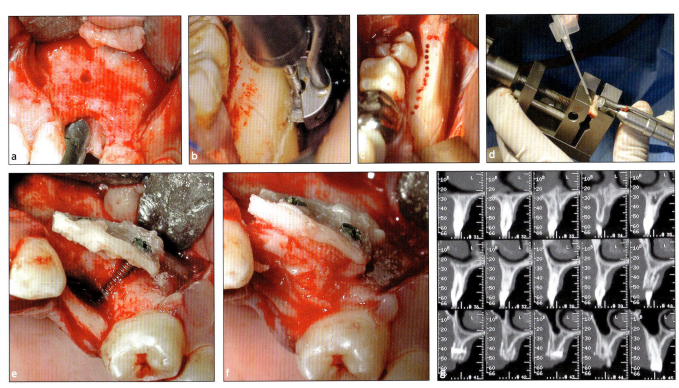
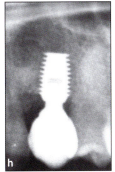
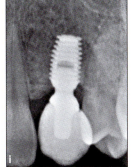

図 13-7 症例5：スクリュー固定による上顎の皮質骨移植術（Khoury[11]または3Dテクニック）。（a）粘膜骨膜弁を剥離し、左側上顎犬歯の術野を明示した。歯槽突起は薄く、高径もなく、広範囲に陥凹していた。（b-d）皮質骨のブロックを下顎枝前縁から採取し、薄い移植骨を2片作成した。（e）歯槽突起の口蓋側と唇側に作成した移植骨を挿入し、骨接合スクリューで固定した。（f）移植骨片間のスペースに、自家骨と骨移植材を充填した。（g）術後4ヵ月目にスクリューを除去し、インプラントを埋入する直前のCBCT像。（h）IAC装着直後のエックス線写真。（i）補綴後7年目のエックス線写真では、歯槽骨の石灰化が認められる。

植骨を2枚準備し、それぞれ唇側と口蓋側から歯槽突起を挟んで骨接合スクリューで固定する方法である。そして、移植骨を作成する際に発生した骨削片や骨移植材を、2枚の移植骨間のスペースに充填する。以下に、外傷で喪失した左側上顎犬歯に対してこの術式を施行した27歳女性の例を供覧する。

症例5

まず粘膜骨膜弁を剥離し、術野を明示した。垂直的骨欠損と唇側皮質骨の著しい陥凹を認めた（図13-7a）。骨鋸を用いて、下顎枝前縁から骨をブロックで採取し、薄い移植骨を2片作成した（図13-7b～13-7d）。移植骨を歯槽突起の唇側と口蓋側に差し込み、骨接合スクリューで固定した（図13-7e）。さらに、歯槽頂部と移植骨間に形成されたスペースに、自家骨の削片と骨移植材を混和したものを充填した（図13-7f）。CBCT像は、移植後4ヵ月目にスクリューを除去し、インプラントを埋入する直前の状態を示す（図13-7g）。IACで補綴した直後と、7年後のエックス線写真では、補綴物装着後に歯槽骨の石灰化が進んでいることが確認できる（図13-7hと13-7i）。

結語

　歯槽骨の欠損に対して、その幅と高さを回復するには、数々の方法がある。本章では、分層粘膜弁、全層粘膜弁、2回法の3つのリッジスプリッティングについて詳述したほか、狭小化した歯槽突起に対する、審美性を考慮したスクリュー固定による皮質骨移植についても記載した。どの術式にも、施行するには満たすべき条件がある。

　第一に、歯槽突起と下顎管、オトガイ孔、上顎洞との間に安全にインプラントが埋入できる高さがあること。第二に、埋入されたインプラントの先端部分に相当する部位（歯槽突起を分割した下端からさらに1mmないし2mmほど下方）と、下顎管ならびにオトガイ孔との間に十分な距離があること。そして第三は、血流の供給源であり、歯槽突起の分割・拡大に際して安全に骨折させられるだけの厚みを有する海綿骨が、歯槽突起に存在することである。

　スクリュー固定による皮質骨移植を成功させるためには、移植した皮質骨がしっかりと固定されること、軟組織で完全に閉鎖されること、血管新生を促すためにできるだけ薄くすることが大切である。バイコンの短く細いインプラントの形態が、ここで紹介した手技の成功に大いに役立っていたと考えられる。

References

1. Schropp L, Wenzel A, Kostopoulos L, Karring T. Bone healing and soft tissue contour changes following single-tooth extraction: A clinical and radiographic 12-month prospective study. Int J Periodontics Restorative Dent 2003;23:313–323.
2. Enislidis G, Wittwer G, Ewers R. Preliminary report on a staged ridge splitting technique for implant placement in the mandible: A technical note. Int J Oral Maxillofac Implants 2006;21:445–449.
3. Cano J, Campo J, Ewers R. Expansion of the alveolar bone crest in two stages: Two clinical cases. Oral Surg 2011;4:30–34.
4. Scipioni A, Bruschi GB, Calesini G. The edentulous ridge expansion technique: A five-year study. Int J Periodontics Restorative Dent 1994;14:451–459.
5. Rahpeyma A, Khajehahmadi S, Hosseini VR. Lateral ridge split and immediate implant placement in moderately resorbed alveolar ridges: How much is the added width? Dent Res J (Isfahan) 2013;10:602–608.
6. Agrawal D, Gupta AS, Newaskar V, Gupta A, Garg S, Jain D. Narrow ridge management with ridge splitting with piezotome for implant placement: Report of 2 cases. J Indian Prosthodont Soc 2014;14:305–309.
7. Khairnar MS, Khairnar D, Bakshi K. Modified ridge splitting and bone expansion osteotomy for placement of dental implant in esthetic zone. Contemp Clin Dent 2014;5:110–114.
8. Mounir M, Beheiri G, El-Beialy W. Assessment of marginal bone loss using full thickness versus partial thickness flaps for alveolar ridge splitting and immediate implant placement in the anterior maxilla. Int J Oral Maxillofac Surg 2014;43:1373–1380.
9. Seemann R, Perisanidis C, Traxler H, Ewers R. Split-thickness flap with a semicircular punched-ridge pedicled periosteal flap for implant restoration in highly atrophic patients: A technical note. Int J Oral Maxillofac Implants 2014;29:e10–e12.
10. Lekholm U, Zarb GA. Patient selection and preparation. In: Brånemark PI, Zarb GA, Albrektsson T (eds). Tissue-Integrated Prostheses. Chicago: Quintessence, 1985:199–209.
11. Khoury F, Khoury C. Mandibular bone block grafts: Diagnosis, instrumentation harvesting techniques and surgical procedures. In: Khoury F, Antoun H, Missika P (eds). Bone Augmentation in Oral Implantology. London: Quintessence, 2006:115.

第14章

萎縮上顎歯槽突起

Rolf Ewers / Paolo Perpetuini / Rudolf Seemann / Tom De Wit /
Imraan Sarvan / Marieke Coetzer / Kristina Pisarik
訳：大廣洋一

150年以上前、著明な外科医Julius Wolffは、健康な骨が圧の増減に適応することを見いだした[1,2]。Wolffは、1860年代のKarl Culmannの構造工学の原理に基づく功績に触発され、ヒト大腿骨の海綿骨の構造が、負荷に応じて変化することを報告した。下顎骨が状況の変化に応じて吸収されるという事実は、「健康なヒトまたは動物において、骨は負荷に適応する」というWolffの法則を理解する良い例である。

Wolffの仮説に違わず、抜歯後の顎骨は刺激がなくなるため、密度が低下し脆弱になる。さらに、歯槽突起は基底部側に向かって吸収される。吸収が進行すると、上顎では内側後方に移動し、下顎では外側前方に移動する。Wolffの仮説から100年ほど経って、Atwoodは萎縮した顎骨の分類を作成し、1988年にCawoodとHowellによって改変され現在に至る[3-6]。CawoodとHowellの分類によると、萎縮骨は次の6つに分類される。I. 有歯顎型、II. 歯牙の喪失直後型、III. 高さが十分なラウンド型、IV. ナイフエッジ型、V. 高さが不十分なラウンド型、VI. 陥凹型[5]（**図14-1**）。これらの萎縮した顎骨に対して、さまざまなテクニックが開発されている。

第14章　萎縮上顎歯槽突起

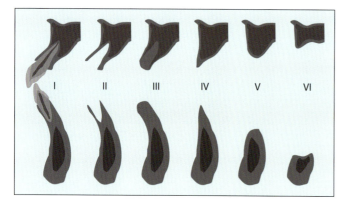

図 14-1　萎縮骨の分類（Cawood と Howell の分類[5] を改変）

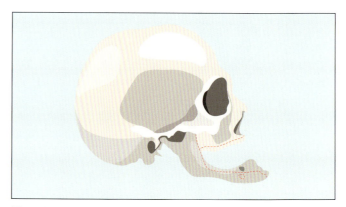

図 14-2　上下顎歯槽骨の著しい萎縮による偽性下顎前突の模式図。

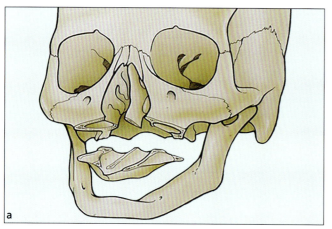

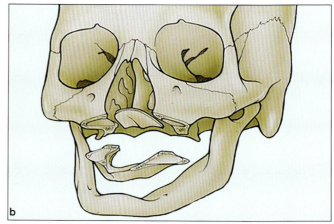

図 14-3　(a) 1975 年に Bell によって提唱された Le Fort I 骨切り術[9]。(b) 1980 年に Härle と Ewers によって提唱された、口蓋骨を移動させない Le Fort I 型の馬蹄形骨切り術[7]（垂直的 pedicled sandwich plasty）。(Lambrecht より許可を得て引用[10])

萎縮上顎歯槽骨への対処

　過去数十年間、萎縮上顎骨の治療に用いられた手法のなかでもっとも普及した手技は、骨造成を併用したラテラルサイナスリフトであった。この手技では、上顎洞を被覆する脆弱なシュナイダー膜を丁寧に剥離挙上し、挙上した粘膜と上顎洞底の骨の間にできたスペースに、骨移植材、自家骨、患者の血液などの混合物を充填する。その他の骨造成法には、ブロック骨の移植や GBR、血管柄付き骨移植がある（第 19 章参照）。

Le Fort I 型の馬蹄形骨切り術

　上顎洞粘膜や鼻粘膜の損傷を回避しなければならない症例や、医学的理由によりラテラルサイナスリフトや他の骨造成術を断念せざるを得ない症例がある。これらの患者のニーズに応えるため、また、総義歯補綴からインプラント補綴にしたいという、とくに水平的・垂直的な高さがごくわずかしかない高齢者の希望に応えるために、Le Fort I 型の馬蹄形骨切り術が施行される[7]。

　不適合義歯の装着による過剰な負荷は、上下顎の骨格的な不一致をより悪化させる。その結果、交叉咬合を呈し、下顎骨は突出し、上唇は陥凹し、老人様顔貌に至る（図 14-2）。Class VI の萎縮を呈するこれらの患者に対しては、Le Fort I 型の馬蹄形骨切り術が有効である[8, 9]（図 14-3）。

　Le Fort I 型の馬蹄形骨切り術は有効だが、自家骨を採取する部位が別になることからリスクは増大する。また、多くの症例では、術後 6 ヵ月でインプラント埋入が可能になるが[10]、治療の完了には 1 年以上を要する。バイコンのショート・ナローインプラントを使用することで、Le Fort I 型の馬蹄形骨切り術による大きな侵襲、ならびに術後の病的状態にともなう苦痛を回避できるのであれば、上顎が極端に萎縮している患者は恩恵を受けると思われる。この章では、上顎の歯槽突起が著しく萎縮している患者に対して、バイコンのショート・ナローイン

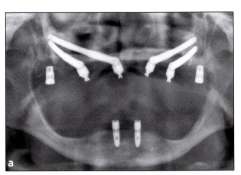
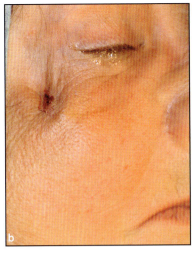
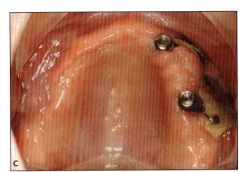

図 14-4 (a) 4 本の頬骨インプラントの成功例。(b) 頬骨部皮下の感染所見。(c) (b) の口腔内所見。瘻孔形成を認める。

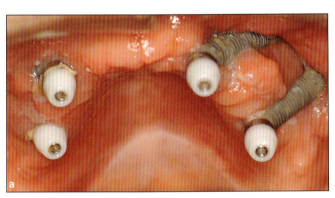
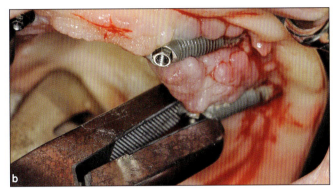

図 14-5 (a) 上顎頬側の歯肉が裂開し、インプラント体が露出している。(b) 鉗子で頬骨インプラントを 2 本抜去した。

プラントを応用した例を紹介する。

頬骨インプラント

　Maló らは、上顎の萎縮歯槽骨に対し、4 本の長いインプラントを経上顎洞的に頬骨弓に埋入することは有効な方法であると報告した[11]。しかし、頬骨インプラントは 35.0 ～ 55.0 mm と長く、歯槽突起の高さが 1 ～ 3 mm であることを考えると、インプラント埋入においては、眼球、眼窩ならびに眼窩下神経の損傷を回避し得る高度に熟練した手術手技が必要である。

　多くの症例では、両側にそれぞれ 2 本の頬骨インプラントを埋入することで、即時荷重が可能になる。補綴方法は固定式または術者可撤式のいずれかを選択できるが、頬骨インプラントは口蓋側に露出するため、口内保清の点から術者可撤式が選択されることが多い。頬骨インプラントは、第一に頬骨に、次いで最小限ではあるが歯槽骨に支持を求めるため、インプラントの弯曲も考慮しなければならない。完全なバランスドオクルージョン、咬合、クロスアーチの安定性、そしてカンチレバーの使用を慎重に検討しなければ、予後不良となる。

　頬骨インプラントは多くの患者において良好に機能するが、頬骨レベルでのインプラント周囲炎、皮膚への瘻孔形成、繰り返す上顎洞炎、インプラントの破折ならびに緩みなどの欠点もある（図 14-4）。これらの問題が生じた場合には、頬骨インプラントを除去せざるを得ない（図 14-5）。骨量が著しく限られる患者への除去後の対応は、ほとんどのスレッドタイプのインプラントが骨移植材のみで保持されることから、ラテラルサイナスリフトが適応となるかもしれない。

　頬骨インプラントは、骨量が非常に限られた患者を適応としているため、予後不良症例への対処は、従来のインプラントの予後不良症例に比べて極めて困難である。頬骨インプラントの再埋入は困難で、多くの場合不可能である。ショートインプラントによる治療は、萎縮した顎骨の患者、それもとくに頬骨イ

第14章　萎縮上顎歯槽突起

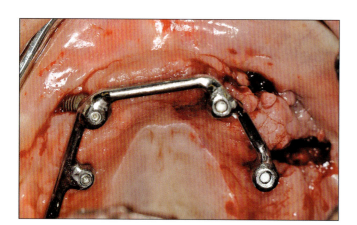

図14-6 口腔粘膜側から、感染した頬骨インプラントを抜去したあとの口腔内写真。

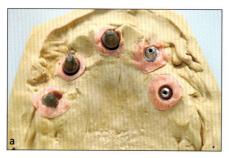
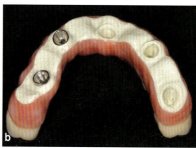
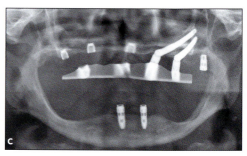

図14-7 （a）バイコンインプラントと頬骨インプラントとで混合補綴を予定したアバットメントの位置。（b）TRINIAで作製した補綴物。（c）上顎臼歯部歯槽骨の過吸収症例に対して、バイコンのショートインプラントで頬骨インプラント感染例をレスキューしたパノラマエックス線写真。

ンプラントの予後不良症例に対して、萎縮顎骨の機能回復に効率的かつ効果的な治療方法であると考えられる（図14-6）。

バイコンのショートインプラント

　TRINIAは、CAD/CAMシステムにより作製され、グラスファイバーで強化されたレジンである（第11章参照）。TRINIAをベースにしたワンピースの補綴物により、頬骨インプラントにはスクリュー固定、バイコンインプラントにはセメント固定という複合した固定方法が可能になった（図14-7aと14-7b）。TRINIAを用いた補綴物は、頬骨インプラントには「曲げ」の動きを最小限に抑える剛性を有し、スクリュー固定に必要なシリンダーを埋め込むスペースも十分にある。また、バイコンのショートインプラントに対してはセメント合着を許容する十分な「弾力性」を有している。非常に長いインプラントと、非常に短いインプラントによりTRINIA製の補綴物を維持するこの新規性の高い治療は、上顎骨の過吸収の患者に有効であった（図14-7）。

　63歳の上顎骨過吸収の症例を提示する（図14-8a）。3Dモデルで検討後（図14-8bと14-8c）、4本の頬骨インプラントを埋入したが、感染と疼痛により左側の頬骨インプラントを除去した（図14-8dと14-8e）。その後、ピエゾサージェリーにより上顎洞底挙上術を施行した（図14-8fと14-8g）。続いて、パイロットドリルでインプラントの埋入窩形成を開始し、骨移植材を用いて4.0×5.0 mmのインプラントを4本埋入した（図14-8h～14-8k）。インプラントは粘膜骨膜弁をテンションフリーにして完全閉鎖創とした。

　6ヵ月後、ヒーリングプラグを除去し、ヒーリングアバットメントに置き換えた（図14-8lと14-8m）。続いて、インプラントレベルとアバットメントレベルの印象採得を行って模型を作製し、咬合関係を記録した。既存のドルダーバーによる術者可撤式補綴物をTRINIA製の固定式補綴物に変更し、頬骨インプラントはスクリュー固定で、バイコンのアバットメントはセメント固定で装着した（図14-8pと14-8q）。新しい補綴物は機能的に成功し、患者は補綴物のサイズが小さくなったことと、審美性の改善が得られたことに満足した（図14-8r）。補綴物の大きさが劇的に減少したことが術後のエックス線写真からも明らかである（図14-8s）。

萎縮上顎歯槽骨への対処

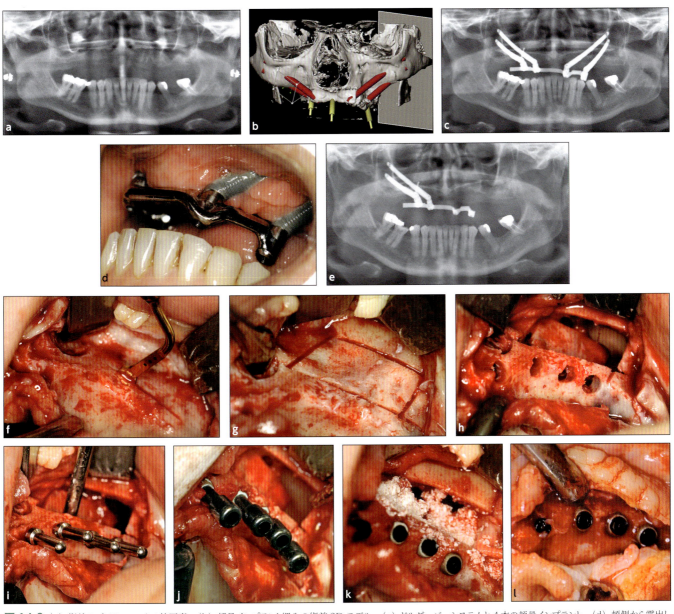

図 14-8 (a) 術前のパノラマエックス線写真。(b) 頬骨インプラント埋入の術前 3D モデル。(c) ドルダーバーシステムと 4 本の頬骨インプラント。(d) 頬側から露出した除去前の頬骨インプラントとドルダーバー。(e) 左側の頬骨インプラント除去後のパノラマエックス線写真。(f) 粘膜骨膜弁を剥離し、上顎洞側壁にピエゾサージェリーで骨切りを開始した。(g) 上顎洞底挙上前の骨切りの状態。(h) 上顎洞粘膜を挙上し、4 本のインプラント埋入窩を形成した。(i) サイナスリフト後、パラレルピンでインプラント埋入窩の方向を確認した。(j) ヒーリングプラグを装着したインプラント。(k) ヒーリングプラグをカットし、骨移植材を上顎洞底に充填した。(l) 6 ヵ月後の 2 次手術時のインプラント。

第 14 章　萎縮上顎歯槽突起

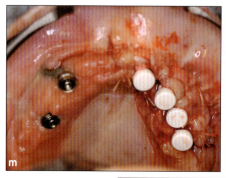
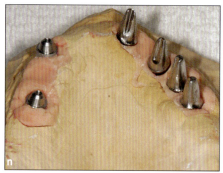
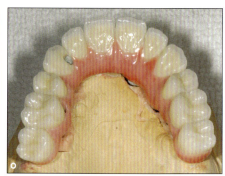
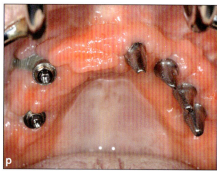
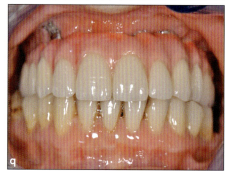
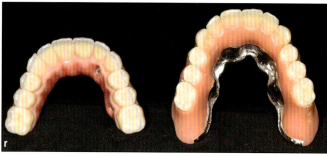
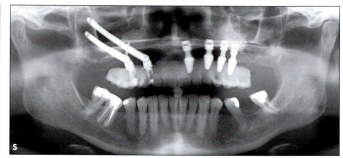

図 14-8（続き）（m）右側の頬骨インプラントと、ヒーリングアバットメントを装着した左側のバイコンインプラント。（n）石膏模型上のアバットメント。（o）石膏模型上のTRINIA 製補綴物。（p）頬骨インプラントとバイコンインプラントにアバットメントを装着した。（q）作製した TRINIA 製補綴物を装着したところ。（r）左は TRINIA 製補綴物、右は患者が使用していた補綴物。（s）術後、TRINIA 製補綴物を装着した状態のパノラマエックス線写真。

上顎結節のインプラント

　前述の症例で、バイコンインプラントと TRINIA 製補綴物の特長を示したが、上顎骨はそのほとんどがスポンジ様の骨であることと、全般的に骨質が不良であることから、上顎におけるインプラント補綴にはまだ解決すべき点がある。

　Cawood と Howell[5] によると、class V または VI の極度に萎縮した上顎骨でも、通常、上顎結節部には 5 〜 6 mm の歯槽突起が存在する。非常に長い頬骨インプラントを埋入するというアイデアが発表される以前には、上顎結節にインプラントを埋入するアイデアが報告されていた。最近発表された 5 つの研究のシステマティックレビューでは、埋入後 12 年経過した 289 本のインプラントの生存率は 95% を示した[12]。

Lekholm と Zarb[13] は上下顎骨間における密度と血流の明確な相違点を示したが、Ulm ら[14] はさらに、上顎結節の脂肪化した海綿骨でも良好な血流があることと、遺体の計測的検討では上顎結節の骨梁には男女間で相違があり、男性で 27.9%、女性で 20.2% であったと報告した（図 14-9）。

　次に、十分ではないが血流の良好な上顎前歯部と結節部にショートインプラントを埋入した 7 症例を供覧する。

症例 1

　患者は class VI の骨萎縮を呈する 55 歳。左側の上顎結節に 4.0 × 5.0 mm のバイコンインプラントを埋入した（図

図 14-9 LekholmとZarb[13]による骨質の分類とマイクロエックス線写真。(Lambrecht[10]より許可を得て引用)

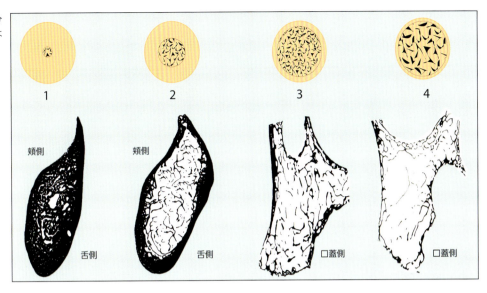

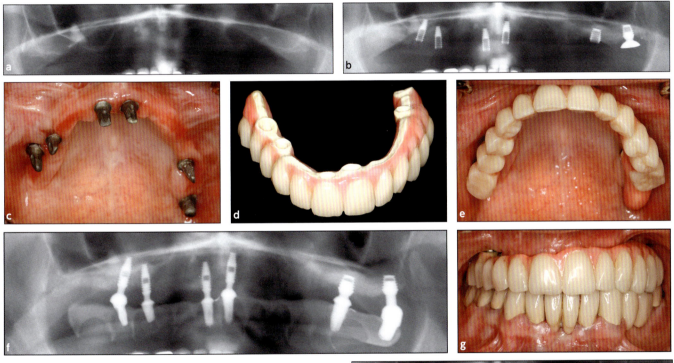

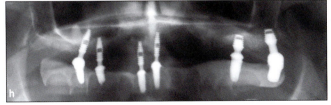

図 14-10 (a) class VIの萎縮上顎骨を呈する55歳の症例のパノラマエックス線写真。(b) 4本の3.0×8.0 mm、2本の4.0×5.0 mm（うち1本はサイナスリフトアバットメントを装着）のインプラントを埋入した術後のパノラマエックス線写真。(c) 6本のアバットメントを装着した口腔内写真。(d) フルアーチのTRINIA製補綴物。(e) TRINIA製補綴物を装着した状態の口腔内写真。(f) TRINIA製補綴物を装着した状態のパノラマエックス線写真。(g, h) 補綴物装着1年後の口腔内写真とパノラマエックス線写真。

14-10a)。上顎洞内にインプラントが迷入しないように、サイナスリフトアバットメントを装着した（図14-10b)。治癒経過に特記事項はなく、6本のインプラントにフルアーチのTRINIA製補綴物をセメント合着した（図14-10c〜14-10e)。パノラマエックス線写真は満足いく結果を示している（図14-10f)。補綴物装着1年後の口腔内写真とパノラマエックス線写真では、良好な経過が示された（図14-10gと14-10h)。

第14章　萎縮上顎歯槽突起

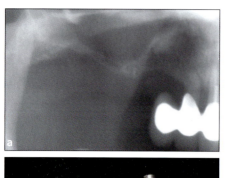
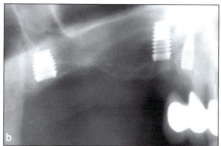
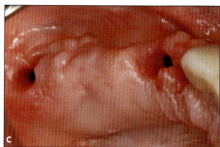
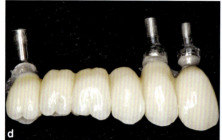
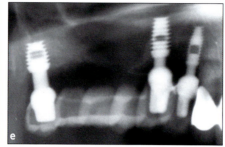
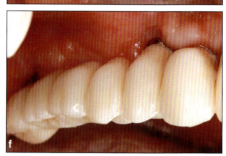
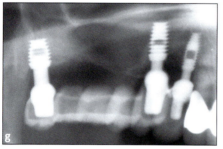

図 14-11　(a) 術前のパノラマエックス線写真。右側上顎は無歯顎で、大臼歯部には歯槽突起はほとんどない。上顎結節部にはバイコンのショートインプラントを埋入できる程度の骨を認める。(b) 犬歯部に 3.0×8.0 mm、第一小臼歯部に 4.0×8.0 mm、上顎結節部に 4.5×6.0 mm のインプラントを埋入した術後のパノラマエックス線写真。(c) ヒーリングアバットメントを除去した状態の口腔内写真。(d) アバットメントを装着した 6 歯分の TRINIA 製補綴物。(e) TRINIA 製補綴物を装着した状態のパノラマエックス線写真。(f, g) 補綴後 2 年の口腔内写真とパノラマエックス線写真。

症例 2

患者は右側上顎無歯顎の 56 歳。エックス線写真から、とくに大臼歯部の骨が萎縮している（図 14-11a）。サイナスリフトと骨移植は行わずに、犬歯部に 3.0×8.0 mm、第一小臼歯部に 4.0×8.0 mm、上顎結節部に 4.5×6.0 mm のインプラントを埋入した（図 14-11b）。6 ヵ月後に 2 次手術を行い、6 歯分の TRINIA 製補綴物を装着した（図 14-11c と 14-11d）。結節部のインプラントはかなり遠心だが、パノラマエックス線写真では許容範囲である（図 14-11e）。補綴後 2 年のパノラマエックス線写真では、満足いく結果が見て取れる（図 14-11f と 14-11g）。

症例 3

患者は 71 歳。左側上顎側切歯の動揺と、左側上顎犬歯から左側第一大臼歯にかけてのブリッジに動揺を呈している（図 14-12a）。上記歯牙とブリッジを除去して 10 週間後、上顎側切歯部に 4.5×8.0 mm、第一小臼歯部に 3.0×8.0 mm、上顎結節部に 4.5×6.0 mm のインプラントを埋入した（図 14-12b と 14-12c）。16 週間の治癒期間後、2 次手術を経て 7 歯分の TRINIA 製補綴物を装着した（図 14-12d）。2 年経過後の満足いく結果を示す（図 14-12e と 14-12f）。

症例 4

患者は 57 歳。10 年前にサイナスリフトと骨移植を行ったあとに埋入したインプラントが周囲炎を起こした（図 14-13a と 14-13b）。左側臼歯部のインプラントを抜去し、保存不可能な小臼歯を抜歯した。10 週間後に 3 本の 4.0×5.0 mm のインプラントを小臼歯部と上顎結節部に埋入した（図 14-13c）。6 ヵ月後、インプラントレベルの印象を採得し、5 歯分の TRINIA 製補綴物を装着した（図 14-13d と 14-13e）。装着後の口腔内写真とエックス線写真は、満足いく結果を示している（図 14-13f 〜 14-13h）。

上顎結節のインプラント

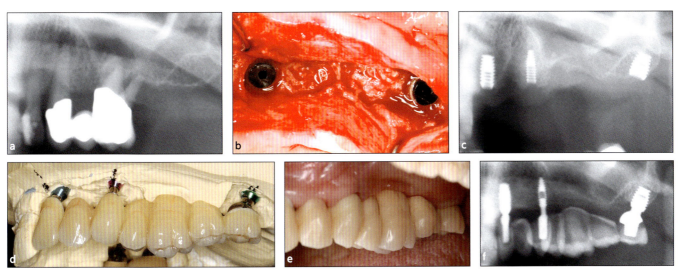

図14-12 (a) 術前のエックス線写真。(b) インプラント埋入後の口腔内写真。インプラントにはヒーリングプラグが装着されている。(c) 上顎側切歯部に4.5×8.0 mm、第一小臼歯部に3.0×8.0 mm、上顎結節部に4.5×6.0 mmのインプラントを埋入した術後のエックス線写真。(d) 石膏模型上の7歯分のTRINIA製補綴物。(e, f) 補綴後2年経過時の口腔内写真とエックス線写真。

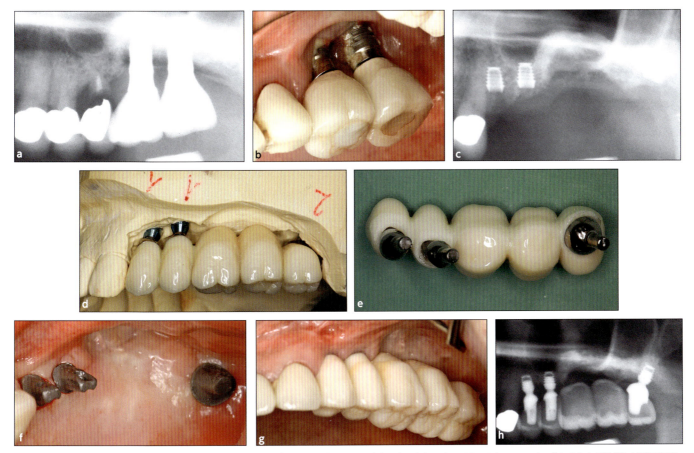

図14-13 (a) 術前のエックス線写真。(b) 上顎大臼歯のインプラント周囲炎を示す口腔内写真。(c) 3本の4.0×5.0 mmのインプラントを小臼歯部と上顎結節部に埋入した術後のエックス線写真。(d) 石膏模型上の5歯分のTRINIA製補綴物。(e) アバットメントを装着したTRINIA製補綴物。(f) 3本のサンドブラストしたカスタマイズアバットメント。(g, h) TRINIA製補綴物を装着した口腔内写真とエックス線写真。

207

第14章　萎縮上顎歯槽突起

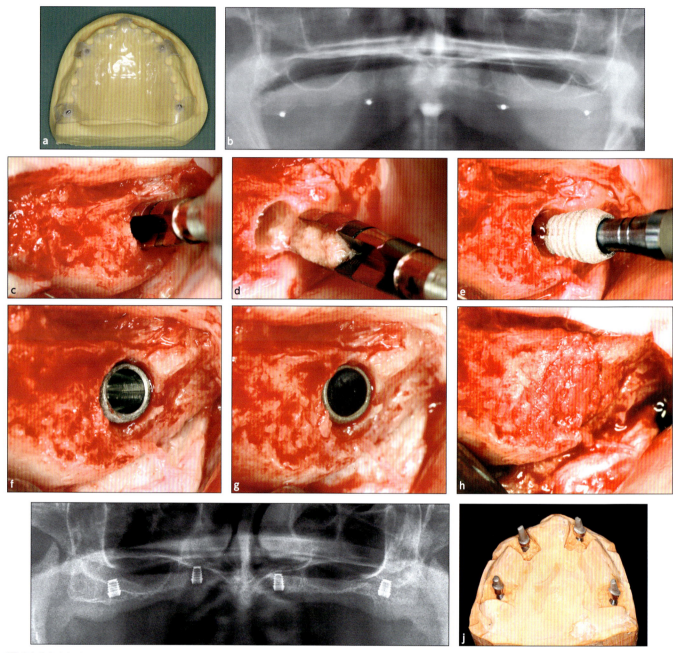

図 14-14 （a）金属球を埋め込んだアクリル製のサージカルスプリント。（b）サージカルスプリントを装着した状態でのパノラマエックス線写真。（c）4.0 mm のハンドリーマーをハンドピースに装着して埋入窩を拡大した。（d）ハンドリーマーの溝に採取された自家骨。（e）インプラントインサーター／レトリーバーで 4.0 × 5.0 mm のインプラントを埋入した。（f）埋入したインプラント。（g）カットしたヒーリングプラグを装着した。（h）採取した自家骨でインプラントのショルダー部を被覆した。（i）インプラント埋入後のパノラマエックス線写真。（j）石膏模型上に設置されたサンドブラストしたカスタマイズアバットメント。

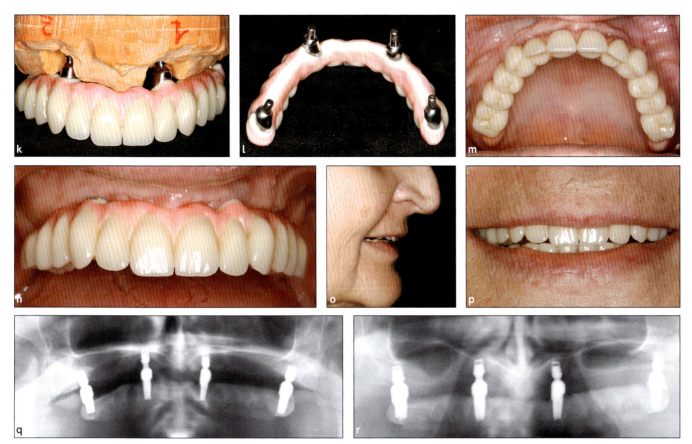

図 14-14（続き）（k）石膏模型上のTRINIA製補綴物。(l)アバットメントを装着したTRINIA製補綴物。(m, n)咬合調整後のフルアーチのTRINIA製補綴物。(o)垂直高径の回復により側貌が改善している。(p) TRINIA製補綴物を装着したリップライン。(q, r) TRINIA製補綴物装着時と、2年後のリコール時のパノラマエックス線写真。

症例5

患者は66歳。上顎骨にclass VIの萎縮を呈するが、幸い両側の犬歯部には4.0 × 5.0 mmのインプラントを埋入する程度の骨が存在していた。また、両側の上顎結節部にもそれぞれ1本ずつ4.0 × 5.0 mmのインプラントの埋入を予定した。金属球を埋め込んだアクリル製のサージカルスプリントで埋入位置を確認した（図 14-14aと14-14b）。インプラント埋入窩の形成過程と、埋入した4.0 × 5.0 mmのインプラントを、図 14-14cから14-14iに示す。6ヵ月の治癒期間後、フルアーチのTRINIA製補綴物を作製した（図 14-14jと14-14k）。ベースのTRINIAを左右上顎第一大臼歯間で作製した（図 14-14l）。患者の側貌と口元は補綴物により改善された。術後と、2年目のリコール時のエックス線写真を示す（図 14-14m〜14-14r）。

第14章　萎縮上顎歯槽突起

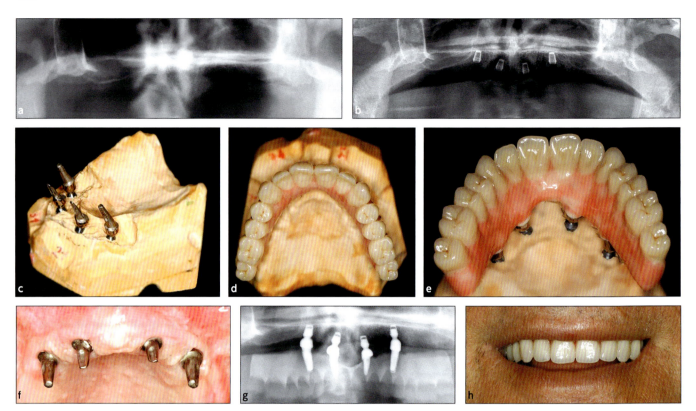

図 14-15 （a）class VI の萎縮した上顎骨を呈している患者の術前パノラマエックス線写真。（b）4.0×5.0 mm のインプラントを4本、左右の上顎洞間に埋入した際のパノラマエックス線写真。（c）石膏模型上に設置されたサンドブラストしたカスタマイズアバットメント。（d）石膏模型上の TRINIA 製補綴物の咬合面観。（e）石膏模型上の TRINIA 製補綴物の後方面観。（f）装着されたアバットメント。（g）TRINIA 製補綴物装着後のパノラマエックス線写真。（h）TRINIA 製補綴物装着時のリップライン。

症例 6

患者は class VI の萎縮した上顎骨を呈する健康な63歳。4.0×5.0 mm のインプラントを4本埋入した（図 14-15a と 14-15b）。6ヵ月の治癒期間後、フルアーチの TRINIA 製補綴物を装着した（図 14-15c〜14-15e）。補綴後の口腔内写真とエックス線写真からは、粘膜に特記すべき所見はなく、骨が安定している（図 14-15f〜14-15h）。

この患者は、オーストリアのウィーン医学大学頭蓋顎顔面外科・口腔外科の前向き研究に参加した。この前向き研究は、重度に萎縮した上下無歯顎を、4本のバイコンショートインプラントと TRINIA 製義歯で補綴するというものであった[15]。6年間で20人に80本のバイコンショートインプラントを上顎に埋入した（4.0×5.0 mm が64本、3.0×8.0 mm が14本、3.5×8.0 mm が2本）。1年目の生存率は98.6％、2年目の生存率は93.5％であった。3人の患者でインプラントの喪失を認めたが、インプラントを喪失した患者の残りのインプラントはオッセオインテグレーションしており、3本のインプラントで義歯の支持が可能であったため、20人の補綴自体の成功率は100％であった。

症例 7

これまでに供覧した症例は比較的高齢の患者のものだが、上顎の萎縮は若い患者にも起こり得る。前述の症例に施行可能であったように、重度の萎縮を呈する若い患者の症例にもインプラント補綴による機能回復は可能である。これから供覧する症例は、2歳になる直前にリンパ芽球性白血病と診断された18歳の女性である。厳しい抗癌剤治療にもかかわらず、初回治療から2年以内に再発した。最終的には病気を克服したが、繰り返し施行された抗癌剤治療、18 Gy の放射線治療により、骨格の発育障害と歯牙欠損症をきたした。18歳時に、疼痛、機能障害ならびに乳歯の発育不全を主訴に受診した（図 14-16a）。ほとんどの歯には歯根がなく、あっても形成不全による短い歯根で、歯周病により多数の膿瘍を形成していたため抜歯となった（図 14-16b）。

極度の萎縮に加え、口裂が幅径 31 mm と小さく、上顎歯槽

上顎結節のインプラント

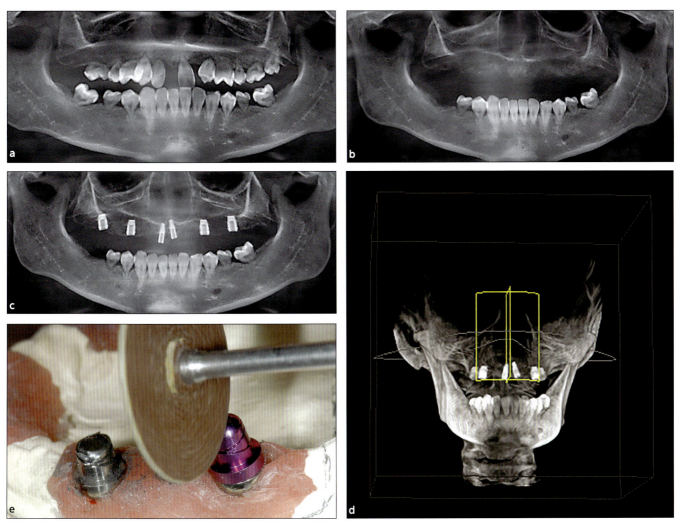

図 14-16（a）上顎の歯と歯根の形成不全を呈する症例の術前パノラマエックス線写真。(b) 抜歯後，無歯顎になった時点でのパノラマエックス線写真。(c) 4本の4.0×6.0 mm，2本の3.0×8.0 mmのバイコンインプラントを埋入した直後のパノラマエックス線写真。(d) デジタルボリューム断層写真における顔面像。ショートインプラントでも上顎にはほとんどスペースがなかった。(e) TRINIA製フレームワークのスペース確保のため，紫色の保持コーピングをユニバーサルアバットメントと同時に調整した。

突起・下顎前歯間で開口量8 mmと，開口障害をともなっていた。垂直方向の開口量が非常に制限されていたことと，放射線治療により歯槽骨の血流が減少していることが予測されたため，骨移植をともなう通常のインプラント治療は不可能と考え，4.0×6.0 mmと，3.0×8.0 mmのバイコンインプラントで治療することにした。極端に狭いスペースでの治療であったため，すべての補綴物はカスタムメイドで対応した。暫間義歯としてプロビジョナルの義歯を作製し，咬合高径の挙上は2.0 mmが限界であった。

リッジスプリットを施行し，4本の4.0×6.0 mm，2本の3.0×8.0 mmのバイコンインプラントを上顎に埋入した（図14-16cと14-16d）。脆弱な骨の拡大にはハンドリーマーを使用した。9ヵ月後，2次手術を施行し，インプラントレベル

の印象を採得した。次の受診時に，ユニバーサルアバットメントを装着したTRINIA製のフレームワーク上に蝋義歯をセットして，正中，咬合，リップサポート，咬合高径ならびに審美性を確認した。アバットメントは光重合型レジン製のジグを用いて装着した。

紫色のテレスコピック保持コーピングおよび銀色の非保持コーピングを，ユニバーサルアバットメントに合わせた蝋義歯の配列に合うように切削する（図14-16eと14-16f）。

技工所での最終調整時に，保持力確認用ジグでTRINIA製補綴物のテレスコピックコーピングの保持力を再確認する。チェアサイドでの装着時には，アバットメントシーティングジグにより6本のアバットメントを順番にセットし，テレスコピックコーピングをそれぞれ装着する。この時すでにテレスコピッ

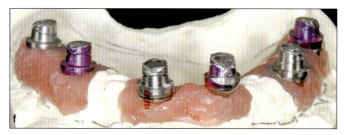
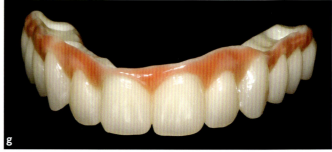
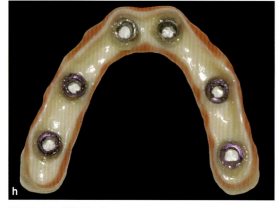
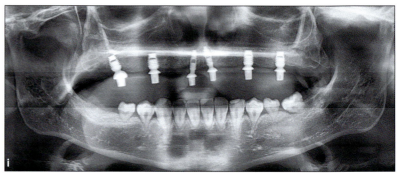

図 14-16（続き）（f）石膏模型上のユニバーサルアバットメントに装着した 6 本の調整後のコーピング。（g）保持コーピングをセメント合着しながらピックアップする前の TRINIA 製補綴物。（h）保持コーピングをセメント合着し、ピックアップしたあとの TRINIA 製補綴物。（i）ユニバーサルアバットメントとコーピングを装着した術後のパノラマエックス線写真。

クコーピングは TRINIA 製補綴物にフィットするように形成されている（図 14-16g 〜 14-16i）。TRINIA 製補綴物の作製法は第 11 章にて詳しく述べる。

結語

上下顎が重度に萎縮した症例では骨量が極端に制限されるため、バイコンのショート・ナローインプラント以外に、信頼性の高い実現可能な治療オプションはほとんど存在しない。バイコンインプラントは限られたスペースの中でも適応可能であり、他のインプラントでは骨が喪失するような状況でも、インプラント周囲での骨の添加が認められる。

ショート・ナローインプラントの使用により、骨移植の必要性が大きく減少し、高度に熟練した外科手技が不要になる可能性がある。バイコンインプラントを経験したことがある十分にトレーニングされた歯科医師ならば、通常では不可能な状況でもインプラントを埋入することができるかもしれない。さらに、他のインプラントシステムと異なり、バイコンのショート・ナローインプラントは補綴も容易である。バイコンインプラントは臨床に多大な恩恵をもたらすが、いちばんの利点は、そのサイズが小さいことから、萎縮した歯列に対して治療が可能になることである。

References

1. Frost HM. Wolff's Law and bone's structural adaptations to mechanical usage: An overview for clinicians. Angle Orthod 1994;64:175–188.
2. Wolff J. Das Gesetz Der Transformation Der Knochen. Berlin: Verlag von August Hirschwald, 1892.
3. Atwood DA. Postextraction changes in the adult mandible as illustrated by microradiographs of midsagittal sections and serial cephalometric roentgenograms. J Prosthet Dent 1963;13:810–824.
4. Atwood DA, Coy WA. Clinical, cephalometric, and densitometric study of reduction of residual ridges. J Prosthet Dent 1971;26:280–295.
5. Cawood JI, Howell RA. A classification of the edentulous jaws. Int J Oral Maxillofac Surg 1988;17:232–236.
6. Ulm C, Solar P, Blahout R, Matejka M, Gruber H. Reduction of the compact and cancellous bone substances of the edentulous mandible caused by resorption. Oral Surg Oral Med Oral Pathol 1992;74:131–136.
7. Härle F, Ewers R. Horseshoe-shaped osteotomy with bone interposition in order to raise the maxillary crest. An operating method stopped after the experiment [in German]. Dtsch Zahnarztl Z 1980;35:105–107.
8. Yerit KC, Posch M, Guserl U, et al. Rehabilitation of the severely atrophied maxilla by horseshoe Le Fort I osteotomy (HLFO). Oral Surg Oral Med Oral Pathol Oral Radiol Endod 2004;97:683–692.
9. Bell W. Le Fort I osteotomy for correction of maxillary deformities. J Oral Surg 1975;33: 412–426.
10. Lambrecht JT. Oral and Implant Surgery: Principles and Procedures. London: Quintessence, 2009:344–350.
11. Maló P, Nobre M de A, Lopes I. A new approach to rehabilitate the severely atrophic maxilla using extramaxillary anchored implants in immediate function: A pilot study. J Prosthet Dent 2008;100:354–366.
12. Lopes LFDP, da Silva VF, Santiago JF, Panzarini SR, Pellizzer EP. Placement of dental implants in the maxillary tuberosity: A systematic review. Int J Oral Maxillofac Surg 2015;44:229–238.
13. Lekholm U, Zarb GA. Patient selection and preparation. In: Brånemark PI, Zarb GA, Albrektsson T (eds). Tissue-Integrated Prostheses. Chicago: Quintessence, 1985.
14. Ulm C, Kneissel M, Schedle A, et al. Characteristic features of trabecular bone in edentulous maxillae. Clin Oral Impl Res 1999;10:459–467.
15. Seemann R, Marincola M, Seay D, Perisanidis C, Barger N, Ewers R. Preliminary results of fixed, fiber-reinforced resin bridges on four 4- × 5-mm ultrashort implants in compromised bony sites: A pilot study. J Oral Maxillofac Surg 2015;73:630–640.

第15章

萎縮下顎歯槽突起

Rolf Ewers / Paolo Perpetuini / Rudolf Seemann / Kristina Pisarik
訳：大廣洋一

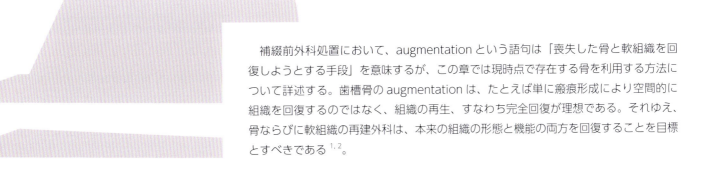

補綴前外科処置において、augmentation という語句は「喪失した骨と軟組織を回復しようとする手段」を意味するが、この章では現時点で存在する骨を利用する方法について詳述する。歯槽骨の augmentation は、たとえば単に瘢痕形成により空間的に組織を回復するのではなく、組織の再生、すなわち完全回復が理想である。それゆえ、骨ならびに軟組織の再建外科は、本来の組織の形態と機能の両方を回復することを目標とすべきである[1,2]。

骨造成の手技

骨は非常にダイナミックな組織で、絶え間ないモデリングとリモデリングのバランスによりその構造を保っている[3,4]。破骨細胞が古い骨を吸収する一方で、骨芽細胞が新しい骨の基質を形成する[5]。骨吸収活性が優位になると、顎骨では萎縮にいたるため、インプラント埋入に際して骨造成が必要になる。定義上、骨造成は吸収またはダメージを受けた組織の完全回復ではなく、追加することを意味するが、萎縮した組織の治療においては十分な骨を提供することが必要である。

組織の微少循環は、リモデリングにおける代謝の微細な調節、すなわち破骨細胞、骨芽細胞ならびにそれらの前駆細胞の動員と活性化において重要な役割を果たしている[6,7]。骨欠損部位を骨移植により再建したとしても、常に血流が豊富な骨を形成するとは限らない[8]。再生とは、単に欠損部位に存在する組織や瘢痕組織の除去を意味する

第 15 章　萎縮下顎歯槽突起

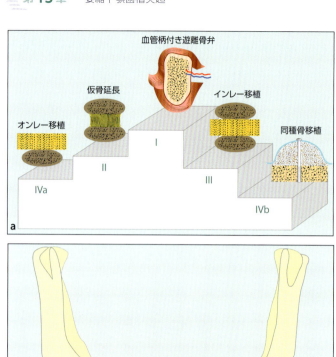
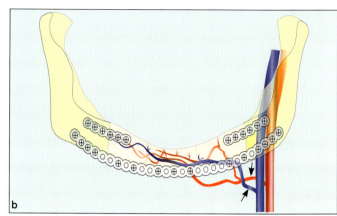
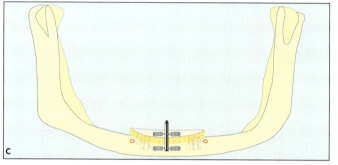
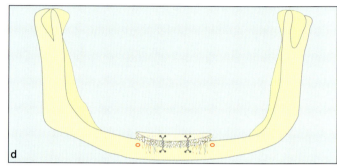
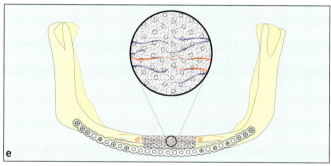
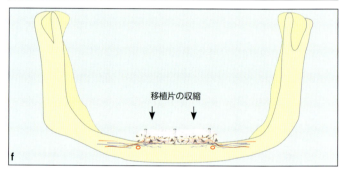
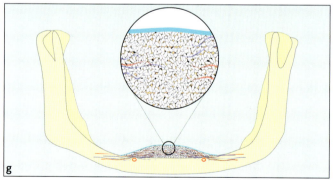

図 15-1 (a) 骨造成のオリジナルの分類。class I：血管柄付き遊離骨弁、class II：仮骨延長、class III：インレー移植を併用した pedicled segmental osteotomy、class IVa:オンレー移植、class IVb:血流のない同種骨移植。骨質は、イラストに記されているように移植材の血流や移植床の血流に依存する。以下は新しい骨造成術の分類。(b) class I：血管柄付き遊離骨弁。(c) class II：仮骨延長。(d) class III：血流のない移植材を介した pedicled segmental osteotomy。(e) class IV：骨形成誘導移植。(f) class Va：血管柄なしのオンレー移植。(g) class Vb：骨再生誘導法（GBR）。(Ewers[10] の許可を得て掲載)

のではなく、骨のように代謝活性のある硬組織で欠損部位を満たすことである。

　骨欠損の再生に用いられる方法は、骨移植材の活性、骨に置換される程度ならびに辺縁でのインテグレーションの状態によって分類される。骨移植材の経過は、侵襲があるため、定期的な生検などではなく、長期間の臨床的所見によってのみ確認できる。骨造成術は、使用する移植材の血流によって分類される[9]。ここでは、血流または血流の誘導に基づき骨欠損の再建における骨再生の方法を 5 つに分類し、さらに 6 つの class に再分類した Ewers の分類[10] を紹介する（図 15-1）。

骨造成の手技

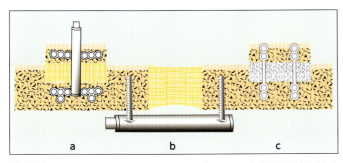

図 15-2 (a) 歯槽骨の高さを増大させる垂直的仮骨延長。(b) 骨移動を目的とする多方向性仮骨延長。(c) 歯槽骨の高さを増大させる垂直的 pedicled sandwich plasty。(Ewers[10] の許可を得て掲載)

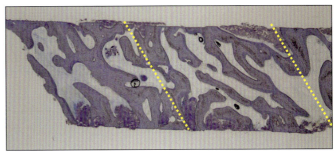

図 15-3 仮骨延長術により、高さを約 10 mm 増大させ、インプラント埋入直前にサンプリングした石灰化途中の骨の組織標本。黄色の点線 (骨切り線) に挟まれる部分は、血流が良好な新生骨を示す。(Ewers[10] の許可を得て掲載)

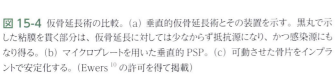

図 15-4 仮骨延長術の比較。(a) 垂直的仮骨延長術とその装置を示す。黒丸で示した粘膜を貫く部分は、仮骨延長に対しては少なからず抵抗源になり、かつ感染源にもなり得る。(b) マイクロプレートを用いた垂直的 PSP。(c) 可動させた骨片をインプラントで安定化する。(Ewers[10] の許可を得て掲載)

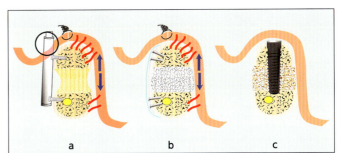

6 つの class とは、class I：血管柄付き遊離骨弁、class II：仮骨延長、class III：血流のない移植材を介した pedicled segmental osteotomy (いわゆるインレー移植)、class IV：骨形成誘導移植 (Tent pole 移植)、class Va：血管柄なしのオンレー移植、class Vb：骨再生誘導法 (GBR) である。

仮骨延長法 (distraction osteogenesis、いわゆる distraction callus) とは、通常の骨移植に使用される骨よりも、よりバイタルで血流の豊富な既存骨と同様の骨が得られる方法で、当初は歯槽突起の高さと幅を増大する方法であった[12-14] (図 15-2)。伸展される骨は常に血流を有するという仮説は組織学的に証明されているが (図 15-3)、この骨再生法にも欠点があり、数ヵ月間、伸展装置を装着するという患者の不快感以外にも、装置の粘膜穿孔や、移動させる骨片の変位などのリスクがある。なお、伸展装置を装着するのに十分な 8～9 mm の骨があれば、バイコンのショートインプラントが埋入可能であるため、仮骨延長の技術は不要となる。

Pedicled sandwich plasty (PSP)

垂直骨切りと水平骨切りを組み合わせた、1 回法または 2 回法の pedicled sandwich plasty (PSP) は、外傷や火傷などによる軟組織の喪失がなければ、最小限の骨に対して用いられる移植方法である。PSP は上顎ならびに下顎において優れた血流を確保する有効な方法である。pedicled bone segment は 9～10 mm の可動域をもつため、骨片間を移植材で充填し (図 15-4)[15-21]、骨接合プレートとスクリューで骨片を固定する。血流のある 2 層の骨で、自家骨または骨移植材を挟み込むテクニックは、インレー移植または class III の骨移植と考えられる。一方で、移植床に 3 壁以上残存する部位への骨造成術は、特殊な形態のインレー移植として区別されるべきである。このような術式には、抜歯窩に骨移植材を充填するソケットプリザベーションや、インレー骨造成術、上顎洞底挙上術などがある。下歯槽神経上に最小限の骨しかない場合には、もっとも合併症の少ない PSP が選択肢のひとつとなる。

以下、この手技について 48 歳の症例を用いて供覧する。術前のエックス線写真では、左側第二小臼歯から第二大臼歯まで

第15章　萎縮下顎歯槽突起

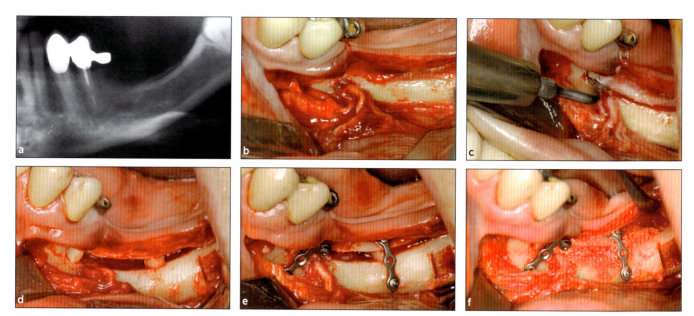

図 15-5　(a) 術前のエックス線写真。下顎管上には最小限の骨しか存在しない。(b) オトガイ神経の知覚異常を避けるために、部分的に剥離した。(c) ピエゾサージェリーによりボックス状の骨切りを行った。オトガイ神経とチップの尖端にはほとんどスペースがなかった。(d) 挙上した口腔側の骨片直下に、下顎骨から採取した骨片を2片挿入し安定させた。この小骨片は柱の役割を果たし、得られたギャップの後戻りを防止する。(e) 口腔側の骨片を、舌側の骨膜軟組織による pedicled flap として 5 mm 挙上し、2枚の骨接合プレートとスクリューで固定した。(f) 骨移植材を充填した。

の、下顎管の上に垂直的な骨の不足を認めた（図 15-5a）。切開ならびに骨切りは、垂直的仮骨延長術と同様の手法で行った[22]。切り離された骨片の血流の確保を目的に、骨片に付着する骨膜の剥離を最小限にするため、粘膜骨膜弁の剥離は頬側のみとし、歯槽骨では最小限にとどめた（図 15-5b）。骨膜の剥離を最小限にとどめるこの手技は、class II（仮骨延長）ならびに class III（垂直的 PSP）で使用する。骨膜を完全に剥離すると、class Va（オンレー移植）と同様に血流のない骨移植になる。

骨切りは、Vercellotti[23] によって報告されたピエゾサージェリー（図 15-5c）または Khoury saw を用いて行う。移動させる骨片の後戻りを防ぐために、下顎皮質骨から採取した2つの小さな骨片を切断面に差し込み、柱の役割をさせて慎重に不動化させた（図 15-5d）。次いで、挙上した骨片を骨接合プレートとスクリューで固定した（図 15-5e）。骨片間舌側に吸収性膜を挿入し、形成された骨空洞に移植材料を充填し、頬側も吸収性膜で被覆した（図 15-5f）。それから、頬側の骨膜と粘膜下組織からなる弁を作成し、2層で閉創した（図 15-5g）。多孔性のハイドロキシアパタイトやリン酸三カルシウムを吸収

性骨造成材として用いたため、エックス線写真ではほぼ透過性を示している（図 15-5h）。

3ヵ月後、チタンスクリューとプレートを除去し、4.0 × 5.0 mm のバイコンインプラントを2本埋入した（図 15-5i）。頬側骨膜の損傷を防ぐため、インプラント近傍のスクリューとプレートのみを除去し、他は除去しなかった。リモデリングにより、移植材は3ヵ月で石灰化し新生骨に置換されていた。埋入後4年半経過時のエックス線写真では、2本のショートインプラントがオッセオインテグレーションを得ており、PSP で形成された骨空洞は完全に新生骨で満たされていた。残しておいた骨接合プレートとスクリューは適宜抜去した（図 15-5j）。Integrated Abutment Crown（IAC）を装着した口腔内写真では、インプラント周囲の粘膜に異常は認められない（図 15-5k）。

バイコンショートインプラントは、インプラントの埋入に大変革をもたらした[25, 26]。バイコンショートインプラントにより、骨移植を回避できるだけでなく、骨移植をしなければインプラント支持の補綴が適応とならない患者にインプラント治療を行うことが可能になったことは、とても重要と思われる。た

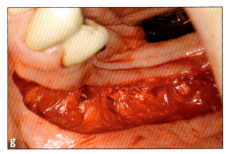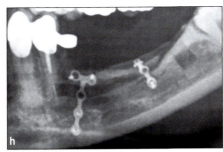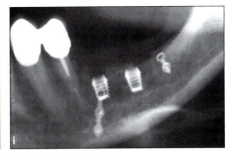
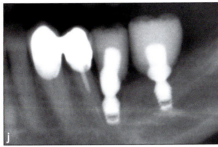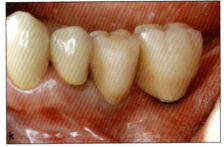

図 15-5（続き）（g）吸収性糸で pedicled periosteal tissue flap を縫合固定し、2 層で縫合し閉創した。（h）PSP 直後のエックス線写真。骨移植材はほとんど骨不透過像を示さない。（i）骨接合プレートとスクリューを一部除去し、4.0×5.0 mm のバイコンインプラントを埋入した直後のエックス線写真。（j）補綴後 4 年半経過時のエックス線写真。経過中に、残しておいたスクリューとプレートを除去し、左側下顎智歯を抜去した。（k）IAC で補綴後 4 年半経過時の口腔内写真。

とえば、バイコンのショート・ナローインプラントは、オトガイ孔間の下顎骨の高さが 6〜7 mm という極端な萎縮症例や、頬舌的に菲薄な下顎歯槽突起の症例、歯間距離が 4 mm しかない症例、もっとも神経損傷を起こしやすい、下顎管の上に歯槽骨が最小限しかない症例にも埋入可能である。

バイコンインプラントは、長さが 5.0 mm、幅が 4.0 mm しかないことに加えて、細菌抵抗性を示す 1.5 度のロッキングテーパーによるインプラントとアバットメントの結合（Implant Abutment Interface：IAI）や、スローピングショルダーというバイコンインプラント独特の形態的特徴により、骨に放射線照射の既往がある症例、BP 製剤またはデノスマブ投与例、骨髄移植後の症例のほか、糖尿病患者など易感染性の骨や粘膜を有する患者におけるインプラント周囲粘膜炎またはインプラント周囲炎の予防に役立っている。

フルアーチの TRINIA による萎縮骨に対する補綴

2010 年に、萎縮歯槽骨に埋入されたショートインプラントの予後を調べるための予備研究を実施した[27]。この研究では、重度に萎縮した下顎骨に 4 本の 4.0×5.0 mm のインプラントを埋入し、固定式義歯で補綴した 10 例の予後を調査した。その結果、TRINIA 製義歯の破損・破折は認められず、計 40 本のインプラント中、1 本が荷重開始前に喪失したのみであった。このオッセオインテグレーションが得られなかった症例は 56 歳女性で、下顎骨は Cawood と Howell の分類[28]で class VI の萎縮を呈しており、右の下顎体部に骨折を認めた（図 15-6a）。

骨接合プレートで下顎骨骨折を 4 年以上固定したあと、プレートを除去した（図 15-6b と 15-6c）。インプラント埋入前にパノラマエックス線写真と頭部エックス線規格写真を撮影したところ、オトガイ孔間の下顎骨の高さは 7 mm のみで歯槽突起はほぼ吸収されており、重度の萎縮を呈していた（図 15-6d と 15-6e）。

インプラント埋入予定部位のみで骨膜を剥離し、その他の部位では骨膜上で分層粘膜弁を作製し、4.0×5.0 mm のインプラント埋入窩を形成した（図 15-6f〜15-6m）。埋入後、ラッチリーマーから採取された自家骨でインプラントを被覆し、閉

219

第 15 章　萎縮下顎歯槽突起

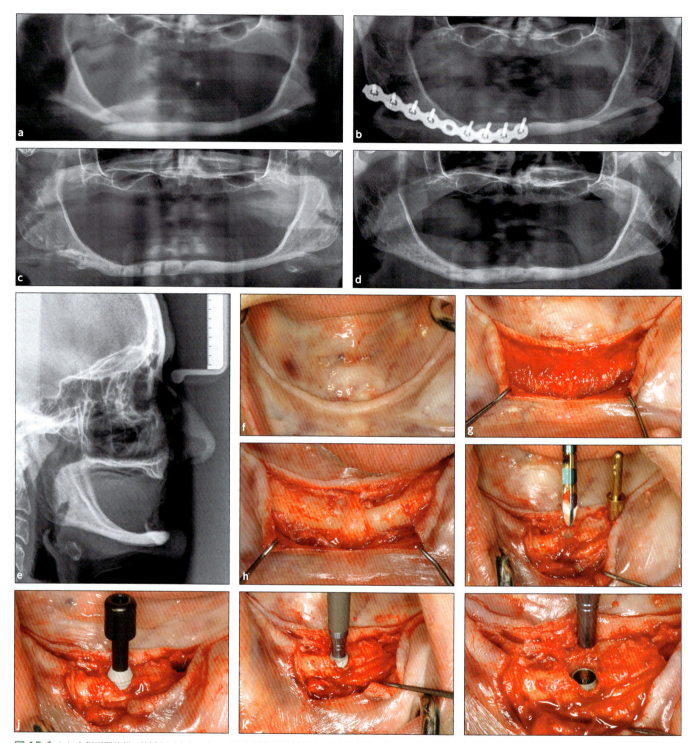

図 15-6 (a) 右側下顎体部の骨折をともなう、class VI の萎縮下顎骨を呈する 56 歳女性のパノラマエックス線写真。(b) 骨接合プレートで骨折を固定。(c) 術後 4 年で骨接合プレートを除去。(d) さらに 1 年後、インプラント埋入前のパノラマエックス線写真。(e) 頭部エックス線規格写真の側貌。下顎骨の高さは 7 mm 以下だった。オトガイ棘の鋭縁が吸収されずに残存している。(f) 下顎骨の class VI の萎縮にともない、歯槽突起の萎縮が見られる。(g) 切開後、オトガイ筋の筋体が露出し、その直上で切離した。(h) 歯槽頂部分のオトガイ筋は切除した。(i) 3.0 mm のラッチリーマーで埋入窩を拡大。(j) 4.0×5.0 mm のバイコンインプラントを埋入。(k) シーティングチップでインプラントを槌打。(l) インプラントの埋入が終了した際の口腔内写真。

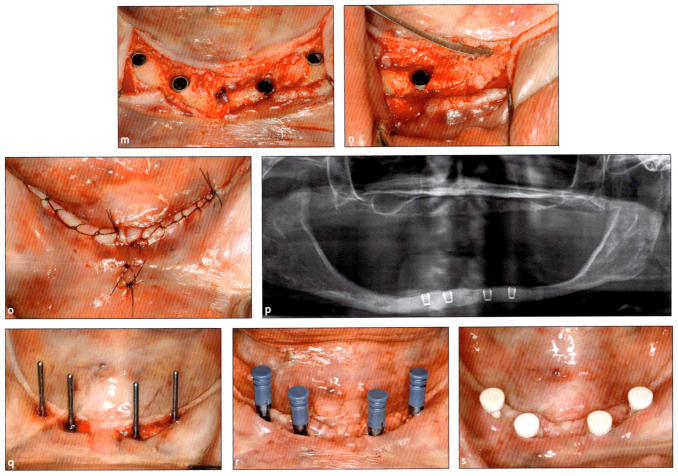

図 15-6（続き）(m) ヒーリングプラグを装着したインプラントと下顎骨。(n) 採取した骨でインプラントのショルダー部を被覆した。(o) 非吸収性糸で閉創した。(p) 埋入後のパノラマエックス線写真。4.0×5.0 mm のバイコンインプラントは、残存歯槽骨とほぼ同程度の高さである。(q) 2次手術時に、インプラントにガイドピンを装着し、埋入方向を確認。(r) インプラントレベルの印象採得をするために、アクリル製スリーブを装着。(s) PEEK 製のヒーリングアバットメントを装着。

創した（図 15-6n と 15-6o）。

　4本のインプラントの位置を確認するために、エックス線写真を撮影したところ、下顎骨はインプラントよりもわずかに高い程度であった（図 15-6p）。3ヵ月の治癒期間後、2次手術を施行し、インプラントレベルでフルアーチの印象採得を行い、ポリエーテルエーテルケトン（PEEK）製のヒーリングアバットメントを装着した（図 15-6q〜15-6s）。パノラマエックス線写真では満足いく結果が得られた（図 15-6t）。2度目の補綴治療来院時に、上下顎の咬合関係を記録し、3度目の補綴治療来院時に、補綴物の適合と審美性を確認した。

　続いて、CAD/CAM で TRINIA 製の基礎床を作製し、人工歯配列をした蝋義歯を作製した（図 15-6u〜15-6z）。光重合レジン製のシーティングジグを用いてアバットメントの位置を確認し、アバットメントにワセリンを塗布し、シーティングジグからの脱離を防止した（図 15-6aa）。アバットメントの位置決めは TRINIA 製補綴物のみでも可能である（図 15-6bb）。蝋義歯を試適・調整し、咬合採得を行った（図 15-6cc）。

　TRINIA 製の最終補綴物を作製して装着したが、左側前歯部のインプラントに動揺を認めたためインプラントを抜去し、補綴物は最終的に3本のインプラントにセメント合着した（図 15-6dd〜15-6gg）。術後4年経過時の口元の写真、パノラマエックス線写真、頭部エックス線規格写真から、フルアーチの補綴物が3本のインプラントの支持でも問題なく使用されていることがわかる（図 15-6hh〜15-6ll）。

第15章　萎縮下顎歯槽突起

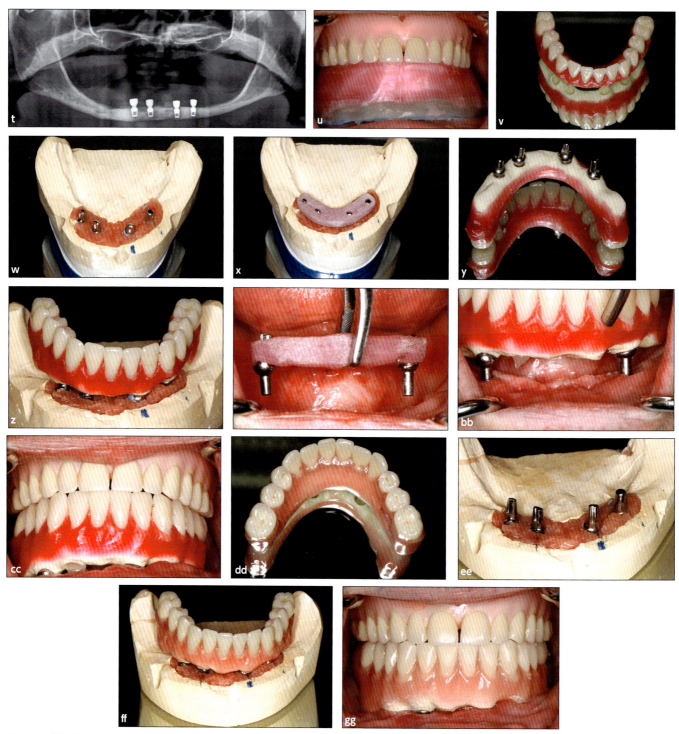

図 15-6（続き）(t) 術後のパノラマエックス線写真。(u) 2次手術から10日後、蝋義歯で咬合採得を行った（咬合採得の内容は本文参照）。(v) TRINIA製補綴物で蝋義歯を作製し、人工歯配列を行った。TRINIAの基底面にボアを形成している。(w) 石膏模型上のミリングされたカスタムアバットメント。(x) 石膏模型のアバットメント上に光重合レジンでジグを作製した。(y) 4本のアバットメントを装着したTRINIA製基礎床を用いて蝋義歯を作製した。(z) 石膏模型上でインプラントアナログに蝋義歯を装着した。(aa) レジン製のシーティングジグを利用して、最後方のアバットメント2本を装着した。その際にボアにワセリンを塗っておくと、着脱が容易になる。(bb) TRINIA製基礎床と蝋義歯をジグとして用いて、アバットメントを試適した。(cc) 咬合採得を行う前に、人工歯の咬合を確認した。(dd) フルアーチのTRINIA製補綴物の咬合面観。(ee) 軟組織モデル上のミリングされたアバットメント。(ff) 軟組織モデル上のアバットメントに装着されたTRINIA製補綴物。(gg) フルアーチのTRINIA製補綴物を装着した口腔内写真。

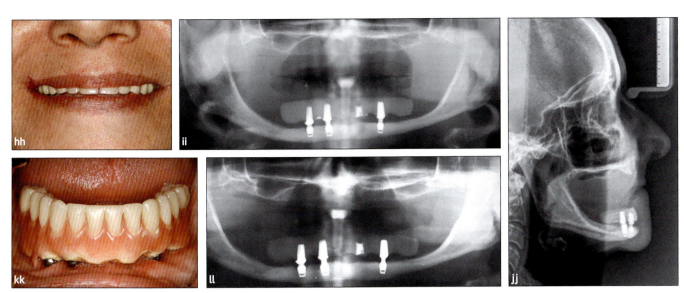

図 15-6（続き）(hh) TRINIA 製補綴物を装着したあとのスマイルライン。(ii) 左側前歯部のインプラントを除去したあとのパノラマエックス線写真。(jj) 頭部エックス線規格写真の側貌。側方に長いカンチレバーがデザインされていることに注意。(kk) 補綴物装着後、4 年経過した時点での口腔内写真。(ll) 装着後、3 年経過時のパノラマエックス線写真。前歯部のインプラントの喪失以外には骨吸収やトラブルがないことがわかる。

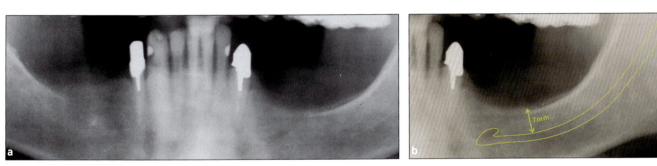

図 15-7 (a) 術前のパノラマエックス線写真では、両側下顎管の上にほとんど骨が存在しない。(b) 下顎管の上には 7.0 mm しか骨がなかった。

術後のエックス線写真を検討したところ、オッセオインテグレーションを獲得できなかったインプラントは、骨接合スクリューを固定していた部位に埋入されていた。この症例はインプラントを喪失した唯一の症例であったが、幸いにも残存するわずか 3 本のインプラントで維持される TRINIA 製補綴物で機能を獲得することができた。重度に委縮した下顎骨における、4.0 × 5.0 mm のバイコンインプラントと TRINIA 製補綴物による補綴治療の成功率は、6 年間で 100% であった。

骨造成を回避した萎縮下顎骨への対応

下顎骨にインプラントを埋入する場合、神経損傷はもっとも頻度の高い合併症であるため、萎縮下顎骨に対して骨造成をせずにインプラントを埋入する治療は非常に興味深い。ここでは、3 症例を用いてこの治療方法について解説する。

症例 1

患者は 61 歳。両側下顎臼歯欠損で、とくに左側臼歯部の歯槽突起に重度の萎縮が見られ、下歯槽神経血管束の上に 7 mm しか歯槽骨が残っていなかった（図 15-7a と 15-7b）。Cawood と Howell の分類[28] では、class V または VI の萎縮と考えられた。骨移植はせずに、左側第一小臼歯部と右側第二小臼歯部に 3.0 × 8.0 mm のインプラントを、左側第二小臼歯・第一大臼歯部ならびに右側第一大臼部には 4.0 × 5.0 mm のインプラントを 3 本埋入した。埋入窩の形成は、注水下に 2.0 mm のパイロットドリルを用いて 1,100 rpm で行った（図 15-7c と 15-7d）。埋入窩の形成が終了したところで、ヒーリングプラグを装着し方向を確認した（図 15-7e と 15-7f）。そして、採取した自家骨でインプラントを被覆した（図 15-7g）。

難症例に対しては、術後にエックス線検査、CT 検査、コー

第15章　萎縮下顎歯槽突起

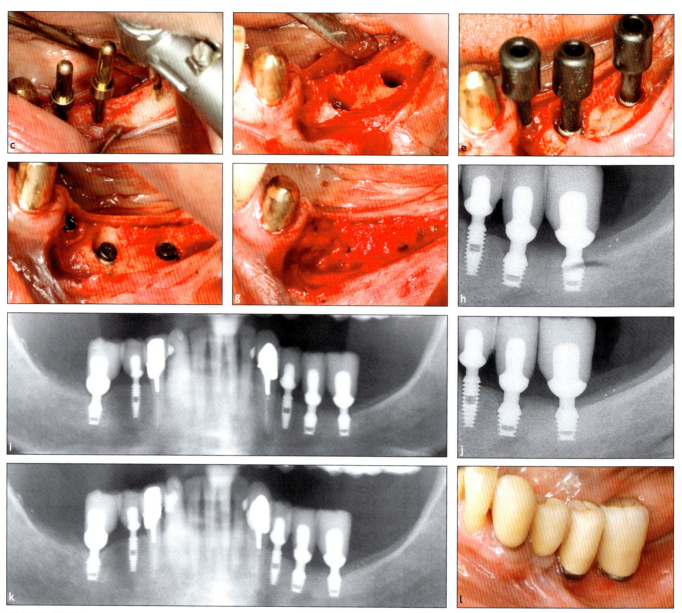

図 15-7（続き） (c) 左側下顎第一大臼歯部での埋入窩形成を示す。1,100 rpm で注水下に 2.0 mm のパイロットドリルを使用した。(d) 左側第一小臼歯部と第一大臼歯部の埋入窩形成が完了したところ。(e) ヒーリングプラグを装着したインプラントを埋入し、方向性を確認。(f) ヒーリングプラグをカットしたところ。(g) 採取した骨をインプラント上に充填している。(h) 左側に IAC を装着した状態のエックス線写真。(i) 骨の添加を示すパノラマエックス線写真。(j) IAC を装着した術後のエックス線写真。インプラント先端が下顎管に近接しているが損傷はない。(k) 4 年後のパノラマエックス線写真。(l) 6 年経過時の口腔内写真。インプラント周囲炎は認められない。

ンビーム CT 検査を施行するべきである[10]。術後のエックス線写真では、優れたオッセオインテグレーションを得ていた（図 15-7h と 15-7i）。術後 4 年経過時のエックス線写真では、良好なオッセオインテグレーションが維持され、さらに、今まで報告されているように[29]、インプラント周囲に骨形成が生じていた（図 15-7j と 15-7k）。術後 6 年経過時の口腔内写真では、アバットメントの周囲には健康な組織が存在し、インプラント周囲炎の兆候も認めなかった（図 15-7l）。

骨造成を回避した萎縮下顎骨への対応

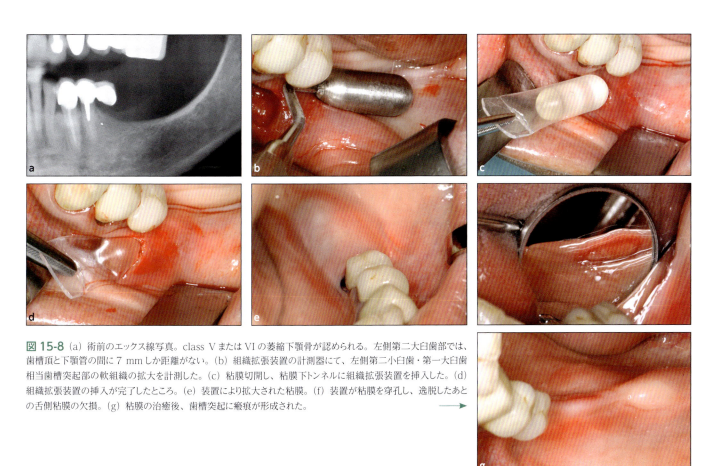

図 15-8 (a) 術前のエックス線写真。class V または VI の萎縮下顎骨が認められる。左側第二大臼歯部では、歯槽頂と下顎管の間に 7 mm しか距離がない。(b) 組織拡張装置の計測器にて、左側第二小臼歯・第一大臼歯相当歯槽突起部の軟組織の拡大を計測した。(c) 粘膜切開し、粘膜下トンネルに組織拡張装置を挿入した。(d) 組織拡張装置の挿入が完了したところ。(e) 装置により拡大された粘膜。(f) 装置が粘膜を穿孔し、逸脱したあとの舌側粘膜の欠損。(g) 粘膜の治癒後、歯槽突起に瘢痕が形成された。

症例 2

患者は左側臼歯部欠損の 43 歳。Cawood と Howell の分類[28]で class V または VI の重度の萎縮を呈し、第二大臼歯部では、下顎管と歯槽頂間の骨の高さは約 7 mm であった（図 15-8a）。本来は、組織拡張装置（Dental Cylinder, Osmed）にて粘膜を拡大し、骨造成を行ってからインプラントを埋入する予定であった（図 15-8b 〜 15-8e）。組織拡張装置は当初有効であったが、拡大 25 日目以降に舌側の粘膜に穿孔し、装置が脱落した。文献的にはこの合併症は一般的ではないが[40]、軟組織は後戻りし、欠損したまま治癒した（図 15-8f と 15-8g）。

3.0 × 8.0 mm のインプラントを左側第一大臼歯部に、4.0 × 5.0 mm のインプラントを左側第二大臼歯部に埋入することとした（図 15-8h）。術後のパノラマエックス線写真では、予想どおり 4.0 × 5.0 mm のインプラントは下歯槽神経に近接していた（図 15-8i）。3 ヵ月の治癒期間後、インプラントレベルの印象採得を行い、IAC を装着した。エックス線写真では満足いく結果が得られた（図 15-8j と 15-8k）。術後 4 年経過時の口腔内写真とエックス線写真から、良好に経過していることがわかる（図 15-8l と 15-8m）。

225

第15章　萎縮下顎歯槽突起

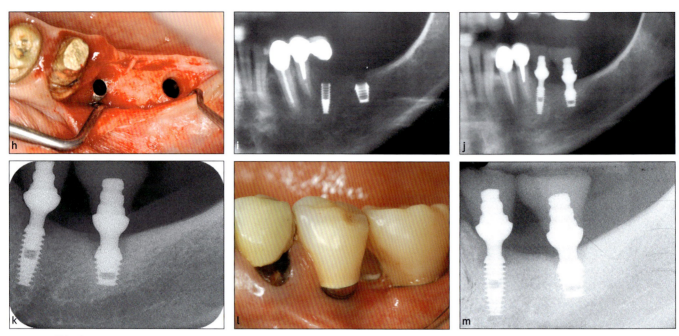

図 15-8（続き）(h) ヒーリングプラグを装着する前のインプラント。(i) インプラント埋入後のエックス線写真。インプラントの先端が下顎管に近接している。(j, k) IACで補綴した時点でのエックス線写真。後方のインプラントの先端が下顎管に近接している。(l, m) IAC装着後4年経過時の口腔内写真とエックス線写真。

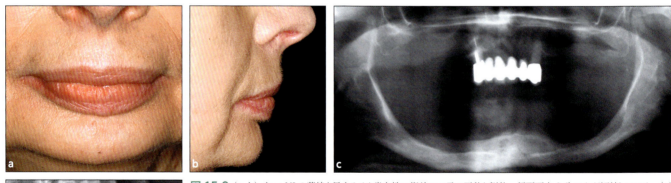

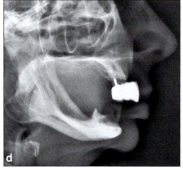

図 15-9 (a, b) class VIの萎縮を呈する64歳女性の術前の口元の正貌と側貌。顔面下方3分の1が短縮している。(c) 下顎の重度の萎縮を示す術前のパノラマエックス線写真。下顎骨正中の上方の骨は下顎骨ではなく、吸収されずに残存しているオトガイ棘である。(d) 頭部エックス線規格写真の側貌では、下顎骨の重度の萎縮と、吸収されずに残存しているオトガイ棘が認められる。

症例3

患者は64歳女性。CawoodとHowellの分類[28]でclass VIの萎縮下顎骨と診断し、オトガイ部、とくに顔面下方3分の1が短縮化していた（図15-9aと15-9b）。オトガイ棘は正常で残存しており（図15-9cと15-9d）、インプラントを埋入する予定の下顎骨前方は平坦であった（図15-9e〜15-9h）。パノラマエックス線写真は、オトガイ孔間に4.0×5.0 mmのインプラントを4本埋入した術後の状態を示す（図15-9i）。

骨造成を回避した萎縮下顎骨への対応

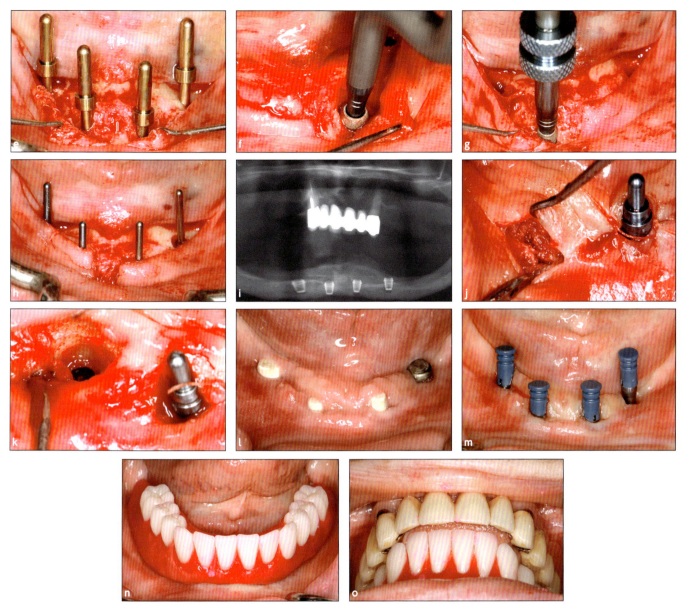

図 15-9（続き） (e) パイロットドリルで形成した埋入窩にパラレルピンを4本挿入し、位置と方向性を確認している。(f) オフセットハンドルに装着したシーティングチップで4.0×5.0 mmのインプラントを埋入。(g) インプラントインサーター/レトリーバーで4.0×5.0 mmのインプラントを埋入。(h) 2.5 mmのガイドピンを4本挿入し、インプラントの方向性を確認する。(i) 術後のパノラマエックス線写真。(j) 3ヵ月の治癒期間後に2次手術を行った。舌側に吸収されずに残存したオトガイ棘があり、インプラントは新生骨でほぼ被覆されている。(k) ラウンドバーでインプラント上の骨を削除した。舌側に高い骨壁がある。(l) 2次手術から3週間経過した際の粘膜の治癒状態。3本の白いPEEK製のヒーリングアバットメントと、1本のチタン製のヒーリングアバットメントが装着されている。(m) フルアーチでインプラントレベルの印象採得を行うため、2.5 mmの青いチタン製の印象用ポストに青いスリーブを装着した。(n) 印象採得から10日後、蝋義歯で審美性を確認した。(o) 蝋義歯で咬合を確認した。

3ヵ月の治癒期間後、粘膜弁を剥離し、ラウンドバーでインプラント周囲の骨を削除した（図15-9jと15-9k）。粘膜が治癒した3週間後、インプラントレベルの印象採得を行い、初回の咬合採得を行った。続いて、蝋義歯で審美性と機能を確認し、再び咬合採得を行った（図15-9nと15-9o）。口腔内に装着する前に、石膏模型上でTRINIA製補綴物とアバットメントを確認した（図15-9p～15-9s）。3回目の来院までに、アバットメントとフルアーチのTRINIA製補綴物を模型上で調整した（図15-9t～15-9w）。口腔内写真では、下顎前歯部の高さの増大にともない、顔面下方3分の1の高さが回復し、

227

第15章　萎縮下顎歯槽突起

図 15-9（続き）(p, q) 石膏模型上のミリング・サンドブラスト加工されたアバットメントの正面像と側方像。(r, s) 石膏模型上の4本のアバットメントに装着された TRINIA 製補綴物の正面像と側方像。(t) 光重合レジン製のジグを用いて、4本のアバットメントの方向性と位置を決定した。(u) 口腔内で試適した TRINIA 製補綴物。(v) アバットメントにセメント合着した TRINIA 製補綴物。適切な咬合を得るために、前歯はアバットメントから前方に著しく傾斜した。(w) 咬合状態の TRINIA 製補綴物。(x) 顔面下方3分の1の高さが回復し、優れたリップラインを取り戻している。(y) 下顎前歯部の高さの増大にともない、顔面下方3分の1の高さが回復した側貌。(z) 装着後のスマイルライン。(aa) 術後2年経過したリコール時のパノラマエックス線写真。インプラントが骨吸収なく保持されている状態と両側カンチレバーの TRINIA 製補綴物を示す。

下顎骨は重度に萎縮したままであるものの、優れたスマイルラインが得られていた（図 15-9x ～ 15-9z）。術後2年経過時のパノラマエックス線写真では、両側カンチレバーの TRINIA 製補綴物とインプラントが保持されていた（図 15-9aa）。

結語

　ショートインプラントは、侵襲性の高い骨造成を必要としないこと、インプラント周囲に骨の添加をともなうことから、萎縮下顎骨において有効な治療方法である。萎縮により菲薄化した下顎骨において、バイコンショートインプラントはサイズが小さいことから、極端に条件が制限された部位にも埋入できる。さらに、骨の添加をともなうことがバイコンショートインプラントの特長であり、臨床上の利点である。サンドイッチテクニックは、下顎臼歯の遊離端欠損補綴において効果的な治療方法だが、ショートインプラントであれば、骨造成術を施行せずに埋入可能である。また、患者ならびに術者にとって、肉体的・経済的な負担を強いることなくインプラント治療が可能になることは重要である[41]。ショートインプラントを応用することは、治療方法に選択肢のない萎縮下顎骨を有する患者においても、成功率が高く、予後良好な手術を可能にする。

References

1. Jensen OT. Dentoalveolar modification by osteoperiosteal flaps. In: Fonseca RJ, Turvery TA, Marciani RD (eds). Oral and Maxillofacial Surgery, vol 1, ed 2. Philadelphia: Saunders, 2008:471–478.
2. Ewers R, Tomasetti B, Ghali GE, Jensen OT. A new biologic classification of bone augmentation. In: Jensten OT (ed). The Osteoperiosteal Flap. Chicago: Quintessence, 2010:19–42.
3. Rauch F, Travers R, Glorieux FH. Intracortical remodeling during human bone development: A histomorphometric study. Bone 2007;40:274–280.
4. Schopper C, Moser D. Biomaterials and bone repair. In: Ewers R, Lambrecht JT, eds. Oral Implants Bioactivating Concepts. Chicago: Quintessence, 2012:35–40.
5. Probst A, Spiegel HU. Cellular mechanisms of bone repair. J Invest Surg 1997;10:77–86.
6. Leunig M, Yuan F, Berk DA, Gerweck LE, Jain RK. Angiogenesis and growth of isografted bone: Quantitative in vivo assay in nude mice. Lab Invest 1994;71:300–307.
7. Hansen-Algenstaedt N, Joscheck C, Wolfram L, et al. Sequential changes in vessel formation and micro-vascular function during bone repair. Acta Orthop 2006;77:429–439.
8. Aghaloo TL, Moy PK. Which hard tissue augmentation techniques are the most successful in furnishing bony support for implant placement? Int J Oral Maxillofac Implants 2007;22 suppl:49–70.
9. Ewers R, Goriwoda W, Schopper C, Moser D, Spassova E. Histologic findings at augmented bone areas supplied with two different bone substitute materials combined with sinus floor lifting. Report of one case. Clin Oral Implants Res 2004;15:96–100.
10. Ewers R. Implant surgery. In: Lambrecht JT, ed. Oral and Implant Surgery: Principles and Procedures. London: Quintessence, 2009:420–773.
11. Ewers R. Bone regeneration techniques and bone classification. In: Ewers R, Lambrecht JT (eds). Oral Implants: Bioactivating Concepts. Chicago: Quintessence, 2013.
12. Michieli S, Miotti B. Lengthening of mandibular body by gradual surgical-orthodontic distraction. J Oral Surg 1977;35:187–192.
13. Block M. Biologic basis of alveolar distraction osteogenesis. In: Jensen OT (ed). Alveolar Distraction Osteogenesis. Chicago: Quintessence, 2002:17–28.
14. Kojimoto H, Yasui N, Goto T, Matsuda S, Shimomura Y. Bone lengthening in rabbits by callus distraction. The role of periosteum and endosteum. J Bone Joint Surg Br 1988;70:543–549.
15. Schettler D. Sandwich technique with cartilage transplant for raising the alveolar process in the lower jaw [in German]. Fortschr Kiefer Gesichtschir 1976;20:61–63.
16. Schettler D, Holtermann W. Clinical and experimental results of a sandwich-technique for mandibular alveolar ridge augmentation. J Maxillofac Surg 1977;5:199–202.
17. Ewers R, Schicho K, Truppe M, et al. Computer-aided navigation in dental implantology: 7 years of clinical experience. J Oral Maxillofac Surg 2004; 62:329–334.
18. Ewers R, Fock N, Millesi-Schobel G, Enislidis G. Pedicled sandwich plasty: A variation on alveolar distraction for vertical augmentation of the atrophic mandible. Br J Oral Maxillofac Surg 2004;42:445–447.
19. Enislidis G, Ewers R. Vertical augmentation of atrophic mandibles—Pedicled sandwich-plasty or distraction osteogenesis? Br J Oral Maxillofac Surg 2005;43:439.
20. Jensen OT, Kuhlke L, Bedard JF, White D. Alveolar segmental sandwich osteotomy for anterior maxillary vertical augmentation prior to implant placement. J Oral Maxillofac Surg 2006;64:290–296.
21. Jensen OT. Alveolar segmental "sandwich" osteotomies for posterior edentulous mandibular sites for dental implants. J Oral Maxillofac Surg 2006;64:471–475.
22. Millesi-Schobel GA, Millesi W, Glaser C, Watzinger F, Klug C, Ewers R. The L-shaped osteotomy for vertical callus distraction in the molar region of the mandible: A technical note. J Craniomaxillofac Surg 2000;28:176–180.
23. Vercellotti T. Essentials in Piezosurgery: Clinical Advantages in Dentistry. Chicago: Quintessence, 2009.
24. Sclar A. Soft Tissue and Esthetic Considerations in Implant Therapy. Chicago: Quintessence, 2003.
25. Neldam CA, Pinholt EM. State of the art of short dental implants: A systematic review of the literature. Clin Implant Dent Relat Res 2012;14:622–632.
26. Karthikeyan I, Desai SR, Singh R. Short implants: A systematic review. J Indian Soc Periodontol 2012;16:302–312.
27. Seemann R, Marincola M, Seay D, Perisanidis C, Barger N, Ewers R. Preliminary results of fixed, fiber-reinforced resin bridges on four 4- × 5-mm ultrashort implants in compromised bony sites: A pilot study. J Oral Maxillofac Surg 2015;73:630–640.
28. Cawood JI, Howell RA. A classification of the edentulous jaws. Int J Oral Maxillofac Surg 1988;17:232–236.
29. Urdaneta RA, Daher S, Leary J, Emanuel K, Chuang SK. Factors associated with crestal bone gain on single-tooth locking-taper implants: The effect of nonsteroidal anti-inflammatory drugs. Int J Oral Maxillofac Implants 2011;26:1063–1078.
30. Urdaneta RA, Daher S, Leary J, Emanuel KM, Chuang SK. The survival of ultrashort locking-taper implants. Int J Oral Maxillofac Implants 2012; 27:644–654.
31. Müller L, Kistler F, Bayer G. Predictable success with mini implants: Minimal invasive implantation simple and practicable. J Zahnmed 2011;2:62–67.
32. Birdi H, Schulte J, Kovacs A, Weed M, Chuang SK. Crown-to-implant ratios of short-length implants. J Oral Implantol 2010;36:425–433.
33. Chou HY, Müftü S, Bozkaya D. Combined effects of implant insertion depth and alveolar bone quality on periimplant bone strain induced by a wide-diameter, short implant and a narrow-diameter, long implant. J Prosthet Dent 2010;104:293–300.
34. Urdaneta RA, Rodriguez S, McNeil DC, Weed M, Chuang SK. The effect of increased crown-to-implant ratio on single-tooth locking-taper implants. Int J Oral Maxillofac Implants 2010;25:729–743.
35. Bonfante EA, Suzuki M, Carvalho RM, et al. Digitally produced fiber-reinforced composite substructures for three-unit implant-supported fixed dental prostheses. Int J Oral Maxillofac Implants 2015;30:321–329.
36. Urdaneta RA, Leary J, Panetta KM, Chuang SK. The effect of opposing structures, natural teeth vs. implants on crestal bone levels surrounding single-tooth implants. Clin Oral Implants Res 2014;25:e179–e188.

37. Urdaneta RA, Marincola M. The Integrated Abutment Crown, a screwless and cementless restoration for single-tooth implants: A report on a new technique. J Prosthodont 2007;16:311–318.
38. Urdaneta RA, Marincola M, Weed M, Chuang SK. A screwless and cementless technique for the restoration of single-tooth implants: A retrospective cohort study. J Prosthodont 2008;17:562–571.
39. Urdaneta RA, Leary J, Lubelski W, Emanuel KM, Chuang SK. The effect of implant size 5 × 8 mm on crestal bone levels around single-tooth implants. J Periodontol 2012;83:1235–1244.
40. Mertens C, Thiele O, Engel M, Seeberger R, Hoffmann J, Freier K. The use of self-inflating soft tissue expanders prior to bone augmentation of atrophied alveolar ridges. Clin Implant Dent Relat Res 2015;17:44–51.
41. Ewers R. Bone standard clinical situations. In: Ewers R, Lambrecht JT (eds). Oral Implants: Bioactivating Concepts. Chicago: Quintessence, 2012:225–383.

第 16 章

ショートインプラント補綴・骨形態に影響を与える要因

Rainier A. Urdaneta / Sung-Kiang Chuang / Joseph Leary / Vincent J. Morgan
訳：平山宗如

　歯冠歯根比（CRR）という概念があるが、これはあくまでも天然歯に関する基本的概念であり、必ずしもインプラント補綴にあてはまる概念ではない。一般的に過剰な咬合圧がかかった場合は、そのストレスから骨吸収がはじまるといわれている。これも従来からある補綴の概念であり、インプラント補綴が存在する以前からの概念、つまり天然歯に関する概念をそのままあてはめていただけである。ガリレオやライト兄弟たちが経験したように、従来通りでない、一般的でない概念はたいてい好まれない。それゆえ、今日のショートインプラント補綴のためのクラウン−インプラント比（CIRs）の限界をつきとめなければならない。
　CRR というのはもともと天然歯の概念である。天然歯の CRR は 1:2 が理想とされている。つまり、根の長さはその上にくるクラウンの 2 倍なければならない、というものだ。基本は 1:2 であるが、破折するまでの限界はまだ上があるのではないか？ つまり、骨と歯根膜の存在は大きい。骨に関して言えば、圧力の増加の刺激によって骨密度も上がり、厚さも増加する。一方で天然歯には歯根膜が存在し、咬合圧を分散・吸収する機能を持つ。図 16-1 の症例では、20 年以上もの間、患者の激しいブラキシズムによって対合歯が咬耗されてしまったが、顎骨は密度が濃く、分厚くなっている。CIR が逆転する場合、咬合圧の増加によって骨吸収が起こるという勘違いをする傾向がある。これは、すでに骨吸収を起こしている歯周疾患をもつ患者の場合、咬合荷重が強く当たっているとさらに骨吸収が促進するといった勘違いからきている。つまり、歯周疾患がなく健康な口腔環境をもつ患者がブラキシズムであったとしても、骨吸収が起こるどころか、骨密度が高くなり分厚くなる。ブラキシズムの強い患者に TRINIA を用いて補綴を

第16章　ショートインプラント補綴・骨形態に影響を与える要因

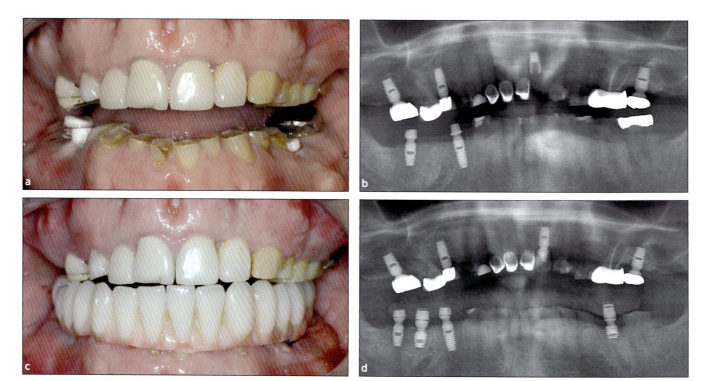

図16-1 (a) 顔面観。20年以上のブラキシズムによりインプラント補綴、生活歯の咬合面をすべて失ってしまったが、インプラントおよびその周囲の骨は残存した状態。(b) (a) のパノラマエックス線写真。(c, d) TRINIA製のテレスコピック補綴による治療後の口腔内写真とパノラマエックス線写真。

作製し、咬耗で失った歯列の代わりとした（図16-1cと16-1d）。

この章では、インプラント周囲炎のない補綴の例を挙げる。CIRの限界までは、インプラント周囲の骨は荷重を受けることによって骨密度が増す。限界を越した時点で補綴物の破折、悪くすると骨にひびが入ることもある。5年以上機能したバイコンインプラントには負荷のかかりすぎはあり得ない。

CIRと骨増加と骨吸収

ショートインプラントの補綴をデザインするときには、どうしてもCIRが逆転してしまうことがある。インプラントは天然歯と違いアンキロース構造であることから、補綴のデザインが適切にされていれば、咬合圧の分散が適度に機能する。インプラント周囲炎のない環境では、CIRを増加させると効果的な咬合圧の分散が起こり、骨が吸収するどころか骨の増加が起こる。インプラントの存在は、その周囲の環境によっては骨吸収を起こしかねないが、インプラント周囲が健康である限り、CIRが増加しても骨吸収は起こり得ない。

一方で、インプラント周囲炎の起きている環境では、咬合圧トラウマによる骨吸収も起こり得る。バイコンのデザインは、インプラント-アバットメント間（IAI）でのマイクロムーブメントやマイクロギャップの可能性を最低限に抑え、現存する最小病原菌の侵入を不可能にするのである（第6章参照）。この章では、CIRについて深く掘り下げて追及していきたい。

ショートインプラントを有効に使うと、必然的にCIRが増加することになる。CIRの増加とともに側方咬合圧がかかり、その結果、著しい力がインプラントとその周囲の歯槽骨部分に伝達する。過剰な側方咬合圧は、連結されたエクスターナルヘックスタイプのインプラント補綴においては、インプラント周囲炎や骨吸収の原因になるとずっと言われ続けていた。だが、これはすべてのインプラントシステムに言えることではない[1]。

長い間、インプラント周囲の骨の安定が、インプラント補綴の長期的な成功の目安のひとつとされてきた。なかでもショートインプラントを使用することでCIRが増加し、その結果過剰な咬合圧がインプラントに伝わり、歯槽骨の吸収につながる。だがこれは臨床試験によって実証されてはいない[2]。再生骨や新生骨の形成を常に維持するためには、絶えず機械的な刺激を与え続けなければならないことはよく認知されている[3-8]。それどころか、インプラント補綴の長期フォローアップによると、歯槽頂骨増殖と荷重には相関関係があると報告されてい

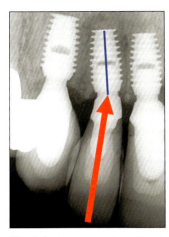 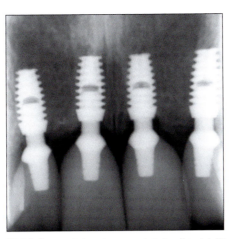 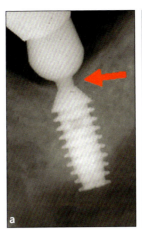 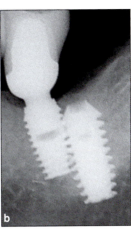

図 16-2　上顎前歯単独歯、右側切歯のインプラントが長期機能中に緩んだ。統計的に、クラウンの長径が増加すると補綴が緩む傾向があるが、インプラント埋入位置と方向も常に考慮しなければならない。

図 16-3　上顎前歯 4 本に MAX2.5 インプラントを使用した例。

図 16-4　(a) 22 年間の機能のあと、2.0 mm のアバットメントポストが破折した。(b) 3.0 mm のアバットメントポストを使用するインプラントを新しく埋入した。

る[9,10]。骨は環境に適応するのである。

　インプラントは長いほうがよいと考えられてきた。骨内に長く埋入されているという事実から予後が良いはずであると一般的には信じられている。同様にショートインプラントは長径が短いために、インプラント周囲の骨が長いものに比べて十分でなく、日々の咬合、咀嚼に対する耐久性は乏しいとまで考えられ、予後は良くないとされてきた。しかし、以上の迷信は現実にはあてはまらない。まず、骨の組成は単体ではなく、常に活動している生体の組織である。生体の機能によって反応し、成長・再生するものだ。正常な組織内では、咀嚼機能に耐えられるだけの最低減のサイズが望ましい。つまり、インプラントが大きいほど組織内へのストレスが増加し、骨折につながりかねない[11,12]。また、天然歯の CRR はインプラント補綴の CIR とはまったく異なるものである[13]。

　この章では、米国マサチューセッツ州ボストンにある Implant Dentistry Centre (IDC) において、多くの臨床家たちが数十年にわたるインプラント治療で得た経験、知識、データについて多くを述べる。インプラント補綴の常識や、過剰なストレスは骨折のもとでオッセオインテグレーションの喪失を招くというこれまでの概念は、臨床家たちのリサーチデータ内容、ショートインプラントとその周囲の骨が長い上部構造から受ける刺激、その刺激によってより強固になる周囲骨の変化な

どから解明できる。続く項にて、ショートインプラント周囲の骨再生を導く数々の条件について述べる。

クラウン−インプラント比の増加の影響

　CIR が増加すると、アバットメントに不具合が起こりやすくなるという統計が出ている。とくに、上顎前歯部に使用された 2.0 mm、3.0 mm ポストのアバットメントに多いという結果が出ている。Implant Dentistry Centre で行われた後ろ向き研究によると、326 本のインプラントクラウンのうち、上顎前歯部では、CIR の増加と、2.0 mm または 3.0 mm の単独クラウンのアバットメントポストの緩みに有意な相関関係が認められ、下顎臼歯部では長年の機能による 2.0 mm のアバットメントポストの破折が 3 例あった。単独インプラントクラウンで緩みが生じたクラウンの CIR は、平均して 2.01 であった。一方で、緩みの生じなかったクラウンの CIR の平均は 1.55 であった（図 16-2）。もうひとつ顕著だった発見は、下顎臼歯部での 2.0 mm のアバットメントポストの破折と CIR の増加に密接な関係があることが証明された[14]。下顎臼歯部で 2.0 mm のアバットメントポストが破折した 3 例の CIR の平均は 1.47 で、他の 2.0 mm のアバットメントポストで破折しなかっ

第16章 ショートインプラント補綴・骨形態に影響を与える要因

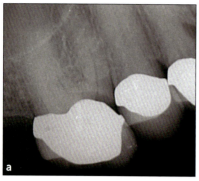
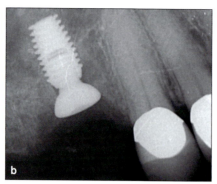
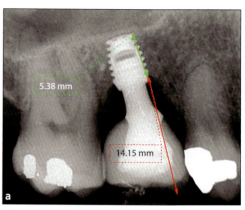
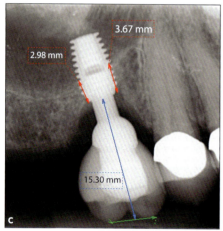
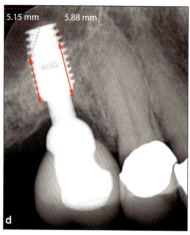
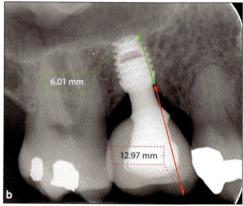

図 16-5 （a）術前のエックス線写真。（b）4.5×8.0 mm のインプラントにサイナスリフトアバットメントを装着して、インターナルサイナスリフトをしながら上顎大臼歯部に抜歯即時埋入。（c）インプラントの 3～4 mm が骨にサポートされ、クラウン装着時の CIR は 4 であった。（d）切端部への骨の増加によって CIR が 2.5 まで減少した。この症例の場合、理想的なインプラントの長径は 6.0 mm だったのではないかと思われる。

図 16-6 上顎第一大臼歯部に 4.5×6.0 mm のインプラントを埋入して 4 年後の状態。IAI の周囲骨が皮質骨化しているのがわかる。（a）クラウンセット直後の CIR は 2.6。（b）4 年経過時の CIR は 2.2。クラウンセット直後の CIR の値は高いが、年月が経つにつれ咬合圧に刺激され、CIR が小さくなる。

た例の CIR の平均は 1.26 であった。これらの不具合例の解決策として、バイコンインプラントシステムでは 2010 年に、インプラント、アバットメントともに新しいラインナップが加わった。上顎前歯部には MAX2.5（図 16-3）、下顎臼歯部には、プロトコールとして 3.0 mm アバットメントポストのインプラント-アバットメントの使用を奨めた（図 16-4）。

骨増加（Bone Gain）

上顎の骨増加（Maxillary bone gain）

図 16-5 の症例では、二次カリエスを原因に第一大臼歯を抜歯することになった（図 16-5a と 16-5b）。昨今のインプラント治療においてはあまり一般的ではないが、骨の保持では上顎第一大臼歯をサポートするには不足である（図 16-5c）。しかしながら、日々の咬合圧によるインプラント周囲の骨質の変化や増加によって CIR が減少した（図 16-5d）。

類似した結果が図 16-6 にも表れている。上顎骨でも、CIR の大きいインプラントクラウンにかかる咬合圧が起こすのは、骨吸収ではなく骨の増加である。つまり、インプラント周囲の骨は、過剰な咬合圧によって骨の成長が促進されることが明らかになった。

図 16-7 は、CIR が 3 で 7 年間機能したインプラントクラウンと、そのインプラント周囲の骨の密度が明らかに高くなった例である。図 16-8 は、前者と同様のインプラントサイズと埋入部位で、同じような結果が導かれた例である。実際、図 16-9 では、同じような部位に 6.0 mm のインプラントと 8.0 mm のインプラントを埋入した場合、数年後のインプラントおよびクラウン周囲の骨質および骨の成長は、6.0 mm のほうが優れているのが観察できる。

5.0 mm 以下の骨の高さしかないところでも、インターナルサイナスリフト（ソケットリフト）法を活用することで、難しい側方アプローチのサイナスリフトをしなくても埋入でき

骨増加（Bone Gain）

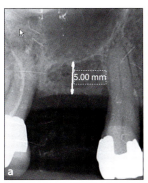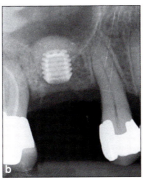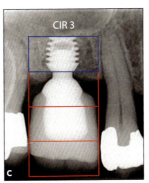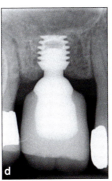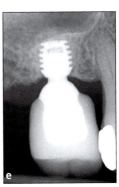

図 16-7 (a) 上顎洞までの高さとその部分の形態が限られている。(b) 5.0×5.0 mm のバイコンインプラント埋入時にインターナルサイナスリフトを施行。(c) インプラントの長径の 3 倍の長さの IAC を設置。(d, e) 荷重 4 年後のインプラント周囲の骨密度の違いがエックス線写真からも確認できる。

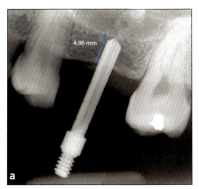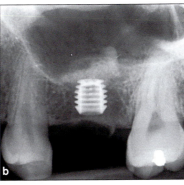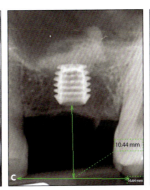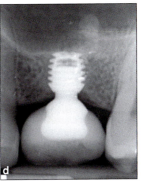

図 16-8 (a) 2.5 mm 径のハンドリーマーを利用して、上顎洞までの様子をエックス線写真で確認。(b) 5.0×5.0 mm のインプラント埋入時にインターナルサイナスリフトを施行して上顎洞底を挙上。(c, d) 荷重 3 年後の骨密度の違いは明らかである。

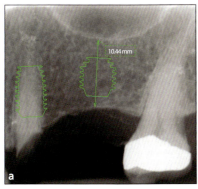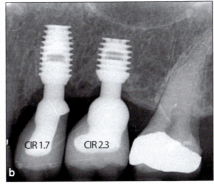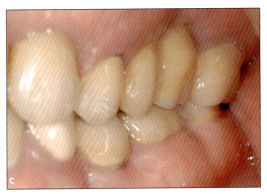
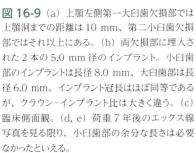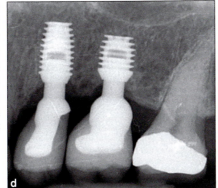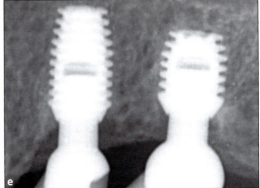

図 16-9 (a) 上顎左側第一大臼歯欠損部では上顎洞までの距離は 10 mm、第二小臼歯欠損部ではそれ以上にある。(b) 両欠損部に埋入された 2 本の 5.0 mm 径のインプラント。小臼歯部のインプラントは長径 8.0 mm、大臼歯部は長径 6.0 mm。インプラント冠長はほぼ同等であるが、クラウン−インプラント比は大きく違う。(c) 臨床側面観。(d, e) 荷重 7 年後のエックス線写真を見る限り、小臼歯部の余分な長さは必要なかったといえる。

第16章　ショートインプラント補綴・骨形態に影響を与える要因

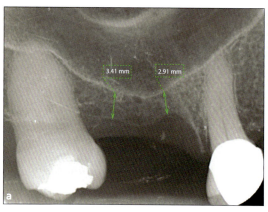
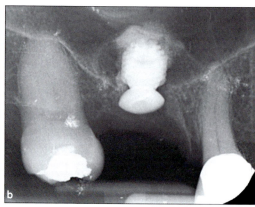
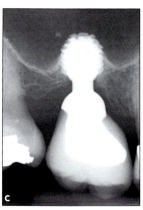

図 16-10　(a) 上顎洞の形と位置により、上顎洞底までの高さが 3.0 mm 程度であることが確認できる。(b) 6.0×5.7 mm のインプラントをフロアートランスポート法にて埋入。サイナスリフトアバットメントを使用していることに注目。(c) 荷重 4 年後のエックス線写真からは骨の吸収は観察されない。

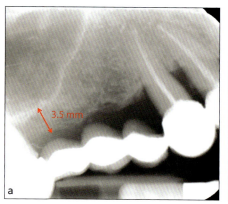
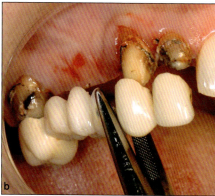
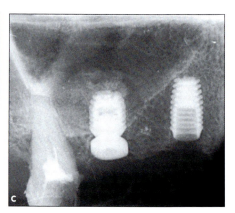

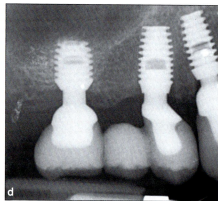
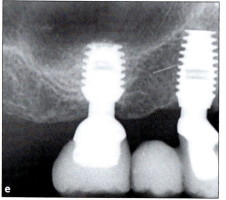

図 16-11　(a) 第一大臼歯部の骨の高さには限界があった。(b) 術前の口腔内写真。6 ユニットブリッジを除去しているところ。(c) 5.0×6.0 mm のインプラントをインターナルサイナスリフトにより埋入。(d) 最終補綴物セット直後のエックス線写真。(e) 荷重 3 年後のエックス線写真。→

る。図 16-10 では、埋入時には上顎洞底から 4.0 mm しか骨がなかったが、ソケットリフトをしたことによって、荷重 5 年経過後には、周囲骨の石灰化が観察できている。

また別の症例では、上顎右側の臼歯部 6 ユニットブリッジが、二次カリエスのため予後が良くなかった。そのため、インプラント埋入の治療計画では第一大臼歯部は単独 IAC とし、2 ユニットの接着ブリッジを口腔内で 3 ユニットに接着させた（図 16-11）。

236

骨増加（Bone Gain）

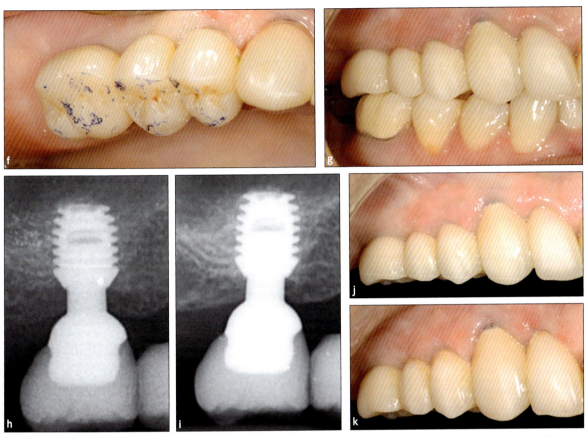

図 16-11（続き）（f, g）クラウンセット 1 年半経過後の咬合確認。（h, i）臼歯部のインプラントにおけるクラウンセット直後のエックス線写真と 3 年経過のエックス線写真。（j）荷重 1 年経過の口腔内写真。（k）荷重 3 年経過の口腔内写真。

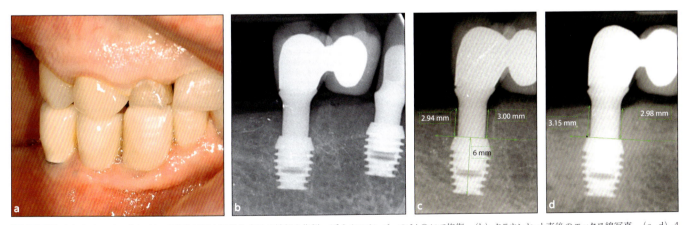

図 16-12（a）1 本のインプラントにて下顎右側小臼歯 2 本分の補綴を作製。近心カンチレバーの IAC にて修復。（b）クラウンセット直後のエックス線写真。（c, d）4 年半機能後のエックス線写真。骨質と歯槽骨頂の高さの変化に注目してほしい。

下顎の骨増加（Mandibular bone gain）

図 16-12 を見ていただくとわかるが、ここでは 4.5 × 6.0 mm のインプラント 1 本で下顎の小臼歯 2 本分のクラウンを支えている。しかも近心カンチレバーであり、荷重後 4 年半で骨密度と骨の高さの増加が観察される。前項で説明したように、上顎で骨の増加が認められたのであれば、下顎でも同じことが起こってよいはずである。

237

第16章　ショートインプラント補綴・骨形態に影響を与える要因

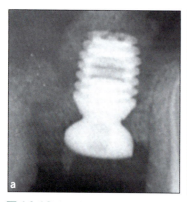
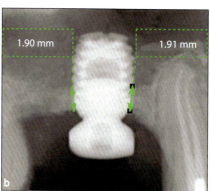
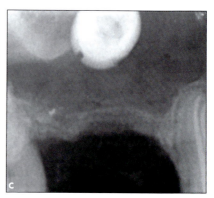

図 16-13 （a, b）エックス線写真では、インプラントがわずか 2.0 mm ほどの骨で固定されている。これでは足りなかったことが立証された。（c）咬合圧がかかった時点でインプラントがサイナスに落下した。

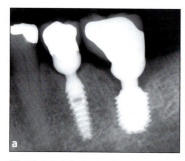
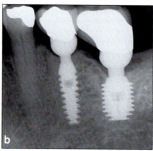
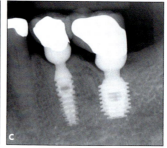
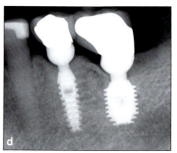

図 16-14 （a）クラウンとアバットメントをセットした直後の近心の骨の高さを観察する。（b）荷重後 2 年経過の骨の高さ。（c）荷重後 7 年経過の骨の高さ。（d）周囲骨が増加した、荷重 13 年後のエックス線写真。（Urdaneta ら [20] より許可を得て引用）

過剰荷重

　過剰荷重は骨の吸収を促進するというよりは、むしろ骨折に導く。現代のインプラント歯科学では、過剰荷重は骨の吸収を促すとされているが、そうではないようだ。インプラントの周囲骨はどのくらいの強度があるのだろうか。過剰荷重が骨折の要因であるのは周知の事実であるが、限界はどこなのかが疑問である[15-18]。咀嚼機能を最大限に生かすために必要な、インプラント周囲骨および理想的なインプラントサイズはどれくらいか。図 16-13a と 16-3b で見られるように、2.0 mm しか骨のサポートを受けていないと、咀嚼機能には不十分であるといえる（図 16-13c）。

単独インプラント補綴周囲の骨レベル

　歯科用インプラントの文献では、インプラント周囲骨の長期予後を追ったときの骨レベルの増減について、賛否両論に分かれるような表現がされている。骨の増加・吸収の要因および原因はいまだ解明されていないのが現実である。ただ、明確にわかっていることは、インプラントのデザインによって骨レベルの増減が顕著に表れるということだ[19]。多数の医院における研究結果をまとめた本章の結論は、必ずしもどのインプラントシステムにもあてはまるわけではなく、バイコンインプラントシステムに特化した研究結果である。バイコンシステムの単独インプラントのロードベアリングプラットフォームデザインについてのみ、語っているのである。

　クラウンセット後のバイコンインプラントの周囲骨に顕著な増加が見られることから、Implant Dentistry Centre において後ろ向き研究が行われた[20]。臨床的、エックス線画像的研究から、インプラント歯科学の常識の転換期を示すエビデンスが出てきた。13 年間で、6.0 × 8.0 mm のインプラントとその上部構造物をつかさどるノンショルダーアバットメントの周囲には、顕著な量の骨が増加していた。とくに注目すべきは、IAI よりも歯頸部位の半球形の基底部周囲に骨が増加していることだ（図 16-14）。この臨床的エビデンスは、これまで他のインプラントシステムでは常識とされてきた内容を覆してしまうことになる。通説では、どのインプラントシステムでも、荷重をかけてから 1 年後にはスレッド 1 つ分の骨の吸収が存在するとされている。

単独インプラント補綴周囲の骨レベル

表 16-1　インプラント周囲骨増加と関連した要因についての多変量統計モデル

変数	想定パラメーター	95%信頼区間	ロバスト p 値
生物学的関連要因			
インプラント埋入時の年齢	−0.01	(−0.02, 0.003)	0.25
性別	0.06	(−0.21, 0.25)	0.88
力に影響する要因			
咬合タイプ、アングルクラスI	0.16	(−0.08, 0.4)	0.19
対合歯形態、天然歯	0.27	(0.04, 0.5)	0.02*
半球形基底部の既成アバットメントにセメント合着したクラウン	0.26	(0.08, 0.44)	0.006*
表面性状に関する要因			
インプラントの表面性状、HA	0.38	(0.17, 0.49)	0.0005*
インプラントサイズ、5 × 8 mm	0.33	(0.05, 0.61)	0.02*
その他の要因			
NSAIDs	0.30	(0.01, 0.59)	0.04*
マルチビタミン剤摂取	0.38	(−0.41, 1.17)	0.35
近心コンタクトの有無	0.09	(−0.11, 0.29)	0.37
抜歯即時埋入	0.20	(−0.02, 0.42)	0.07

(Urdaneta [20] らの許可を得て引用)
*有意差(P ≤ 0.05)
HA：ハイドロキシアパタイト、NSAIDs：非ステロイド性抗炎症剤

　この後ろ向き研究によって、統計的に顕著な相関関係が明らかになり、インプラント周囲の骨吸収・骨増加現象と全体的・部分的要因との関係がよく理解できる。

　研究では、326 本のインプラントのうち 81 本（24.8％）が骨増加していた[20]。Yoo ら[21]の過去の研究では、歯槽骨の高さを 347 本のインプラント（即時荷重したもの）で調べたところ、149 本（32.2％）は骨吸収がなく、骨の増加が見られた。

骨増加に関係する要因
(Factors associated with bone gain)

　調査された 94 項目のうち、インプラント周囲の骨の増加と相関関係のある項目は、全体・部分的要因の両方を合わせて 5 項目あり、そのうち下記の 3 項目の影響が著しかった。

1. インプラント体の表面性状がリン酸カルシウム（CP）またはハイドロキシアパタイト（HA）
2. インプラント体のサイズ
3. 非ステロイド性抗炎症剤（NSAIDs）の常用

骨吸収に関係する要因
(Factors associated with bone loss)

　上部構造物をセットし荷重をかけてから、インプラント周囲の骨吸収はどのような場合に起こるかを調べた。クラウンのベースをレジンにするほうが、チタンベースより骨吸収の可能性が高い[22]。コホート調査では、下顎の骨吸収と喫煙には相関関係があると発表された[23, 24]。

　インプラント周囲の骨吸収の原因を検証するために、多変量解析が行われた。13 の予想要因項目と性別・年齢を含め行われた。**表 16-1** から **16-3** を参照していただきたい[20]。多変量解析によると、下記の 3 つの項目が骨吸収と相関関係があることがわかった。

1. ハイドロキシアパタイト（HA）またはリン酸カルシウム（CP）の表面性状の不足
2. コンポジットレジンのアバットメントベース
3. アバットメントデザイン
4. NSAIDs の不使用

第16章 ショートインプラント補綴・骨形態に影響を与える要因

表16-2 インプラント周囲骨吸収と関連した要因についての多変量統計モデル

変数	想定パラメーター	95%信頼区間	ロバスト p 値
生物学的関連要因			
インプラント埋入時の年齢	−0.002	(−0.01, 0.008)	0.73
性別	0.01	(−0.24, 0.26)	0.92
健康状態			
糖尿病	−0.25	(−0.94, 0.45)	0.48
喫煙が下顎のインプラントに及ぼす影響	−0.34	(−0.79, 0.11)	0.15
力に影響し得る要因			
咬合タイプ、アングルクラスIII	−0.39	(−0.93, 0.15)	0.16
対合歯形態、インプラント支持補綴	−0.23	(−0.49, 0.03)	0.09
コンポジットのインプラント補綴	−0.56	(−1.17, 0.05)	0.08
表面性状に関する要因			
インプラントの表面性状、TPS	−0.09	(−0.34, 0.16)	0.47
インプラントサイズ、4 × 8 mm	−0.23	(−0.83, 0.15)	0.37
インプラントサイズ、5 × 11 mm	−0.52	(−0.91, −0.16)	0.01
ペリオテストの数値：Periotest (DentiSystem)	−0.04	(−0.04, 0.0004)	0.07
軟組織			
平均ジンジバルインデックス	−0.06	(−0.23, 0.11)	0.53
平均プロービング深度	−0.15	(−0.30, 0.001)	0.053
隣接歯の形態			
2本のインプラント	−0.38	(−0.64, −0.12)	0.004
隣接歯の形態の変化	−0.28	(−0.54, −0.02)	0.04

(Urdanetce[20] らより)

表16-3 最終補綴物セット後に変化するインプラント周囲の骨レベルに関係する要因についての統計

変数	No./mean (range)	%	想定パラメーター (95%信頼区間)*	ロバスト p 値
荷重に関する要因：				
咬合圧に影響する要因：				
インプラントの位置				
顎			−0.1 (−0.3, 0.11)	0.37
上顎	192	58.9		
下顎	134	41.1		
部位			−0.01 (−0.27, 0.25)	0.92
前歯部	81	24.9		
臼歯部	245	75.2		
咀嚼ダイナミックス				
性別 (n = 81)			−0.03 (−0.28, 0.22)	0.80
女	45	55.6		
男	36	44.4		
インプラント埋入時の年齢	58.7 (27.8〜91.8)		−0.01 (−0.02, 0.06)	0.4

(続く)

単独インプラント補綴周囲の骨レベル

表 16-3　（続き）最終補綴物セット後に変化するインプラント周囲の骨レベルに関係する要因についての統計

変数	No./mean (range)	%	想定パラメーター (95%信頼区間)*	ロバスト p 値
健康状態				
病気/内服薬 (n = 81)				
なし	53	65.4	−0.03 (−0.28, 0.22)	0.79
高血圧 (all)	13	16	0.09 (−0.20, 0.38)	0.54
高血圧 (calcium-channel blockers only)	6	7.4	0.23 (−0.24, 0.75)	0.38
骨粗鬆症/ビスフォスフォネート製剤	4	4.9	−0.36 (−0.85, 0.14)	0.16
糖尿病	3	3.7	−0.83 (−1.29, −0.37)	0.0008
甲状腺機能低下	7	8.6	0.27 (−0.17, 0.7)	0.24
NSAIDs	13	16.1	0.39 (0.10, 0.68)	0.01
コレステロール低下剤	15	18.6	−0.17 (−0.46, 0.13)	0.25
抗うつ剤、精神安定剤	7	8.6	−0.17 (−0.5, 0.17)	0.34
ホルモン補充療法	7	8.6	−0.01 (−0.44, 0.42)	0.96
利尿剤	2	2.5	0.58 (−0.14, 1.3)	0.12
胃食道逆流症用薬	8	9.9	0.1 (−0.23, 0.43)	0.56
抗凝固剤	2	2.5	−0.17 (−0.91, 0.57)	0.66
抗アレルギー剤	2	2.5	−0.37 (−1.31, 0.57)	0.43
カルシウムサプリメント	5	6.2	0.12 (−0.4, 0.66)	0.67
マルチビタミン剤	3	3.7	0.74 (−0.07, 1.55)	0.08
ASA status (n = 81)			0.07 (−0.78, 0.98)	0.84
喫煙 (n = 81)	8	9.9	−0.09 (−0.46, 0.27)	0.60
対合歯、顎、咬合面				
咬合	231	77.8	−0.11 (−0.35, 0.13)	0.36
側方ガイダンス			−0.12 (−0.35, 0.11)	0.30
インプラント補綴ガイディングエクスカージョン	62	20.5	−0.05 (−0.29, 0.19)	0.69
左側方ガイディングの平均値	5 (0〜12)		−0.03 (−0.07, 0.01)	0.19
右側方ガイディングの平均値	4 (1〜12)		0.006 (−0.04, 0.06)	0.83
アングルの咬合				
Class I	190	59.6	0.27 (−0.12, 0.36)	0.03
Class II	76	23.8	−0.01 (−0.32, 0.30)	0.93
Class III	53	16.6	−0.45 (−0.76, −0.14)	0.006
対合歯				
なし	10	3.1		†
天然歯	231	72.2	0.4 (0.1, 0.6)	0.001‡
インプラント	75	23.4	−0.3 (−0.6, −0.09)	0.007
義歯	4	1.3		†
対合歯の材料				
なし	11	3.4		†
歯牙	121	37.8		‡
セラミック	114	35.6	−0.17 (−0.38, 0.04)	0.11
金属	21	6.6	0.17 (−0.21, 0.55)	0.38
レジン//ハイブリットレジン	53	16.6	−0.4 (−0.6, −0.08)	0.02

（続く）

第16章 ショートインプラント補綴・骨形態に影響を与える要因

表16-3 (続き) 最終補綴物セット後に変化するインプラント周囲の骨レベルに関係する要因についての統計

変数	No./mean (range)	%	想定パラメーター(95%信頼区間)*	ロバストp値
補綴の種類				
セメント合着された最終補綴	98	25.2	0.21 (0.02, 0.4)	0.03
IAC	228	69.9	−0.08 (−0.31, 0.15)	0.50
ストレス要因				
平均近遠心クラウン距離	7.6 (4.4〜12)		0.04 (−0.02, 0.1)	0.25
平均頬舌クラウン距離	8.6 (4.9〜12.4)		0.01 (−0.1, 0.12)	0.82
近心平均距離	2.7 (0.2〜9.6)		0.002 (−0.06, 0.06)	0.94
遠心平均距離	2.2 (0.2〜12)		0.05 (−0.01, 0.11)	0.12
近遠心平均距離	2.7 (0.4〜8)		0.04 (−0.03, 0.11)	0.25
骨縁上平均クラウン長径	13 (8.5〜26)		−0.02 (−0.07, 0.03)	0.37
骨縁下平均インプラント長径	8.5 (3.8〜11)		0.003 (−0.06, 0.06)	0.92
平均クラウン-インプラント比	1.6 (0.8〜5.0)		−0.11 (−0.36, 0.14)	0.37
ストレス関係項目:				
機能部位の計測に関係するストレス項目:				
骨質				
Type II		15.1		0.75
Type III		29.9		0.34
Type IV		55		0.27
インプラント埋入前骨造成		8.8		0.65
インプラント埋入同時骨造成		26.2		0.71
インプラント表面加工				
なし		6.2		0.61
TPS		24.1		0.003
HA		69.8		0.009
インプラント直径				
3.5 mm		13.2		0.93
4 mm		19.1		0.45
4.5 mm		24.3		0.97
5 mm		38.2		0.44
6 mm		5.2		0.76
インプラント長径				
6 mm		4		0.18
8 mm		54.6		0.25
11 mm		41		0.53
14 mm		0.3		†
インプラントサイズ(直径×長径)				
6 × 6 mm	13	4	−0.33 (−0.81, 0.15)	0.18
3.5 × 8 mm	3	0.9		†
4 × 8 mm	13	4	−0.39 (−0.86, 0.08)	0.10
4.5 × 8 mm	59	18.3	−0.07 (−0.33, 0.19)	0.60
5 × 8 mm	97	30	0.21 (0.01, 0.41)	0.04
6 × 8 mm	4	1.2		†

(続く)

単独インプラント補綴周囲の骨レベル

表 16-3　（続き）最終補綴物セット後に変化するインプラント周囲の骨レベルに関係する要因についての統計

変数	No./mean (range)	%	想定パラメーター （95%信頼区間）*	ロバスト p 値
インプラントサイズ（直径×長径）				
3.5 × 11 mm	40	12.4	0.01 (−0.29, 0.31)	0.94
4 × 11 mm	47	14.6	0.02 (−0.26, 0.30)	0.88
4.5 × 11 mm	20	6.2	0.19 (−0.22, 0.60)	0.37
5 × 11 mm	26	8.1	−0.45 (−0.83, −0.07)	0.02
平均ペリオテスト数値	0.06 (−8〜9)		−0.05 (−0.09, −0.01)	0.01
軟組織の変数項目				
平均プラークインデックス	0.98 (0〜2)		−0.05 (−0.19, 0.09)	0.42
平均出血インデックス	0.44 (0〜3)		−0.19 (−0.35, 0.03)	0.01
平均歯肉インデックス	0.71 (0〜3)		−0.21 (−0.37, −0.05)	0.006
平均プロービング深度 (mm)	3.19 (1.5〜6)		−0.19 (−0.33, −0.05)	0.01
付着歯肉の平均幅 (mm)	1.1 (0〜5)		−0.04 (−0.14, 0.06)	0.49
歯間乳頭サイズ	(0〜5)		0.04 (−0.06, 0.14)	0.39
歯科治療歴				
欠損の理由				
外傷/破折	64	25.1	0.15 (−0.05, 0.35)	0.16
齲蝕	74	29	−0.06 (−0.25, 0.13)	0.57
歯周、または歯内起源の感染	50	19.6	−0.01 (−0.28, 0.26)	0.91
歯内療法歴	101	51	−0.009 (−0.17, 0.15)	0.92
歯内療法済の隣接歯	56	17.2	0.04 (−0.21, 0.28)	0.77
隣接構造				
1歯	21	6.6	0.23 (−0.15, 0.61)	0.23
2歯	53	16.5	0.006 (−0.26, 0.28)	0.97
1インプラント	41	12.8	0.07 (0.22, 0.36)	0.66
2インプラント	63	19.6	−0.33 (−0.58, −0.08)	0.009
1歯と1インプラント	143	44.6	0.1 (−0.09, 0.29)	0.30
隣接構造の変化	44	16.5	−0.27 (−0.5, −0.02)	0.04
その他の変数				
IAIの位置				
骨縁上もしくは骨縁下			−0.06 (−0.16, 0.28)	0.60
外科手術用法				
2回法	114	47.3	−0.1 (−0.3, 0.1)	0.34
1回法	127	52.7	−0.02 (−0.23, 0.19)	0.84
即時荷重・隣接歯との固定	84	26.5	0.16 (−0.07, 0.39)	0.18
抜歯即時埋入	87	27	0.2 (−0.02, 0.42)	0.07
近心コンタクト	206	68.7	0.18 (−0.03, 0.39)	0.10
術者			0.007 (−0.1, 0.12)	0.9
不具合				
インプラントの喪失	6	1.9	−1.56 (−2.43, −0.89)	0.0001[§]
クラウンの喪失	16	5.2	−1.14 (−1.63, −0.65)	< 0.0001[§]
クラウン材料の破折	18	5.8	0.2 (−0.3, 0.6)	0.32
IACの緩み	19	5.8	0.13 (−0.25, 0.5)	0.52

（続く）

第16章 ショートインプラント補綴・骨形態に影響を与える要因

表16-3 （続き）最終補綴物セット後に変化するインプラント周囲の骨レベルに関係する要因についての統計

変数	No./mean (range)	%	想定パラメーター（95%信頼区間）*	ロバスト p 値
歯槽骨頂の高さ				
クラウンセット時の平均近遠心線の高さ (mm)	0.75 (-3～4.6)			
直近のリコール来院時の平均近遠心線の高さ (mm)	0.42 (-6.6～5.6)			
平均近遠心線の変化 (mm)	-0.33			

(Urdaneta[20]らの許可を得て引用)
*95%信頼区間：parameter estimate ± 1.96 (standard error).
† Statistical analysis not performed because of a small number of observations.
‡ Opposing structure tooth and opposing material tooth structure are similar variables.
§ Four of six implant failures were caused by bone loss.

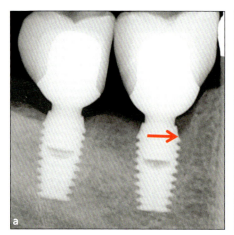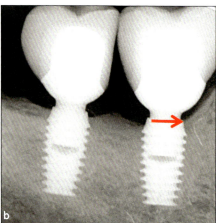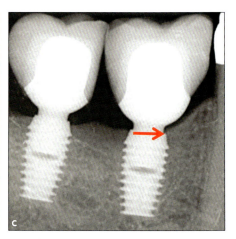

図 16-15　(a) Integra-CPコーティングのインプラント周囲骨増加が観察できる。(b) 荷重をかけて2年後の著しい骨増加と骨質の変化。(c) 8年経過後にはさらなる骨増加が観察された。

ハイドロキシアパタイトまたはリン酸カルシウム表面加工（Hydroxyapatite or Calcium Phosphate Coating）

インプラント周囲の骨増加は、ハイドロキシアパタイト（HA）またはリン酸カルシウム（CP）表面加工の存在と相関関係がある。TPSコーティングの存在が、インプラント周囲骨吸収と大きな相関関係があることも発見された。HAまたはCPの表面性状のインプラントが、歯槽骨高さの安定に関与していることは動物研究で判明している[22, 25, 26]。

リン酸カルシウム表面加工への骨の反応や、細菌の感染がないことは、図16-15のエックス線写真から観察できる。IACセット後数年間機能させた第一大臼歯部のインプラント周囲の骨が増加しているのが明らかである。図16-16では、上顎の第二大臼歯部で5.0×6.0 mmのインプラントが数年機能し

たあとの骨レベルの状態がよくわかり、骨が増加している。

この骨増加は従来のインプラント歯科学の咬合概念、つまり過剰咬合は骨吸収のもとであるという概念とはまったく異なる。骨の高さや幅の限界、とくに頬側部分の高さはしばしば歯垢の蓄積が懸念され、最終補綴の審美に影響を及ぼす可能性がある（図16-17）。さらに、軟組織や硬組織を審美的な形にもっていくために、追加骨増殖手術に手間と費用をかける価値はあるのか、疑問が残る。そうすることでさらなるリスクを負うことになりかねないからである。ショートインプラントを使うことで、多くのリスクを避けるほうが合理的なアプローチといえるのではないだろうか。

ハイドロキシアパタイトまたはリン酸カルシウム表面加工（Hydroxyapatite or Calcium Phosphate Coating）

図 16-16 5.0×6.0 mm のショートインプラントを埋入して 6 年間荷重をかけた上顎第二大臼歯の骨レベルの増加。(a) セット直後のエックス線写真。(b) 6 年間機能後のエックス線写真。

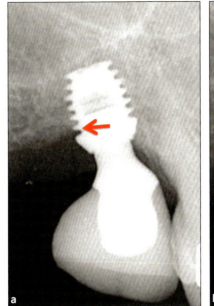
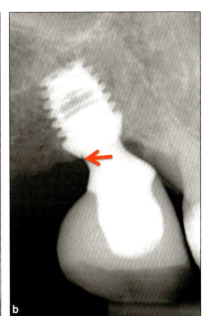

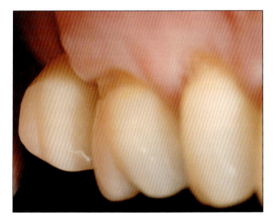

図 16-17 上図の第二大臼歯の口腔内写真からわかる、ショートインプラントの臼歯部における審美性の限界。

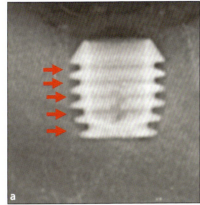
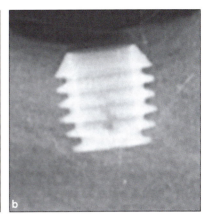

図 16-18 (a, b) プラトールートフォームのインプラントは、インプラント埋入窩にトルクなしで埋入される。インプラント埋入窩のサイズとほぼ同径のインプラントが埋入されるため、骨壁に当たるのはフィンの先だけとなる。つまり、インプラントの表面性状はダメージを受けない。

リン酸カルシウム表面加工のバイコンインプラントのデザインとその技法

　リン酸カルシウム表面性状の効果には、バイコンインプラントのデザインと臨床的な手技も大きく関与している。骨縁下に埋入することで、細菌の侵入を最低限に抑えられるという推論を立て、Lee ら[27] が 308 本のリン酸カルシウム表面性状のバイコンインプラントの生存率を研究した。167 本は歯槽骨縁上、138 本は骨縁下に埋入された。その結果は、骨縁下に埋入したうち 97％が生存、骨縁上に埋入したうち 89.7％が生存し、骨縁下 + 2.0 mm に埋入したほうが圧倒的に生存率が高かった。バイコンインプラントは形そのものがスレッドではないため、スレッドタイプのインプラントが骨にトルクをかけながらねじ込まれて埋入されるのとは異なり、インプラント埋入窩の径とほぼ同サイズのインプラントが挿入されることから、骨壁に接触するのはプラトーの先だけとなる（図 16-18）。これにより、バイコンインプラントのリン酸カルシウム表面性状がインプラント埋入時に破壊されることはないといえる。

HA or CP coatings with internal sinus elevation

　上顎臼歯部の骨の高さに限界がある場合は、初期固定を得るのは難しいことがあるが、バイコンシステムであれば、初期固

第16章　ショートインプラント補綴・骨形態に影響を与える要因

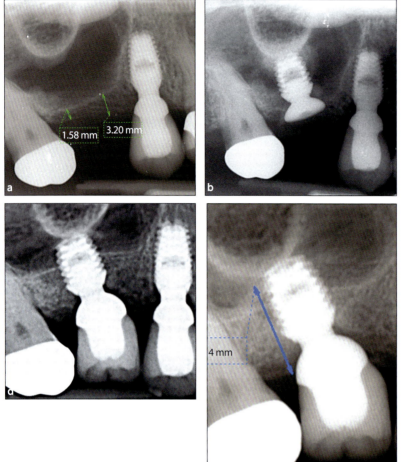

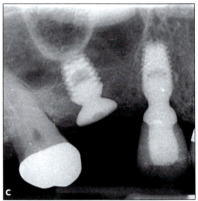

図 16-19 （a）エックス線写真から、スレッドタイプのインプラントでは初期固定が得られないため、埋入不可能なくらい骨に限りがあることが観察できる。（b）サイナスリフトアバットメントを使用し、ショートインプラントで上顎洞底を挙上した。（c）6ヵ月後のエックス線写真からは、アバットメントとインプラントがインテグレーションしているのが確認される。（d）IACセット後のエックス線写真。（e）2年後のエックス線写真。

定は必要ない。最低限の固定があれば、インターナルサイナスリフトアバットメントを使用することで回避できる。

　以下は、バイコンインプラントとSynthoGraft（純度99.9％のリン酸三カルシウム）を併用してインターナルサイナスリフトを行った例である。このとき注目したいのが、サイナスリフトアバットメントを使用することで、上顎洞に迷入しかねない状態のインプラントに、最低限の保持ができていることである。一方、スレッドタイプのインプラントは、初期固定が必要になるためこの方法は不可能である（図16-19）。

　文献によると、リン酸カルシウムを使用したインプラントのほうが、表面性状を何も施していないインプラントよりも優位な点が多数あるとされる[28-33]。そのうちのひとつは、リン酸カルシウム処理により表面積が増加するため、骨とインプラントの接面がより大きくなるというものだ[28-33]。近年、リン酸カルシウム表面性状のインプラントと、粗面状スレッドタイプ（酸化アルミニウムブラストエッチング）のインプラントの周囲骨の治癒状態を研究したところ、リン酸カルシウム表面性状のほうが骨ミネラルの生成率が高いという報告があった[34]。

Composite Abutment Bases

　半球形のチタンベースにコンポジット築盛をした場合、歯垢がたまりやすい原因となり、後にはインプラント周囲炎になりやすい。図16-20の写真は、このもっともわかりやすい例といえる。チタンベースをそのまま覆ってしまうような築盛は、審美的には良いものの歯肉周辺の健康にはよくない。図16-21に示されるように、半球形のチタンベースが歯肉および骨にとっては良いのである。

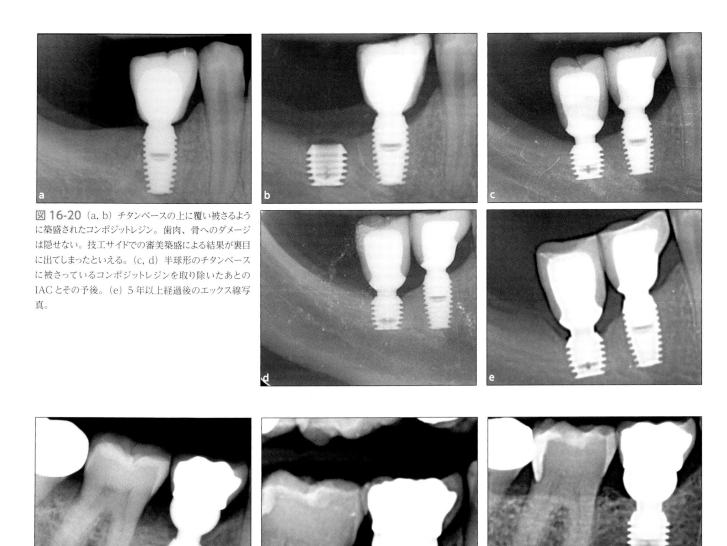

図16-20 (a, b) チタンベースの上に覆い被さるように築盛されたコンポジットレジン。歯肉、骨へのダメージは隠せない。技工サイドでの審美築盛による結果が裏目に出てしまったといえる。(c, d) 半球形のチタンベースに被さっているコンポジットレジンを取り除いたあとのIACとその予後。(e) 5年以上経過後のエックス線写真。

図16-21 (a) 半球形チタンベースのアバットメントクラウン。(b) 10年経過後の骨増加。(c) 15年経過。幅のあるアバットメントのほうが骨増加を促進することがわかる。

アバットメントデザイン

半球形チタンベースとロードベアリングプラットフォームスイッチング

荷重後、数年経過してからのバイコンアバットメントの半球形チタンベースの下方部と、インプラント周囲骨のミネラル化（石灰化）についてはすでに述べた。バイコンのチタンアバットメントは咬合圧を伝導するが、IAIにも伝導するというコンセプトは、ロードベアリングもしくはボーンローディングプラットフォームスイッチングと呼ばれる。バイコンインプラントの周囲の骨は、インプラントのデザインに由来する咬合圧の分散や機械的刺激を受けることで、骨増加が起こる。この概念はこれまでに存在したインプラント歯科学の常識を覆すものである。過剰咬合による刺激の伝導が、インプラント周囲やIAI周囲の骨増加、または骨の現状維持を生じさせる。

インプラントの長径と直径

長いインプラントと短いインプラントでは、どちらがより生存率が高いか、あるいは骨の状態が良いかという検証は、数多

第16章　ショートインプラント補綴・骨形態に影響を与える要因

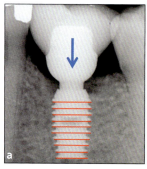
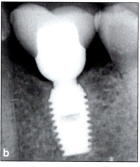

図16-22　(a) 5.0×8.0 mmのインプラントで下顎の第一大臼歯をインプラントクラウンにしたところ。赤い線より下がこのインプラントの有効長であり、咬合圧（青い矢印）を効率的に分散させている。(b) 歯槽骨縁部の石灰化が観察できる。

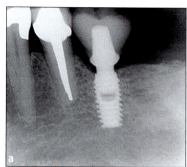
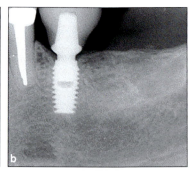

図16-23　荷重後8年経過のエックス線写真。患者はNSAIDsを服用している。(a) IACセット直後のエックス線写真。(b) 8年経過後のエックス線写真。（Urdaneta[20]らより許可を得て引用）

く行われてきている。有限要素解析の結果によると、径の大きいインプラントのほうが咬合圧分散が合理的に行われる[35-37]。たとえば、5.0×8.0 mmのインプラントのほうが5.0×11.0 mmのインプラントよりも周囲骨の増加が顕著である。逆に、5.0×11.0 mmのインプラントのほうがインプラント周囲骨の吸収が顕著である（表16-3の多変量解析による）。

下顎に埋入された5.0×8.0 mmのインプラントは、上顎に埋入された類似サイズの他のインプラントに比べ、臨床結果はより良好である。骨の質や部位によって、最適な条件のインプラントのサイズや形状は変わってくる。口腔内のどの部位においても、それぞれの条件に合ったサイズおよび形状のインプラントを埋入して、骨の状態を最適に保つべきである[38]。

表面とストレス

機能的な活動量を増やすことは骨増加を導く[39]。Frostの発表によると、骨形成に必要な最低限の効果的圧力（Minimum Effective Strain：MES）は1,500～2,500 ms（microstrain）であるという。MES以上の圧をかけると、骨の密度、質量が変化する。たとえば、下顎臼歯部に埋入された5.0×8.0 mmのバイコンインプラントには、MESの値もしくはそれより高い数値の咬合圧がかかっていたために、大胆な骨のリモデリングが発生した。リモデリングによって骨密度と歯槽骨の高さともに増加したのである。

しかしながら、MESを考える際には、可動域表面積（実際に骨と接触しているインプラント表面）のみをよく考慮しなければならない[40]。5.0×8.0 mmのインプラントの総合表面積のうち、表面積として機能していない部分はそれぞれのフィン（またはプラトー）の下方部である。その他の部分はすべて可動域と考えられ、垂直方向の咬合圧を分散するのに機能している（図16-22）。一方で、側方運動の圧力がかかる場合は、それぞれのフィンの上方部、下方部ともに可動域と考えられ、圧力を分散する。

NSAIDs

継続的な臨床研究による後ろ向き追跡調査によると、非ステロイド性抗炎症剤（NSAIDs）の常用は、上部構造物セット後の周囲骨増加に影響すると報告されている[20]。

図16-23の患者は、クラウンセット後、NSAIDs（アスピリン、イブプロフェン、セレコックスなど）を毎日服用していた。心血管薬または関節炎の痛み止めとして服用していたのであるが、エックス線写真から、NSAIDsには同時に骨の成長ホルモンを促進させる働きがあるのではないかと考えられる。NSAIDsの常用でインプラント周囲歯槽骨の高さが増加する傾向があるのは、プロスタグランディン（PG）の生成を抑制する効果により、インプラント周囲のPGレベルが下がるのが理由かもしれない。図16-14で紹介された患者も、1,600 mgのイブプロフェンを関節炎の消炎剤として毎日服用していた。

図16-24は47歳男性の症例。下顎臼歯部に2本のIACをセット後5ヵ月して、オープンコンタクトが観察された。第一大臼歯部のIACを脱着し、コンタクトを閉じた。すでにイ

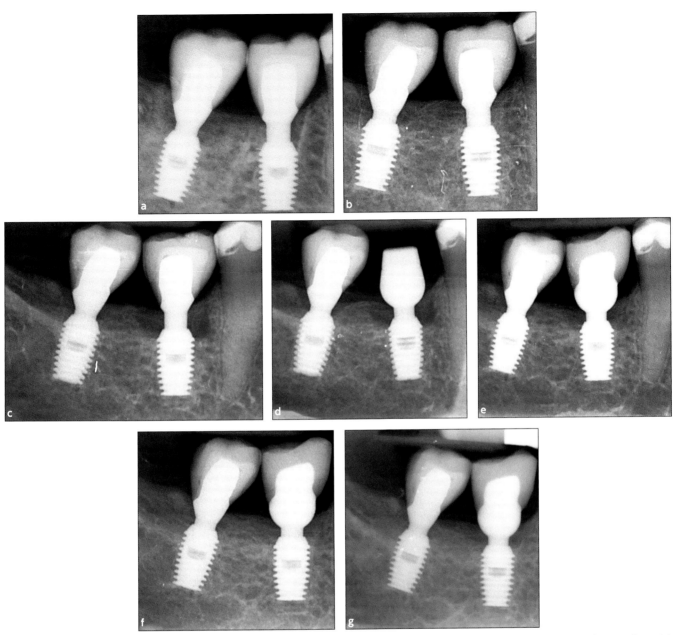

図16-24 (a, b) 臼歯2本にIACをセットした直後 (a) と3年後 (b)。IAC間に隙間ができ、オープンコンタクトが大きくなっている。(c) セット後1年でオープンコンタクトを発見。(d) IACを1つ外して、コンタクト調整を口腔外でしているところ。その間、代わりのアバットメントを装着して歯肉サルカスの状態を保つ。(e) コンタクト部分増加後のエックス線写真。(f) 3ヵ月後。骨の増加が確認できる。(g) コンタクト部分増加後2年で骨のレベルが復活した。(Urdanetaら[20]より許可を得て引用)

ンプラント周囲炎による骨吸収がはじまりかけていた。骨吸収部分の骨再生術として、抗生物質の塗布とNSAIDsの服用を指示した（図16-24）。

図16-25は同様の症例といえるかもしれない。68歳男性で、下顎右側第二小臼歯が破折しており、抜歯した（図16-25aと16-25b）。抜歯後2ヵ月して、4.5×6.0 mmのインプラントを埋入した（図16-25c）。3ヵ月後にIACを装着して1年後、臨床的に膿が観察されたため、エックス線写真を撮った結果、インプラント周囲の骨吸収が認められた（図16-25e）。インプラントの表面を洗浄し、ダイオードレーザーで施術した。そのうえで、塩酸ミノサイクリンの施術をし、アモキシシリン500 mgを1日3回、10日間の服用を指示。自宅療法として81 mgのアスピリンと1000 mgのomega-3の服用を義務付けた。3ヵ月、4ヵ月、9ヵ月と経過を追ったところ、徐々

第16章　ショートインプラント補綴・骨形態に影響を与える要因

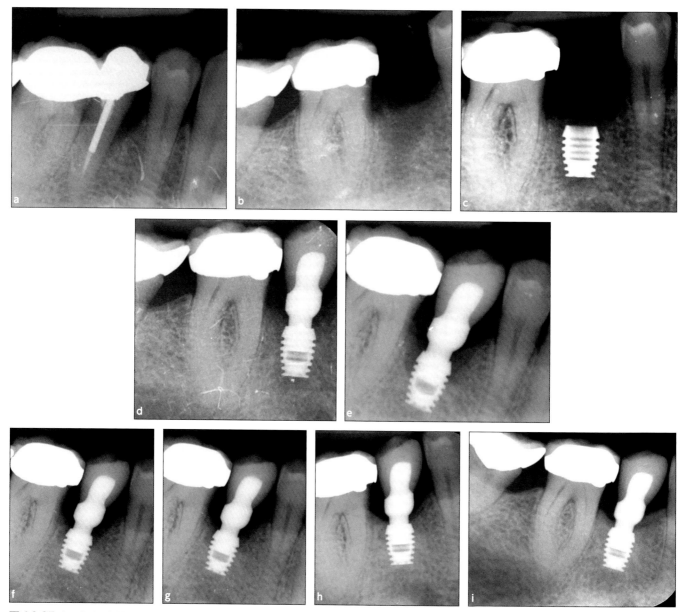

図 16-25 (a, b) 下顎右側第二小臼歯が破折。抜歯前と直後のエックス線写真。(c) インプラント埋入後のエックス線写真。(d) IAC（最終クラウン）セット後 2 ヵ月のエックス線写真。(e) 1 年後のエックス線写真からはインプラント周囲骨の吸収が観察される。(f-h) インプラント周囲炎による骨吸収の治療後、徐々に骨の再活性化が観察される。(i) 16 ヵ月後には骨の再生が認められた。

にインプラント周囲骨が再石灰化されたのが確認できた（図 16-25f〜16-25h）。16 ヵ月後には著しい骨の増加が認められた（図 16-25i）。

結語

　従来は、インプラントシステムにおいて、プラットフォームから1スレッド目までが骨吸収されると考えられていた。しかし、これがすべてのインプラントシステムにあてはまるかというと、そうではない。バイコンインプラントは、その形状やデザインから、埋入後も荷重後も、歯槽骨頂の高さが変わらない。そのうえ、IAIより上部は骨密度が高くなり、石灰化しやすいようになっている。

　この章のなかで語られている多くの研究や発見は、後ろ向き研究で行われている。この研究データの強みは、90人以上の異なる共同研究者により得られたものであることである。しかし、これらのデータは、ひとつの臨床施設から限られたサンプルサイズで、後ろ向き研究で得られたものであることは無視できない。それゆえ、得られた知見から想像を膨らませ一般化するには限界があるが、それでもなお成果の素晴らしさは自明である。

References

1. Quirynen M, Naert I, van Steenberghe D. Fixture design and overload influence marginal bone loss and fixture success in the Brånemark system. Clin Oral Implants Res 1992;3:104–111.
2. Naert I, Duyck J, Vandamme K. Occlusal overload and bone/implant loss. Clin Oral Implants Res 2012;23(suppl 66):95–107.
3. Wolff J. Das Gesetz Der Transformation Der Knochen. Berlin: Verlag von August Hirschwald, 1892.
4. Lanyon LE. Using functional loading to influence bone mass and architecture: Objectives, mechanisms, and relationship with estrogen of the mechanically adaptive process in bone. Bone 1996;18(suppl 1):37S–43S.
5. Frost HM. The mechanostat: A proposed pathogenic mechanism of osteoporoses and the bone mass effects of mechanical and nonmechanical agents. Bone Miner 1987;2:73–85.
6. Turner CH, Warden SJ, Bellido T, et al. Mechanobiology of the skeleton. Sci Signal 2009;2:pt3.
7. Hassler CR, Rybicki EF, Cummings KD, Clark LC. Quantification of bone stresses during remodeling. J Biomech 1980;13:185–190.
8. Van der Meulen MCH, Yang X, Morgan TG, Bostrom MPG. The effects of loading on cancellous bone in the rabbit. Clin Orthop Relat Res 2009;467:2000–2006.
9. Dhima M, Balshi T, Wolfinger G, Petropoulos VC, Balshi S. A retrospective analysis of mandibular bone height changes associated with 81 screw-retained implant-supported prostheses with distal cantilevers: A long-term follow-up analysis. Int J Oral Maxillofac Implants 2013;28:854–859.
10. Roberts RA. A 24-year retrospective study of bone growth after implant placement. J Oral Implantol 2005;31:98–103.
11. Peñarrocha-Oltra D, Aloy-Prósper A, Cervera-Ballester J, Peñarrocha-Diago M, Canullo L, Peñarrocha-Diago M. Implant treatment in atrophic posterior mandibles: Vertical regeneration with block bone grafts versus implants with 5.5-mm intrabony length. Int J Oral Maxillofac Implants 2014;29:659–666.
12. Pistilli R, Felice P, Cannizzaro G, et al. Posterior atrophic jaws rehabilitated with prostheses supported by 6 mm long 4 mm wide implants or by longer implants in augmented bone. One-year post-loading results from a pilot randomised controlled trial. Eur J Oral Implantol 2013;6:359–372.
13. Birdi H, Schulte J, Kovacs A, Weed M, Chuang SK. Crown-to-implant ratios of short-length implants. J Oral Implantol 2010;36:425–433.
14. Urdaneta RA, Rodriguez S, McNeil DC, Weed M, Chuang SK. The effect of increased crown-to-implant ratio on single-tooth locking-taper implants. Int J Oral Maxillofac Implants 2010;25:729–743.
15. Martin AD, McCulloch RG. Bone dynamics: Stress, strain and fracture. J Sports Sci 1987;5:155–163.
16. Zadpoor AA, Nikooyan AA. The relationship between lower-extremity stress fractures and the ground reaction force: A systematic review. Clin Biomech (Bristol, Avon) 2011;26:23–28.
17. Kaeding CC, Najarian RG. Stress fractures: Classification and management. Phys Sportsmed 2010;38:45–54.
18. McCormick F, Nwachukwu BU, Provencher MT. Stress fractures in runners. Clin Sports Med 2012;31:291–306.
19. Laurell L, Lundgren D. Marginal bone level changes at dental implants after 5 years in function: A meta-analysis. Clin Implant Dent Relat Res 2011;13:19–28.
20. Urdaneta RA, Daher S, Leary J, Emanuel K, Chuang SK. Factors associated with crestal bone gain on single-tooth locking-taper implants: The effect of nonsteroidal anti-inflammatory drugs. Int J Oral Maxillofac Implants 2011;26:1063–1078.
21. Yoo RH, Chuang SK, Erakat MS, Weed M, Dodson TB. Changes in crestal bone levels for immediately loaded implants. Int J Oral Maxillofac Implants 2006;21:253–261.
22. Kohri M, Cooper EP, Ferracane JL, Waite DF. Comparative study of hydroxyapatite and titanium dental implants in dogs. J Oral Maxillofac Surg 1990;48:1265–1273.
23. Urdaneta RA, Leary J, Panetta KM, Chuang SK. The effect of opposing structures, natural teeth vs. implants on crestal bone levels surrounding single-tooth implants. Clin Oral Implants Res 2014;25:e179–e188.
24. Urdaneta RA, Seemann R, Dragan IF, Lubelski W, Leary J, Chuang SK. A retrospective radiographic study on the effect of natural tooth-implant proximity and an introduction to the concept of a bone-loading platform switch. Int J Oral Maxillofac Implants 2014;29:1412–1424.
25. Ong JL, Chan DCN. Hydroxyapatite and their use as coatings in dental implants: A review. Crit Rev Biomed Eng 2000;28:667–707.
26. Pilliar RM, Deporter DA, Watson PA, et al. The effect of partial coating with hydroxyapatite on bone remodeling in relation to porous-coated titanium-alloy dental implants in the dog. J Dent Res 1991;70:1338–1345.
27. Lee EH, Ryu SM, Kim JY, et al. Effects of installation depth on survival of an hydroxyapatite-coated Bicon implant for single-tooth restoration. J Oral Maxillofac Surg 2010;68:1345–1352.
28. Meffert RM, Block MS, Kent JN. What is osseointegration? Int J Periodontics Restorative Dent 1987;7(4):9–21.
29. Gottlander M, Albrektsson T. Histomorphometric analyses of hydroxyapatite-coated and uncoated titanium implants. The importance of the implant design. Clin Oral Implants Res 1992;3:71–76.
30. Carr AB, Larsen PE, Papazoglou E, McGlumphy E. Reverse torque failure of screw-shaped implants in baboons: Baseline data for abutment torque application. Int J Oral Maxillofac Implants 1995;10:167–174.
31. Bell R, Beirne OR. Effect of hydroxylapatite, tricalcium phosphate, and collagen on the healing of defects in the rat mandible. J Oral Maxillofac Surg 1988;46:589–594.
32. Geesink RG, de Groot K, Klein CP. Bonding of bone to apatite-coated implants. J Bone Joint Surg Br 1988;70:17–22.
33. Oonishi H, Yamamoto M, Ishimaru H, et al. The effect of hydroxyapatite coating on bone growth into porous titanium alloy implants. J Bone Joint Surg Br 1989;71:213–216.
34. Coelho PG, Freire JN, Granato R, et al. Bone mineral apposition rates at early implantation times around differently prepared titanium surfaces: A study in beagle dogs. Int J Oral Maxillofac Implants 2011;26:63–69.

35. Petrie CS, Williams JL. Comparative evaluation of implant designs: Influence of diameter, length, and taper on strains in the alveolar crest. A three-dimensional finite-element analysis. Clin Oral Implants Res 2005;16:486–494.
36. Himmlová L, Dostálová T, Kácovský A, Konvicková S. Influence of implant length and diameter on stress distribution: A finite element analysis. J Prosthet Dent 2004;91:20–25.
37. Ding X, Liao SH, Zhu XH, Zhang XH, Zhang L. Effect of diameter and length on stress distribution of the alveolar crest around immediate loading implants. Clin Implant Dent Relat Res 2009;11:279–287.
38. Rubin CT, Lanyon LE. Regulation of bone formation by applied dynamic loads. J Bone Joint Surg Am 1984;66:397–402.
39. Blanes RJ, Bernard JP, Blanes ZM, Belser UC. A 10-year prospective study of ITI dental implants placed in the posterior region. I: Clinical and radiographic results. Clin Oral Implants Res 2007;18:699–706.
40. Misch C, Bidez MW. A scientific rationale for dental implant design. In: Misch C (ed). Implant Dentistry, ed 2. St. Louis: Mosby, 1999.

第17章

形態異常をともなう組織への インプラント埋入

Rolf Ewers / Vincent J. Morgan / Dusan Poruban /
Paolo Perpetuini / Olga Davydova / Alexey Davydov /
Igor Kostin / Stan Politis
訳：南里篤太郎

インプラント治療において、難易度の高い症例には、骨や軟組織の形態異常をともなうことが往々に見受けられる。この章では、それら難症例に対する治療過程を供覧する。多くの症例において、たいへん厳しい臨床的状況が存在していても、バイコンインプラントが保持する臨床的能力と CAD/CAM で作製される TRINIA を用いた上部構造物により、十分に克服できている。

エナメル上皮腫

症例 1

患者は 55 歳女性。エナメル上皮腫により下顎骨を切除され、腸骨移植により再建されている。再建後 2 年経過した時点で、同部に 6 本のバイコンインプラントを埋入し、上部構造を装着されたあと、23 年間経過観察している。エックス線写真はインプラント埋入以前の外科的治療の前後を示している（図 17-1a ～ 17-1d）。2 次手術はインプラント埋入 4 ヵ月後に行った。インプラント埋入部位に切開を加え、全層弁を形成すると、インプラント体の上部に装着された 6 つの黒色のヒーリングプラグとともに、その周囲には新生骨の被覆が認められた（図 17-1e と 17-1f）。経過は良好であったため、インプラント体からヒーリングプラグを除去し、10 mm 高径のノンショルダーアバットメントを装着した（図 17-1g）。

粘膜の 1 次的治癒を認めた時点で、アバットメント周囲に存在する余剰の軟組織に対して粘膜形成術を行い（図 17-1h）、歯周包帯の保全を目的に、アクリルレジン製のステ

第 17 章　形態異常をともなう組織へのインプラント埋入

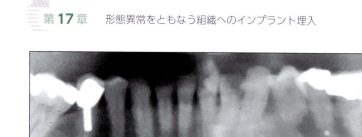
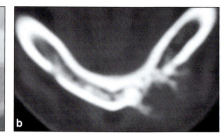
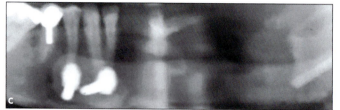
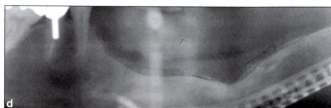
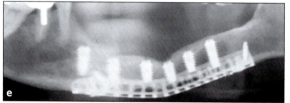
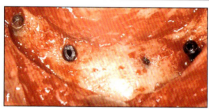
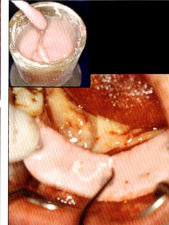
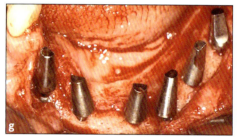
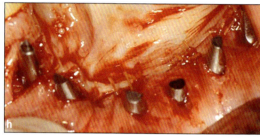
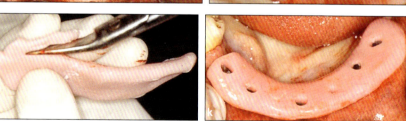
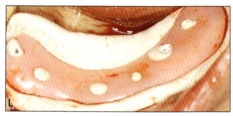

図 17-1 （a）エナメル上皮腫の術前パノラマエックス線写真。（b）エナメル上皮腫の術前 CBCT 画像。（c）下顎骨区域切除後のパノラマエックス線写真。（d）腸骨移植とチタンプレートによる硬組織再建後のパノラマエックス線写真。（e）6 本のバイコンインプラントを埋入したあとのパノラマエックス線写真。移植骨の高径と、隣在歯の根尖より低位に埋入されたインプラントに注目。（f）インプラントの上部に装着された黒色のヒーリングプラグ。（g）ノンショルダーアバットメント装着時の口腔内写真。10.0 mm 高径のアバットメントが隣在歯の歯冠より低位であることに注目。（h）アバットメント周囲に存在していた余剰軟組織。粘膜形成術を施術した。（i）アクリルレジンを用いてステントを作製。2 週間、軟組織の治癒のために使用される。（j）アクリルレジンをトリミングしているところ。（k）口腔内に試適。（l）軟組織を可動させないように、サージカルパックを介在させてステントを装着した。

ントをアバットメント 6 本で保持しながら固定した（図 17-1i 〜 17-1l）。

2 週間後、患者が使用していた可撤性義歯を修整し、暫間補綴物を作製するとともに（図 17-1m と 17-1n）、鋳造用合金を作製するため、全顎印象を採得して歯型可撤式模型を作製した。このときに、6 つのアバットメントの平行性を確保するため模型上で削合し、模型上にて赤色のアクリル樹脂製の調整コーピングを作製した。そしてこれらをもとに金合金フレームを作製した（図 17-1o）。調整コーピングを口腔内で装着し（図 17-1p）、調整コーピングに沿ってアバットメントを口腔内で削合した（図 17-1q）。金合金フレームの完成後、試適し、咬合を採得した模型（図 17-1r）。完成した金合金フレームをアバットメントに試適装着し、咬合採得した（図 17-1s）。最終補綴物と、最終補綴物を口腔内に装着した際の口腔内写真およびエックス線写真を示す（図 17-1t 〜 17-1v）。

術後 7 年が経過した際の口腔内写真からは、極めて良好な

エナメル上皮腫

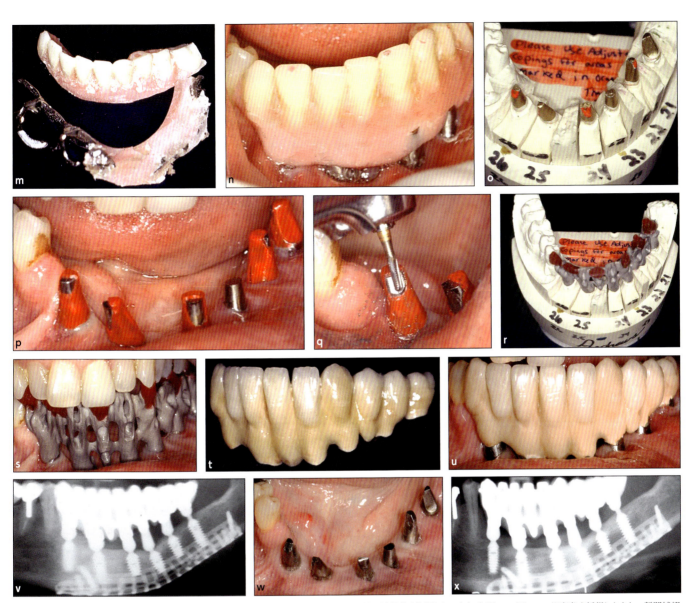

図 17-1（続き）（m）修復治療開始時に、患者が使用していた可撤式義歯を修整し、暫間補綴物を作製した。(n) 全顎のハイドロコロイド印象を採得したあと、暫間補綴物を設置。(o) 歯型可撤式模型を作製。このとき、6つのアバットメントの平行性を確保するため模型上で削合し、模型上にてアクリル樹脂製の調整コーピングを作製した。そしてこれらをもとに金合金フレームを作製した。(p) 調整コーピングを口腔内で装着。(q) 調整コーピングに沿ってアバットメントを口腔内で削合した。(r) 金合金フレームの完成後、試適し、咬合を採得した模型。(s) 完成した金合金フレームをアバットメントに試適装着し、咬合採得した。(t) 金合金フレームに陶材を築盛。(u) 3度目の来院時に、最終補綴物をセメント合着せずに装着。(v) 最終補綴物装着後のエックス線写真。(w) 術後7年が経過した際の口腔内写真。付着歯肉が存在していないにもかかわらず、インプラント周囲炎や歯槽骨の吸収は見られない。(x) 術後7年が経過した際のエックス線写真。移植骨の高径と隣在歯の根尖より低位に埋入されたインプラントに注目。 →

臨床結果が見て取れる（**図 17-1w**）。上部構造の辺縁には、一部に陶材のチッピングを認めたが、本症例のようにテレスコープ型の補綴治療を施す場合、辺縁の材質には陶材ではなく金属を用いることで、このような事態を回避できると思われた。術後7年が経過した際のエックス線写真（**図 17-1x**）と比較し、同14年後のエックス線写真では、最遠心のアバットメント周囲にわずかな骨吸収像を認めたが、これはプラークコントロールが不十分であったことに起因するものと考えられた（**図 17-1y と 17-1z**）。

最終補綴物が装着されてから23年間、経過観察を行ってきたが、驚くべきことに、治療開始当初から付着歯肉の存在をまったく欠いていたにもかかわらず、インプラント周囲の軟組織は非常に良好な状態を維持できていた。また、上部構造の辺縁に陶材のチッピングを認めたものの、本症例で行ったテレスコープ型の補綴治療は、極めて良好な状態を維持できている。同時に、揺るぎない事実として、エックス線写真や口腔内写真からは、実際に機能させて23年間経過するに至っても、インプラント周囲に非常に良好な骨レベルと健全な軟組織形態が示さ

第17章　形態異常をともなう組織へのインプラント埋入

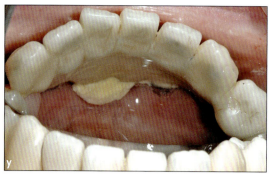
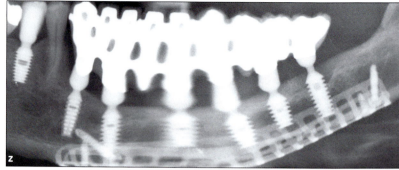
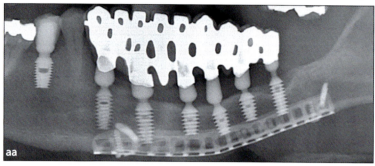
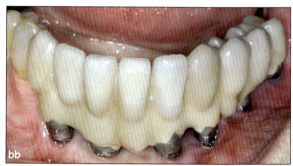

図17-1（続き）（y）術後14年が経過した際の口腔内写真。歯石沈着が顕著で、口腔衛生状態は不良であった。（z）術後14年が経過した際のパノラマエックス線写真。最遠心のアバットメント周囲にわずかな骨吸収像を認めた。（aa）最終補綴物が装着されてから23年後のパノラマエックス線写真。（bb）最終補綴物が装着されてから23年後の口腔内写真。辺縁に陶材のチッピングを認めたものの、本症例で行ったテレスコープ型の補綴治療は、極めて良好な状態を維持できていた。

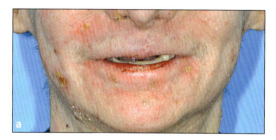
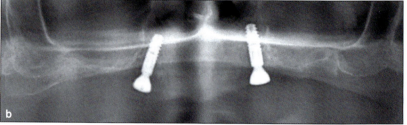

図17-2　（a）表皮水疱症に罹患した35歳男性。（b）パノラマエックス線写真からは、2本のインプラントが埋入されていた上顎は、CawoodとHowellの分類におけるclass Vの骨萎縮を呈していた。

れていた（図17-1aaと17-1bb）。

表皮水疱症

　皮膚のもろさを蝶の羽にたとえて、「バタフライチルドレン（＝触れると破れる子どもたち）」とも称される遺伝性皮膚難病である本疾患は、患者の寿命が比較的短く、外科処置ならびに術後管理がたいへん困難である。BeiklerとFlemmigら[1]の報告にあるように、医学的に困難な状況を抱えた患者へのインプラント治療についての文献は少ない。そのような全身的な問題を抱えた患者の治療においては、病態そのものよりもむしろ、いかに疾患が安定的にコントロールされているかが重要であり、インプラント治療前にその医学的全身状態が確立されてい

る必要がある。とはいえ、このような疾患を抱えている患者にとっては、インプラント治療によってもたらされるQOLの向上や機能的恩恵が、いかなるリスクよりも勝るということもまた、考慮せざるを得ない[2]。

症例2

　表皮水疱症という難病を抱えた患者へのインプラント治療の成功例を示すことは、我々のみならず患者にとってもたいへん勇気づけられるものだ。患者は35歳男性。栄養障害型表皮水疱症に罹患しており、ベルギーはルーヴェン・カトリック大学において、4本のバイコンインプラントを用いた治療が行われた[3-5]（図17-2a）。この治療が施される以前に、上顎に4本の

表皮水疱症

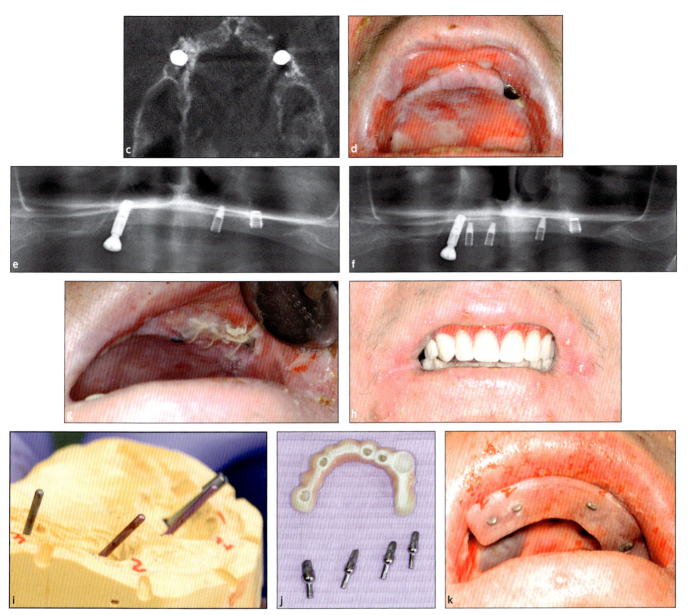

図 17-2（続き）（c）CBCT 画像では、上顎に埋入されていたインプラントのうち 1 本はオッセオインテグレーションしていたが、もう 1 本はしていなかった。（d）患者の皮膚や粘膜は極めて脆弱であった。（e）左側上顎に埋入された保存不可能の Ankylos インプラントを除去し、同部に 3.0×8.0 mm と 4.0×5.0 mm のインプラントを各々 1 本ずつ埋入した。（f）右側に 3.0×8.0 mm のインプラント 2 本を埋入したあとのパノラマエックス線写真。（g）インプラント埋入後 10 日目に抜糸を行う前の口腔内写真。粘膜は 1 次閉鎖している。（h）蝋義歯試適時の顔貌写真。（i）石膏模型上でのインプラントアナログとガイドピンを用いた精査。（j）グリットブラスト処理をした 4 本のアバットメントと TRINIA で作製した上部構造物。（k）オリエンテーションジグを用いたアバットメントの試適。

Ankylos インプラント（Dentsply）を埋入する手術を受けていたが、そのうち 2 本が、わずか 1 ヵ月以内に脱落していた。上顎骨のエックス線写真から、年齢不相応の極端な骨萎縮（Cawood と Howell の分類における class V）が認められた[6]（図 17-2b と 17-2c）。

想定されていたものの、患者の皮膚や粘膜は極めて脆弱であり、皮下あるいは粘膜下組織との接合がなされていないという所見であった（図 17-2d）。上顎のインプラント埋入手術はまず、左側から行った。埋入するに十分な骨に対して、3.0×8.0 mm のインプラントと 4.0×5.0 mm のインプラントを各々 1 つずつ埋入した。なお、残存していた 2 本の Ankylos インプラントのうち、左側に埋入されたインプラントに動揺を認めたため、除去した（図 17-2e）。

術後経過はいかなる問題も生じることなく良好であったため、左側の手術から 2 ヵ月後に、右側に 3.0×8.0 mm のインプラントを 2 本埋入する手術を行った（図 17-2f）。前回の手術と同様に、術後経過はいかなる問題も生じることなく良好であった（図 17-2g）。

257

第17章　形態異常をともなう組織へのインプラント埋入

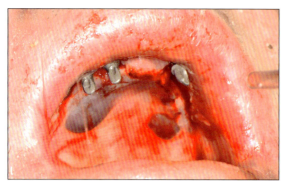
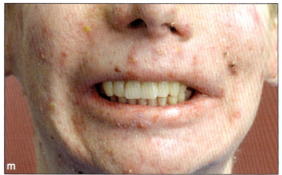
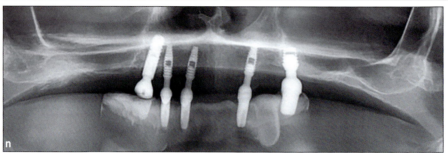

図17-2（続き）（l）局所麻酔時に見られた粘膜下の広範な血腫。（m）TRINIAによる全顎的最終補綴物装着時の患者の笑顔。（n）その際のエックス線写真。

　3ヵ月半後、埋入した4本のインプラント体上部を露出させ、インプラント埋入位置や方向を精査するための全顎印象、ならびに咬合採得を行った（図17-2h）。その結果、埋入したインプラントの唇側傾斜が著しく、上部構造の作製がたいへん困難であることが判明した（図17-2i）。それを考慮し、平行性を確保したアバットメントを作製したあと、オリエンテーションジグを用いて口腔内に試適し、アバットメントとインプラント体の適合を確認した（図17-2jと17-2k）。一連の手術は局所麻酔下に施行され、粘膜下への麻酔液注入にともなう広範な血腫が生じた（図17-2l）。それでも、最終的に良好となった上下顎の咬合関係や患者の笑顔を鑑みるに、この手術の意義と正当性は揺るぎないものである（図17-2m）。エックス線写真からも非常に良好な結果が示されている（図17-2n）。

2型糖尿病

　2型糖尿病がインプラントの脱落や術後感染、辺縁骨の喪失に影響を及ぼしているか否かを決定づけるために、多くのシステマティックレビューやメタ解析がなされてきた。その結果、糖尿病患者と非糖尿病患者の間に、インプラントの喪失率に有意差は認められなかったとの報告があり[7]、その他の多くの文献においても、HbA1cの値が適切であれば、糖尿病患者に対してインプラント治療を安全に施行できるという見解で一致している[8,9]。

症例3

　患者は64歳男性。2型糖尿病に20年間罹患していたものの、HbA1cは6.0％以下の値を示しており、良好なインプラント治療結果を得られた症例である。上顎骨はCawoodとHowellの分類[6]におけるclass V程度の骨萎縮を認めたため（図17-3a）、インプラント径が小さい、バイコンショートインプラントを使用することにした。右側上顎側切歯相当部に3.0 × 8.0 mmインプラントを、左側上顎側切歯相当部に3.5 × 8.0 mmインプラントを、両側の上顎結節部に4.0 × 5.0 mmインプラントをそれぞれ1本埋入した（図17-3b）。術後6ヵ月経過した際に、インプラント体上部を露出させ、修復材料にTRINIAを用いた全顎的補綴治療を行った（図17-3c〜17-3f）。術後のエックス線画像所見からも、非常に良好な結果が示されている（図17-3g）。

骨髄移植

　造血幹細胞移植療法（HSCT）を受けた患者は、術後長期間、高確率で副作用に見舞われる。HSCT後7年間の経過観察期間中に、その93％が少なくとも1種の副作用に見舞われるとされる。そのため、HSCTを受けた患者は生涯、全身的検査や経過観察を継続しなくてはならない[10-12]。このような医学的リスクから、インプラント治療を施行すべきかどうかを判断する

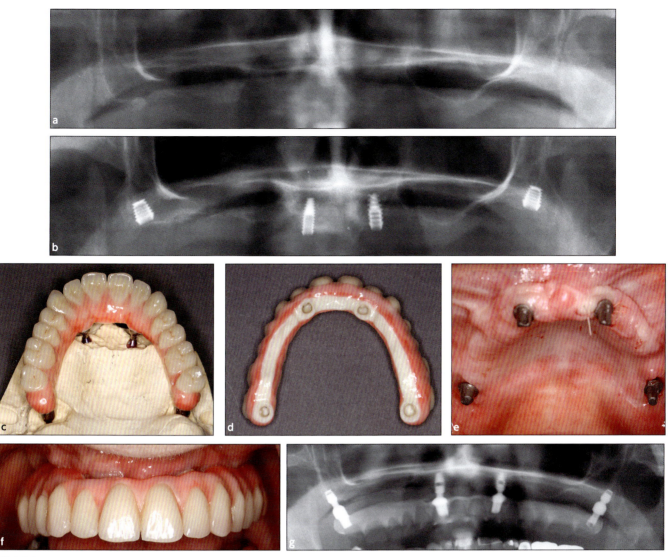

図 17-3 (a) 64歳男性のパノラマエックス線写真。上顎は Cawood と Howell の分類における class V の骨萎縮を認める。(b) 3.0×8.0 mm、3.5×8.0 mm、4.0×5.0 mm のバイコンインプラントを埋入した際のパノラマエックス線写真。(c) TRINIA で作製した上部構造物の咬合面観。(d) TRINIA で作製した上部構造物のアバットメント装着側観。(e) 最終的に装着された 4 本のアバットメント。(f) セメント固定された TRINIA 製の上部構造物。(g) TRINIA 製の上部構造物を装着した際のパノラマエックス線写真。

のはたいへん困難であるにもかかわらず、残念ながら、指針となる文献は極めて少ない[13]。

症例 4

患者は 54 歳女性。6 年前に HSCT を受け、その 2 年後の 4 年前から、ステロイド性骨粗鬆症に対してビスフォスフォネート製剤を投与され、その間は副作用なく経過していた。骨吸収マーカーである血中 I 型コラーゲン C 末端テロペプチド値は 570 pg/mL と、ビスフォスフォネート関連顎骨壊死の発症が予測される危険値（確実性はないものの、一般的に 200 pg/mL 以下が高リスクと考えられている）から十分にかけ離れていた[14]。健常者と比較し、高リスク患者であることに疑いはなかったものの、患者の硬組織や軟組織はバイコンインプラントの埋入が十分に可能であることを鑑み、インプラント治療を行うことにした。

まず、残根状態であった右側下顎側切歯、中切歯ならびに左側下顎側切歯を抜歯したが、極度に委縮した下顎の歯槽堤はさらに吸収した。その結果、左側下顎領域で顕著であった骨萎縮の程度は、Cawood と Howell の分類[6]で class V から class VI へと変化した（図 17-4a）。8 週間が経過したあと、創傷治癒に問題がないことを確認し、4 本の 4.0 × 5.0 mm のバイコンショートインプラントをオトガイ孔間に埋入した（図 17-4b と 17-4c）。

埋入後 3 ヵ月が経過し、インプラント体上部を露出させた

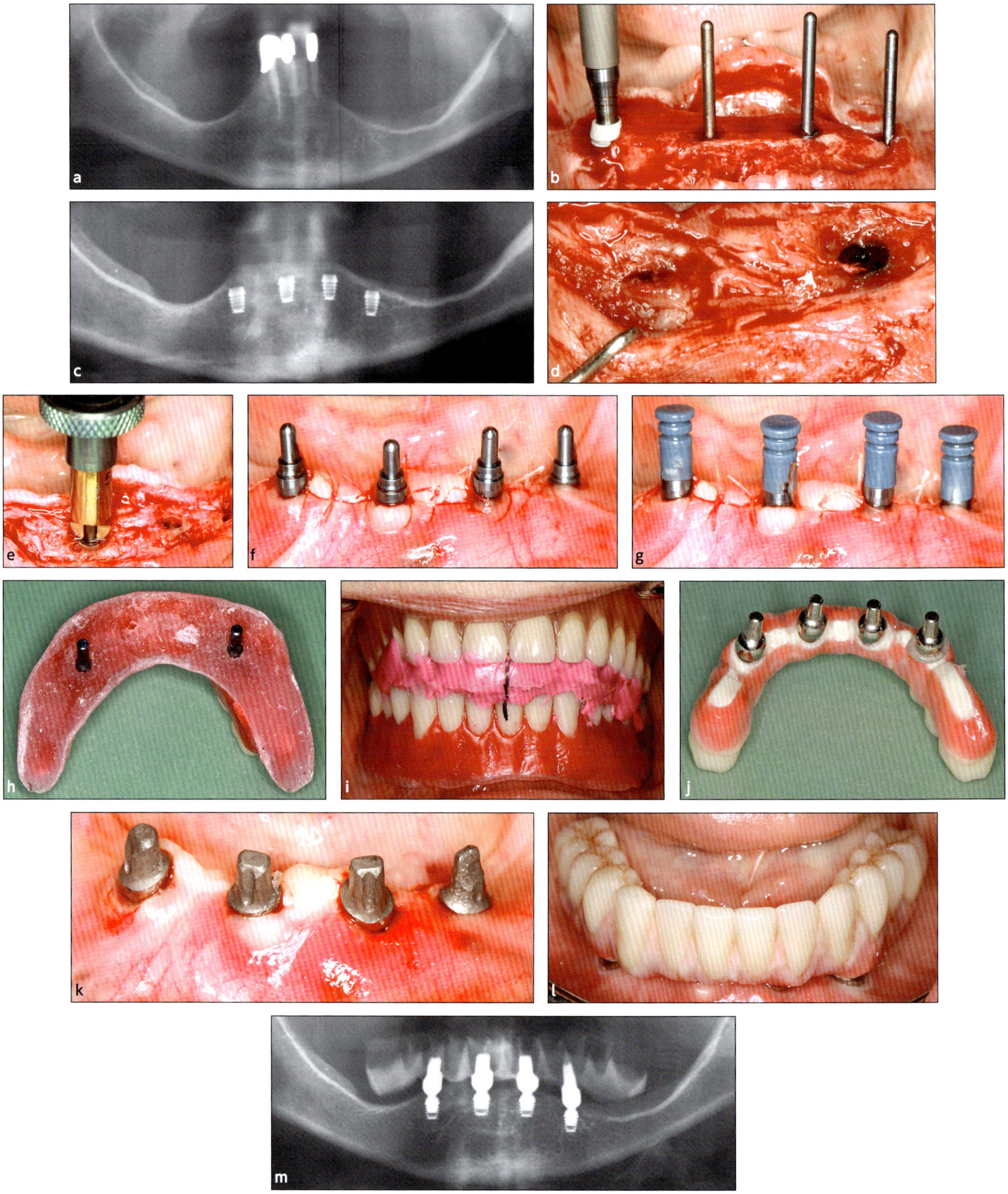

第 17 章　形態異常をともなう組織へのインプラント埋入

図 17-4　(a) 54 歳女性のエックス線写真。極度に萎縮した下顎骨に数本の残存歯を認めた。左側下顎領域の骨萎縮が顕著で、Cawood と Howell の分類[6]において、class V から class VI に相当した。(b) 4 本目の 4.0×5.0 mm（2.5 mm ウェル）のバイコンショートインプラントを埋入している際の口腔内写真。すでに埋入した 3 本のインプラントには、青色の 2.5 mm のガイドピンが装着されている。(c) 4 本の 4.0×5.0 mm のインプラント埋入終了時のパノラマエックス線写真。(d) 2 次手術時に粘膜骨膜を剥離した際のインプラント周囲の状態。(e) インプラントの上部を被覆していた骨をサルカスフォーマーで削合し、アバットメントをインプラントウェルに挿入するための十分な間隙を形成した。(f) インプラントウェルに 2.5 mm 径の印象用ポストを挿入して閉創した。(g) ポスト径に合致したアクリル樹脂製の印象用スリーブを装着した。(h) 蝋義歯の安定を図るため、2 本の印象用ポストを装着した。(i) 蝋義歯の試適。(j) TRINIA で作製した最終上部構造物のアバットメント装着側観。(k) 最終的に装着された 4 本のアバットメント。(l) セメント固定された TRINIA 製の最終上部構造物。(m) 最終上部構造物が装着されてから 2 年後のエックス線写真。

260

デノスマブ治療

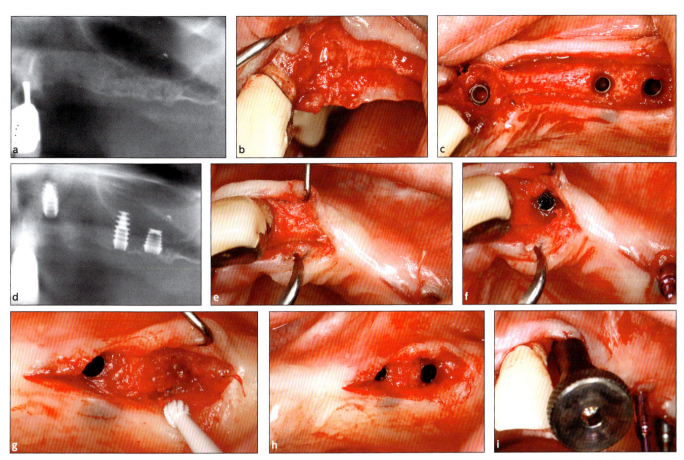

図17-5 (a) 59歳女性のエックス線写真。左側上顎側切歯より後方は無歯状態であった。(b) 左側上顎側切歯を抜歯し、腐骨掻把術を行った。(c) 左側上顎に3本のインプラントを埋入。(d) 3.5×8.0 mmのインプラント2本、4.0×5.0 mmのインプラント1本を埋入したあとのエックス線写真。(e) 2次手術時に粘膜骨膜を剥離した際のインプラント周囲の状態。ヒーリングプラグは安全に新生骨に被覆されていた。(f) インプラントを被覆していた新生骨を除去し、ヒーリングプラグを明示させた。(g) すべてのインプラントに対して、ラウンドバーで新生骨を除去した。(h) ヒーリングプラグを明示。(i) スレッデッドノブを装着したサルカスフォーマーを用いて、選択したアバットメントサイズを鑑みながら、インプラント上部を被覆していた余剰骨を削合した。遠心のインプラントには赤色と青色の印象用ポストが挿入されている。

ところ、その一部を被覆するように新生骨が認められた（図17-4d）。選択したアバットメントサイズを鑑み、インプラントの上部を被覆していた骨をサルカスフォーマーで削合し、アバットメントをインプラントウェルに挿入するための十分な間隙を形成した（図17-4e）。インプラントウェルに2.5 mm径の印象用ポストを挿入し、吸収性糸を用い単縫合にて閉創したあと（図17-4f）、インプラントレベルの片顎のトランスファー印象を行うために、ポスト径に合致したアクリル樹脂製の印象用スリーブを装着した（図17-4g）。

次に、TRINIAを土台にした試適用蠟義歯を作製し、咬合採得を行うことにした（図17-4hと17-4i）。口腔内に試適すると、咬合関係がやや不適格であったため、口腔内において適切な咬合採得を行い、それをもとに新たな蠟義歯を作製した。2回目の蠟義歯試適において、咬合関係が適切であることを確認できたため、TRINIAを用いた最終上部構造物を作製した（図17-4j～17-4l）。2年経過した際のエックス線写真からも、この困難な治療に対する非常に良好な結果が示されている（図

17-4m）。

デノスマブ治療

症例5

本症例は、破骨細胞の働きを抑制する新世代の薬剤「デノスマブ」が一因となって生じる薬剤関連顎骨壊死（DIONJ）の一例に対する治療である[15, 16]。他のDIONJ発症患者と同様に、本患者の顎骨壊死部分に腐骨掻把術を行ったあと、バイコンインプラントの埋入手術を施した。

患者は59歳女性。2年前よりデノスマブの投与がなされていたが、左側上顎側切歯の破折が原因となり、非常に重篤な化膿性の根尖性歯周炎が生じており、側切歯より後方は無歯状態であった（図17-5a）。デノスマブ治療にともなう外科治療の危険性について十分に理解をされたうえで、患者は左側上顎の

261

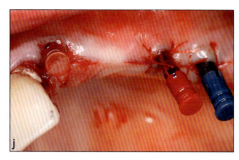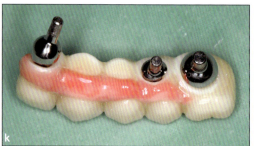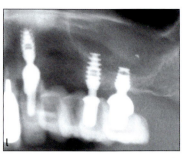

図 17-5（続き）(j) 印象用ポストにアクリル樹脂製の印象用スリーブを装着し、インプラントレベルの印象採得を行った。(k) 3 本のアバットメントを支台とした TRINIA 製の最終上部構造物。(l) TRINIA 製の最終上部構造物が装着されてから 2 年後のエックス線写真。

欠損部位に対して、インプラントによる代替治療を切に希望された。そこで、破折していた左側上顎側切歯を抜歯し、腐骨除去したあと、3.5 × 8.0 mm のバイコンショートインプラントを 2 本、4.0 × 5.0 mm のバイコンショートインプラントを 1 本埋入した（図 17-5b 〜 17-5d）。パノラマエックス線画像所見から認められるように、抜歯した側切歯によって生じた骨欠損により、インプラントは通常よりやや深く埋入された。

術後 7 ヵ月経過した際に、インプラント体上部を露出させたところ、ラウンドバーで除去しなければならないほど新生骨に覆われていた（図 17-5e 〜 17-5h）。被覆していた骨を削除したあと、選択したアバットメントサイズを鑑み、インプラント体上部を被覆していた余剰骨をサルカスフォーマーで削合した。これは、最終的にアバットメントを適切に設置するために必須であり、ロッキングテーパーアバットメントがインプラント体に嵌合するためにも重要な役割を果たしている（図 17-5i）。

インプラントに印象用ポストを挿入したあと、ポスト径に合致したアクリル樹脂製の印象用スリーブを装着し、インプラントレベルの片顎印象を行った（図 17-5j）。欠損歯数に相当する 5 本分の上部構造を TRINIA で作製し、口腔外でアバットメントとセメント固定した（図 17-5k）。2 年後の経過は非常に満足のいくものであり、術後 2 年後のエックス線写真が示すように、申し分のない結果が示された（図 17-5l）。

ビスフォスフォネート治療

2002 年に初めて教科書に明文化され、2003 年にはその病態が文献的に発表されて以降、ビスフォスフォネート関連顎骨壊死（BRONJ）は現在、前述の DIONJ としてよりいっそう幅広く認識されており、その臨床報告数は増加傾向にある[17-22]。2 種類のデノスマブ薬を含め、新たに市場に投入されたビスフォスフォネート製剤は DIONJ を引き起こすリスクがあり、骨粗鬆症に対する予防、管理、問題解決型治療においてかなり不確かな要素を含んでいる[23-25]。バイコンインプラントシステムは、術者や患者に対してさまざまな恩恵を与えるものだが、なかでも、細菌の侵入を封鎖するロッキングテーパーのインプラント - アバットメント接合面（IAI）は、DIONJ の発症率増加に潜在的に寄与し得る、歯肉縁下組織の炎症性細胞浸潤を最小限に抑えることに素晴らしい役割を果たしている。

症例 6

患者は DIONJ に罹患した 84 歳女性。8 年間フォサマック（Merck）を服用していた。顎骨壊死が生じる 11 年前、右側上顎第一・第二大臼歯相当部に 3.8 × 13.0 mm の XiVE インプラント（Dentsply）を 2 本埋入した。その 5 年後（顎骨壊死が生じる 6 年前）に、4.3 × 13.0 mm の CAMLOG インプラントを右側第一小臼歯相当部に埋入した。

フォサマック服用開始後 8 年間はまったく問題なく経過していたが、その後すぐ、右側上顎犬歯や側切歯相当部の頬側歯肉に、腐骨をともなう化膿性感染を認めた（図 17-6a と 17-6b）。右側上顎犬歯ならびに同側切歯を抜歯し、同時にその周囲の腐骨も除去したあと、2 層縫合により粘膜骨膜弁を閉鎖した（図 17-6c）。

幸いにも 1 次創傷治癒は良好で、3 ヵ月後に、抜歯した側切歯相当部に 3.5 × 8.0 mm のバイコンインプラントを、犬歯相当部にナローサイズの 3.0 × 8.0 mm のバイコンインプラントを埋入した（図 17-6d 〜 17-6g）。なお、術後に撮影したパノラマエックス線写真から、不明瞭であるが、埋入部位の頬側に骨欠損の存在を認めたため、2 本のインプラントは口蓋側の皮質骨に対し、平行性を保ちながら傾斜埋入せざるを得なかった（図 17-6h）。

術後 6 ヵ月経過した際に、インプラント体上部を露出させ、インプラントレベルの片顎印象と咬合採得を行った（図 17-6i）。アバットメントの角度は不適切に思えたが、歯冠形態は患者の満足に足るものとなった（図 17-6j と 17-6k）。

術後 2 年 6 ヵ月経過した際のエックス線写真では非常に満

両側性口蓋裂

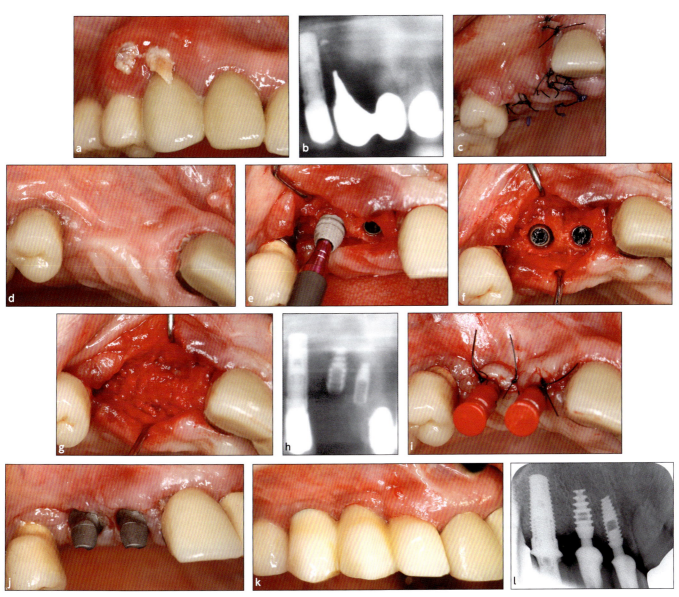

図 17-6 （a）DIONJ に罹患した 84 歳女性の口腔内写真。（b）腐骨形成していた右側上顎犬歯や側切歯相当部のエックス線写真。（c）2 層縫合による粘膜閉鎖。（d）創傷治癒の経過は良好であった。（e）2.0 mm ウェルの 3.5×8.0 mm のインプラントを埋入。（f）埋入した 2 本のインプラントにヒーリングプラグを装着。（g）埋入窩形成時に採取した自家骨を、インプラントのショルダー部に填入。（h）3.5×8.0 mm、および 3.0×8.0 mm のインプラント埋入後のエックス線写真。（i）2.0 mm 径の赤色のチタン製印象用ポストに、アクリル樹脂製の印象用スリーブを装着し、インプラントレベルの印象採得と咬合採得を行った。（j）アバットメントの角度は一見不適切に思える。（k）最終補綴物をセメント固定した。（l）最終補綴物が装着されてから 2 年半後のエックス線写真。

足な結果が示され、インプラント周囲炎や腐骨形成を予想させる所見は見当たらなかった（図 17-6l）。

両側性口蓋裂

症例 7

患者は 20 歳女性。両側性口蓋裂により、上顎骨に 2 ヵ所の骨欠損部位を認めていた。既往歴には特記事項はなく、一般生活に何の問題もなかった。骨欠損に沿って両側性に軟組織の陥入を認めたことから、CBCT を撮影したところ、鼻口腔瘻は存在しなかった（図 17-7a）。先天性の両側性完全唇裂口蓋裂であったにもかかわらず、わずかな瘢痕が上顎の口腔前庭および上唇に認められるのみであった（図 17-7b）。固定性の歯科矯正治療装置を用いても上顎前歯部は手指圧による動揺があり、CBCT 画像所見から、それは連続性のない口蓋正中の骨小塊として確認された。Khoury trephine technique を用い、2 ヵ所の骨欠損部位に対して、オトガイ部から採取した自家骨を移植し、歯肉歯槽粘膜弁を 1 次縫合して移植部位を閉鎖し

263

第17章 形態異常をともなう組織へのインプラント埋入

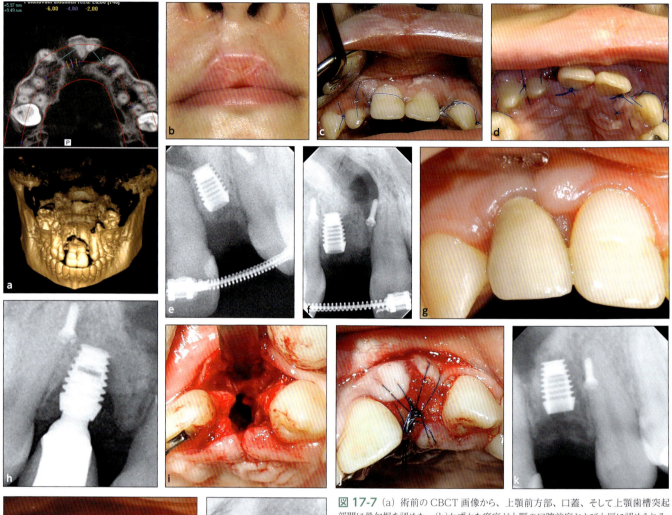

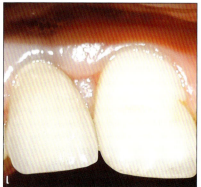

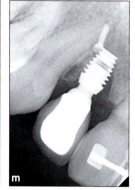

図 17-7 (a) 術前の CBCT 画像から、上顎前方部、口蓋、そして上顎歯槽突起部間に骨欠損を認めた。(b) わずかな瘢痕が上顎の口腔前庭および上唇に認められる。(c) 術後9日目の口腔内写真。自家骨移植した部位を歯肉歯槽粘膜弁で1次閉鎖した。(d) 術後9日目の咬合面観。(e) 左側上顎側切歯部に埋入したインプラントのエックス線写真。(f) 右側上顎側切歯部に埋入したインプラントのエックス線写真。(g) 右側上顎側切歯部のインプラントに装着した最終上部構造物と、新生した歯間乳頭。バイコンインプラントは、密閉された IAI をもつ二重のプラットフォームスイッチング形態を有し、スロービングショルダー部分に新生骨が誘導されるため、歯間乳頭は良好な形態となる。(h) 右側上顎側切歯部のインプラントに最終上部構造物を装着して3ヵ月が経過した際のエックス線写真。幼若な骨の新生が認められる。(i) 左側上顎側切歯部に埋入したインプラント除去時の口腔内写真。鼻腔側の骨欠損が顕著。(j) 骨欠損に対してサンドウィッチ形成術を用いた即時造成術を施行。(k) 左側上顎側切歯部に再度インプラント埋入手術を行った際のエックス線写真。(l, m) 右側上顎側切歯部へのインプラント埋入および最終補綴物装着後、9ヵ月が経過した際の口腔内写真ならびにエックス線写真。十分な骨密度と歯間乳頭の形態改善に注目。

た（図 17-7c と 17-7d）。なお、術後に左側の移植部位から移植した骨細片の一部が腐骨化し、排出されたが、その後は問題なく経過した。

　腐骨除去後、2ヵ月が経過した際に、左側上顎側切歯相当部にハンドリーマーとボーンエクスパンダーを用いてインプラント埋入窩を形成し、2.5 mm ウェルの 4.0 × 6.0 mm インプラントを、人工骨と多血小板フィブリン（PRF）を混和した移植材料とともに埋入した（図 17-7e）。2週間後、左側と同様の手法で、右側上顎側切歯部に 2.5 mm ウェルの 4.5 × 6.0 mm インプラントを埋入した（図 17-7f）。術後、右側は問題なく経過したが、左側は明確な滲出液や膿の排出は認めないものの、微小な瘻孔が形成され、長期にわたり消失しなかった。5ヵ月が経過した際に2次手術を行った。右側のインプラントは陶材焼付鋳造（PFM）冠を用いた補綴治療を行ったが、

残念ながら、左側のインプラントは動揺が認められたために除去し、同部にコラーゲン、ハイドロキシアパタイトそして PRF を混和した補填材を挿入し、閉創した（図 17-7g ～ 17-7i）。5 ヵ月経過したあと、左側上顎側切歯部に再度インプラントを埋入し、最終的に陶材焼付鋳造（PFM）冠を用いた補綴治療を行い、良好な経過を経ている（図 17-7j と 17-7k）。右側も同様に良好な治療経過を認めている（図 17-7l と 17-7m）。

下顎扁平上皮癌

　口腔癌に罹患した患者への外科または補綴治療はとても重要であり、歯科医学において非常に難易度の高い問題でもある[27]。患者は摂食や発音に影響を及ぼす機能的、審美的問題を抱え、しばしば協調性、社会性、または精神性に不調和をきたすことがある[28, 29]。

　外科的切除後の欠損は各症例で異なり、各々の患者の機能的または解剖学的要求に対して、それぞれに回復していくことが求められる[30, 31]。こうしたケースでは、バイコンショートインプラントを支台とした TRINIA を用いた補綴治療を施行することで、口腔癌に罹患した患者に、術後の組織再建において有意義で実践的な解決方法を提供するために必要な、治療上の柔軟性が提供される[32-34]。

　頭頸部の腫瘍は主に顎骨に認められるが、良性の歯牙腫から角化嚢胞性歯原性腫瘍やエナメル上皮腫といった準悪性腫瘍までさまざまである。もっとも頻繁に発生する悪性腫瘍は扁平上皮癌であり、重篤な副作用が生じる数種の治療法を組み合わせる必要がある。扁平上皮癌の治療は、腫瘍切除、頸部リンパ節郭清、放射線治療、化学療法、血管柄付き硬軟組織移植再建、歯科用インプラントや固定性または可撤性上部構造物による口腔リハビリテーションと多岐にわたる。

　口腔扁平上皮癌の大多数は、ニコチンとアルコールの過剰摂取に関係するとの疫学調査がある。Bosetti ら[35]は、たとえ 50 歳の時点での禁煙であっても、75 歳時での上気道消化器癌発生の累積危険度を、半分に軽減することを証明した。

　治療の流れとその後のインプラント治療によるリハビリテーションの複雑さを理解するために、口腔扁平上皮癌の治療について説明する。多段階にわたる口腔扁平上皮癌の治療は、放射線化学療法と外科的切除療法の順番の違いで 2 つに大別される。いわゆる補助療法とは、腫瘍切除術後に放射線化学療法を行うものであり、術前補助療法とは、腫瘍切除術前に放射線化学療法を行うものである。口腔扁平上皮癌の外科的切除後には、その欠損部位に対して、他部位から血管柄付きの組織を採取し、顕微鏡下での血管吻合による再建がしばしば行われる。前述した 2 つの補助療法の主な違いとして、術前補助療法は腫瘍

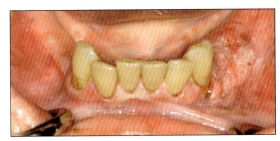

図 17-8　（a）口腔扁平上皮癌が右側下顎犬歯部から左側下顎第二大臼歯部の歯肉に認められた。

に対する放射線照射を行うものの、移植組織に対して放射線照射は行わない。一方、補助療法は、腫瘍切除後に、腫瘍残存が疑われる組織とともに移植した組織に対しても放射線照射を行う。

　放射線照射がなされた組織に移植された組織は状況がいっそう複雑で、術後にさまざまな合併症や移植そのものの失敗が生じやすい傾向にあることは十分に理解しておく必要がある。この 2 つの治療法の直接的な比較検討は、とくに頸部リンパ節転移患者における累積生存率（CSR）に顕著に表れている[36]。腫瘍の隣接組織への進展が認められた際（TNM 分類におけるT4N2）、術前補助療法を行った際の 5 年生存率（37.3％）は、補助療法を行った場合（9.7％）と比較し、有意に優れていた。腫瘍切除による欠損の大きさに応じ、他部位からの組織移植が必要となる。骨欠損の再建において、移植骨採取部位には制限があり、もっとも頻繁に選択されるのは、血管柄付き腓骨、腸骨稜、肩甲骨である[37]。

　腫瘍の切除後にインプラントによる口腔リハビリテーションを行ううえで、承知していなければならないのは以下のとおりである。

- 放射線照射後の放射線性骨壊死の危険性
- 切除後の委縮した顎骨の大きさや形態、または正常な開口運動に対して、過不足のない血管柄付き移植骨の採取には限界があること
- 患者が常習的な喫煙者であること

　Nooh[38]は、補助療法施行時におけるインプラント埋入時期と放射線治療に関するシステマティックレビューを行った。インプラント埋入前に放射線治療を行った場合、その生存率は 88.9％であり、インプラント埋入後に放射線治療を行った場合の生存率（92.2％）より低かった。このことから、オッセオインテグレーションの過程において、その早期は、後期と比べて放射線照射による影響を受けやすいといえるであろう。

　従来どおりインプラント埋入前に放射線治療を行った群においては、インプラントの生存率は埋入部位によって異なってお

第17章　形態異常をともなう組織へのインプラント埋入

図 17-8（続き）（b）右側下顎第一小臼歯相当部から左側下顎角部まで、区域切除を施行したあとのパノラマエックス線写真。区域切除後は再建プレートによる固定がなされた。（c）腫瘍切除後の広範な軟組織欠損に対して、血管柄付き遊離腸管移植を行った。（d）顎骨欠損部位に対して、血管柄付き腓骨および固定プレートを用いた二期的硬組織再建を行った（Ewers と Lambrecht [33] より許可を得て引用）。（e）腫瘍切除術を施行してから 3 年、二期的硬組織再建手術から 6 ヵ月が経過した際のパノラマエックス線写真（Ewers と Lambrecht [33] より許可を得て引用）。（f, g）腫瘍切除および軟組織再建後 3 年経過した際の顔貌写真。（h）インプラント埋入窩の形成。（i）形成された 4.0×5.0 mm のインプラント埋入窩。（j）4.0×5.0 mm のインプラントを埋入。（k）ヒーリングプラグを装着。（l）4 本の 4.0×5.0mm インプラントのスローピングショルダー部に、埋入窩形成時に採取した自家骨を填入。（m）4 本の 4.0×5.0 mm インプラントを埋入したあとのパノラマエックス線写真。　　→

り、下顎に埋入された場合の生存率が 93.3％であるのに対し、上顎は 78.9％であった。なお、インプラント埋入時に血管柄付き骨移植材と血管柄のない骨移植材を用いた場合で生存率を比較すると、上下顎ともに、前者は 89.3％で後者は 81.7％であった。Parbo ら [39] の腓骨による下顎骨再建に焦点をおいた報告によれば、インプラントの生存率は 96％であった。その他の報告では、インプラント埋入 5 年あるいは 10 年経過時の CSR は、前者が 97％で、後者は 79.9％であった [40]。放射線照射をされていない健常者群と比較した場合、放射線化学療法の治療歴のある患者は、インプラントの脱落がやや高い傾向にあった。

症例 8

患者は 40 歳で禁煙した 70 歳女性。当初、左側下顎歯槽部に白斑を認めたが、病理学的には、上皮異形成の所見はない線維性異形成と診断された。4 年後、同部に紅斑をともなう潰瘍性病変を認めた（図 17-8a）。生検結果は浸潤傾向が強い扁平上皮癌であった。患者は術前に、Mitomycin C（15 mg/m²、初日にボーラス投与）、5-FU（750 mg/m²、初日から 5 日目まで投与）、放射線照射（2 Gy/回× 25 回。計 50 Gy）から成る放射線化学療法を 6 週間にわたって施された。12 週間の回復期間を設けたあと、左側に対して部位選択的頸部リンパ節

下顎扁平上皮癌

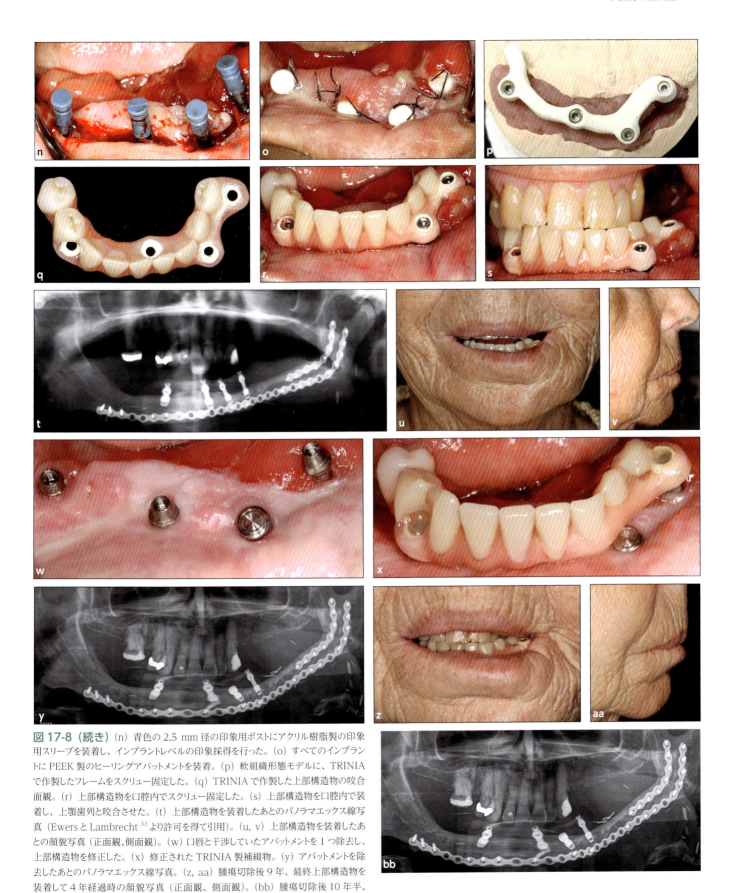

図 17-8（続き） (n) 青色の 2.5 mm 径の印象用ポストにアクリル樹脂製の印象用スリーブを装着し、インプラントレベルの印象採得を行った。(o) すべてのインプラントに PEEK 製のヒーリングアバットメントを装着。(p) 軟組織形態モデルに、TRINIA で作製したフレームをスクリュー固定した。(q) TRINIA で作製した上部構造物の咬合面観。(r) 上部構造物を口腔内でスクリュー固定した。(s) 上部構造物を口腔内で装着し、上顎歯列と咬合させた。(t) 上部構造物を装着したあとのパノラマエックス線写真（Ewers と Lambrecht[33] より許可を得て引用）。(u, v) 上部構造物を装着したあとの顔貌写真（正面観、側面観）。(w) 口唇と干渉していたアバットメントを1つ除去し、上部構造物を修正した。(x) 修正された TRINIA 製補綴物。(y) アバットメントを除去したあとのパノラマエックス線写真。(z, aa) 腫瘍切除後 9 年、最終上部構造物を装着して 4 年経過時の顔貌写真（正面観、側面観）。(bb) 腫瘍切除後 10 年半、最終上部構造物を装着して 6 年経過時のパノラマエックス線写真。

第17章　形態異常をともなう組織へのインプラント埋入

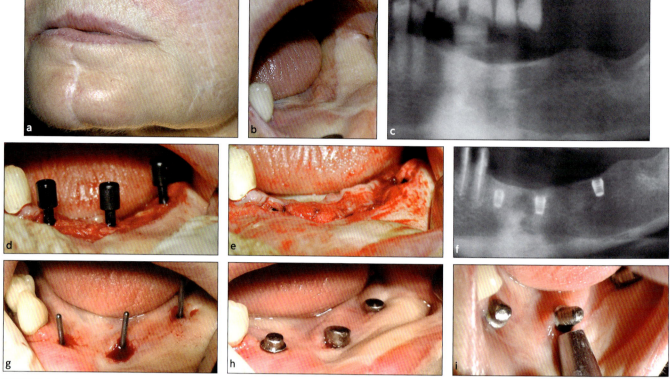

図17-9 (a) 腫瘍切除後7年経過時の顔面の瘢痕。(b) 腫瘍切除部に対する皮膚移植。(c) インプラント埋入手術前のエックス線写真。(d) 4.0 × 5.0 mm のインプラントを3本埋入し、ヒーリングプラグを装着。(e) すべてのインプラントのショルダー部にインプラント埋入窩形成時に採取した自家骨を填入。(f) 埋入後5ヵ月が経過した際のエックス線写真。(g) インプラントウェルに青色の 2.5 mm 径のガイドピンを装着。(h) 2次手術時にチタン製のプロビジョナルアバットメントを装着。(i) Periotestを用いてオッセオインテグレーションの程度を確認。

郭清とともに腫瘍切除術を施行し、軟組織再建のために血管柄付き遊離腸管移植を、また区域切除後の下顎骨安定のために再建プレートによる固定を行った（図17-8bと17-8c）。

　術後3年が経過し、腫瘍の再発所見がなかったため、顎骨欠損部位に対して血管柄付き腓骨の移植手術を行った（図17-8d〜17-8g）。それから1年後に、当該部位に 4.0 × 5.0 mm のバイコンインプラント4本を埋入した（図17-8h〜17-8m）。埋入後4ヵ月経過した際に、インプラント体上部を露出させ、インプラントレベルの片顎のトランスファー印象を行った（図17-8nと17-8o）。次回来院時に、4ヵ所の術者可撤式アバットメントの上に、メタルフリーの TRINIA による補綴治療を行った（図17-8pと17-8q）。広範囲にわたる硬軟組織欠損が極めて良好に再建されたことと、満足に足る機能と審美の回復が臨床的および画像所見的に施されたことが確認できる（図17-8r〜17-8t）。中間に位置するアバットメントが患者の口唇と干渉するため、当該アバットメントを除去し、補綴物をコンポジットレジンで修正した（図17-8u〜17-8aa）。干渉の原因は、腓骨移植により再建された下顎骨形態が幅広で不適切な弯曲であったため、インプラントを理想的な位置よりも唇側に埋入せざるを得なかったことにある。現在、補綴物を修整してから5年が経過するが、補綴物は3本のイ

ンプラントにより機能している。

　幸いにも、インプラントに荷重を開始して6年、また腫瘍を切除してから10年6ヵ月が経過するが、CT所見からは腫瘍の再発や残存頸部リンパ節への転移は認められない。インプラントに荷重後すぐに撮影したエックス線写真（図17-8t）と、5年6ヵ月経過した時点でのエックス線写真（図17-8bb）を比較すると、歯槽骨の増加が認められる。これは Wolff の法則や Frost の理論に矛盾せず、また、この移植骨は血管柄付き腓骨であることは注目に値する[41-43]。

症例9

患者は68歳女性。下顎の扁平上皮癌の治療のため、下顎骨辺縁切除とともに、下唇、頬粘膜、歯槽粘膜、口底の一部を切除された。粘膜欠損部の被覆には nasolabial flap を用い、頬粘膜をトンネリングさせて欠損部を閉鎖した。術後に 36 Gy の遠隔ガンマ照射を行った。

　1年後、両側の頸部リンパ節に転移が認められたため、両側頸部リンパ節郭清術および多剤併用化学療法が施行された。

　最後の手術から7年間、再発等なく経過したため、ひとまず

下顎扁平上皮癌

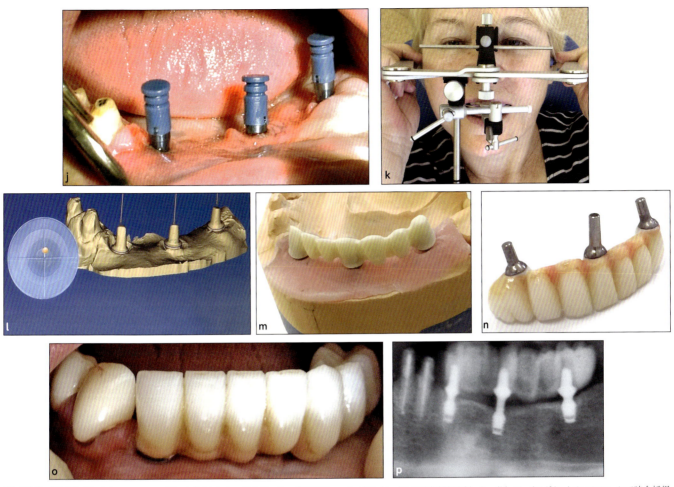

図 17-9（続き）(j) 青色の 2.5 mm 径の印象用ポストに印象用スリーブを装着し、インプラントレベルの印象採得を行った。(k) フェイスボウ・トランスファーにて咬合採得を行った。(l) 口腔内スキャンによる視覚的なイメージ画像。(m) 軟組織形態モデル上で TRINIA を用いたフレームの適合を確認。(n) 3 本のアバットメントを支台とした TRINIA による最終上部構造物。(o, p) 術後 2 年経過した際の口腔内写真およびエックス線写真。

右側側切歯、左側側切歯、左側第二小臼歯相当部に 3 本のバイコンショートインプラントを埋入し、TRINIA による固定性の補綴物を装着することにした。インプラント埋入位置の軟組織は、以前の皮膚移植時に切除された 6.0 × 3.0 cm 四方の範囲を含んでいた。すなわち、右側側切歯と左側第一大臼歯の間の、口底前方および左側下唇の内側面から口腔前庭に広がる範囲である。なお、患者のオトガイ部ならびに下唇の正中には、手術による瘢痕を認めた（図 17-9a と 17-9b）。エックス線写真からは、骨の形態に病的な変化は認められなかった（図 17-9c）。

インプラントは鎮静法とともに局所麻酔下に埋入された。切開は軟組織再建手術が行われた部位の歯槽頂に沿って行われ、粘膜骨膜弁を形成後に 4.0 × 5.0 mm のバイコンショートインプラントを 3 本埋入した（図 17-9d と 17-9e）。術後経過は良好であった。術後 5 ヵ月経過した際のエックス線写真では、通常の治癒経過であった（図 17-9f）。局所麻酔下にインプラント体上部を露出させ、ヒーリングプラグを除去したあと、ガイドピンとサルカスフォーマーを用いて、ヒーリングアバット

メントを挿入するための適切な窩を形成した（図 17-9g と 17-9h）。すべてのインプラントが臨床的に安定し、オッセオインテグレーションがなされたと予想された時期に Periotest (DentiSystem) を用いて精査したところ、検査結果は、それぞれ 4.8、4.9、4.7 であった（図 17-9i）。2 週間後、ヒーリングアバットメントを除去し、インプラント体に印象用ポストを挿入したあと、ポスト径に合致したアクリル樹脂製の印象用スリーブを装着し、インプラントレベルの片顎のトランスファー印象ならびに咬合採得を行った（図 17-9j と 17-9k）。

それから 8 ヵ月間は、アクリル樹脂製の非可撤式上部構造物を装着し、プロビジョナルレストレーションを行った。患者の審美的な要求に応えるため、上顎の歯は 50 年前に撮影された患者の写真をもとに補綴治療がなされることとなった。その後、CAD/CAM により TRINIA を用いた補綴物が作製された（図 17-9l 〜 17-9n）。術後評価は必ず 3 ヵ月ごとに行い、補綴物下部の軟組織が健全であることを確認した。

幸いにも、患者は以前の咀嚼と発音の機能が回復し、2 年後

第17章　形態異常をともなう組織へのインプラント埋入

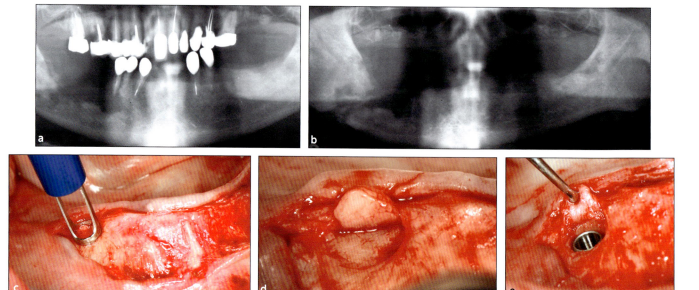

図17-10 (a) 72 Gyの放射線照射を行ったあと、右側下顎骨に重度の放射線性骨髄炎を認めた70歳男性のパノラマエックス線写真。(b) すべての残存歯を抜歯したあとのパノラマエックス線写真。(c) 手術部位に傍骨膜までの切開を加えて分層弁を形成。(d) インプラント埋入部位にのみ骨膜に半月様切開を加えて粘膜骨膜弁を形成。(e) 4.0×5.0 mmのバイコンインプラントを埋入。鉗子で粘膜骨膜弁を持ち上げている。

の写真で見て取れるように、審美的にも非常に満足していた（図17-9oと17-9p）。咀嚼と発音の明らかな改善が功を奏し、オトガイ部ならびに口唇の瘢痕に対する患者の訴えは徐々に消えていった。最終補綴物を装着して2年が経過したが、インプラント周囲の骨レベルに変化はない。癌に罹患した本患者の口腔リハビリテーションの成功は、明らかにバイコンショートインプラントと革新的材料であるTRINIAが多大な貢献をしている。

放射線照射を受けた骨組織

癌に罹患した患者のおおよそ60〜80%は術前後に放射線治療を施されることになる[44]。人生で最初の脅威が過ぎ去ったあと、患者の訴えは、可能な限りQOLを回復することに移行していく。口腔関連の資料によれば、歯科用インプラントの使用は、患者に優れた機能と審美性をもたらすもっとも重要な回復手段のひとつになり得ている[45, 46]。しかし、放射線治療はしばしば、インプラント治療に悪影響を及ぼすことがある。放射線照射範囲の組織は低酸素状態になり、血管網が減少し、最終的には細胞数が減少する[47, 48]。破壊される細胞には骨芽細胞が含まれており、それが骨のモデリングやリモデリングを直接的に阻害していくことにつながり、場合によっては放射線性骨壊死（ORN）を引き起こすこともある[49, 50]。これらの因子は、しばしばインプラントの脱落のリスクを増加させるが、それに対し、高酸素療法、骨形成促進ペプチド、骨形成タンパク質（BMP）といった、インプラントの成功率を上昇させる補助的な治療法が存在する。しかし、それらの治療に関連する適応法や費用はときに現実的とは言えなくなる[51]。

多くの文献におけるインプラントの成功率に関する報告には、かなりのばらつきが見られる。たとえば、放射線治療を施された患者の成功率に関しては70〜99%と大きな幅がある[52-55]。最近発表されたシステマティックレビューでは、インプラント埋入前の放射線治療において、インプラントの生存率は上顎（78.9%）より下顎（93.3%）が有意に高い値を示した。なお、同じ条件における移植骨での生存率は87.5%であった。同様に、インプラントの生存率は、血管柄付き骨移植部位に埋入した場合（89.3%）は、血管柄のない骨移植部位に埋入した場合（81.7%）よりも高い値を示した。また、放射線照射量が55 Gy以上になると、明らかにインプラントの生存率が減少に転じることも考慮しなければならない[38]。

さらに、多くの報告では、歯肉縁上および縁下における細菌性バイオフィルムの集積は、インプラント周囲炎の確固たるリスクファクターのひとつであると考えられている。インプラント周囲炎の潜在的原因を排除したいのであれば、歯肉縁上に集積するバイオフィルムを患者にコントロールしてもらうことは極めて重要である[56]。だが一方で、細菌感染を潜在的に惹起させる、歯肉縁下に集積した細菌をコントロールすることは患者には不可能であり、もしIAIに微小なギャップや動揺が存在するのならば、それは深刻な問題となり得る。しかし、バイコンのIAIシステムには、微小なギャップや動揺は存在せず、コールドウェルディングにより、ロッキングテーパーは細菌の侵入

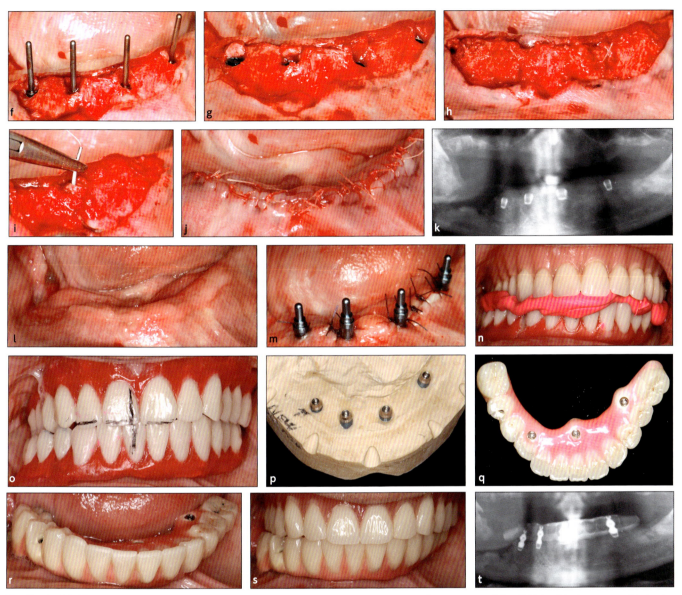

図 17-10（続き）(f) すべてのインプラントに赤色の 2.0 mm 径のガイドピンを挿入。(g) すべてのインプラントにヒーリングプラグを挿入。(h) すべてのインプラントのショルダー部に埋入窩形成時に採取した自家骨を填入。(i) 粘膜骨膜弁を 5-0 吸収糸で縫合。(j) 粘膜を 5-0 吸収糸で単縫合にて閉創。(k) インプラント埋入後のエックス線写真。右側後方に埋入したインプラントと腐骨はかなり近接している。(l) 埋入後 10 日経過時の口腔内写真。(m) 青色の 2.5 mm 径の印象用ポストに印象用スリーブを装着し、インプラントレベルの印象採得を行った。(n) 蝋義歯を口腔内に試適した。(o) 蝋義歯で咬合関係を確認。(p) 石膏模型にアバットメントを装着。(q) TRINIA で作製した上部構造物の咬合面観。(r) TRINIA で作製した上部構造物を口腔内でスクリュー固定した。(s) 上下顎に装着した最終補綴物での咬合関係。(t) 最終補綴物をスクリュー固定したあとのパノラマエックス線写真。

を遮断する能力（バクテリアルシール）を有している。それゆえに、上下顎骨に放射線照射を施行された患者に対して、バイコンインプラントを使用することは論理的であり、賢明だと言える（第 6 章参照）[57]。以下に、非常に複雑な病歴を経た 3 人の患者について考察する。

症例 10

1 人目の患者は 70 歳男性。右側舌縁部ならびに口底部に悪性腫瘍を認めた。72 Gy の放射線照射をされたあと、すべての残存歯が保存不可能となり、抜歯された（図 17-10a と 17-10b）。経過観察中に、いくつかの抜歯された部位が放射線性骨壊死に陥った。右側下顎骨は広範囲に顎骨壊死を認めたことから、病的骨折を引き起こす危険性があった（図 17-10a）。患者の健康状態は不良で、全身麻酔下での腐骨除去や下顎骨を

第17章　形態異常をともなう組織へのインプラント埋入

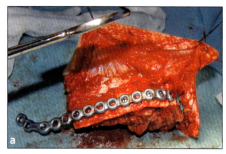
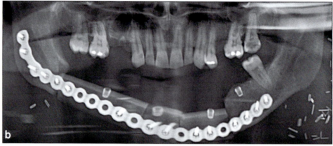
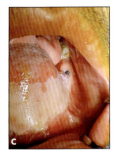
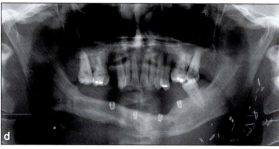
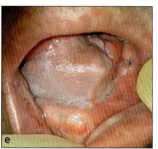

図 17-11 (a) 血管柄付き腓骨で再建を行い、4.0×6.0 mm のインプラントを 4 本埋入した。(b) 術後 3 週経過した際のパノラマエックス線写真。(c) Z 形成を加えて皮弁を減量する前の口腔内写真（術後 14 ヵ月）。粘膜にし開を認めるが、腫瘍切除後 2 ヵ月経過した際に生じたものである。(d) 術後 20 ヵ月経過した際のパノラマエックス線写真。埋入したすべてのインプラントにオッセオインテグレーションが見られるほか、移植骨と母骨の骨性治癒も認める。再建プレートは術後 8 ヵ月経過した際に除去したが、再建プレートに使用したスクリューの穴の骨性治癒は、母骨よりも移植骨のほうが良好であった。(e) 皮弁の減量手術から 1 ヵ月、腫瘍切除後 15 ヵ月経過した際の口腔内写真。

安定させるための金属プレートを固定する試みは禁忌的であった。患者は自分の生命予後が残り数ヵ月であることを理解していたものの、最期のときまでには自分の好物を口にしたいと望んでいた。

患者が危機的な健康状態にあるなか、歯肉縁下での細菌漏洩が IAI で生じてしまうことがインプラント周囲炎を誘発し、その結果、患者の全身状態にまで危険を招くことも一般的には考えられる。しかし、バクテリアルシールを有するバイコンインプラントの IAI システムにおいては、細菌漏洩に関する心配はないため、インプラント治療を進めていくことになった。

抜歯後 2 ヵ月が経過した際に（図 17-10b）、下顎に 4.0 × 5.0 mm のインプラントを 4 本埋入した。全身的に困難な状況であり、硬軟組織にも問題を抱えていたため、非常に刺激の少ない局所麻酔薬を使用した。手術部位は、傍骨膜までの切開を加えて分層弁を形成してから、インプラント埋入部位の骨膜に半月様切開を加えて粘膜骨膜弁を形成した（図 17-10c〜17-10e）。埋入窩形成時に採取した骨で埋入したインプラントを被覆し（図 17-10f〜17-10h）、骨膜を 5-0 吸収糸で縫合したあと（図 17-10i）、粘膜上皮を 5-0 吸収糸で単縫合して閉創した（図 17-10j）。術後のエックス線写真では、右側後方に埋入したインプラントと腐骨がかなり近接しているように見えるが（図 17-10k）、術後の創傷治癒は良好であった（図 17-10l）。術後 3 ヵ月が経過した際、インプラント体上部を露出させ、インプラントレベルの片顎印象と咬合採得を行った（図 17-10m）。それから 10 日後、試作した蝋義歯を試適し、再度、咬合採得を行った（図 17-10n）。

それをもとに、TRINIA による補綴物を作製したが、咬合の構築が困難であったことから、もう一度、咬合採得からやり直さざるを得なかった（図 17-10o と 17-10p）。10 日後、新たに作製した補綴物を装着したところ（図 17-10q〜17-10s）、困難な咬合関係にもかかわらず、上下顎ともに適合はとても良好であった。術後のエックス線写真から、傾斜した咬合平面を良好に機能する咬合へと適応させることがいかに困難であったかが見て取れる（図 17-10t）。患者は術後 1 年足らずで亡くなられたが、それまで硬軟組織は複雑な状況であったにもかかわらず、インプラント周囲炎を生じることなく、満足に食事できる喜びを享受していた。

症例 11

2 人目の患者は 40 歳女性。1 日に 40 本ほどの喫煙習慣があり、週末にはビールや蒸留酒を摂取していたが、口底前方部に潰瘍性病変を認めた。その大きさはおおよそ 4 cm で、病変の中心は口底正中よりやや右側であった。触診では、病変は形態および表面性状が不正であり、その範囲は、前方から側方は付着歯肉にまで、また後方は舌下面まで 10 mm ほどの進展を認めた。なお、CT 画像所見では、腫瘍の顎骨への浸潤は認められなかった。術前の病理組織学的確定診断は扁平上皮癌であり、癌の浸潤様式は Grade 1 で、ステージ分類は pT2、

放射線照射を受けた骨組織

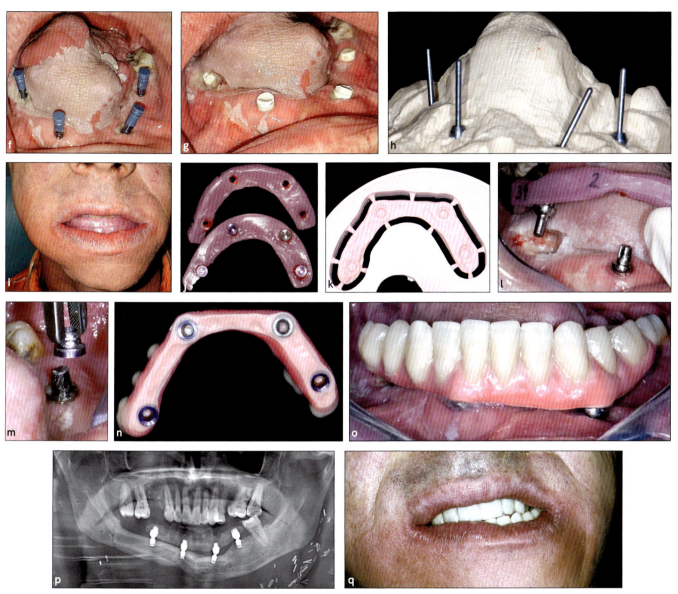

図17-11（続き）（f）青色の2.5 mm径の印象用ポストに印象用スリーブを装着し、インプラントレベルの印象採得を行った。（g）すべてのインプラントにPEEK製のヒーリングアバットメントを装着。（h）4本のインプラントの平行性を確認するため、石膏モデルにガイドピンを装着。（i）蝋堤を用いて顎位の確認と咬合採得を行った。（j）補綴物の装着方向と維持力を確認するためのジグと、4本のユニバーサルアバットメントを装着するためのシーティングジグを作製した。（k）ピンク色のTRINIAディスクからミリングされたフレーム。（l）3つ目のユニバーサルアバットメントの設置の補助にシーティングジグを用いた。（m）咬合クリアランスが最小限であったため、短くミリングされたコーピングを装着した。（n）ミリングされたコーピングを、TRINIAで作製した最終補綴物にレジンセメントで固定した。（o）TRINIAで作製した最終補綴物（テレスコープ型補綴物）を装着。（p）最終補綴物装着後のパノラマエックス線写真。（q）最終補綴物装着後の患者の笑顔。

pN0、pMxであった。
　治療は外科的治療から開始し、口底、下顎骨、舌背部の1/3相当、そして左右の舌下腺を切除した。頸部リンパ節に関しては、右側は鎖骨上窩リンパ節を含めた機能的頸部郭清術を、左側は肩甲舌骨筋上頸部術を施行した。術後の頸部リンパ節は108個認められたが、リンパ節転移に対する組織学的評価はすべて陰性であった。切除部の欠損に対して、血管柄付き腓骨皮弁による遊離組織再建が一期的に行われ、早期の術後経過も良好であった。

　腫瘍切除時に、2.5 mmウェルの4.0 × 6.0 mmインプラントを3本、腓骨で再建した部位に埋入し、1本を既存の下顎骨に埋入した（図17-11aと17-11b）。なお、患者は推奨される術後の補助療法を拒否された。硬組織再建手術と同時にインプラント埋入を行った2ヵ月後、既存の下顎骨に埋入したインプラント体上部の粘膜骨膜が菲薄化し、黒いヒーリングプラグが自然に明示された（図17-11c）。術後8ヵ月が経過した際に、インプラントに影響を及ぼすことはなかったものの、口腔内に小さな腐骨様組織が認められたため、術後感染を予防

273

第17章　形態異常をともなう組織へのインプラント埋入

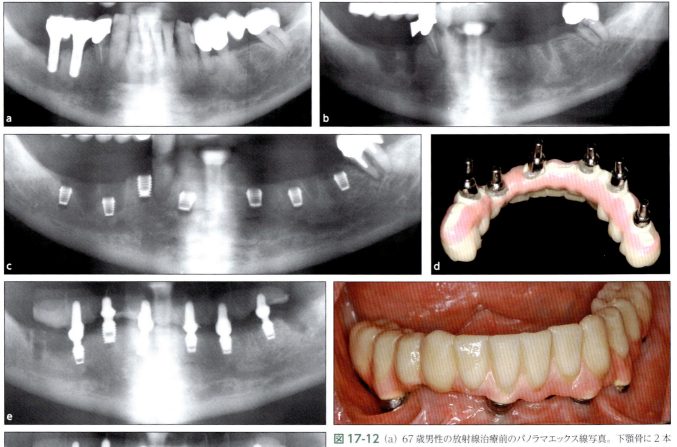

図 17-12 （a）67 歳男性の放射線治療前のパノラマエックス線写真。下顎骨に 2 本の CAMLOG インプラントが埋入されていた。（b）放射線治療後のパノラマエックス線写真。大部分の残存歯は抜歯となり、インプラントは除去された。（c）4.0×5.0 mm のインプラント 6 本と 4.5×6.0 mm のインプラント 1 本を埋入したあとのパノラマエックス線写真。（d）6 本のアバットメントを支台とした TRINIA 製の最終上部構造物。（e）最終上部構造物をセメント固定したあとのパノラマエックス線写真。CAMLOG インプラントが埋入されていた部位は骨性治癒が遅延している。（f）最終上部構造物が装着され 1 年が経過した際の口腔内写真。（g）3 年経過した際のパノラマエックス線写真。

する目的で、下顎に固定していた再建プレートを除去した（図 17-11d）。

　術後 1 年が経過した際に、2 つの腫大したリンパ節が Level V 領域（副神経、頸横、鎖骨上窩リンパ節）の尾側に認められ、術後性瘢痕とともに 17 個のリンパ節を含む組織を郭清したが、病理組織学的検査の結果からリンパ節転移は否定された。最初の手術から 14 ヵ月後に、数ヵ所に Z 形成術を用いて軟組織再建部位の減量手術を行うとともに、骨皮弁であった腓骨再建部位の上皮（皮膚）を除去し、口蓋粘膜移植を行ったが、その後の経過は良好であった（図 17-11e）。それから 16 ヵ月後、3 つの腫大したリンパ節が右側の Level VA（副神経リンパ節）領域に認められ、周囲組織とともに切除した。そのうち、近接していた 2 つのリンパ節は転移性リンパ節であったが、被膜外浸潤は認められなかった。そしてその 1 ヵ月後から放射線治療が開始となり、照射線量が 20 Gy に達するまでは原発部位も含めた照射を行い、その後は原発部位を除いて照射した。インプラント埋入 20 ヵ月後に、埋入した 4 本のインプラント体上部を露出させ、ヒーリングプラグを除去したあと、インプラントレベルの精密印象を行い、白いヒーリングアバットメントを設置した（図 17-11f と 17-11g）。その後、石膏模型に 4 つのインプラントアナログを埋没させ、ガイドピンを挿入し、インプラント間の平行性を確認した（図 17-11h）。患者のリップライン、正中、スマイルラインを口腔内に装着したワックスに標記した（図 17-11i）。それから、インプラント間の軸の変位が 1～3 度を保つように、ユニバーサルアバットメントを選択した。

　アバットメントを選択したところで、4 つの削合されたコーピングを付与した光重合型レジン製のジグを作製し、補綴物の

装着方向と維持力を確認した。また、口腔内で4つのアバットメントを装着する際に利用できるよう、光重合型レジン製のシーティングジグを作製した（図 17-11j）。

補綴物の適切な設計手順を踏んだのち、ピンク色の TRINIA をミリングし、上部構造のフレームを作製した（図 17-11k）。シーティングジグを用いて、選択したアバットメントを口腔内でインプラントに適切に装着した（図 17-11l）。修正したコーピングを、ワセリンを塗布したアバットメント上部に装着し、口腔内で TRINIA 製のフレームとセメント固定させた（図 17-11m と 17-11n）。最終補綴物は、患者の QOL に有意義な回復をもたらした（図 17-11o ～ 17-11q）。

症例 12

3人目の患者は 67 歳男性。右側上顎洞に悪性腫瘍が生じ、切除術後に放射線照射を 65 Gy 施された。照射後 18 ヵ月経過した際に、右側下顎に埋入されていた2本のインプラントの周囲に骨吸収が進行し、やがてその2本のインプラントとともに多くの残存歯を失った（図 17-12a と 17-12b）。それから6ヵ月後（放射線治療終了から2年後）、同部に6本の 4.0 × 5.0 mm バイコンインプラントと1本の 4.5 × 6.0 mm バイコンインプラントを埋入した（図 17-12c）。仮義歯の安定性を保持する目的で、右側下顎犬歯ならびに左側下顎第二大臼歯は、最終補綴物を装着するまで抜歯をせずに保存した。

3ヵ月の治癒期間を経たあと、インプラント体上部を露出させ、インプラントレベルの片顎印象と咬合採得を行った。右側下顎第二大臼歯相当部に埋入したインプラントは、オッセオインテグレーションが不良のため除去したが、同部は以前に埋入されていたインプラントが脱落した部位と一致していた。それから3週間後、TRINIA 製の最終補綴物を下顎に装着した（図 17-12d ～ 17-12f）。

残念ながら、インプラントが脱落した右側下顎第二大臼歯相当部の創傷治癒は不良で、頬側歯肉より粘膜骨膜弁を用いて閉創するなどの試みは、いずれも失敗した。8ヵ月後、再度、同部に外科的な治療を試みた。以前に埋入され、オッセオインテグレーションを失った2本のインプラントが脱落した部位を開創すると、驚くほど大きな骨欠損が認められた。広範囲に骨掻把と腐骨除去を行ったあと、創部を粘膜骨膜弁を用いて閉鎖した。術後のエックス線写真では、右側下顎第一・第二大臼歯相当部に、広範囲の骨の喪失が認められた。1次創傷治癒は創のし開なく経過は良好であった。それから1年経過した時点では、前述の広範な骨欠損に大きな変化は認められなかったものの、硬軟組織の臨床所見およびエックス線画像所見はまったく問題のないものであった。3年後の経過観察時のパノラマ

エックス線写真では、その他の骨吸収像もなく、著変なく経過していた（図 17-12g）。

結語

本章の症例は、臨床医や、重度の疾患を有する患者に、バイコンのシステムがもたらす卓越した臨床能力と有益性について、十分なエビデンスを提供するものだ。さらに、世界中の多くの臨床医から集められ、文書化された事例は、優れた臨床能力をもつバイコンのプロトコールが、患者への治療だけでなく、新たな治療法の開発に利用される可能性も示唆している。

References

1. Beikler T, Flemmig TF. Implants in the medically compromised patient. Crit Rev Oral Biol Med 2003;14:305–316.
2. Diz P, Scully C, Sanz M. Dental implants in the medically compromised patient. J Dent 2013;41:195–206.
3. Larrazabal-Morón C, Boronat-López A, Peñarrocha-Diago M, Peñarrocha-Diago M. Oral rehabilitation with bone graft and simultaneous dental implants in a patient with epidermolysis bullosa: A clinical case report. J Oral Maxillofac Surg 2009;67:1499–1502.
4. Peñarrocha-Oltra D, Peñarrocha-Diago M, Balaguer-Martínez J, Ata-Ali J, Peñarrocha-Diago M. Full-arch fixed prosthesis supported by four implants in patients with recessive dystrophic epidermolysis bullosa. Oral Surg Oral Med Oral Pathol Oral Radiol Endod 2011;112:e4–e10.
5. Oliveira MA, Ortega KL, Martins FM, Maluf PS, Magalhães MG. Recessive dystrophic epidermolysis bullosa: Oral rehabilitation using stereolithography and immediate endosseous implants. Spec Care Dentist 2010;30:23–26.
6. Cawood JI, Howell RA. A classification of the edentulous jaws. Int J Oral Maxillofac Surg 1988;17:232–236.
7. Chrcanovic BR, Albrektsson T, Wennerberg A. Diabetes and oral implant failure: A systematic review. J Dent Res 2014;93:859–867.
8. Aguilar-Salvatierra A, Calvo-Guirado JL, González-Jaranay M, Moreu G, Delgado-Ruiz RA, Gómez-Moreno G. Peri-implant evaluation of immediately loaded implants placed in esthetic zone in patients with diabetes mellitus type 2: A two-year study. Clin Oral Implants Res 2016;27:156–161.
9. Gómez-Moreno G, Aguilar-Salvatierra A, Rubio Roldán J, Guardia J, Gargallo J, Calvo-Guirado JL. Peri-implant evaluation in type 2 diabetes mellitus patients: A 3-year study. Clin Oral Implants Res 2015;26:1031–1035.
10. Jesudas R, Malesky A, Chu R, Fischer H, Kamat D. Reviewing the follow-up care of pediatric patients' status post-hematopoietic stem cell transplantation for the primary care pediatrician. Clin Pediatr (Phila) 2013;52:487–495.
11. Fisher VL. Long-term follow-up in hematopoietic stem-cell transplant patients. Pediatr Transplant 1999;3(suppl 1):122–129.
12. Majhail NS, Rizzo JD. Surviving the cure: Long-term followup of hematopoietic cell transplant recipients. Bone Marrow Transplant 2013;48:1145–1151.
13. Curtis JW. Implant placement and restoration following bone marrow transplantation for chronic leukemia: A case report. Int J Oral Maxillofac Implants 1996;11:81–86.

14. Kunchur R, Need A, Hughes T, Goss A. Clinical investigation of C-terminal cross-linking telopeptide test in prevention and management of bisphosphonate-associated osteonecrosis of the jaws. J Oral Maxillofac Surg 2009;67:1167–1173.

15. Wutzl A, Pohl S, Sulzbacher I, et al. Factors influencing surgical treatment of bisphosphonate-related osteonecrosis of the jaws. Head Neck 2012;34:194–200.

16. Holzinger D, Seemann R, Klug C, et al. Long-term success of surgery in bisphosphonate-related osteonecrosis of the jaws (BRONJs). Oral Oncol 2013;49:66–70.

17. Tenenbaum HC, Shelemay A, Girard B, Zohar R, Fritz PC. Bisphosphonates and periodontics: Potential applications for regulation of bone mass in the periodontium and other therapeutic/diagnostic uses. J Periodontol 2002;73:813–822.

18. Marx RE, Sawatari Y, Fortin M, Broumand V. Bisphosphonate-induced exposed bone (osteonecrosis/osteopetrosis) of the jaws: Risk factors, recognition, prevention, and treatment. J Oral Maxillofac Surg 2005;63:1567–1575.

19. Carter GD, Goss AN. Bisphosphonates and avascular necrosis of the jaws. Aust Dent J 2003;48:268.

20. Marx RE. A decade of bisphosphonate bone complications: What it has taught us about bone physiology. Int J Oral Maxillofac Implants 2014;29:e247–e258.

21. Ruggiero SL. Bisphosphonate-related osteonecrosis of the jaws. Compend Contin Educ Dent 2008;29:96–95.

22. Marx RE. Pamidronate (Aredia) and zoledronate (Zometa) induced avascular necrosis of the jaws: A growing epidemic. J Oral Maxillofac Surg 2003;61:1115–1117.

23. Boquete-Castro A, Gómez-Moreno G, Calvo-Guirado JL, Aguilar-Salvatierra A, Delgado-Ruiz RA. Denosumab and osteonecrosis of the jaw. A systematic analysis of events reported in clinical trials. Clin Oral Implants Res 2016;27:367–375.

24. Neuprez A, Rompen E, Crielaard JM, Reginster JY. Teriparatide therapy for denosumab-induced osteonecrosis of the jaw in a male osteoporotic patient. Calcif Tissue Int 2014;95:94–96.

25. Ruggiero SL, Dodson TB, Fantasia J, et al. American Association of Oral and Maxillofacial Surgeons position paper on medication-related osteonecrosis of the jaw: 2014 update. J Oral Maxillofac Surg 2014;72:1938–1956.

26. Holzinger D, Seemann R, Matoni N, Ewers R, Millesi W, Wutzl A. Effect of dental implants on bisphosphonate-related osteonecrosis of the jaws. J Oral Maxillofac Surg 2014;72:1937.e1–8.

27. Davydov AB, Lebedev SN, Lebedeva IV, Davydova OB. Dental and oncological status of patients with tongue carcinoma [in Russian]. Stomatologiia (Mosk) 2015;94(1):25–29.

28. Davydov AB, Davydova OB. Reconstructive operations in the treatment of carcinoma of the lower lip [in Russian]. Stomatologiia (Mosk) 2004;83(2):30–35.

29. Davydov AB, Davydova OB, Krasovskiĭ PV. Results of employment and improvement of postresectional cheiloplasty method with full thickness layer of labio-buccal flaps [in Russian]. Stomatologiia (Mosk) 2009;88(5):40–44.

30. Esser E, Montag H. Conventional grafting technics and endosseous implants. A treatment concept in rehabilitation following radical tumor surgery of the lower oral cavity [in German]. Dtsch Z Mund Kiefer Gesichtschir 1987;11:77–87.

31. Sitkin SI, Davydova OB, Kostin IO, Gasparian AL. Use of analgesia and sedation in dental implantology in patients with concomitant hypertension [in Russian]. Stomatologiia (Mosk) 2015;94(1):35–36.

32. Davydova OB, Kostin IO. Experience of using short Bicon implants for treatment of partial and complete teeth loss [in Russian]. Stomatologiia (Mosk) 2012;91(6):59–62.

33. Ewers R, Lambrecht JT. Oral Implants. Chicago: Quintessence, 2013.

34. Seemann R, Marincola M, Seay D, Perisanidis C, Barger N, Ewers R. Preliminary results of fixed, fiber-reinforced resin bridges on four 4- × 5-mm ultrashort implants in compromised bony sites: A pilot study. J Oral Maxillofac Surg 2015;73:630–640.

35. Bosetti C, Gallus S, Peto R, et al. Tobacco smoking, smoking cessation, and cumulative risk of upper aerodigestive tract cancers. Am J Epidemiol 2008;167:468–473.

36. Kreppel M, Eich HT, Brüggenolte C, et al. Preoperative vs postoperative radiochemotherapy in patients with N2 squamous cell carcinoma of the oral cavity. Oral Oncol 2012;48:1019–1024.

37. Lutz BS, Wei FC. Microsurgical workhorse flaps in head and neck reconstruction. Clin Plast Surg 2005;32:421–430.

38. Nooh N. Dental implant survival in irradiated oral cancer patients: A systematic review of the literature. Int J Oral Maxillofac Implants 2013;28:1233–1242.

39. Parbo N, Murra NT, Andersen K, Buhl J, Kiil B, Nørholt SE. Outcome of partial mandibular reconstruction with fibula grafts and implant-supported prostheses. Int J Oral Maxillofac Surg 2013;42:1403–1408.

40. Teoh KH, Huryn JM, Patel S, et al. Implant prosthodontic rehabilitation of fibula free-flap reconstructed mandibles: A Memorial Sloan-Kettering Cancer Center review of prognostic factors and implant outcomes. Int J Oral Maxillofac Implants 2005;20:738–746.

41. Wolff J. Das Gesetz Der Transformation Der Knochen. Berlin: Verlag von August Hirschwald, 1892.

42. Frost HM. Wolff's Law and bone's structural adaptations to mechanical usage: An overview for clinicians. Angle Orthod 1994;64:175–188.

43. Urdaneta RA, Daher S, Leary J, Emanuel K, Chuang SK. Factors associated with crestal bone gain on single-tooth locking-taper implants: The effect of nonsteroidal anti-inflammatory drugs. Int J Oral Maxillofac Implants 2011;26:1063–1078.

44. Harding SA, Hodder SC, Courtney DJ, Bryson PJ. Impact of perioperative hyperbaric oxygen therapy on the quality of life of maxillofacial patients who undergo surgery in irradiated fields. Int J Oral Maxillofac Surg 2008;37:617–624.

45. Schiegnitz E, Al-Nawas B, Kämmerer PW, Grötz KA. Oral rehabilitation with dental implants in irradiated patients: A meta-analysis on implant survival. Clin Oral Investig 2014;18:687–698.

46. Tanaka TI, Chan HL, Tindle DI, Maceachern M, Oh TJ. Updated clinical considerations for dental implant therapy in irradiated head and neck cancer patients. J Prosthodont 2013;22:432–438.

47. Weber DC, Tomsej M, Melidis C, Hurkmans CW. QA makes a clinical trial stronger: Evidence-based medicine in radiation therapy. Radiother Oncol 2012;105:4–8.

48. Krause S, Debus J, Neuhof D. Radiotherapy. Recent Results Cancer Res 2011;183:285–291.

49. Nabil S, Samman N. Incidence and prevention of osteoradionecrosis after dental extraction in irradiated patients: A systematic review. Int J Oral Maxillofac Implants 2011;40:229–243.

50. Murdoch-Kinch CA, Zwetchkenbaum S. Dental management of the head and neck cancer patient treated with radiation therapy. J Mich Dent Assoc 2011;93(7):28–37.

51. Zheng M, Li L, Tang Y, Liang XH. How to improve the survival rate of implants after radiotherapy for head and neck cancer? J Periodontal Implant Sci 2014;44:2–7.

52. Yerit KC, Posch M, Seemann M, et al. Implant survival in mandibles of irradiated oral cancer patients. Clin Oral Implants Res 2006;17:337–344.

53. Ihde S, Kopp S, Gundlach K, Konstantinovic´ VS. Effects of radiation therapy on craniofacial and dental implants: A review of the literature. Oral Surg Oral Med Oral Pathol Oral Radiol Endod 2009;107:56–65.

54. Babin RW, Ryu JH, Gantz BJ, Maynard JA. Survival of implanted irradiated cartilage. Otolaryngol Head Neck Surg 1982;90:75–80.

55. Keller EE, Tolman DE, Zuck SL, Eckert SE. Mandibular endosseous implants and autogenous bone grafting in irradiated tissue: A 10-year retrospective study. Int J Oral Maxillofac Implants 1997;12:800–813.

56. Brasseur M, Brogniez V, Grégoire V, et al. Effects of irradiation on bone remodelling around mandibular implants: An experimental study in dogs. Int J Oral Maxillofac Surg 2006;35:850–855.

57. Dibart S, Warbington M, Su MF, Skobe Z. In vitro evaluation of the implant-abutment bacterial seal: The locking taper system. Int J Oral Maxillofac Implants 2005;20:732–737.

第18章

Bone Voids

Mauro Marincola / Laura Murcko / Miguel Simancas-Pallares /
Pieter Boshoff / José Luis Alonso Padilla
訳：南里篤太郎

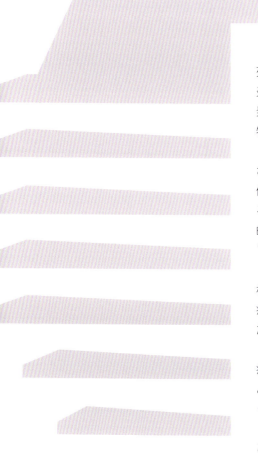

1915年、米国において、近代歯科医学を確立した1人であるG. V. Blackは、細胞死を、段階的というよりむしろ、継続的過程によって発症する骨髄内の空洞を慢性的骨炎として説明した。また、その「空洞」は長径5cm以下であり、疼痛や排膿、歯肉の発赤、顎骨の腫脹、あるいは発熱といった症状がなく、広範囲に骨の破壊を進行させる特異性について興味深く捉えた[1-3]。

Blackが提唱した骨髄内の空洞と類似した特徴を共有する骨病理像は、その後も散見され、時代経過とともに、外傷性骨嚢胞、孤在性骨嚢胞、出血性骨嚢胞、単純性骨嚢胞、偽嚢胞、骨粗鬆症、骨髄欠損など、その名称もさまざまに移り変わった[4]。病名に対する意見の一致は低いにもかかわらず、病変は画像診断的に、組織学的に、また臨床所見的に認知されている[5]。わかりやすいように、この章では、このような嚢胞様病変を"Bone voids（骨間隙）"もしくは"Bone lesions（骨病変）"と表すことにする。

いくつかの研究において、本病変の疫学調査から、外傷性の既往歴（たとえば難抜歯、根管治療の失敗、歯胚や歯の形成不全など）との相関関係が見いだされた[6]。また、本病変は中年女性の下顎骨後方に多発性に認められることもわかった。さらに、断定にいたる十分な確証はないものの、全身に影響を及ぼす可能性も示唆されている[7]。

"Bone voids（以下BV）"はインプラントに携わる臨床医が頻繁に遭遇する顎骨の病理像ではないが、この病変に対する認識を欠いていると、インプラントの埋入不全により下顎の不完全もしくは完全な知覚麻痺や、オッセオインテグレーションの不良を招く可能性がある[8-13]。

この章の目的は、BVの診断の難しさや外科的リスクに対する臨床医の認識を高めることにある（図18-1）。BVに関する微妙な所見の認識方法や、遭遇した際の治療の進

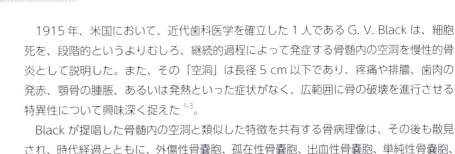

第18章　Bone Voids

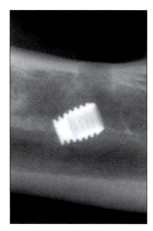

図 18-1　インプラント埋入窩を経由してBVに迷入したインプラントのエックス線写真。

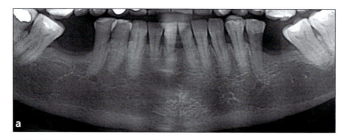
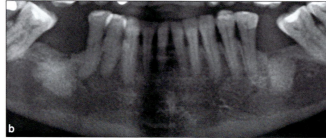

図 18-2　(a) 欠損となっている下顎第一大臼歯部には2～3 mmの厚みの歯槽骨を認めるが、その下部には広範なエックス線透過領域を認める。(b) (a)の欠損領域に骨補填材料を充填した際のパノラマエックス線写真。

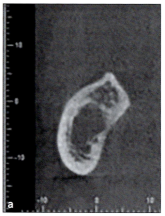

図 18-3　(a, b) BVのCBCT画像。

め方に言及するほか、歯槽骨の予期せぬ窩に器具やインプラントが迷入した場合の対処法を含め、インプラントの設計に関する妥当性や重要性についても考察する。そして、臨床医が予期せず本病変に遭遇した際にどのように対処したかを示す症例を提示し、結論としたい。

なお、この章の記述において、本病変の疫学的、また病名体系に関する言及をとおして、いかなる診断に関する論争を巻き起こす意図はまったくない。ひとつの事象は何十年にもわたり重要な臨床経験や知識として共有されるべきであり、歯槽骨に生じるBVに関しても、その経験や対処法は臨床医や患者の利益につながるものだ[14]。

Bone Voidsの画像所見

インプラント歯科学において、歯槽骨の骨質は一般的に、Type I～Ⅳのどれかに明確に分類される（第8章参照）。この考察に照らすならば、BVはType Ⅳの骨質に類似している。しかし、BVでは、海綿骨の中心部の骨欠損を囲んでいる皮質骨外側は、際立って高密度に描写される。パノラマおよびデンタルエックス線写真、それにCTやCBCTは、歯の欠損部位の範囲や骨量を評価するには適当だが、骨密度や骨質を評価するにあたっては、常に十分な信頼に足るものとは言えない。BenderやSeltzerは、骨病変のエックス線画像評価研究において、海綿骨内の病変は、皮質骨の内側面が吸収もしくは浸潤されない限り、画像所見として評価できないと結論付けている[15]。

経験豊富な臨床医ならBVの画像所見を正確に評価もしくは認識できるのであろうが、どの臨床医も症例を重ねることで認知できるようになる。BVの非常に微細な画像所見は、海綿骨が減少もしくは消失した病的なエックス線透過領域を被包するような、厚いエックス線不透過領域を構成している。BVの"窩"に充填される人工の補填材料の量より、BVの大きさを測ることができるのかもしれない（図18-2）。CBCT画像ではしばしば、エックス線不透過性が亢進した2～3 mmの皮質骨で囲まれ、広範囲のエックス線透過領域として海綿骨の完全な消失が明示されることにより、"窩"の存在が明らかになる（図18-3）。本病変を発見するのが困難であることは明白だが、治療を進めていく過程において、その存在を知るとともに、臨床医に手術部位の詳細な状況を提供するインプラントプロトコールを用いることは、たいへん有益である。

Bone Voidsの組織学的所見

組織学的所見において、BVは、囊胞とは異なり上皮の裏装はなく、内部は空隙かもしくは変色した流動体、あるいは細胞遺残で満たされていることが多い。8人の患者に発生した下顎

のBVから摘出した組織の組織学的検査では、炎症性細胞、脂肪細胞、また凝血性物質によって囲まれ委縮した骨組織の遺残が認められたが、裏装上皮や嚢胞性遺残物質は存在しなかった（図18-4）。

Bone Voids存在下でのインプラント形状の役割

バイコンインプラントは独特な形状をもち、また埋入本数を最小限にするバイコンのインプラントプロトコールは、スレッドタイプのインプラントに対して挑戦的なものである。これは顎骨内の"窩"のような予期せぬ事態に遭遇した際にはとくに顕著である。たとえば、バイコンの外科的な埋入テクニックは他のスレッドタイプのインプラントとは異なり、無注水下に低速度でインプラント窩を形成し、インプラント体のスローピングショルダー部分は皮質骨との初期固定に頼るものではない。これらの特徴のおかげで、臨床医は埋入過程におけるステップごとに、何がどうなっているのかを明視できる。埋入プロトコールでは、埋入窩形成時に採取した骨の骨質を評価すること、インプラント埋入前の最終埋入窩形成時に"窩"の底面や壁の整合性を精査するためにスプーンキュレットのような器具を使用することを臨床医に推奨しているので、万が一、顎骨病変が存在していても、発見し対処できる。

顎骨内の大きな"窩"という不確かな状況に遭遇した際に、臨床医は、たとえ何らかの移植を併用したとしても、インプラントの埋入位置の変更も現実的に考え得ることとして認識すべきである。もしインプラントの埋入を行うと決めた場合は、"窩"の中にインプラントを迷入させるリスクを最小限に抑えるために、サイナスリフトアバットメントを使用することが賢明である（一例として図18-13hを参照）。しかし、臨床医の判断としては、しばらくの間インプラント埋入を順延することもあり得る。

また、皮質骨が初期固定が可能なまでに十分に厚くても、スレッドタイプのインプラントを用いる経験の浅い臨床医は、インプラント埋入時に顎骨病変の存在に気付かず、インプラントを有害物質に満たされたBVの上に留置してしまうかもしれない。これは逆説的にいうと、バイコンシステムは、病的な状況や、計画的な治療の進行の可否について認識する機会を臨床医に与えてくれているといえるだろう。

Bone Voidsへの対処

バイコンインプラントの形状や外科的なテクニックは、臨床医にインプラント埋入前にBVの存在を認識する機会をもたら

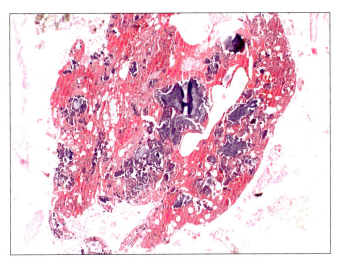

図18-4 BVの病理組織写真。腐骨化した海綿骨組織を認めた。

すものだが、生じ得る問題を上手に解決できるかどうかは、臨床医の技術と賢明さによるところが大きい。術前の段階で、患者の骨があまり見受けられないような低密度であることは、インプラントに携わる臨床医にとって、もっとも普遍的な問題となり得る[16]。BVもそれと同様ではあるが、海綿骨が完全に消失している、または望ましくない物質で満たされていることから、低密度の骨よりいっそう難題である。

とはいっても、臨床医がBVの存在を指摘できるようになるまでは、一定の症例を重ねる必要がある。臨床医の経験にもよるが、BVの存在を認識し得る最初のサインは、パイロットドリルで窩を形成する際である。ただし、これには皮質骨の厚み、密度、ドリル時の抵抗といった要素により、認知までには時間がかかるかもしれない。ドリリングにより皮質骨を穿通すれば、臨床医は、穴に落ちこむような予期せぬ"抜け"を感じる。埋入窩形成時に著しい出血を認め、脂肪滴が血液の表面に認められるであろう。ラッチリーマーでドリリングをしている間、器具と下歯槽神経血管束には距離があるにもかかわらず、また十分に麻酔が奏功しているにもかかわらず、患者は痛みを感じるであろう。いくつかの報告では、そうした疼痛は以前の抜歯の際に障害を受けた神経にもっとも由来しているのではないかと述べられている[17, 18]。もしも臨床医がラッチリーマーの溝から採取される骨が見当たらないという状況に気が付かなかったとしても、インプラント埋入窩の窩底や側面の一部が消失していることには、明確に気が付くはずである。

こうした病変は壊死した、あるいは粗造な骨組織を含んでおり、インプラント埋入のために治癒を促すのか、もしくは治療を継続するのか外科的な手順を示す必要がある。抗菌薬投与などの治療は、当該部位の骨を健全な状態に戻すことに寄与しない。実際、積極的な掻把と生理食塩水を用いた洗浄、そして可能であればGBRを併用することによってのみ、当該部位の治

第18章　Bone Voids

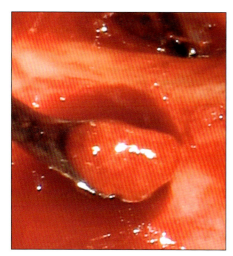

図 18-5　BVを掻把した際に認めた肉芽組織。

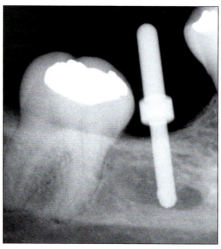

図 18-6　BVにパラレルピンを立て、その形態を示したエックス線写真。舌側の骨壁はおおむね吸収されず、近心、遠心、頬側の3方向へ拡がりを認める。

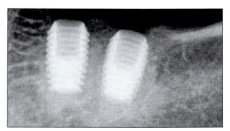

図 18-7　骨補填材料を填入し、インプラントを埋入した際のエックス線写真。2つのインプラント埋入窩は交通していない。

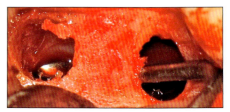

図 18-8　骨欠損により2つのインプラント埋入窩が交通した状態。

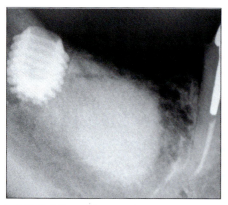

図 18-9　広範な骨欠損に骨補填材料を填入した場合、インプラント埋入は6ヵ月程度延期することになる。

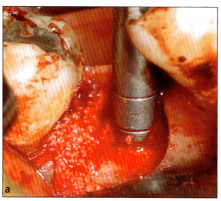

図 18-10　(a, b) 骨補填材料を填入する際には、下歯槽神経血管束に圧がかからないように注意しながら、シリンジを用いて全方向に注入する。

癒は促される。骨移植を併用してもしなくても、骨組織の治癒と再生の前段階として必要なことは、壊死した病変を完全に取り去ることである。完全に除去されなければ、インプラント手術を行う部位は、インプラントの迷入や脱落といったリスクが高い状況を維持し続けることになるであろう[19, 20]。

顎骨内の"窩"から採取される物質は半流動体で、骨の代謝産物を含んだゼラチン状の骨髄組織であり、健全な海綿骨と容易に区別がつく（図18-5）。壊死組織の除去を十分に行わなくてはならないが、臨床医は下歯槽神経血管束が病変内あるいはその近傍を走行している可能性に、注意や認識を払う必要がある。症例によっては、健全な骨表面に到達するまで欠損部全体を注意深く掻把する必要があるため、病変の処理に30分に及ぶ時間を費やすことになるだろう。十分に掻把を行い、"窩"の内容物を徹底的に除去してしまえば、埋入窩の設計を行う前に、"窩"を生理食塩水や水で洗浄すればよい。

"窩"の形態はさまざまであるが、欠損は一般的に、遠心へは頬側方向へ、下方へは下顎管方向に拡がりを見せ（図18-6）、舌側の骨壁が吸収されることはまれである。インプラントプラトーが少なくとも健全な2壁と接している限り、インプラントは骨補填材料と同時に埋入できると思われる（図18-7）。複数のインプラントを埋入する場合、互いに連続した（隔壁がない）埋入窩となることは容易に想像がつくことだ（図18-8）。もし埋入窩が非常に大きいのなら、インプラント埋入は埋入部位が治癒してから6ヵ月後に延期すべきである（図18-9）。

β-TCPを原料とするSynthoGraftは、患者の血液と混和させることで、さまざまな骨欠損や"窩"に用いることができる優れた骨補填材料である。補填材注入用のシリンジを用いる

Bone Voids への対処

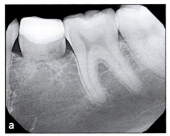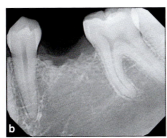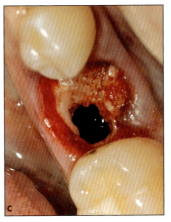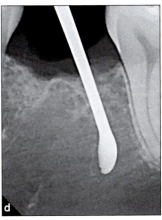

図 18-11 (a) 19 歳女性の乳臼歯抜歯前のエックス線写真。(b) 抜歯後のエックス線写真。(c) 乳臼歯遠心の抜歯窩から交通した BV の口腔内写真。(d) BV にスプーンエキスカベーターを挿入した際のエックス線写真。BV は第二小臼歯と第二大臼歯間全体に拡がっていた。

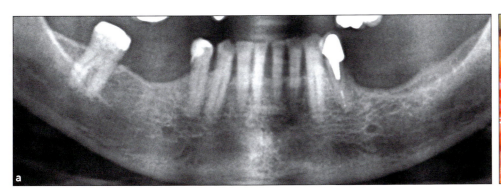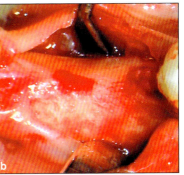

図 18-12 (a) パノラマエックス線写真から、右側下顎第二大臼歯の近心に、直径 5〜6 mm の類円形の透過像を認めた。(b) 全層歯肉弁を形成したところ、外見上は骨欠損の存在を示すような所見はまったくなかった。

際には、SynthoGraft 混和材は、最初に欠損部の頬側より填入し、その後近心や遠心方向に填入するべきで、根尖方向に圧入してはならない。下歯槽神経に対して圧を加えることは、一時的あるいは永続的な神経損傷を引き起こす可能性があるからだ（図 18-10）。

症例 1

前述した考察が的確に反映された症例である。患者は 19 歳女性で、左側下顎乳臼歯に自発痛を自覚するようになり、原因歯の抜歯とインプラント治療を希望していた。初診時のエックス線写真から、治療は容易に思えたが、乳臼歯の残根を除去すると、抜歯窩の窩底に小さな空隙を認めた（図 18-11a 〜 18-11c）。さらに、スプーンエキスカベーターが "窩" の内部深くに入り込んだエックス線写真が示すように、この小さな空隙は骨密度の高い皮質骨直下の "窩" と連続したものになった（図 18-11d）。病変の底部は不明確で、下歯槽神経血管束が近接していたことから、スプーンエキスカベーターを用いて、骨組織を全周に触知できるまで完全かつ慎重に掻把し、その後、内部を生理食塩水で洗浄した。結果的に、"窩" は予想以上に大きく、治癒するまでの数ヵ月間、インプラント埋入を延期することにした。

症例 2

BV への臨床的な対処方法の一例を示す。患者は 19 本の欠損歯を認める 52 歳女性。下顎第二小臼歯と第一大臼歯は、根管治療が奏功せずに細菌感染を生じて喪失し、それらに対するインプラント治療を希望された。術前にエックス線写真を注意深く観察すると、右側下顎第二大臼歯の近心に、直径 5〜6 mm 程度の類円形の透過像を認めた（図 18-12a）。全層歯肉弁を形成したところ、外見上は骨欠損の存在を示すような所見はまったくなかったが、BV の上方を覆うように存在することが多い、厚く、骨密度の高い皮質骨の層を認めた（図 18-

第18章　Bone Voids

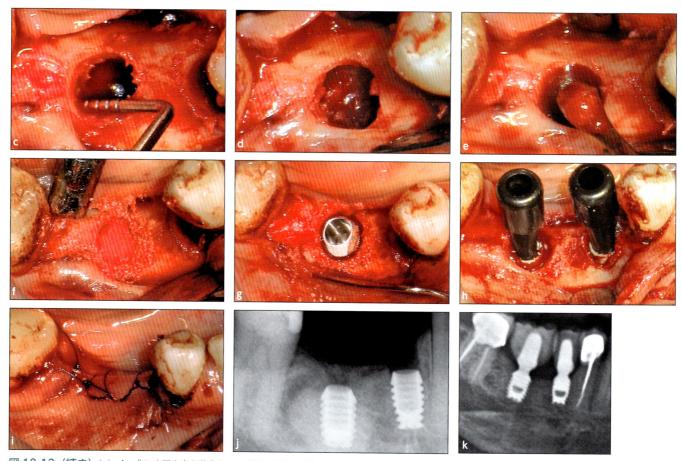

図 18-12（続き）（c）インプラント埋入窩を形成すると、遠心の骨壁は消失し、遠心方向に深さ 10 mm の大きな "窩" を認めた。（d）インプラント埋入窩底は消失していた。（e）病変全体を鋭く研磨したキュレットとエキスカベーターを用いて掻把した。（f）骨補填材料を主に骨欠損の遠心方向に十分に充填した。（g）骨補填材料を充填したあと、インプラント埋入手術を行った。（h）埋入した 2 本のインプラントにヒーリングプラグを装着した。（i）術野の閉創。（j）インプラント埋入後のエックス線写真。骨補填材料が近遠心的に填入され、BV の拡がりが理解できる。（k）術後 2 年経過した際のエックス線写真。

12b）。同部にインプラント埋入手術を開始したところ、パイロットドリルが部分的に "窩" に迷入した。ラッチリーマーを用いて、インプラント埋入窩を 0.5 mm ずつ拡大し、最終的に 4.5 mm と 5.0 mm の埋入窩を形成した。最終的なインプラント埋入窩を形成したあと、探針を用いて診査したところ、近心と舌側の骨壁は健全であったが、遠心方向に深さ 10 mm の大きな "窩" を認め、同時にインプラント埋入窩底は消失していた（図 18-12c と 18-12d）。なお、頬側方向に対しては数ミリ程度、骨欠損が進展していた。

病変全体を鋭く研磨したキュレットとエキスカベーターを用いて掻把し（図 18-12e）、生理食塩水で洗浄したあと、SynthoGraft と患者の血液を混和した骨補填材料を、主に骨欠損の遠心方向に十分に充填した（図 18-12f）。近心と舌側の骨壁は健全で、インプラントと直接的な接触が可能であったため、5.0 × 6.0 mm と 4.5 × 6.0 mm のインプラントを即時埋入し（図 18-12g と 18-12h）、その後閉創した（図 18-12i）。術後のエックス線写真から、欠損の大きさと補填部位の範囲が確認できる（図 18-12j）。術後 2 年のエックス線写真から安定した経過が示唆されている（図 18-12k）。

Bone Voids への対処

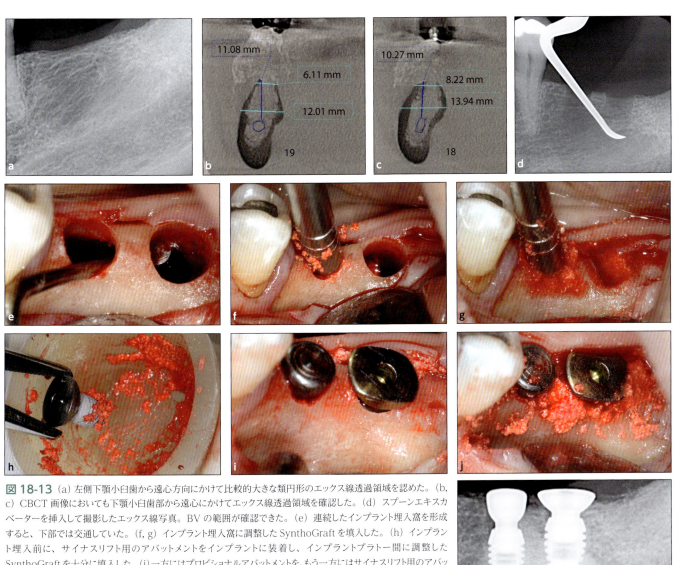

図 18-13 (a) 左側下顎小臼歯から遠心方向にかけて比較的大きな類円形のエックス線透過領域を認めた。(b, c) CBCT 画像においても下顎小臼歯部から遠心にかけてエックス線透過領域を確認した。(d) スプーンエキスカベーターを挿入して撮影したエックス線写真。BV の範囲が確認できた。(e) 連続したインプラント埋入窩を形成すると、下部では交通していた。(f, g) インプラント埋入窩に調整した SynthoGraft を填入した。(h) インプラント埋入前に、サイナスリフト用のアバットメントをインプラントに装着し、インプラントプラトー間に調整した SynthoGraft を十分に填入した。(i) 一方にはプロビショナルアバットメントを、もう一方にはサイナスリフト用のアバットメントを装着したインプラントを埋入した。(j) アバットメント周囲に調整した SynthoGraft を填入。(k) 術後のエックス線写真から、欠損の範囲が確認できる。

症例 3

症例 2 と類似した症例を提示する。患者は 70 歳女性。CT を含めた術前のエックス線写真から、左側下顎小臼歯から遠心方向にかけてエックス線透過領域を認めた（図 18-13a 〜 18-13d）。全層弁を形成し、2 つのインプラント埋入窩を形成したが、"窩" により 2 つの埋入窩は交通した（図 18-13e）。病変を慎重に掻把し、生理食塩水で洗浄し、SynthoGraft と患者の血液を混和した骨補填材料を形成した埋入窩に填入した（図 18-13f と 18-13g）。"窩" が大きかったため、2 本のインプラントの一方にはプロビショナルアバットメントを、もう一方にはサイナスリフト用のアバットメントを装着し、インプラントの迷入や"ズレ"を最小限に抑える工夫をした。最後に、インプラントのプラトー間に SynthoGraft を十分に填入して（図 18-13h）、インプラントを埋入した（図 18-13i と 18-13j）。術後のエックス線写真から、欠損の範囲が確認できる（図 18-13k）。

第18章　Bone Voids

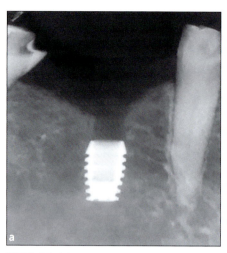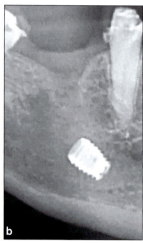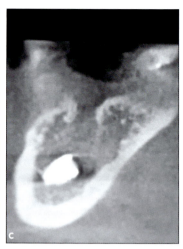

図 18-14　(a) エックス線写真からは理想的な位置に埋入されたように見えるインプラント。(b) 術前には診断できなかった BV 内にインプラントが迷入した。(c) CBCT 画像で確認された BV 内に迷入したインプラント。

症例 4

本症例では、インプラント埋入窩形成時に骨壁や窩底の状態を入念に確認するという外科的プロトコールを怠り、バイコンインプラントを下顎に埋入した。インプラントは理想的に埋入されているように見えたが、ヒーリングプラグをインプラントウェルに挿入しようとしたところ、かなりの大きさの BV の中にインプラントが迷入してしまった（図 18-14）。

結語

臨床医は BV に関して、本章で記載したような、また、インプラント埋入窩の骨壁、窩底に生じた予期せぬ欠損にインプラントが迷入したエックス線写真（図 18-14）により証明されたような、起こり得る外科的な問題点を認識する必要がある。供覧した臨床例では、骨欠損はインプラント埋入時に十分対処可能だということを、BV の特徴的所見を術前のエックス線写真で分析することや、皮質骨の層を貫通しづらい、あるいは隙に抜けるような感覚といったインプラント埋入窩を形成時に遭遇する変化に気が付くこと等を含めて、さまざまな方法で示してきた。

バイコンインプラントのデザインは、スローピングショルダーや外科的なプロトコールとともに、インプラント埋入前にインプラント埋入窩の4面の骨壁や窩底が健全な状態であるかを臨床医が評価することを可能にしているが、これはむしろ必須事項と捉えたほうがよい。なぜなら、スレッドタイプのインプラントとは異なり、バイコンインプラントは皮質骨や歯槽骨との初期固定や初期安定性を保持していないからである。本章で述べたような、低い骨質や BV によりインプラント埋入窩が適切に評価できない場合、インプラントの位置異常や"窩"への迷入、もしくはオッセオインテグレーションの獲得ができない事態を招く。他方、スレッドタイプのインプラントは歯槽骨や皮質骨との初期固定を獲得するため、それら骨欠損の存在がマスクされ、治療の機会を失うことになる。

コロンビアのカルタヘナ大学およびボストンのインプラント歯科学センターでは、BV のような下顎の骨欠損患者の既往歴を鑑みると、明確なエビデンスはないものの、根管治療の失敗、術後の腫脹、疼痛、感染をともなうような侵襲の大きな抜歯と関連があるのではないかとしている。さらなる研究によって得られるエビデンスは、よりいっそう有効な情報を与えてくれるであろうが、確固たる知見をもたらす長期の臨床研究には、相応の時間が必要であろう。

References

1. Anusavice KL. Mechanical properties of dental materials. In: Anusavice KL. Phillips' Science of Dental Materials, ed 10. St Louis: Elsevier Science, 2003.
2. Black GV. A Work on Special Dental Pathology. Chicago: C Ash, Sons & Company, 1915.
3. Ferguson W. New treatment of necrosis. Am J Dent Sci 1868;1:189.
4. Nelson BL. Solitary bone cyst. Head Neck Pathol 2010;4:208–209.
5. Bravo-Calderón DM, Oliveira DT, Santos dos WH. Bilateral osteoporotic bone marrow defects of the mandible: A case report. Head Face Med 2012;8:22.

6. Simancas-Pallares M, Arévalo-Tovar L, Marincola M. Focal osteoporotic bone marrow defects on dental implant treated patients: A 5-year period prevalence study. Int J Odontostomat 2016;10(1):23–28.
7. Shankland WE, Bouquot JE. Focal osteoporotic marrow defect: Report of 100 new cases with ultrasonography scans. Cranio 2004;22:314–319.
8. Theisen FC, Shultz RE, Elledge DA. Displacement of a root form implant into the mandibular canal. Oral Surg Oral Med Oral Pathol 1990;70:24–28.
9. Garcia NG, Barros FBA, Carvalho MM, Oliveira DT. Focal osteoporotic bone marrow defect involving dental implant: A case report. Int J Implant Dent 2015;1:18.
10. Lee SC, Jeong CH, Im HY, et al. Displacement of dental implants into the focal osteoporotic bone marrow defect: A report of three cases. J Korean Assoc Oral Maxillofac Surg 2013;39:94–99.
11. Bayram B, Alaaddinoglu E. Implant-box mandible: Dislocation of an implant into the mandible. J Oral Maxillofac Surg 2011;69:498–501.
12. Lamas Pelayo J, Peñarrocha-Diago M, Martí Bowen E, Peñarrocha-Diago M. Intraoperative complications during oral implantology. Med Oral Patol Oral Cir Bucal 2008;13:E239–E243.
13. Singh G, Gambhir R, Anand S, Singh S, Singh J, Singh J. Complication during implant surgery mimicking mandibular nerve damage. J Dent Implant 2015;5:110.

14. Shankland WE. Medullary and odontogenic disease in the painful jaw: Clinicopathologic review of 500 consecutive lesions. Cranio 2002;20:295–303.
15. Bender IB, Seltzer S. Roentgenographic and direct observation of experimental lesions in bone. J Endod 2003;29:702–706.
16. Jeong MA, Kim SG, Kim YK, et al. A multicenter prospective study in type IV bone of a single type of implant. Implant Dent 2012;21:330–334.
17. Vickers ER, Cousins MJ. Neuropathic orofacial pain part 1: Prevalence and pathophysiology. Aust Endod J 2000;26:19–26.
18. Vickers ER, Cousins MJ. Neuropathic orofacial pain. Part 2: Diagnostic procedures, treatment guidelines and case reports. Aust Endod J 2000;26:53–63.
19. Chadha GK, Ahmadieh A, Kumar S, Sedghizadeh PP. Osseointegration of dental implants and osteonecrosis of the jaw in patients treated with bisphosphonate therapy: A systematic review. J Oral Implantol 2013;39:510–520.
20. Voss PJ, Joshi Oshero J, Kovalova-Müller A, et al. Surgical treatment of bisphosphonate-associated osteonecrosis of the jaw: Technical report and follow up of 21 patients. J Craniomaxillofac Surg 2012;40:719–725.

第19章

骨再生：材料とテクニック

Shadi Daher / Mauro Marincola / Dusan Poruban /
Laura Murcko / John Morgan / Jeffrey Lehrberg
訳：南里篤太郎

　神経外科学、整形外科学そして歯科学への応用により、骨移植は世界中の専門性の高い臨床医に欠かせない治療法であり[1]、輸血に次いでもっとも頻繁に適用される移植手術になってきた[1]。移植部位には自家の内在性の骨再生因子が集積し、欠損部の骨再生が促されることにより、骨移植は成功へと導かれる[2,3]。

　通常、骨再生には骨形成、骨誘導、骨伝導という3つの重要なプロセスがある（第4章参照）。骨形成は、骨芽細胞前駆細胞の増殖と、新生骨のスキャフォールド（足場）として働く細胞外基質を発現する、骨芽細胞への分化の過程を示している[1]。骨誘導は、細胞内外の伝達物質を介する分子学的メカニズムによって、骨芽細胞前駆細胞への刺激と細胞集積を促進する過程である。そして、骨伝導とは既存骨の骨格もしくは足場へ効率的に毛細血管網を集積させる、または骨芽細胞前駆細胞を遊走させる働きをいう。骨伝導能とは、骨形成がなされる足場に対する骨伝導の質を計測したものである[1,3,4]。理想的には、骨移植材料は、非常に優れた治療結果を得るために、骨形成能、骨誘導能、そして骨伝導能のいずれも持ち合わせているべきであるが、このうちひとつのみを保持しているだけでも、十分な骨再生を発生させられる[1]。

第19章 骨再生：材料とテクニック

骨移植材料

骨移植に興味を示す臨床医が入手可能な材料は多数存在し、それぞれ独自の長所と短所を持ち合わせている。適切な移植材料を選択する際には、個人的な事象（操作性や材料に対する信頼性など）、臨床的な事象（手術部位の病的な状況や範囲、患者の全身状態など）、そして患者背景（社会経済的状況、治療に対する希望など）が作用する。

この章の次の項では、一般的に使用されている骨移植の種類、すなわち自家移植、同種移植、異種移植そして代用移植について述べる。

自家移植

自家骨（典型例として下顎骨オトガイ部、下顎枝部、腓骨、頭蓋骨、肋骨、鎖骨、前および後部腸骨稜）から採取した移植材料は自家移植として認知される。骨形成能、骨誘導能、そして骨伝導能を持ち合わせ、かつ免疫学的なリスクを軽減させてくれることから、自家移植は骨移植法におけるゴールドスタンダードと認識されている[1]。自家移植骨には、自家移植という選択を躊躇させるいくつかの欠点があるのだが、それでもなお、理想的な性質を保持する骨移植材料であり、免疫応答に関して患者にとってもっとも優れた寛容性がある移植材料といえる。自家骨を採取するにあたり、2次的な外科侵襲は避けられず、全体的な手術時間が延長されることもある[1,5]。さらに、採取部位に生じる2次的侵襲の程度を可及的に小さくしようとすると、結果的に、移植部位形態に対して不十分、あるいは不一致な骨を採取してしまうことにもなりかねない[1,5]。ただし、前述の問題点があるにせよ、もしも自家骨が安全に、問題なく採取することができるのであれば（第8章で述べたように、リーマーを適切に使用するなど）、移植材料としては第一選択肢であるべきだ。

同種移植

同種の異なる個体から採取した組織を移植することを同種移植という（この項ではドナーがヒト由来の組織のことをいう）。同種移植材料には3種類の形態があり、①新鮮凍結骨（FFB）、②凍結乾燥骨（FDBA）、③脱灰凍結乾燥骨（DFDBA）である。同種移植は、作成方法次第で、その材料に骨形成能、骨誘導能、骨伝導能のいずれか、またはいずれも持ち合わせることができる（細胞、成長因子、足場など）[3,6]。同種移植の主な否定的側面は、とくにFFBにおける免疫応答が生じるリスクを負うこ

とだ[1]。真実でないように思えるが、同種移植にはHIVやC型肝炎ウイルスといった病原体に感染する可能性もある[1,7,8]。

異種移植

異種移植とは、同種ではないドナー由来の組織（動物や植物由来の組織を含む）から作成された材料を患者へ移植することをいう。大半の同種移植とは異なり、すべての異種移植は免疫応答を避けるために脱細胞化が施されている。異種骨移植材料は、十分採取可能で、ヒトの海綿骨と類似しているため、一般的には牛の海綿骨由来であるが、一部には、サンゴや海藻類を含有した移植材料も存在する。同種移植のように、異種移植の材料には、新生骨が成熟するための足場を提供したり、骨形成能を保持していたり、また、いくつかには骨誘導能を保持し得る成長因子等を含んでいる場合もある[10]。

代用移植

移植のために使用されてきたさまざまな種の生体材料に加えて、無機質の化学化合物も骨移植治療に利用されている。これらの無機化合物もしくは合成骨移植材料は代用移植材料と呼ばれており、生物活性作用をもつガラス製剤、バイオセラミック、もしくはそれらのコンビネーションで構成されている[10]。これらのバイオガラスやバイオセラミックは、既存骨と強力に結合する骨伝導形態、いわゆる足場として機能し、その材料の化学的構造次第で、生体吸収性あるいは非吸収性のいずれの材料にも作成することができる。さらに、宿主組織との関係において、代用移植材料は間接的に周囲組織の骨誘導作用を惹起させる潜在性を保持している[10]。いくつかの代用移植材料は骨形成能および骨誘導能を欠いているが、それらは自家移植や同種移植、異種移植でもたらされる感染症などの伝播や拒絶反応の危険性を取り除いてくれる。くわえて、患者がヒトや動物由来の移植組織ではなく、合成化合物を用いた治療を好むことも少なからずある。最終的には、代用移植材料は厳格な製造過程を経ることから高度に規格化されており、臨床医には、頻回に使用することで材料とその効果に対して習得しやすい環境をもたらしてくれる。

バイオセラミックによって構成されている化学化合物は、骨の無機成分や未成熟な骨と類似した性質をもつ。一般的に、これらの材料はリン酸カルシウム、あるいはそれから派生した化学構造を保持している[1,10]。リン酸カルシウムの生理的効果はおおよそ100年ほど研究されており、その結果、おおむね安全で歯科用材料として効果的なものとして認識されてい

β-TCP の背景

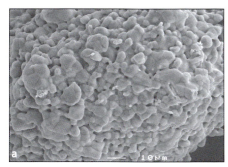 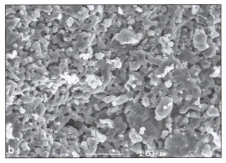 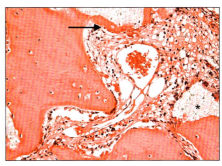

図 19-1 (a) 一般的に入手可能な顆粒径が 50〜500 μm の β-TCP の SEM 像。(b) 顆粒径が 50〜500 μm の SynthoGraft の SEM 像。β-TCP に比べより細かい多孔構造を有している（白い線は 10 μm）。

図 19-2 ヒトに SynthoGraft を填入して 3 ヵ月経過した際の免疫組織像（ヘマトキシリン・エオジン染色）。新生骨の表面には骨芽細胞の凝集が認められた（矢印）。★は残存していた SynthoGraft。

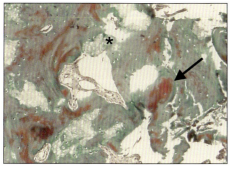 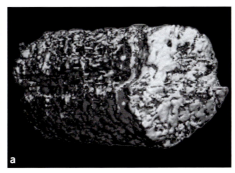 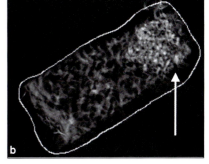

図 19-3 ヒトに SynthoGraft を填入して 3 ヵ月経過した際の免疫組織像（ゴールドナートリクロム染色）。骨様の組織が認められた（矢印）。★は残存していた SynthoGraft。

図 19-4 (a) ヒトに SynthoGraft を填入して 3 ヵ月経過した際に、トレファインバーで移植部位から組織を採取し、マイクロ CT を用いて三次元画像を構築した。(b) は (a) の断面像。エックス線不透過性が亢進しているものは SynthoGraft（矢印）。

る[10-12]。骨再生治療においてもっとも身近なバイオセラミックは 2 つ存在しており、ひとつはハイドロキシアパタイト（HA）で、もうひとつはリン酸三カルシウム（TCP）である[13]。TCP は α、α'、β という 3 種の多形体で構成されているが[11]、化学的には類似したものである。ヒトと動物の臨床研究結果から、β-TCP は骨伝導能と生体親和性に関し、極めて優位なものと考えられている。さらに、臨床的成功と治療上の安全性が確認されている歴史的背景により、我々は自家骨とともに（あるいは自家骨の代替材料として）、β-TCP を使用することを推奨している[11, 14-20]。

β-TCP の背景

骨再生の補填材として β-TCP を使用した最初の報告は、Albee と Morrison によって 1920 年初頭になされた[12, 18]。インプラント治療における骨補填材としての β-TCP の使用については、詳細は後述するが、1970 年代に Thomas Driskell によって歯科医学の最先端治療としてもたらされた[18-20]。Driskell らのグループは、口腔顔面領域の骨折治療やベトナム戦争での戦闘で兵士が負った硬組織の損傷に対して、β-TCP の使用についての研究を開始した[20]。

Driskell の独自の生成過程がその後 β-TCP の確固たる製法となり、Cerasorb（Curasan）や SynthoGraft（Miter）の名称で、インプラント治療における骨補填材として 20 年以上にわたり広く使用されるようになった（Driskell TD, personal communication, 2002）。2005 年には生成過程が見直され、さらに大きな多孔構造を保持し、よりいっそう化学量論的に生成されたバイコンの SynthoGraft が製造されるようになった（Driskell TD, personal communication, 2002）。SynthoGraft の多孔性に関する論理的根拠は、材料を構成している焼成された顆粒が崩壊することで生体での吸収性がさらに上昇することにあり、多孔であることが材料の表面積を拡げ、孔内における骨の成長や血管新生のしやすさにつながっている[11, 18, 19, 21]。一般的に入手可能な他の β-TCP と比較した場合の SynthoGraft の多孔性は、図 19-1 で示すとおりである[22-24]。

ヒトに SynthoGraft を補填した 3、6、9 ヵ月後の in-vivo の評価では、時間経過とともに骨の新生や血管新生が増加していることが判明した。これは、SynthoGraft の生成方法によって作成される微小な多孔構造が、材料の吸収と血管新生を促し

第19章　骨再生：材料とテクニック

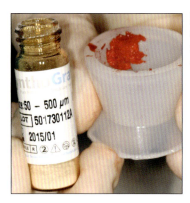

図 19-5 採取した自家骨はSynthoGraftと混和せず、調整したSynthoGraftとは別のダッペングラスに保管しておく。

ていることを示すものだ（図 19-2）[23]。また、SynthoGraftを用いた上顎洞底挙上術後の骨形成を評価すると、骨新生と同時に移植材料の吸収が認められたことから、SynthoGraftが骨伝導能および骨誘導能とともに、生体吸収性を有することが再確認された（図 19-3）[24]。さらに、SynthoGraftを補填後3ヵ月経過した患者からトレファインバーで採取した試料をマイクロCTで精査したところ、以前は骨が存在しなかった部位に、骨新生とともに補填材料と母骨が癒合していることが判明した。このことはSynthoGraftが保持する骨伝導能を示している（図 19-4）[22]。

SynthoGraftの臨床応用

SynthoGraftは既存骨に骨造成が必要とされるいかなるときにも使用できる。SynthoGraftの適用は、上顎洞底挙上術、歯槽骨造成、抜歯窩温存術などで、さらに歯原性腫瘍や歯周病、あるいは外傷の治療によって生じる大きな骨欠損に対しても利用できる。なかでもSynthoGraftの主な2つの適用例は、抜歯窩の骨再生術（いわゆるソケットプリザベーション）と大きな骨欠損に対する（チタンメッシュ等の併用による）骨再生誘導法（GBR）である。抜歯窩温存術は侵襲が少なく、その目的は抜歯後の歯槽骨形態の温存にある。ソケットプリザベーションという語彙は、確かに文献的に頻用されているが、インプラント歯科学において、とくに抜歯窩がインプラント即時埋入を行うことができないような場合には、ある意味、誤称である。なぜなら、抜歯窩が骨造成を必要としている症例にインプラント治療を行うためには、抜歯窩の温存ではなくむしろ、歯槽骨の再建が必要であるからだ。チタンメッシュ等の支持装置を必要とするようなGBRは、外傷性の骨消失や過度に進行した歯周疾患によって生じる、大規模な骨の欠損に対して用いられる方法である[25-28]。

GBRは、緩徐に新生する骨組織と急速に成長する軟組織の間の機械的な障壁として吸収性の遮断膜を使用する。インプラント治療におけるGBR法の最終目標は、インプラントの埋入を許容する、あるいはインプラント埋入後に露出したフィクスチャーを完全に被覆するための骨造成が十分になされることにある[25-28]。

以下に、抜歯窩の骨再生術と広範なGBR法に対するSynthoGraftの使用法に焦点を当てて論じたい。

SynthoGraft使用時のガイドライン

SynthoGraftの取り扱いはシンプルで簡単である。まず、空のダッペングラスに、術野から採取した患者の血液を加えたあと、SynthoGraft顆粒を追加し、剥離子等を用いてSynthoGraftと血液を混和する。最終的に、混和物がパテ状の稠度となるのが理想的であり、混和初期に流動的であれば、清潔なワイプで軽く拭き取るか、SynthoGraftを追加するとよい。逆に、混和物が乾燥状態にあれば、血液を追加し、理想的な稠度に調整する必要がある。

手術中に採取した自家骨はSynthoGraftと混和せず、調整したSynthoGraftとは別に保管しておく（図 19-5）。自家骨は（患者由来の骨芽細胞前駆細胞や成長因子を含んでいることから）骨形成能と骨伝導能を保持しているため、足場となるSynthoGraftと相性がよい。そのため、混和しなくても問題はないので、まずは優れた性能を保持している自家骨を、SynthoGraftを補填する前にできるだけ骨欠損部に充填し、欠損を小さくする。SynthoGraftと自家骨を混和しないさらに大きな理由は、自家骨に存在する骨芽細胞前駆細胞に悪影響を及ぼすpHと浸透圧濃度の急激な変化を避けることである（Driskell TD, personal communication, 2002）。

抜歯窩温存術

抜歯後に抜歯窩周囲の歯槽骨は退縮する。術後12ヵ月以内に5〜7mm程度の骨が頬舌的に吸収され、術後1年で抜歯窩周囲の全体的な歯槽骨量は50％近くまで減少するとの報告がある[29-31]。その理由を簡潔に説明するならば、抜歯窩周囲の骨が吸収されるのは、抜歯により歯周靭帯や周囲の束状骨の機能が失われ、また破骨細胞が活性化されるためである[30, 32-34]。

抜歯後の歯槽骨の吸収を回避し、歯槽骨頂を温存するためには、主に2つの治療法がある。ひとつは抜歯即時インプラント埋入治療であり、もうひとつは抜歯窩温存術である（とくに直近でのインプラントの埋入予定がない場合）。どちらの方法を選択するかは、患者の全身状態ならびに経済的背景、抜歯窩や周囲の骨の形態、侵襲の程度、そして臨床医の嗜好に左右され

表 19-1　抜歯部位の状態を考慮した治療指針

インプラント埋入時期	待時期間	抜歯部位の状態
抜歯即時埋入	なし	・健全な周囲組織 ・低侵襲な抜歯 ・十分な初期固定が期待 ・非荷重な暫間上部構造
早期埋入	6〜8週	・健全とはいえない周囲組織 ・侵襲が大きな抜歯 ・初期固定が期待できない ・暫間上部構造は装着不可
待時埋入	4〜6ヵ月	・骨造成等が必要

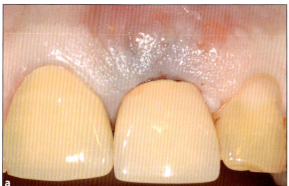
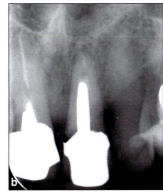
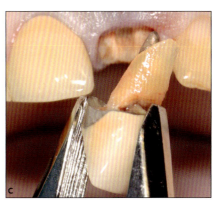
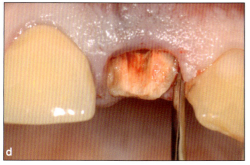
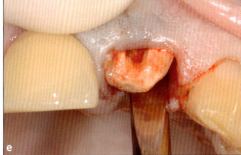
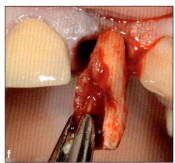

図 19-6 （a）左側上顎中切歯の破折、および周囲の骨吸収により、歯肉に変色や形態異常を認めた。（b）エックス線写真から、冠と歯根の間に間隙を認めた。（c）歯冠とともに、破折していた一部の根を摘出。（d）直のペリオトームを可及的に深く歯根膜腔に挿入。（e）ヘーベルを用いて残根を脱臼、挺出させた。（f）残根を軟組織把持鉗子を用いて摘出。

る[30,31,34,35]。我々が推奨する治療ガイドラインは、**表19-1**に示した抜歯窩ならびに周囲組織に関する分類をもとにしている。

　健全な骨や周囲組織が保持された侵襲の少ない抜歯であれば、動揺などのリスクを抑えたインプラント治療や、非荷重の補綴前処置にも対応できるため、抜歯即時インプラント埋入治療が推奨される[36-38]。しかし、抜歯窩や歯槽骨、その他の周囲組織が不健全であれば、抜歯後即時に埋入するインプラント治療は最適とはいえず、十分な待機期間が必要となるだろう。同様に、抜歯時の侵襲が大きければ、早期埋入法が推奨される。ただし、早期埋入法を選択した場合、抜歯後6〜8週の治癒期間が経過した際に、骨造成が新たに必要となることがある。その場合は遮断膜を併用したGBR法が必要となるため、インプラントの埋入は4〜6ヵ月後の、いわゆる待時埋入となる。

上顎中切歯の抜歯窩温存術

　患者は、既往歴に特記事項はない72歳男性。左側上顎中切歯の破折、および周囲の骨吸収により、歯肉に変色や形態異常を認め、また冠と歯根の間に間隙が生じ、補綴物が不適合となっていた（**図19-6a**と**19-6b**）。冠を慎重に除去したあと、直のペリオトームを可及的に深く歯根膜腔に挿入し（**図19-6c**

第19章 骨再生：材料とテクニック

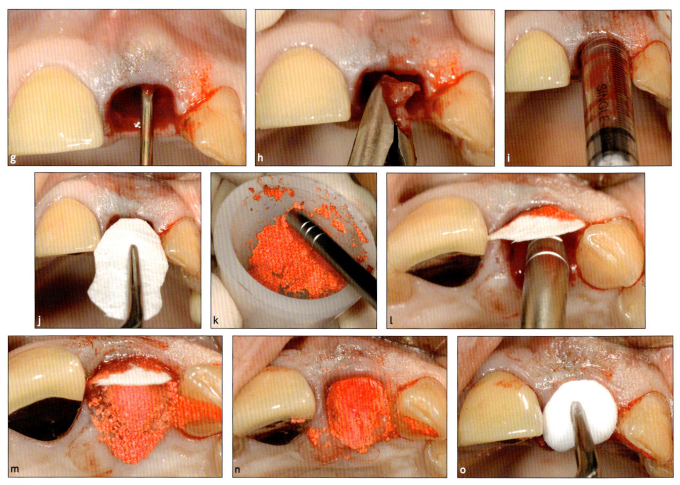

図 19-6（続き） (g) 掻把時に唇側の皮質骨が消失しているのを確認。(h) 肉芽組織を掻把。(i) SynthoGraftを調整するための血液を採取。(j) 頬側の骨欠損部に、コラーゲンメンブレンを抜歯窩に挿入。(k) 採取した血液とSynthoGraftを混和して補填材を調整。(l) 4.0 mmの骨移植用シリンジを用いて、調整したSynthoGraftを抜歯窩に填入。(m) 調整したSynthoGraftを填入したあとの抜歯窩。(n) コラーゲンメンブレンで抜歯窩を閉鎖。(o) さらにコラーゲンプラグで被覆。

と 19-6d)、ヘーベルを用いて残根を脱臼、挺出させ（図19-6e)、鉗子を用いて摘出した（図19-6f)。脱臼や挺出をする際に、菲薄化した唇側の皮質骨にできるだけ損傷を与えないよう細心の注意を払うことはとても重要であるが、本症例のように、そうした損傷は残念ながら容易に生じてしまう。

唇側の皮質骨の損傷の程度は、抜歯窩を掻把している際に明らかになるが、相応に欠損している場合には、抜歯窩温存術を経たインプラント早期埋入法が必要となる（図19-6g)。まず、骨欠損の程度を評価するために、肉芽組織を掻把し（図19-6h)、インプラント埋入に必要となる既存骨を明示したあと、SynthoGraftを調整するために必要となる0.25〜0.5 mL程度の血液を術野から採取した（図19-6i)。頬側の骨欠損部に対して、コラーゲンメンブレンを挿入したあと（図19-6j)、採取した血液とSynthoGraftを混和して補填材を調整し、4.0 mmの骨移植用シリンジを用いて抜歯窩に填入した（図19-6k〜19-6m)。補填材を十分に填入したあと、先に挿入していたコラーゲンメンブレンで閉鎖し、それに重ねるように

コラーゲンプラグで被覆した（図19-6nと19-6o)。ここでのコラーゲンプラグの目的は、上皮細胞が侵入しやすい足場を提供し、創の1次閉鎖を容易にすることにある。さらに、創傷治癒期間における一時的な機械的障壁となり、口蓋側からの軟組織の増殖を防ぐ役割もある。最後に、創の安定性と十分な止血効果を得るために外科用接着剤を少量併用し、水平マットレス縫合を行って閉創した（図19-6pと19-6r)。インプラント埋入時、および2次手術時のエックス線写真（抜歯窩温存術からそれぞれ5ヵ月後と9ヵ月後）からは健全な骨組織を示す像が認められ、十分な治療効果を得ているものと考えられた（図19-6s〜19-6u)。

下顎中切歯の抜歯窩温存術

患者は、心疾患、高血圧症、糖尿病を既往歴にもつ69歳男性。多くの歯が歯性感染症やう蝕に罹患し、破折していた。本症例

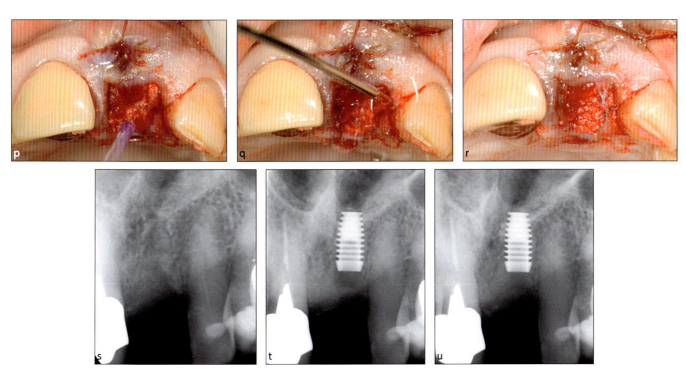

図 19-6（続き）（p）水平マットレス縫合を行って閉創。（q）外科用接着剤を使用する前に、生理食塩水で十分に洗浄した。（r）外科用接着剤を塗布。（s）抜歯窩温存術後のエックス線写真。（t）インプラント埋入後 5 ヵ月経過した際のエックス線写真。（u）インプラント埋入後 9 ヵ月経過し、2 次手術を行う前のエックス線写真。

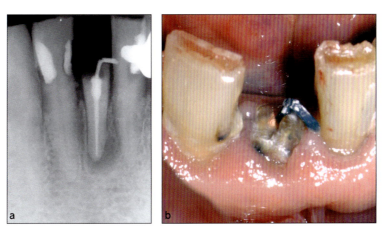

図 19-7　（a）下顎中切歯のエックス線写真。根管治療が施されていたが根尖部にエックス線透過像を認めた。（b）下顎中切歯は破折していた。

では、治療を施す歯と隣在歯との間隙が非常に狭窄していたため、抜歯窩温存術を施行することが困難であると予想された（図 19-7a と 19-7b）。まず、ペリオトームを用いて歯周靱帯を切断すると、残根は軟組織把持鉗子で容易に摘出できた（図 19-7c と 19-7d）。肉芽組織を掻把すると（図 19-7e）、根尖部のフィステルとともに、頬側の皮質骨が大部分消失していることを確認できたため、本症例では抜歯窩温存術を用いる必要性が強く示唆された。消失していた唇側皮質骨を含め、抜歯窩全体を被覆するように整形したコラーゲンメンブレンを挿入したあと、抜歯窩に調整した SynthoGraft を填入した（図 19-7f 〜 19-7h）。メンブレンおよび補填材の安定性と確実性を図るため、コラーゲンプラグで被覆し、水平マットレス縫合を行って閉創した（図 19-7i 〜 19-7k）。術後 7 年経過した際のエックス線写真が示すように、埋入したインプラントと残存歯の位置関係は適切で、周囲の骨も安定している（図 19-7l）。

抜歯窩温存術：異種移植か代用移植か

抜歯窩の状態が良好で、インプラントの即時埋入が可能であ

第19章　骨再生：材料とテクニック

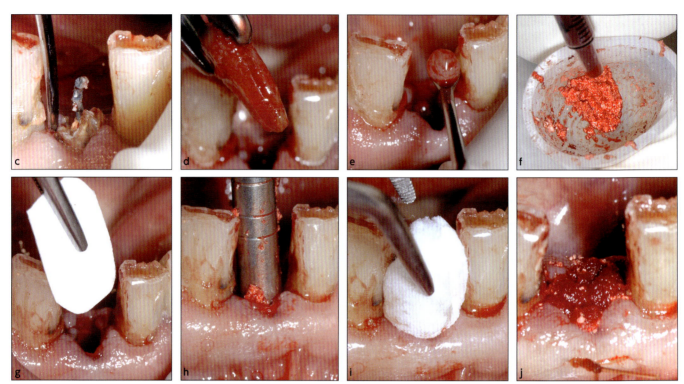

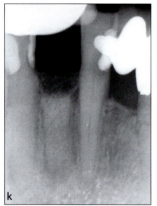
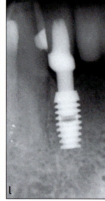

図19-7（続き）（c）ペリオトームを用いて歯周靭帯を切断。（d）残根を鉗子で摘出。（e）肉芽組織を搔把。（f）患者の血液と混和し、パテ状となるようにSynthoGraftを調整した。（g）骨欠損部を被覆するように、整形したコラーゲンメンブレンを挿入。（h）4.0 mmの骨移植用シリンジを用いて、調整したSynthoGraftを抜歯窩に填入。（i）コラーゲンプラグで被覆。（j）水平マットレス縫合を行って閉創。（k）抜歯窩温存術施行後のエックス線写真。（l）術後7年経過した際のエックス線写真。埋入したインプラントと残存歯の位置関係は適切で、周囲の骨も安定している。

る場合、経験的には、抜歯窩温存術を用いずに、バイコンインプラントを用いて即時埋入することが、既存の歯槽骨頂の形態を保持する最良の手法といえる。しかし、さまざまな、いわゆるソケットプリザベーション法が急速な骨吸収を回避できるとは限らないことは、臨床的に明白である。なお、ソケットプリザベーション法を併用しないで抜歯後3年以上経過した部位にインプラントを埋入した例は多くある。

いかなる移植法を行わずとも、移植法を併用した場合と同様のインプラント治療結果が獲得された場合、移植という論理そのものに疑問を抱かざるを得ない。さらに、抜歯窩温存術を適用するために重要なことは、まず前提として治療が患者の要求と利益に合致しているかであり、単に治療を行うことができるという事実ではない。

長期にわたる患者の健康や幸福を考慮すると、骨移植において異種移植材料を用いる際には、十分な注意を払う必要がある。抜歯窩に対する異種移植治療は、総体的に高い成功率と簡便性を保持しているにもかかわらず、短期的または長期的な影響に関する分析では、有害事象が生じる可能性が示唆されている[39-42]。抜歯窩へ異種移植をした場合、初期の創傷治癒への影響を評価すると、軟組織による抜歯窩の閉鎖には2週間必要となる。それと対照的に、移植材料を使用しない場合、同様の時間経過で幼若な骨組織の存在を確認することができる。これらから、異種移植は初期の創傷治癒を妨げている可能性が示唆される[39,43]。異種移植材料の周囲を封鎖する結合組織は、抜歯窩における正常な治癒過程を遅延させるような応答、いわゆる異物反応を生じている可能性が示唆される[44]。これについてPagniらは、本来抜歯窩に充満するはずの内因性の細胞や成長因子が、異種移植材料の存在によって拡散できずにいるのでは

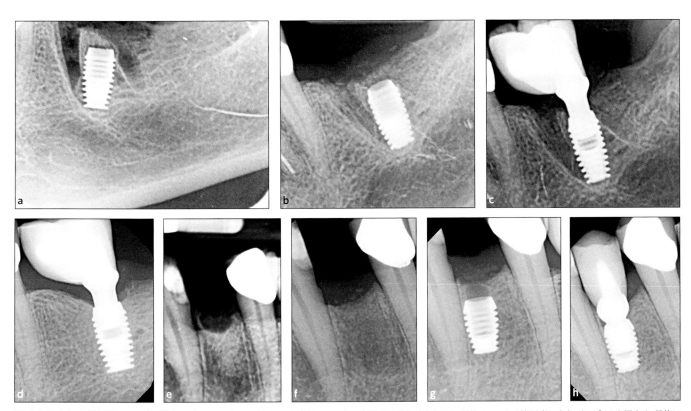

図 19-8 （a）移植材料を用いず、抜歯即時にインプラントを埋入した症例のエックス線写真。（b）（a）から3ヵ月後のエックス線写真。（c）インプラント埋入4ヵ月後にIACを装着した際のエックス線写真。（d）10年経過したあとのエックス線写真。（e）SynthoGraftを用いて抜歯窩温存術を施した症例のエックス線写真。（f）（e）から6ヵ月後にインプラントを埋入する際のエックス線写真。SynthoGraftが明らかに吸収されていた。（g）（e）から13ヵ月後のエックス線写真。わずかながらにSynthoGraftの存在を認める程度まで吸収されていた。（h）（e）から2年2ヵ月後のエックス線写真。SynthoGraftは完全に吸収され、正常な骨に置換されていた。

ないかと指摘している[39]。

　さまざまな報告で、異種移植材料は生体内で部分的な吸収に留まるため、そのことが将来的にインプラントの喪失につながる可能性について論じられている[39, 43, 45-50]。Araújoら[51]は、牛由来の異種移植材料は組織学的に石灰化した組織を多く含んでいるにもかかわらず、牛由来の異種移植材料を用いた場合の術後3ヵ月の骨組織は、移植を行わなかった場合と変わらなかったと報告している[39]。そして他の報告でも異種移植材料は決して十分に吸収はされないだろうと推察している[39, 49]。さらに問題なのは、異種移植では、感染やオッセオインテグレーションの喪失といった事象が長期にわたり払拭できないことである。このような理由から、異種移植材料よりも、合成された骨移植材料の使用が推奨されるのである。

　移植材料の影響に関して、①移植材は用いずに抜歯後即時埋入した場合、② SynthoGraft（代用移植材料）を用いた場合、そして③異種移植材料を使用した場合の骨再生について、各々の症例を用いた比較検討を行った。まず、68歳女性の症例を提示する。最初に、左側下顎第一大臼歯に対して、移植材料を用いずに抜歯後即時にインプラントを埋入した。次に、左側第一小臼歯に対して、抜歯後に SynthoGraft を用いた代替骨移植を行い、6ヵ月後にインプラントを埋入した。続いて、72歳女性の症例を提示する。左側第一大臼歯を抜歯後、他家移植材料を用いた抜歯窩温存術を行い、2年4ヵ月後にインプラントを埋入した。

　移植材料を用いず、抜歯即時にインプラントを埋入した症例（68歳女性）では（図 19-8a）、3ヵ月後には健全な骨がインプラント周囲に確認できた（図 19-8b）。インプラント埋入4ヵ月後にIACを装着したが、その際のエックス線写真でも、イ

第19章　骨再生：材料とテクニック

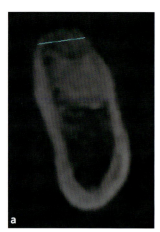
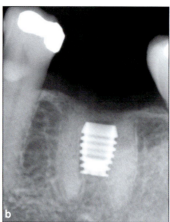

図19-9　(a)第一大臼歯抜歯窩に異種骨移植を施行した直後のCBCT画像。(b)移植後2年4ヵ月が経過した際のエックス線写真。インプラントを歯槽中隔部に埋入したが、移植後2年以上経過しても、手術時に異種骨移植材料の吸収を示唆する所見は認められなかった。

ンプラント周囲の骨は健全な状態であった（図19-8c）。10年経過したあとのエックス線写真からは、インプラント周囲の骨が成熟していることが確認できた（図19-8d）。

　SynthoGraftを移植した症例（同じ68歳女性）では（図19-8e）、6ヵ月後にインプラントを埋入する際のエックス線写真において、SynthoGraftが明らかに吸収されていた（図19-8f）。13ヵ月にわたりSynthoGraftの吸収は継続され、2次手術時にはわずかながらに存在を認める程度であった（図19-8g）。術後2年2ヵ月経過した際のエックス線写真では、SynthoGraftは完全に吸収され、正常な骨に置換されていた（図19-8h）。

　別の72歳女性に異種骨移植を行った症例では（図19-9a）、移植後2年4ヵ月が経過した際に、インプラントを歯槽中隔部に埋入した。本症例では、移植後2年以上経過しても、手術時に異種骨移植材料の存在が容易に確認できた。また、エックス線写真からは異種骨移植材料の吸収を示唆する所見は認められなかった（図19-9b）。

　68歳女性の症例では、移植材料を用いなくてもインプラント治療に問題のない骨性治癒を認め、また、SynthoGraftを用いても新生骨に置換されていることが確認できた。一方それとは対照的に、72歳女性の症例では、生体内での異種移植材料の吸収は認められなかった。図19-9bに示される結論からも、日常的に、安易に異種移植材料を用いることに対しては疑問を抱かされる。

大きな骨欠損へのGBRの適用

　大きな骨欠損に対する治療にはGBRが必要になる（表19-1）。GBRを選択した場合、移植材料が固定され保護された状態を維持することが重要である。GBRを施行する部位の周囲が、移植材料を安定的に十分保持し得る環境にあれば、移植材料の周囲に軟性の遮断膜を用いるだけでGBRは成功する。しかし、移植材料を安定して保持し得る環境になく、また、移植材料が機械的な動揺により露出する可能性が高いと予想されるのであれば、堅固な遮断膜を用いて、軟組織の侵入や移植材料の動揺を排除しなければならない。以下に、どのように骨欠損の形態や周囲組織の状態を判断し、軟性あるいは堅固な遮断膜を適用するかについて論じたい。

上顎前歯部唇側の骨欠損に対するGBR

　抜歯窩温存術に関する項で症例（図19-7）を提示した患者に対して、右側上顎側切歯部にGBRが必要となった（図19-10a）。右側上顎側切歯を抜歯し、根尖病巣を掻把したあと、8週間ほど経過観察を行ったが（図19-10bと19-10c）、抜歯窩は十分な骨性の治癒を認めず、肉芽組織が充満していた。幸いにも、周囲組織は比較的、形態が温存されており、GBRを適用することができた。

　粘膜骨膜弁を形成したあと、軟組織把持鉗子や鋭匙を用いて、抜歯窩に認められた肉芽組織と仮骨様組織を掻把した（図19-10dと19-10e）。次に、歯の欠損部に対するインプラント埋入のために、外部注水下にパイロットドリルを用いた埋入窩の形成を行ったあと（図19-10f）、埋入予定のインプラントに合致した径まで、ハンドリーマーでインプラント埋入窩を拡大した（図19-10g）。患者の血液で調整したSynthoGraftを4.0mmの骨移植用シリンジを用いて埋入窩に填入したあと（図19-10h）、インプラントインサーター/レトリーバーを用いて適切な位置にインプラントを埋入し（図19-10i）、黒いヒーリ

大きな骨欠損へのGBRの適用

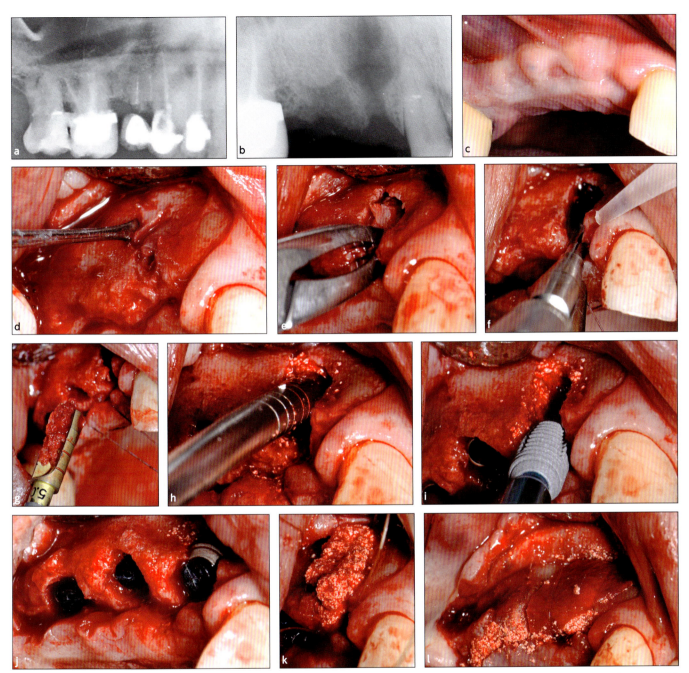

図19-10 (a)インプラント埋入予定部位の抜歯前のエックス線写真。(b)抜歯後のエックス線写真。右側上顎側切歯の抜歯窩は大きなエックス線透過領域を認めた。(c) 抜歯後8週が経過した際の口腔内写真。(d) 骨欠損部位は十分な骨性の治癒を認めず、肉芽組織が充満していた。(e) 抜歯窩に認められた肉芽組織と仮骨様組織を掻把した。(f) 外部注水下にパイロットドリルを用いた埋入窩の形成を行った。(g) 最終的に、ハンドリーマーで5.0 mmまでインプラント埋入窩を拡大した。(h) 調整したSynthoGraftを4.0 mmの骨移植用シリンジを用いて埋入窩に填入。(i) インプラントインサーター/レトリーバーを用いて適切な位置にインプラントを埋入。インプラントを埋入することで、移植材料（調整したSynthoGraft）がより圧縮されて安定する。(j) トリミングした黒いヒーリングプラグを装着。(k) 右側上顎側切歯相当部に埋入したインプラントは、唇側のスレッドが露出したため、調整したSynthoGraftでさらに補填した。(l) SynthoGraftを被覆するようにコラーゲンメンブレンを留置した。

第19章 骨再生：材料とテクニック

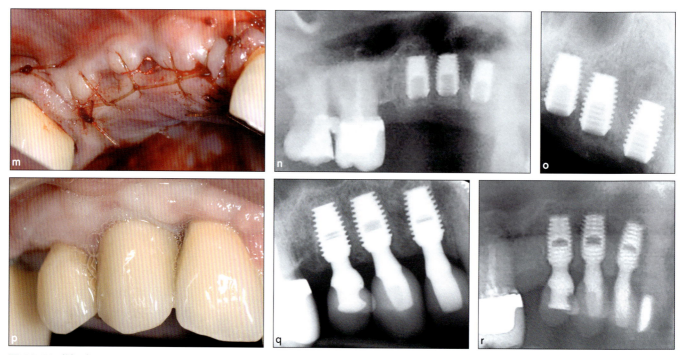

図19-10（続き）（m）閉創後の口腔内写真。（n）術後のエックス線写真。（o）術後6ヵ月が経過した際、2次手術時のエックス線写真。（p）最終補綴物装着後、3ヵ月経過した際の口腔内写真。（q）インプラント埋入後6年が経過した際のエックス線写真。（r）インプラント埋入後9年が経過した際のエックス線写真。

ングプラグを装着した（図19-10j）。なお、側切歯相当部に埋入したインプラントは、唇側のスレッドが露出したため、調整したSynthoGraftで補填した（図19-10k）。次に、全体を被覆するように、トリミングした吸収性のコラーゲンメンブレンを留置し、その際に移植材料とメンブレンの位置がずれないように配慮した（図19-10l）。術野の保全を目的に、メンブレンの両端に位置する骨膜に水平マットレス縫合を行ったあと、非吸収性の4-0クロム酸縫合糸を用いて閉創した（図19-10mと19-10n）。術後6ヵ月経過した時点では、手術部位に健全な骨を認め（図19-10o）、エックス線写真からは、6年ないし9年経過しても安定した状態を維持していることが確認できた（図19-10p～19-10r）。

上顎小臼歯部の骨欠損に対するGBR

患者は全身的な既往歴がない53歳男性。右側上顎第二小臼歯に動揺と圧痛を認め（図19-11a）、重度の根尖性歯周炎の診断のもと、抜歯された。抜歯後のエックス線写真から、実際の骨欠損の範囲が明確に理解できるであろう（図19-11b）。抜歯後6週間経過した時点で、十分な骨の回復が認められなかったため（図19-11c）、隣在歯の乳頭を保存するように切開を行い、粘膜骨膜弁を形成すると、エックス線画像所見と同

様の広範な骨欠損を認めた（図19-11d）。最終的に、6.0mmのハンドリーマーを用いて最大径のインプラント埋入窩を形成したが、骨欠損が大きく、残存骨壁とインプラントが接しなかった（図19-11e）。

そこで、骨欠損を補填するために、粘膜剥離子やFleer（Sklar）のエレベーターを用いて、調整したSynthoGraftを欠損部に填入した（図19-11fと19-11g）。次に、インプラントインサーター/レトリーバーを用いて、固定が十分得られるように骨欠損の中心部にインプラントを埋入し、黒いヒーリングプラグを装着した（図19-11h）。滅菌した綿球を用いてインプラント周囲にSynthoGraftを緊密に被覆させ（図19-11i）、それを覆うように、トリミングした吸収性のコラーゲンメンブレンを留置した（図19-11j）。閉創する前に、留置したメンブレンの両端に位置する骨膜に水平マットレス縫合を行ったが（図19-11k）、これはメンブレンや移植材料を正確な位置に保全する役割をもたせた。最後に、4-0クロム酸縫合糸を用いて閉創し（図19-11l）、埋入したインプラントの位置を確認するため、術後のエックス線写真を撮影した（図19-11m）。インプラント埋入後5ヵ月が経過した際に2次手術を行ったが、手術部位には健全な骨を認めた（図19-11nと19-11o）。最終補綴物装着後の口腔内写真ならびにエックス線写真を示すが、移植材料由来の骨組織およびインプラントは、安定した状態を維持している（図19-11pと19-11q）。

大きな骨欠損へのGBRの適用

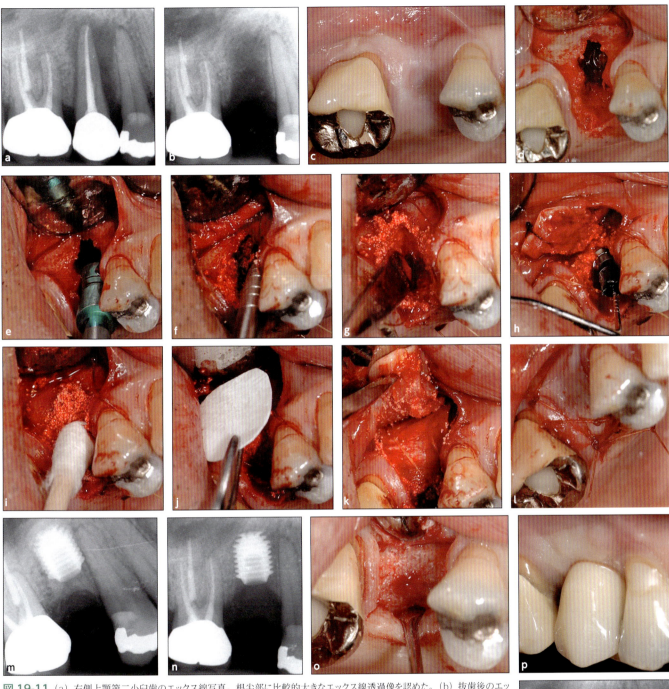

図 19-11 (a) 右側上顎第二小臼歯のエックス線写真。根尖部に比較的大きなエックス線透過像を認めた。(b) 抜歯後のエックス線写真。(c) インプラント治療前の口腔内写真。軟組織の治癒は良好であった。(d) 粘膜骨膜弁を形成すると広範な骨欠損を認めた。(e) ハンドリーマーを用いて最大径のインプラント埋入窩を形成したが、骨欠損が大きく、残存骨壁とインプラントが接しなかった。(f) 調整した SynthoGraft を 4.0 mm の骨移植用シリンジを用いて埋入窩に填入。(g) 剥離子などを用いて、十分緊密に欠損部を補填。(h) トリミングした黒いヒーリングプラグを装着。(i) 滅菌した綿球を用いて、露出していたインプラント表面に SynthoGraft を被覆させた。(j) 補填部位を覆うように、トリミングした吸収性のコラーゲンメンブレンを留置。(k) メンブレンを保全する目的で、水平マットレス縫合を行った。(l) 閉創後の口腔内写真。(m) インプラントの位置確認のため、術後にエックス線写真を撮影した。(n) インプラント埋入後 5 ヵ月が経過した際のエックス線写真。(o) 2 次手術時のインプラント埋入部位の口腔内写真。手術部位には健全な骨を認めた。(p) 最終補綴物装着後 6 ヵ月が経過した際の口腔内写真。(q) 術後 6 年経過した際のエックス線写真。

第 19 章　骨再生：材料とテクニック

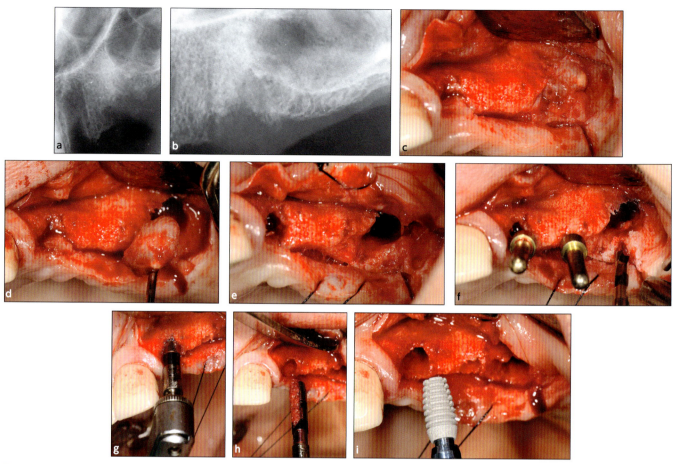

図 19-12　(a) 術前の左側上顎のエックス線写真。(b) 角度を変えて撮影した術前の左側上顎のエックス線写真。骨欠損と上顎洞底は近接していた。(c) 全層弁を形成すると、肉芽組織が充満した抜歯窩を認めた。(d) 肉芽組織を掻把。(e) 肉芽組織を掻把したあとの術野。(f) パイロットドリルでのインプラント埋入窩形成過程。2 本のパラレルピンを立てた状態で、3 つ目の埋入窩を形成している。(g) インプラント埋入窩の拡大。(h) インプラント埋入窩の形成過程で採取される自家骨。(i) インプラントインサーター/レトリーバーを用いて 4.0 × 8.0 mm のインプラントを側切歯部に埋入。 →

上顎犬歯部および小臼歯部に対する GBR

　患者は 57 歳女性。上顎の左側第一小臼歯に持続的な疼痛を自覚したため抜歯となり、その後、欠損となっていた左側側切歯および犬歯ともに、欠損部に義歯を装着されたが、十分な治療効果が得られなかった。術前のエックス線写真から、抜歯窩の骨性治癒が十分になされておらず、頰側の骨壁がおおむね消失している可能性が示唆され（図 19-12a）、さらに、その骨欠損は明らかに上顎洞と近接していた（図 19-12b）。全層弁を形成すると、肉芽組織が充満した抜歯窩を認めたため（図 19-12c）、肉芽組織を掻把し、骨欠損の拡がりを確認した（図 19-12d と 19-12e）。次に、左側上顎側切歯・犬歯・第一小臼歯部に対してパイロットドリルを用いてインプラント埋入窩の形成を行ったあと（図 19-12f）、ハンドリーマーを用いて埋入予定のインプラントに合致した径までインプラント埋入窩を 0.5 mm ずつ拡大した（図 19-12g 〜 19-12i）。側切歯部と犬歯部はインプラントが埋入できたものの、第一小臼歯部は骨欠損が大きく、GBR を併用することにした（図 19-12j）。最初に、ハンドリーマーを使用して第一小臼歯部のインプラント埋入窩を拡大し、その過程で採取できた自家骨をダッペングラスに保存した（図 19-12k）。それから、5.0 mm 径のオステオトームを用いて上顎洞底を挙上し（第 12 章参照）（図 19-12l と 19-12m）、患者の血液を用いて調整した SynthoGraft を 4.0 mm の骨移植用シリンジを用いて同部に填入したあと（図 19-12n と 19-12o）、インプラントインサーター/レトリーバーを用いて、インプラントを慎重にタッピングしながら埋入した（図 19-12p）。これにより、骨補填材がより緊密な状態で上顎洞底挙上することができる。第一小臼歯部の適切な位置にインプラントを埋入したが、頰側の皮質骨の欠損により、スレッドが露出した（図 19-12q）。そのため、黒いヒーリングプラグを装着したあと、全層弁深部の骨膜に減張切開を加え、（図 19-12r）、採取した自家骨を露出したスレッド部に被覆させ、さらに SynthoGraft を積層した（図 19-12s と 19-12t）。骨補填材を覆うように吸収性のコラーゲン

300

大きな骨欠損へのGBRの適用

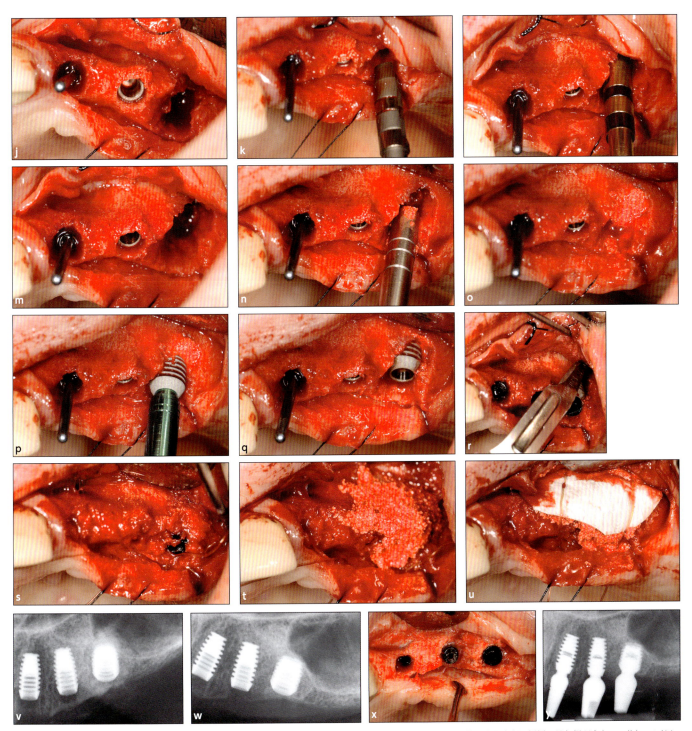

図19-12（続き）（j）犬歯部にインプラントを埋入。側切歯部にガイドピンを装着し、埋入方向を確認している。第一小臼歯部は頰側の骨欠損が大きい。（k）ハンドリーマーを使用して第一小臼歯部のインプラント埋入窩を拡大。（l）5.0 mm径のオステオトームを用いて上顎洞底を挙上。（m）洞底挙上後の口腔内写真。（n）調整したSynthoGraftを4.0 mmの骨移植用シリンジを用いて填入。（o）SynthoGraft填入後の口腔内写真。（p）インプラントインサーター/レトリーバーを用いて、5.0×6.0 mmのインプラントをタッピングし、上顎洞底を挙上しながら埋入した。（q）第一小臼歯部に埋入したインプラントは、部分的にスレッドが露出した。（r）全層弁深部の骨膜に減張切開を加えた。（s）採取した自家骨を露出したインプラント表面に被覆。（t）調整したSynthoGraftを自家骨に積層した。（u）骨補填材を覆うように吸収性のコラーゲンメンブレンを留置。（v）術後のエックス線写真。埋入したインプラントの位置と十分な上顎洞底挙上量を確認できた。（w）術後5ヵ月（2次手術時）のエックス線写真。（x）インプラント表面が露出していた部位は健全な骨に置換されていた。（y）最終的なアバットメントは2次手術後1ヵ月が経過した際に装着した。

第19章　骨再生：材料とテクニック

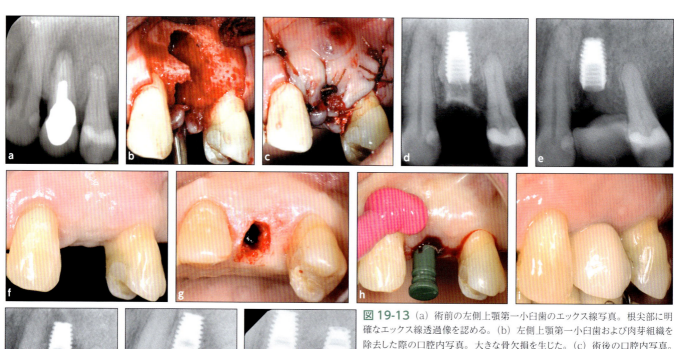

図 19-13 (a) 術前の左側上顎第一小臼歯のエックス線写真。根尖部に明確なエックス線透過像を認める。(b) 左側上顎第一小臼歯および肉芽組織を除去した際の口腔内写真。大きな骨欠損を生じた。(c) 術後の口腔内写真。調整した SynthoGraft 1.0g とともにインプラントを埋入し、創部を吸収性のコラーゲンメンブレンで被覆したあとに閉創した。(d) 術後のエックス線写真。4.5 × 8.0 mm のインプラントが埋入されている。(e) 術後4ヵ月（2次手術時）のエックス線写真。(f) 術後4ヵ月（2次手術時）の口腔内写真。(g) ヒーリングキャップを露出させた際の口腔内写真。(h) 3.0 mm 径の印象用ポストに印象用スリーブを装着し、インプラントレベルの片顎印象を行った。(i) IAC 装着後の口腔内写真。(j) IAC 装着後のエックス線写真。(k) 最終補綴物装着後4年経過した際のエックス線写真。(l) 最終補綴物装着後5年経過した際のエックス線写真。

メンブレンを留置し、前述した目的で水平マットレス縫合を行ったあと（図 19-12u）、閉創した。術後のエックス線写真から、埋入したインプラントの位置と十分な上顎洞底挙上量を確認できた（図 19-12v）。インプラント埋入後5ヵ月が経過した時点で2次手術を行ったが、骨欠損部は健全な骨を認め、エックス線写真からも安定した骨組織であることが示唆された（図 19-12w 〜 19-12y）。

上顎小臼歯部に対する GBR

患者は全身的な既往歴がない55歳女性。残存歯のいずれか1つに間欠的な疼痛を自覚していた。臨床的に、またエックス線画像所見から、左側第一小臼歯の根尖部にエックス線透過像を認め、同部には内歯瘻が存在していた（図 19-13a）。時間的制約があり、当該歯を抜歯し、GBR を併用したインプラント即時埋入を行うことにした。全層弁を形成したあと、抜歯とともに抜歯窩を掻把したが、幸いにも、根尖の肉芽腫は抜歯時に歯に付着しており、完全な状態で摘出できた（図 19-13b）。

骨欠損は、隣在歯との関係を考慮したインプラント径より大きなものであったので、患者の血液で調整した SynthoGraft 1.0g を抜歯窩に填入し、4.5 × 8.0 mm のインプラントを埋入した。最後に、創部を吸収性のコラーゲンメンブレンで被覆し、閉創した（図 19-13c）。術後のエックス線撮影を行い、インプラントが適切な位置に埋入され、移植材料が十分な範囲に填入されていることを確認した（図 19-13d）。インプラント埋入後4ヵ月が経過した際の口腔内写真およびエックス線写真から、術後経過は良好であることが示唆されたため（図 19-13e と 19-13f）、2次手術を施行した。インプラント上部を露出させ、インプラント体に 3.0 mm 径の印象用ポストを挿入したあと、アクリル樹脂製の印象用スリーブを装着し、インプラントレベルの片顎印象を行った（図 19-13g と 19-13h）。IAC 装着後の口腔内写真およびエックス線写真から、抜歯即時にインプラントを埋入した本症例の良好な術後経過が確認できた（図 19-13i と 19-13j）。さらに4年後（図 19-13k）、そして5年後（図 19-13l）のエックス線写真からも、安定した術後経過であることが理解できる。

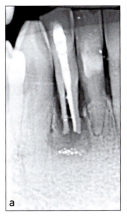
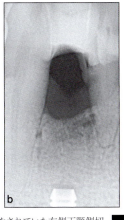
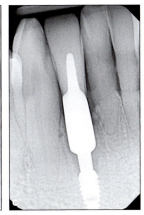
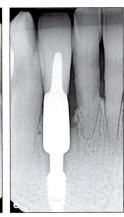
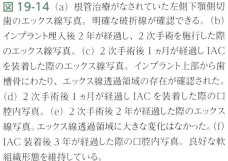
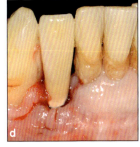
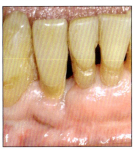

図19-14 （a）根管治療がなされていた左側下顎側切歯のエックス線写真。明確な破折線が確認できる。（b）インプラント埋入後2年が経過し、2次手術を施行した際のエックス線写真。（c）2次手術後1ヵ月が経過しIACを装着した際のエックス線写真。インプラント上部から歯槽骨にわたり、エックス線透過領域の存在が確認された。（d）2次手術後1ヵ月が経過しIACを装着した際の口腔内写真。（e）2次手術後2年が経過した際のエックス線写真。エックス線透過領域に大きな変化はなかった。（f）IAC装着後3年が経過した際の口腔内写真。良好な軟組織形態を維持している。

下顎側切歯部に対するGBR

患者は高血圧症と不整脈の既往がある72歳男性。咬合痛を主訴に来院された。打診ならびにエックス線写真から、患歯は根管治療がなされていた左側下顎側切歯であり、破折していることが判明した（図19-14a）。下顎前歯は動揺が著しく、抜歯適応と考えられたが、本人の希望や旅行などの私的な理由から、破折した前歯のみ抜歯し、抜歯窩を十分に掻把した。抜歯窩を触知すると、唇舌側の骨壁は完全に欠落しており、インプラント窩の形成開始点は抜歯窩の窩底もしくはそれより下方にならざるを得なかった。3.0 × 6.0 mmのインプラントを埋入したが、インプラントショルダーの上半分が露出した。そこで、患者の血液とSynthoGraftを混和して調整した移植材料を抜歯窩に填入したが、露出したインプラントショルダー部分および欠損部を補うためには、かなりの量のSynthoGraftが必要であった。移植材料の充填後は、吸収性のコラーゲンメンブレンとコラーゲンプラグで被覆した。インプラント埋入後1年が経過した際のエックス線写真より、術後経過は良好であることが示唆されたため（図19-14b）、2次手術を施行した。

その翌月にIACを装着したが（図19-14cと19-14d）、その際のエックス線写真から、インプラント上部から歯槽骨にわたり、エックス線透過領域の存在が確認された（図19-14c）。2年が経過した際のエックス線写真でも、エックス線透過領域に大きな変化はなかったが（図19-14e）、臨床的には健全な軟組織が存在しており、患者からは何ら違和感なく食事ができていると伝えられた。

本症例において、ショートインプラントはSynthoGraft移植の併用下に深部に埋入することになり、その結果、通常のインプラント治療に比べて、クラウン-インプラント比は明らかに逆転している。しかし、インプラント埋入後3年が経過した際の口腔内写真およびエックス線写真では、非常に良好な術後経過であることが確認できた（図19-14f）。

下顎臼歯部に対するGBR

骨幅径が不足している下顎骨に5.0 mm径のショートインプラントを埋入する場合、GBR法は有効であり、いわゆるスプリットクレスト法の代替治療法として選択肢に挙げられる（第13章参照）。直近の5年間を見ても、GBR法はスプリットクレスト法に代わる信頼性の高い治療法として数多くの臨床的成功例を重ねている。以下に代表的な3症例を示すが、そのなかには、インプラント埋入窩へのインプラント埋入をあえて部分的にとどめて、露出した頬側面のスレッドを調整したSynthoGraftで覆い、吸収性のコラーゲンメンブレンで被覆した症例も含まれている。

この治療法を安全に行うに際して、3つの条件を十分に考慮しなくてはならない。それはすなわち、①埋入予定のインプラ

第19章　骨再生：材料とテクニック

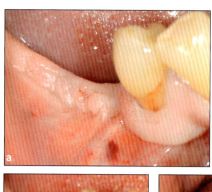
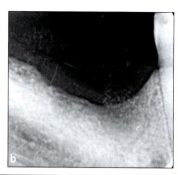
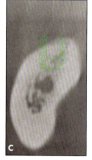
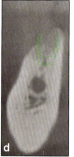
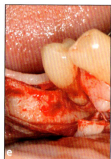
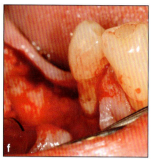
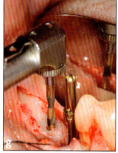
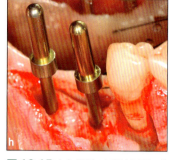
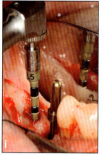
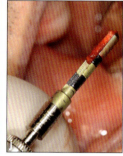
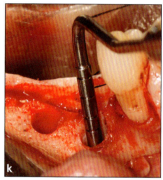
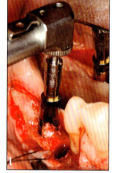

図 19-15 （a）術前の口腔内写真。（b-d）術前のエックス線写真。（c）および（d）において、術前のシミュレーションを行った（埋入予定のインプラントを緑色で示している）。（e）全層弁を形成。（f）通常、SynthoGraftを調整する際の血液はこの時点で採取する（今回は使用せず）。（g）前方のインプラント埋入窩にパラレルピンを立て、それと平行に後方のインプラント埋入窩を形成。（h）パイロットドリルで2つのインプラント埋入窩を形成し、隣在歯との平行性などを確認。（i）あえて片刃のリーマー（ハンドリーマー）を用いて、慎重かつ確実にインプラント埋入窩を形成。（j）インプラント埋入窩の形成過程で採取された自家骨。（k）デプスゲージを挿入すると、頬舌的に残存骨高径が異なることがわかった。（l）骨質がType I程度の骨を認めた。

ントの高径に見合う十分な骨が存在しているか、②インプラント埋入後に、インプラント最下点と下歯槽神経血管束の間に、バイコンインプラントのプラトー2つ～3つ分の間隙が存在しているか、③ Envelope flapに十分な血流を維持するための、適度に厚い軟組織が存在しているか、である。

歯槽骨が喪失しているような症例では、通常の歯槽頂切開を行うと、一部に頬筋を含むような余裕のない全層弁となり、移植材料を留置させる空隙を作成することすら困難な場合がある。パイロットドリルでインプラント埋入窩を形成する際には、とくに舌側の骨壁に十分な注意を払いながら、最終的な幅径や高径を推察する必要がある。また、非常に硬いType Iのような骨質に対しては、インプラントを容易に埋入するために、もっとも径の大きいリーマーを用いてインプラント埋入窩を形成することもしばしば考慮する。コラーゲンメンブレンは、移植部位のみを緊密に被覆するよう丁寧にトリミングすることが重要であり、もしもそれ以外の歯槽部も被覆するようであれば、断端が確実に粘膜下に収まるようにしなくてはならない。なお、露出したインプラントに対しては、まずは採取した自家骨ででき

るだけ被覆してから調整したSynthoGraftで覆うという手順を、確実に実践する必要がある。最後に、術野の閉創は創にかかる張力を最小限に行う必要があり、減張切開などの操作は移植材料を充填する前に行われていなければならない。これらの手技において埋入されたインプラントは、5ヵ月間の安定が必要となる。

症例1

患者は全身疾患のない61歳男性。欠損となっている右側下顎第二小臼歯ならびに第一大臼歯相当部にインプラント治療を希望された（図19-15a～19-15d）。口腔内所見ならびにエックス線画像所見から、第二小臼歯部には4.5×6.0 mmのインプラントを、第一大臼歯部には5.0×6.0 mmのインプラントを埋入することにした。前述した外科的手法を用いてインプラント埋入手術を施行したが、本症例でのGBRにはSynthoGraftではなく、自家骨を用いた（図19-15e～19-15u）。インプラント埋入直後および最終補綴物装着後4年経過した時点でエックス線写真を撮影したが、GBRの効果が十分に認められ、何ら問題なく経過していることが理解できる（図19-15v～19-15z）。

大きな骨欠損へのGBRの適用

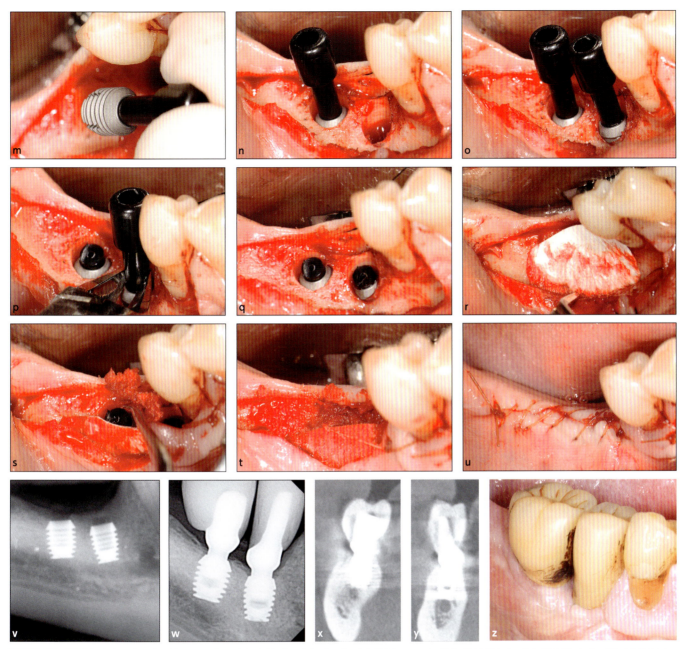

図 19-15（続き）（m）最初に遠心側からインプラント埋入を行った。（n）インプラントを埋入し、ヒーリングプラグを挿入した。（o）近心側にもインプラントを埋入した。いずれのインプラントも表面の一部が露出していたが、とくに近心側のインプラントはインプラントプラトーも露出していた。（p）ヒーリングプラグを切断。（q）ヒーリングプラグ切断後の口腔内写真。（r）頬側の粘膜骨膜下にコラーゲンメンブレンを挿入。（s）採取した自家骨を露出したインプラント表面に充填。（t）コラーゲンメンブレンを全体に被覆した。（u）できるだけ死腔を形成しないよう、骨移植材料を圧迫したあと縫合した。（v）術後のエックス線写真。（w）最終補綴物装着後、4年経過した際のエックス線写真。（x, y）最終補綴物装着後、5年経過した際のCBCT画像。（z）最終補綴物装着後、5年経過した際の口腔内写真。喫煙によるステインが認められる。

図 19-16（a）術前のエックス線写真。（b）CBCT画像で術前のシミュレーションを行った（埋入予定のインプラントを緑色で示している）。（c）術前の口腔内写真。歯槽骨は極端に委縮していた。

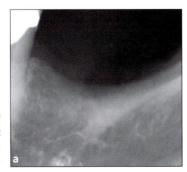
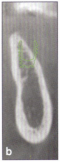
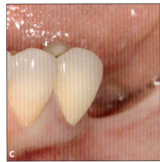

第19章　骨再生：材料とテクニック

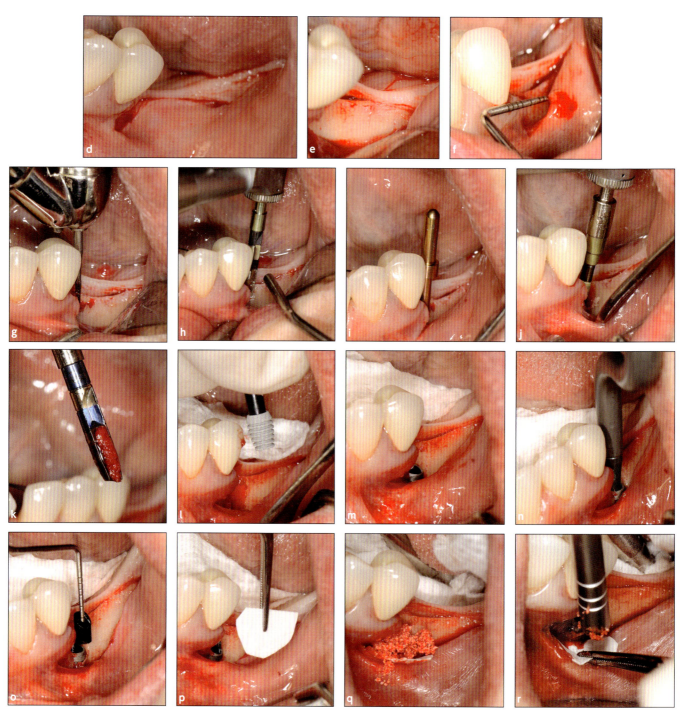

図 19-16（続き）（d）角化歯肉の温存に配慮した切開を加えた。（e）粘膜骨膜弁の形成。（f）プローブを用いて GBR を行う範囲を精査。（g）歯槽骨幅径の菲薄化が著しかったため、注水下にパイロットドリルを高速回転させてインプラント埋入窩を形成した。（h）ラッチリーマーも注水下に高速回転で使用した。（i）インプラント埋入窩にパラレルピンを挿入し、隣在歯との平行性や位置を確認した。（j）最後に片刃のリーマーを 50 rpm で使用して、最終的なインプラント埋入窩を形成した。これにより、より正確にインプラント埋入窩を形成できる。（k）インプラント埋入窩の形成過程で採取された自家骨。（l）ヒーリングプラグを装着した 4.5×6.0 mm のインプラントを、インプラント埋入窩に挿入。（m）インプラント挿入後に、一度ヒーリングプラグを取り外した。（n）オフセットハンドルを用いて、予定した埋入位置までインプラントをタッピングした。（o）適切な位置で切断したヒーリングプラグをインプラントに再挿入。（p）整形したコラーゲンメンブレンを頬側の粘膜骨膜下に挿入。（q）最終的に移植材料がコラーゲンメンブレンから溢出しないように填入。最初に自家骨を填入し、その上に SynthoGraft を積層した。（r）コラーゲンメンブレンを被覆させる前に、十分緊密に移植材料を填入した。

大きな骨欠損へのGBRの適用

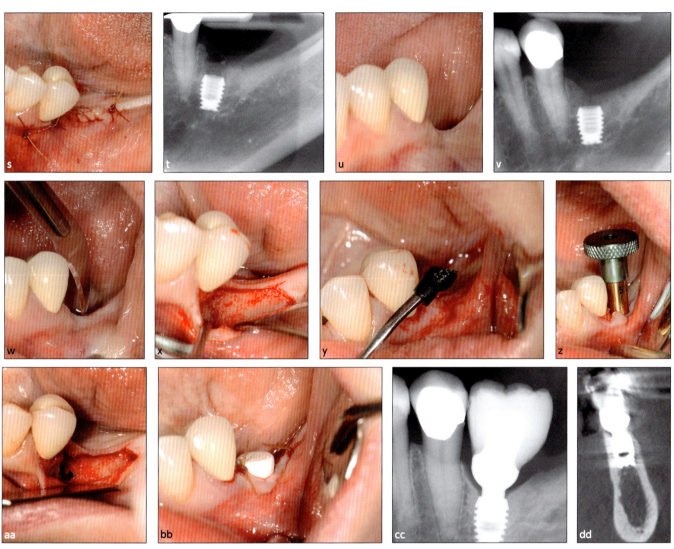

図19-16（続き） (s) 閉創後の口腔内写真。(t) 術直後のエックス線写真。(u) 2次手術前の口腔内写真。(v) 2次手術前のエックス線写真。(w) No.12メスを用いて歯槽頂に切開を加えた。(x) 粘膜骨膜弁を形成。インプラント周囲は完全に骨で覆われていた。(y) 可及的に骨削除を行い、ヒーリングプラグを除去した。(z) 5.0 mmのサルカスリーマーを使用し、アバットメントの形態に即した骨形成を行った。(aa) 最終的な形態。(bb) ヒーリングアバットメントを装着。(cc) IAC装着後5年経過した際のエックス線写真。(dd) IAC装着後5年経過した際のCBCT画像。インプラントの頬側面に十分な骨組織を認めた。(ee) IAC装着後5年経過した際の口腔内写真。

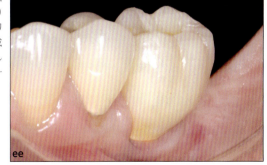

症例2

患者は全身疾患のない56歳女性。左側下顎大臼歯部は欠損となっており、同部の骨組織は委縮していた（**図19-16a〜19-16c**）。手術方法は、前述のように通法に従ったが、歯槽骨幅径の菲薄化が著しかったため、パイロットドリルでのインプラント埋入窩の形成に工夫を加えて行った（**図19-16d〜19-16bb**）。本症例においても、最終補綴物装着後、約5年経過した時点でのCBCTを含めたエックス線写真を示す。インプラント周囲には十分な骨を認めており、スプリットクレスト法の代替治療として、GBRがいかに信頼性と予知性の高い治療法であるかを証明できている（**図19-16cc〜19-16ee**）。

307

第19章　骨再生：材料とテクニック

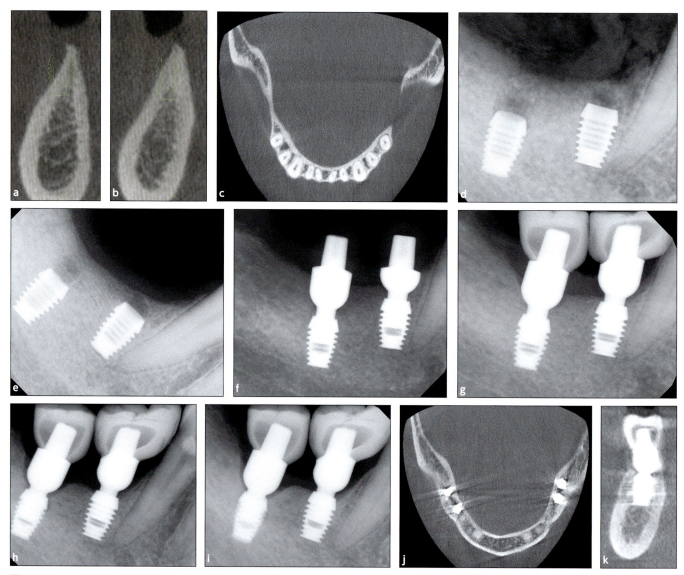

図 19-17 (a-c) 術前の CBCT 画像。(a) および (b) において術前のシミュレーションを行った（埋入予定のインプラントを緑色で示している）。(d) 術後のエックス線写真。(e) 術後 5 ヵ月が経過した際のエックス線写真。(f) 2 次手術を行い、ユニバーサルアバットメントを各々のインプラントに装着した。(g) IAC 装着後のエックス線写真。(h) IAC 装着後 3 ヵ月が経過した際のエックス線写真。(i) IAC 装着後 28 ヵ月が経過した際のエックス線写真。(j, k) IAC 装着後 28 ヵ月が経過した際の CBCT 画像。インプラントの頬側面に十分な骨組織を認めた。

症例 3

患者は健康な 41 歳男性。両側下顎臼歯部は欠損で、同部の骨組織は委縮していた（図 19-17a 〜 19-17c）。高径が 5.0 mm あるいは 6.0 mm のショートインプラントで十分に対応できると考え、2 回法のスプリットクレスト法（第 13 章参照）を行うよりむしろ、前述した通法に従った SynthoGraft および吸収性コラーゲンメンブレンを使用した GBR を併用し、両側とも 4.0 × 6.0 mm のインプラントを各々 2 本ずつ、同時に埋入した。術直後から術後 28 ヵ月までの右側下顎臼歯部のエックス線写真を示すが、SynthoGraft を利用した GBR 法の効果が十分に認められる（図 19-17d 〜 19-17i）。術前と術後 28 ヵ月での CBCT 画像所見の比較からも、本法に対する高い信頼性が容易に証明できている（図 19-17j 〜 19-17k）。

メッシュプレート等の高強度な固定を用いた GBR

残存骨の形態異常により、軟性の遮断膜を用いた GBR の選択が困難な症例においては、高強度の固定やゴアテックス® などの非吸収性の遮断膜を併用して、軟組織の侵入を遮断し、移

メッシュプレート等の高強度な固定を用いた GBR

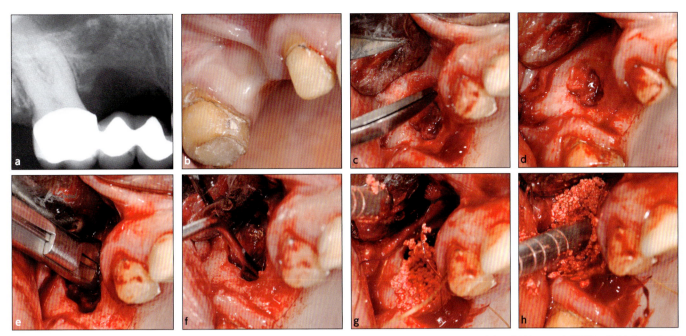

図 19-18 (a) 術前のエックス線写真。右側上顎小臼歯部に骨欠損を認める。(b) 術前の口腔内写真。右側上顎臼歯部に装着されていた補綴物は除去した。(c) 全層弁を形成。上顎洞口腔瘻孔閉鎖時の遺残と思われた瘢痕を除去した。(d) 骨性治癒が不完全な部分では、上顎洞粘膜と骨膜が癒着しており、それらを慎重に切離した。(e) Kerrison ronger（いわゆるスタンツェ）を開洞部に慎重に挿入し、菲薄化した骨を削除しながら骨窓の拡大を進めた。(f) 上顎洞粘膜を十分に剥離挙上した。(g) 調整した SynthoGraft を洞底部に填入した。(h) 窩が完全に満たされるまで、移植材料を緊密に充填した。

植材料に動揺を与えないようにしなくてはならない。以下に、チタンメッシュを用いた高強度の固定による GBR（いわゆる TIME 法）について症例を提示する。

上顎小臼歯部に対する高強度な固定を用いた GBR

患者は 39 歳女性。右側上顎洞底に対して、ラテラルアプローチ法によるサイナスフロアエレベーション（いわゆるサイナスリフト）を用いた骨造成治療が行われたものの、十分な結果を得られずに上顎洞炎が生じ、上顎洞口腔瘻孔を形成していた。そのため、上顎洞口腔瘻孔が閉鎖し上顎洞炎が寛解するまで、抗菌薬の投与がなされた。消炎後、右側小臼歯部の軟組織が完全に治癒するまでの待機期間に、右側第二大臼歯部にインプラントを埋入した（図 19-18a）。小臼歯部の軟組織が治癒したあと、①サイナスフロアエレベーションを行う、②歯槽骨の造成を行う（水平的および垂直的に広範に行う必要があるため、チタンメッシュを利用した GBR を選択する）、③骨造成治療の治療効果を十分に認めたあと、チタンメッシュを除去してインプラントの埋入を行う、といった 3 段階の治療を同部に施行することにした。

1 段階目の治療を行うにあたり、右側上顎犬歯から同第一大臼歯までのブリッジ型補綴物を除去したあと（図 19-18b）、同小臼歯部に全層弁を形成した。剥離を進める過程で、上顎洞口腔瘻孔閉鎖時の遺残と思われた瘢痕を除去したが（図 19-18c）、骨性治癒が不完全な部分では上顎洞粘膜と骨膜が癒着していたため、それらを慎重に切離した（図 19-18d）。Kerrison ronger（いわゆるスタンツェ）を開洞部に慎重に挿入し、菲薄化した骨を削除しながら、骨窓の拡大を進めたあと（図 19-18e）、上顎洞粘膜を十分に剥離挙上した（図 19-18f）。4.0 mm の骨移植用シリンジを用いて、調整した SynthoGraft を洞底部に填入した（図 19-18g）。さらに、窩が完全に満たされるまで移植材料を緊密に充填したあと（図 19-18h）、吸収性のコラーゲンメンブレンで被覆し、4-0 クロム酸縫合糸を用いて閉創した（図 19-18i ～ 19-18k）。その後、1 ヵ月間経過を観察した。

続いて、2 段階目の治療に移行した。まず、当該部位に粘膜骨膜弁を形成し、1 段階目の治療経過が良好であることを確認した（図 19-18l）。滅菌した紙を用いてチタンメッシュで被覆する範囲を計測し（図 19-18m）、整形した紙をテンプレートとして、厚み 0.2 mm のチタンメッシュを整形した（図 19-18n）。骨造成後の歯槽骨の形態を想定してチタンメッシュを屈曲させ、術野で適合性を確認し（図 19-18o ～ 19-18p）、それを母骨の頬側面最上端に 2 本のスクリューで固定した（図 19-18q）。固定が十分であることを確認したあと、チタンメッシュを折り曲げ、内側面に吸収性のコラーゲンメンブレンを被

第19章 骨再生：材料とテクニック

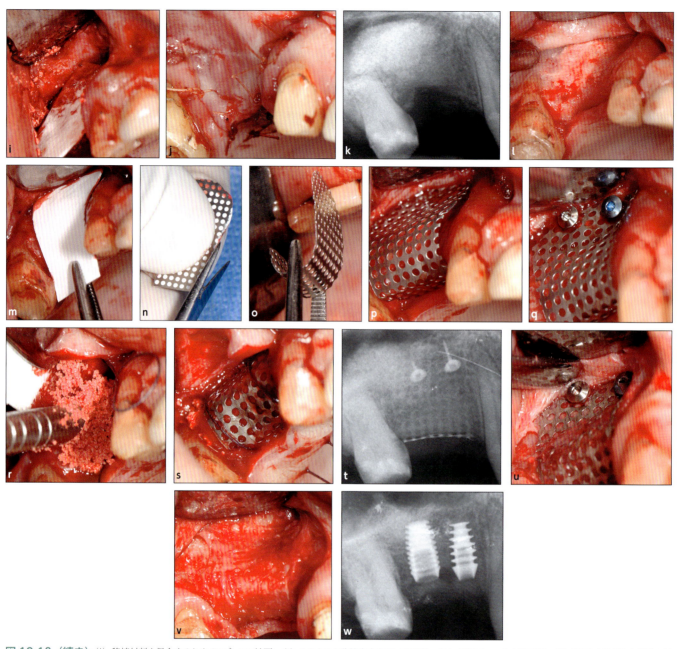

図19-18（続き） (i) 移植材料を保全するためメンブレンで被覆。(j) 4-0クロム酸縫合糸を用いて閉創。(k) 術後のエックス線写真。(l) GBRを施行した部位に粘膜骨膜弁を形成し、治癒経過が良好であることを確認。(m) 滅菌した紙を用いてチタンメッシュで被覆する範囲を計測。(n) 整形した紙をテンプレートとして、厚さ0.2 mmのチタンメッシュを整形した。(o) 骨造成後の歯槽骨の形態を想定してチタンメッシュを屈曲。(p) 術野で適合性を確認。(q) チタンメッシュを母骨の頰側面最上端に2本のスクリューで固定。(r) チタンメッシュを再度広げて、調整したSynthoGraftを填入。(s) 広げたチタンメッシュを本来の形態に戻して、口蓋側の骨にスクリューで固定。(t) 術後のエックス線写真。(u) 3ヵ月後に、全層弁を形成してチタンメッシュを露出。(v) チタンメッシュを除去すると、十分な新生骨が確認できた。(w) 術後のエックス線写真。

覆し、SynthoGraftを填入する準備を整えた（図19-18r）。SynthoGraftを填入したあと、屈曲させたチタンメッシュを本来の形態に戻して口蓋側の骨にスクリューで固定し、減張切開を加えた粘膜骨膜弁で術野を完全に閉鎖した（図19-18s）。術後のエックス線写真から、垂直的な骨造成が十分であることを確認し、3ヵ月間の経過観察を行った（図19-18t）。

最後に、3段階目の治療を行った。全層弁を形成してチタンメッシュを露出させ（図19-18u）、固定していたスクリューを除去した。チタンメッシュを外すと、十分な新生骨を確認できたため（図19-18v）、通法に従ってインプラントを埋入した。術後のエックス線写真では、インプラントは十分に安定した状態で新生骨内に埋入されていた（図19-18w）。

メッシュプレート等の高強度な固定を用いた GBR

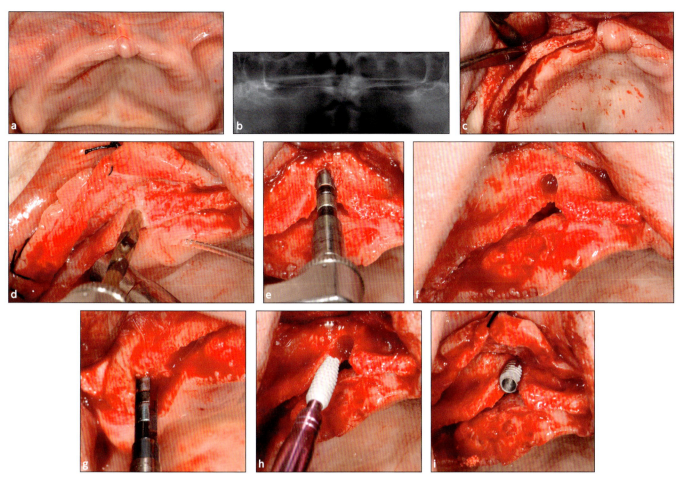

図 19-19 （a）術前の口腔内写真。（b）術前のエックス線写真。上顎骨は極端に委縮していた。（c）右側上顎に対して全層弁を形成したところ、患者の歯槽骨は極端に委縮し、ナイフエッジ状を呈していた。（d）インプラント埋入窩の形成は、外部注水下にパイロットドリルを高回転に用いて行った。（e）2.5 mm 径のリーマーを用いて、インプラント埋入窩を拡大。唇側と口蓋側の皮質骨は、歯槽頂より 8 mm 程度の範囲で裂開した。（f）2.5 mm 径のリーマーでのインプラント埋入窩の形成終了時。（g）3.0 mm 径のリーマーで、最終的なインプラント埋入窩を形成した。（h）3.0×8.0 mm のインプラントを埋入。（i）インプラントを埋入したところ、唇側と口蓋側のインプラント表面は完全に露出した。

無歯顎の上顎犬歯部に対する高強度な固定を用いた GBR

患者は 51 歳女性。無歯顎の上顎にインプラント治療を希望された（図 19-19a）。治療方法を立案するにあたり、TRINIA を用いた上部構造による咬合再建を行うには、委縮した上顎前方部の骨を造成し、拡大する必要があった。しかし、同部における唇口蓋側の皮質骨間には十分な海綿骨量が存在していなかったため、スプリットクレスト法は適応ではなかった（図 19-19b）。さらに、下顎にはインプラントを支持とした補綴治療が数多くなされていたため、下顎骨から自家骨を採取する治療法は除外された。このような状況から、上顎前方部のインプラント埋入は、両側とも犬歯相当の位置に、チタンメッシュと SynthoGraft による GBR を併用して行うことにした。

まず右側上顎より開始し、インプラント埋入部位に対して全層弁を形成した。患者の歯槽骨は極端に委縮し、ナイフエッジ状を呈していたため（図 19-19c）、同部のインプラント埋入窩の形成は、外部注水下にパイロットドリルを高回転に用いて行った（図 19-19d）。リーマーを用いてインプラント埋入窩を徐々に拡げたが、同部の歯槽骨は極端に委縮し脆い状態であったため、最終的に唇側と口蓋側の皮質骨は歯槽頂より 8 mm 程度の範囲で裂開した（図 19-19e 〜 19-19g）。インプラント埋入窩を形成したあと、インプラントを埋入すると、唇側と口蓋側のインプラント表面は完全に露出した（図 19-19h と 19-19i）。露出したインプラント埋入部位に GBR を行うため、前述のようにチタンメッシュを整形し、適合を確認したあと、口蓋側の皮質骨に 2 本のスクリューで固定した（図 19-19j）。固定が十分であることを確認してから、チタンメッシュ

311

第19章 骨再生：材料とテクニック

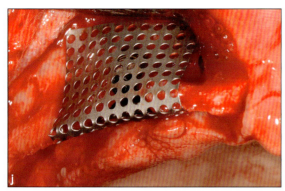
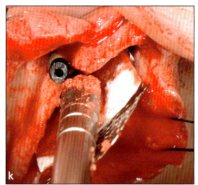
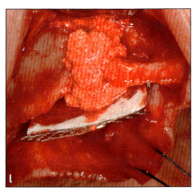
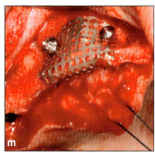
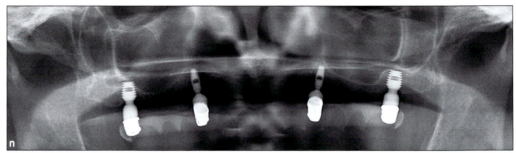

図19-19（続き） (j) チタンメッシュを整形し、適合を確認したあと、口蓋側の皮質骨に2本のスクリューで固定した。(k) チタンメッシュを再度広げて、調整したSynthoGraftを露出したインプラント表面に被覆。(l) 造成後の歯槽骨の形態に合致するようにSynthoGraftを十分に填入した。(m) 広げたチタンメッシュを本来の形態に戻して、唇側の骨にスクリューで固定。(n) 術後のパノラマエックス線写真。最終的に4本のインプラントを埋入した。

を折り曲げ、内側面に吸収性のコラーゲンメンブレンを被覆した。次に、SynthoGraftを調整し、露出したインプラント表面、および造成後の歯槽骨の形態に合致するように填入した（**図19-19k**と**19-19l**）。屈曲させたチタンメッシュを本来の形態に戻し、唇側の骨にスクリュー固定した（**図19-19m**）。

同様の方法で左側上顎犬歯部にGBRとインプラント埋入手術を行った。また、両側上顎臼歯部は通法に従い施行した（**図19-19n**）。

LPRF：コラーゲンメンブレンの代替材料として

白血球層含有血小板濃厚液（LPRF）は、患者の血液を遠心分離しながら血小板を濃縮し、いわゆるバッフィーコート（白血球層）とともにフィブリン網に取り込んだものである[52-54]。LPRFは費用対効果に優れた補助的材料であり、創傷治癒を促進する効果をもたらすといわれている。以下に、バイコンインプラントとともにLPRFを併用した症例を提示する。

左側上顎中切歯部に対するLPRF併用治療

患者は健康な54歳男性。左側上顎中切歯の破折を認めたため、ルートチップを用いて抜歯し、インプラント埋入治療を施行した（**図19-20a**）。本症例では、コラーゲンプラグの填入を行わず、患者の血液から精製したLPRFをインプラント上部に填入し、縫合を行った（**図19-20b**～**19-20d**）。

上顎犬歯部に高強度な固定とLPRFを併用したGBR

患者は健康な27歳女性。水平位に埋伏した右側上顎犬歯を抜歯したことにより、顕著な骨欠損を呈していた（**図19-21a**～**19-21e**）。同部は3壁性の骨欠損となっていたため、4.5×6.0 mmのショートインプラントを埋入したあと、インプラント埋入窩を形成する際に採取した少量の自家骨と人工骨を混和した移植材料を骨欠損部に填入し、チタンメッシュとLPRFメンブレンで被覆した（**図19-21f**～**19-21j**）。

4ヵ月が経過した際に2次手術を施行したが、前述したチタンメッシュを用いたGBR症例とは異なり、本症例ではチタンメッシュを完全には除去せず、造成した歯槽骨頂のインプラント埋入部位相当に小さな穴を形成して行い、それから7ヵ月後にテンポラリークラウンを装着した（**図19-21k**～**19-**

LPRF：コラーゲンメンブレンの代替材料として

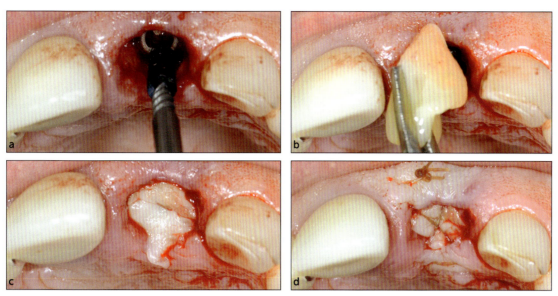

図 19-20 （a）埋入が終了したインプラントにヒーリングプラグを装着。（b, c）LPRFをインプラント上部に填入。（d）吸収性の糸を用いて、LPRFを覆うように縫合。

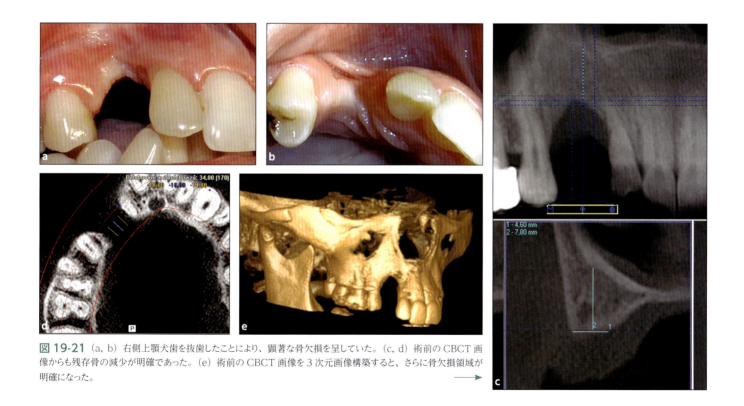

図 19-21 （a, b）右側上顎犬歯を抜歯したことにより、顕著な骨欠損を呈していた。（c, d）術前のCBCT画像からも残存骨の減少が明確であった。（e）術前のCBCT画像を3次元画像構築すると、さらに骨欠損領域が明確になった。

21m）。その後、3年間ほど来院が途絶えたが、最終的にインプラントレベルの印象採得を行い、IACを装着することができた。

残念ながら、同部の極端に狭小化した歯肉粘膜が障害となり、当初はIACを装着できなかったが（図19-21n）、2ヵ所に減張切開を加えることでIACを完全に装着できた。インプラント埋入後4年経過した際の口腔内写真およびエックス線写真が、本症例においてバイコンインプラントによる治療が高いレベルでのQOL維持に寄与していることを証明している（図19-21oと19-21p）。

313

第19章　骨再生：材料とテクニック

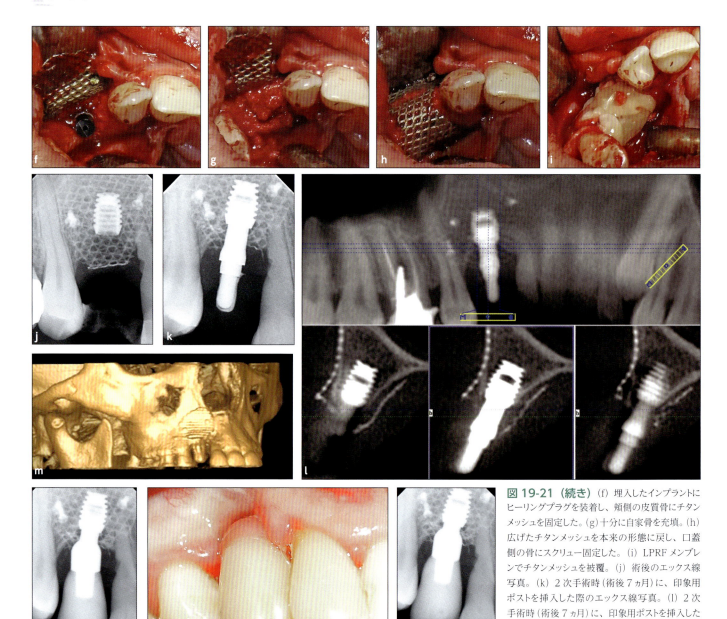

図 19-21（続き）(f) 埋入したインプラントにヒーリングプラグを装着し、頬側の皮質骨にチタンメッシュを固定した。(g) 十分に自家骨を充填。(h) 広げたチタンメッシュを本来の形態に戻し、口蓋側の骨にスクリュー固定した。(i) LPRF メンブレンでチタンメッシュを被覆。(j) 術後のエックス線写真。(k) 2次手術時（術後7ヵ月）に、印象用ポストを挿入した際のエックス線写真。(l) 2次手術時（術後7ヵ月）に、印象用ポストを挿入した際の CBCT 画像。(m) 2次手術から約3年が経過した際の3次元構築画像。(n) IAC が適切に装着できなかった際のエックス線写真。(k) と比較するとポストの挿入が不十分であることがわかる。(o, p) インプラント埋入後4年経過した際の口腔内写真およびエックス線写真。

結語

　患者の内在性の骨再生能は強力であり、無歯顎の患者に対する治療でさえも、臨床医にとっては心強いものである。だからこそ、抜歯窩温存術やGBRで使用するβ-TCPという付加的手段は、さらに優れた結果をもたらしてくれるという期待を抱くものである。本章では、抜歯後の歯槽骨温存や大きな骨欠損をともなう部位での骨造成において、β-TCP（SynthoGraft）を用いたさまざまな成功例を示したほか、SynthoGraftを用いたGBRはスプリットクレスト法に代わる効果的な手法であることも証明した。この章の内容を十分に検討することにより、外科的に骨造成が必要となり、骨移植材料（とくにβ-TCP）の使用を考える多くの臨床医にとって、材料の背景、手法、そして特性に関するよりいっそうの理解がもたらされるものと期待している。

References

1. Giannoudis PV, Dinopoulos H, Tsiridis E. Bone substitutes: An update. Injury 2005;36(suppl 3):S20–S27.
2. Hoexter DL. Bone regeneration graft materials. J Oral Implantol 2002;28:290–294.
3. Dimitriou R, Jones E, McGonagle D, Giannoudis PV. Bone regeneration: Current concepts and future directions. BMC Med 2011;9:66.
4. Albrektsson T, Johansson C. Osteoinduction, osteoconduction and osseointegration. Eur Spine J 2001;10(suppl 2):S96–S101.
5. Henkel J, Woodruff MA, Epari DR, et al. Bone regeneration based on tissue engineering conceptions: A 21st century perspective. Bone Res 2013;1:216–248.
6. Simpson D, Kakarala G, Hampson K, Steele N, Ashton B. Viable cells survive in fresh frozen human bone allografts. Acta Orthop 2007;78:26–30.
7. Wenz B, Oesch B, Horst M. Analysis of the risk of transmitting bovine spongiform encephalopathy through bone grafts derived from bovine bone. Biomaterials 2001;22:1599–1606.
8. Conrad EU, Gretch DR, Obermeyer KR, et al. Transmission of the hepatitis-C virus by tissue transplantation. J Bone Joint Surg Am 1995;77:214–224.
9. Kumar P, Vinitha B, Fathima G. Bone grafts in dentistry. J Pharm Bioallied Sci 2013;5(suppl 1):S125–S127.
10. Baino F, Novajra G, Vitale-Brovarone C. Bioceramics and scaffolds: A winning combination for tissue engineering. Front Bioeng Biotechnol 2015;3:202.
11. Shue L, Yufeng Z, Mony U. Biomaterials for periodontal regeneration: A review of ceramics and polymers. Biomatter 2012;2:271–277.
12. Albee FH, Morrison HF. Studies in bone growth: Triple calcium phosphate as a stimulus to osteogenesis. Ann Surg 1920;71:32–39.
13. Hannink G, Arts JJ. Bioresorbability, porosity and mechanical strength of bone substitutes: What is optimal for bone regeneration? Injury 2011;42(suppl 2):S22–S25.
14. Jensen SS, Broggini N, Hjørting-Hansen E, Schenk R, Buser D. Bone healing and graft resorption of autograft, anorganic bovine bone and beta-tricalcium phosphate. A histologic and histomorphometric study in the mandibles of minipigs. Clin Oral Implants Res 2006;17:237–243.
15. Erbe EM, Marx JG, Clineff TD, Bellincampi LD. Potential of an ultraporous beta-tricalcium phosphate synthetic cancellous bone void filler and bone marrow aspirate composite graft. Eur Spine J 2001;10(suppl 2):S141–S146.
16. Zerbo IR, Bronckers ALJJ, Lange G de, Burger EH. Localisation of osteogenic and osteoclastic cells in porous beta-tricalcium phosphate particles used for human maxillary sinus floor elevation. Biomaterials 2005;26:1445–1451.
17. Kondo N, Ogose A, Tokunaga K, et al. Bone formation and resorption of highly purified beta-tricalcium phosphate in the rat femoral condyle. Biomaterials 2005;26:5600–5608.
18. Driskell TD. Early history of calcium phosphate materials and coatings. In: Horowitz E, Parj JE (eds). Characterization and Performance of Calcium Phosphate Coatings for Implants (ASTM STP 116). Philadelphia, PA: ASTM International, 1994.
19. Getter L, Bhaskar SN, Cutright DE, et al. Three biodegradable calcium phosphate slurry implants in bone. J Oral Surg 1972;30:263–268.
20. Metsger DS, Driskell TD, Paulsrud JR. Tricalcium phosphate ceramic—A resorbable bone implant: Review and current status. J Am Dent Assoc 1982;105:1035–1038.
21. Heller AL, Koenigs JF, Brilliant JD, Melfi RC, Driskell TD. Direct pulp capping of permanent teeth in primates using a resorbable form of tricalcium phosphate ceramic. J Endod 1975;1:95–101.
22. Chopra PM, Johnson M, Nagy TR, Lemons JE. Micro-computed tomographic analysis of bone healing subsequent to graft placement. J Biomed Mater Res B Appl Biomater 2009;88:611–618.
23. Coelho PG, Coimbra ME, Ribeiro C, et al. Physico/chemical characterization and preliminary human histology assessment of a β-TCP particulate material for bone augmentation. Mater Sci Eng C 2009;29:2085–2091.
24. Schulze-Späte U, Dietrich T, Kayal RA, et al. Analysis of bone formation after sinus augmentation using β-tricalcium phosphate. Compend Contin Educ Dent 2012;33:364–368.
25. Retzepi M, Donos N. Guided bone regeneration: Biological principle and therapeutic applications. Clin Oral Implants Res 2010;21:567–576.
26. Kellomäki M, Niiranen H, Puumanen K, Ashammakhi N, Waris T, Törmälä P. Bioabsorbable scaffolds for guided bone regeneration and generation. Biomaterials 2000;21:2495–2505.
27. Simion M, Scarano A, Gionso L, Piattelli A. Guided bone regeneration using resorbable and nonresorbable membranes: A comparative histologic study in humans. Int J Oral Maxillofac Implants 1996;11:735–742.
28. Zitzmann NU, Schärer P, Marinello CP. Long-term results of implants treated with guided bone regeneration: A 5-year prospective study. Int J Oral Maxillofac Implants 2001;16:355–366.
29. Schropp L, Wenzel A, Kostopoulos L, Karring T. Bone healing and soft tissue contour changes following single-tooth extraction: A clinical and radiographic 12-month prospective study. Int J Periodontics Restorative Dent 2003;23:313–323.
30. Fickl S, Zuhr O, Wachtel H, Bolz W, Huerzeler M. Tissue alterations after tooth extraction with and without surgical trauma: A volumetric study in the beagle dog. J Clin Periodontol 2008;35:356–363.
31. Wood RA, Mealey BL. Histologic comparison of healing after tooth extraction with ridge preservation using mineralized versus demineralized freeze-dried bone allograft. J Periodontol 2012;83:329–336.
32. Ahn JJ, Shin HI. Bone tissue formation in extraction sockets from sites with advanced periodontal disease: A histomorphometric study in humans. Int J Oral Maxillofac Implants 2008;23:1133–1138.
33. Van der Weijden F, Dell'Acqua F, Slot DE. Alveolar bone dimensional changes of post-extraction sockets in humans: A systematic review. J Clin Periodontol 2009;36:1048–1058.
34. Araújo MG, Lindhe J. Dimensional ridge alterations following tooth extraction. An experimental study in the dog. J Clin Periodontol 2005;32:212–218.
35. Darby I, Chen ST, Buser D. Ridge preservation techniques for implant therapy. Int J Oral Maxillofac Implants 2009;24(suppl):260–271.
36. Hämmerle CH, Chen ST, Wilson TG. Consensus statements and recommended clinical procedures regarding the placement of implants in extraction sockets. Int J Oral Maxillofac Implants 2004;19(suppl):26–28.
37. Vignoletti F, Discepoli N, Müller A, de Sanctis M, Muñoz F, Sanz M. Bone modelling at fresh extraction sockets: Immediate implant placement versus spontaneous healing: An experimental study in the beagle dog. J Clin Periodontol 2012;39:91–97.
38. Mainetti T, Lang NP, Bengazi F, Sbricoli L, Soto Cantero L, Botticelli D. Immediate loading of implants installed in a healed alveolar bony ridge or immediately after tooth extraction: An experimental study in dogs. Clin Oral Implants Res 2015;26:435–441.
39. Pagni G, Pellegrini G, Giannobile WV, Rasperini G. Postextraction alveolar ridge preservation: Biological basis and treatments. Int J Dent 2012;2012:151030.
40. Carmagnola D, Adriaens P, Berglundh T. Healing of human extraction sockets filled with Bio-Oss. Clin Oral Implants Res 2003;14:137–143.
41. Fiorellini JP, Nevins ML. Localized ridge augmentation/preservation. A systematic review. Ann Periodontol 2003;8:321–327.
42. Molly L, Vandromme H, Quirynen M, Schepers E, Adams JL, Van Steenberghe D. Bone formation following implantation of bone biomaterials into extraction sites. J Periodontol 2008;79:1108–1115.
43. Araújo M, Linder E, Lindhe J. Effect of a xenograft on early bone formation in extraction sockets: An experimental study in dog. Clin Oral Implants Res 2009;20:1–6.
44. Luttikhuizen DT, Harmsen MC, Van Luyn MJ. Cellular and molecular dynamics in the foreign body reaction. Tissue Eng 2006;12:1955–1970.
45. Brugnami F, Then PR, Moroi H, Leone CW. Histologic evaluation of human extraction sockets treated with demineralized freeze-dried bone allograft (DFDBA) and cell occlusive membrane. J Periodontol 1996;67:821–825.

46. Becker W, Clokie C, Sennerby L, Urist MR, Becker BE. Histologic findings after implantation and evaluation of different grafting materials and titanium micro screws into extraction sockets: Case reports. J Periodontol 1998;69:414–421.

47. Lasella JM, Greenwell H, Miller RL, et al. Ridge preservation with freeze-dried bone allograft and a collagen membrane compared to extraction alone for implant site development: A clinical and histologic study in humans. J Periodontol 2003;74:990–999.

48. Wang HL, Tsao YP. Histologic evaluation of socket augmentation with mineralized human allograft. Int J Periodontics Restorative Dent 2008;28: 231–237.

49. Mordenfeld A, Hallman M, Johansson CB, Albrektsson T. Histological and histomorphometrical analyses of biopsies harvested 11 years after maxillary sinus floor augmentation with deproteinized bovine and autogenous bone. Clin Oral Implants Res 2010;21:961–970.

50. Rasperini G, Canullo L, Dellavia C, Pellegrini G, Simion M. Socket grafting in the posterior maxilla reduces the need for sinus augmentation. Int J Periodontics Restorative Dent 2010;30:265–273.

51. Araújo M, Linder E, Wennström J, Lindhe J. The influence of Bio-Oss Collagen on healing of an extraction socket: An experimental study in the dog. Int J Periodontics Restorative Dent 2010;28:123–135.

52. Dohan Ehrenfest DM, Rasmusson L, Albrektsson T. Classification of platelet concentrates: From pure platelet-rich plasma (P-PRP) to leucocyte- and platelet-rich fibrin (L-PRF). Trends Biotechnol 2009;27:158–167.

53. Choukroun J, Diss A, Simonpieri A, et al. Platelet-rich fibrin (PRF): A second-generation platelet concentrate. Part V: Histologic evaluations of PRF effects on bone allograft maturation in sinus lift. Oral Surg Oral Med Oral Pathol Oral Radiol Endod 2006;101:299–303.

54. Peck MT, Marnewick J, Stephen LXG, Singh A, Patel N, Majeed A. The use of leukocyte- and platelet-rich fibrin (L-PRF) to facilitate implant placement in bone-deficient sites: A report of two cases. SADJ 2012;67(2):54–59.

第20章

結び

Vincent J. Morgan
訳：平山宗如

　願わくば、本書が従来の歯科全般に関する概念を再考するきっかけになってくれれば幸いである。学校や他の教育機関で学んだことは真実として存在する。しかし、それらをただ無条件に受け入れるのではなく、どのような事柄にも疑問をもち、挑戦する気持ちを忘れないでいただきたい。多くの創造的な概念は、一見非常識に思われることが多いが、常識にとらわれず追及していくと、より優れた、論理的なものであることがしばしば見受けられる。

　概念、製品、手技など、本書に書かれている論理をよく考察してみていただきたい。低速回転のドリリングの手技は、1985年にバイコンシステムが誕生して以来の普遍的な特色であるが、常識ともなっている注水しながらの高速回転のドリリングと比較し、多くの優位点がある。発熱しない（それゆえ注水も必要ない）低速回転のドリリングが選択肢として存在するのに、高速回転のドリリングを注水下で使用することは論理的な判断だろうか？　注水のために術者の視野は制限され、注水した水をバキュームするために助手の手が塞がれる。そしてもっとも重要なことに、インプラント埋入窩の治癒に必須の血液が注水により洗い流されてしまう。だが、無注水の低速回転ドリリングなら、それらの欠点はすべて回避される。

　既成の概念では、長いインプラントのほうが固定されやすいように思われるが、実際には短いインプラントのほうが有用であることが証明されている。また、ショートインプラントを使用することで、多くの外科的リスクや骨造成術も回避することができる。プラトーまたはフィンタイプの形状の周囲に形成されるハバース管または皮質骨様の骨

第 **20** 章　結び

は、スレッドタイプのインプラント周囲にできる再生骨より機械的特性に優れている。バイコンインプラントのスローピングショルダーは、審美に必要な歯間乳頭と、それをサポートする骨の再生にも有用である。これはスローピングショルダーのないプラットフォームでは不可能なことである。ロッキングテーパーのインプラントとアバットメントの接合部分には、スレッドタイプに見られるような、インプラント周囲炎を引き起こすマイクロムーブメントや細菌の侵入はない（骨縁下埋入は、より自然な補綴プロファイルの補助や、20 歳前の青年期の患者への使用をも可能にする）。半球形のアバットメント基底部は、クラウンの歯頚部からの立ち上がり（エマージェンスプロファイル）の形成をサポートしている。そのアバットメントもロッキングテーパー機構のおかげで 360 度の回転が可能である。そのため、口腔外でセメント合着のできるシステムとして存在しているのである。この事実は IAC（Integrated Abutment Crown）の誕生にもつながった。また、360 度回転可能であるがゆえに、複数のインプラントの平行性の修正が可能であり、上部構造の作製に有利である。だが、このシステムの有用性はそれだけにとどまらない。TRINIA（グラスファイバー強化型 CAD/CAM レジン）の開発がその一例である。TRINIA を使用することで、メタルフリーのテレスコピックな上部構造も可能になった。最後に SynthoGraft という、最高純度の β-リン酸カルシウムの骨充填剤について再度触れておきたい。第 19 章でも取り上げたように、ソケットプリザベーションなどでは、選択肢があるのであれば、異種移植片の骨充填材を使用するよりは、無生物材料移植片（SynthoGraft）の骨充填材の使用を検討すべきであろう。

　本書の序章において、チューリッヒ大学の Patrick Schmidlin 教授の言葉にあった比喩を紹介した。バイコンシステムはまさに川を逆流する魚のようである。彼の言葉は、バイコンの強烈で孤独な奮闘・苦闘を比喩したものである。バイコンの成功は、これまでに貫いてきた独特の方法によるところが大きいが、もっとも重要な特長は、Thomas Driskell が開発した当初から一貫しているインプラントシステムにある。バイコンのデザインとテクニックは、本書の出版までの 32 年間、不変であり、これは他のインプラントシステムでは考えられない。他のシステムのなかには、短期間で 10 回以上も手技の変遷を繰り返しているものもある。それに比べ、たとえばバイコンの初期の DB Precision サージカルキットを 1985 年に購入していたとしても、今日でも同じ器具で同じようにインプラントの埋入が可能である。他のインプラントシステムでこのようなことはできるだろうか。

　バイコンデザインは、今日までの 32 年間で科学的にも臨床的にも立証されてきた。科学的または臨床的根拠に基づき少しずつ変化してきてはいるものの、根本はまったく変化していない。近い将来、バイコンシステムから、新たにさらに短いインプラントが生まれるかもしれない。これは新たにマーケティングするための新しい製品ではなく、デザインの基盤はまったく変わらない統一されたものである。そのうえで、現在でも各方面で常時革新的な試みを研究開発に注いでいる。たとえば、骨吸収した上顎、下顎それぞれに 3 本ずつのインプラントを支台にしたフルアーチの補綴が TRINIA で可能か否か検証すべく、臨床研究が重ねられている。

　他のインプラントシステムにおいても、ショートインプラント、スローピングショルダー、深いフィンもしくはプラトーなど、バイコンシステムが初めて開発したものがさまざまなところで応用されている。賢明な読者には、時代の流れは、バイコンであることが理解できるであろう。流れに逆らって泳ぎ続けた魚は、果たして川の流れを変えたのだろうか？　おそらく次の 30 年でさらに明確になるであろう、我々が泳ぎ続ける限りぎりは。

索引

ア - オ

アウトサイド - イン実験 67
アバットメント
　インプラントのインターフェース　☞インプラント・アバットメントインター
　　フェース／ロッキングテーパー・インプラント・アバットメントインターフェー
　　ス／テーパードインテグレーテッドスクリュー・インプラント・アバットメント
　　インターフェース
　サイナスリフト___ .... 279, 283, 283 図
　チタン___　☞チタンアバットメント
　ポリエーテルエーテルケトン（PEEK） .... 221, 222 図
　ユニバーサル___　☞ユニバーサルアバットメント
　___の進化 .... 18-19, 18 図
　___の定義 49
　___の半球形の基底部 .... 12-13, 13 図, 246-247, 247 図
　___の緩み 28, 233
　___の 360 度のポジショニング ...... 12, 13 図, 28, 123-124, 150
　___へのクラウンのセメント合着 21
異種移植
　SynthoGraft と___ .... 293-296, 295 図 -296 図
　___の説明 288
萎縮下顎歯槽突起
　骨造成を回避した萎縮下顎骨への対応 .... 223-228, 223 図 -228 図
　___に対する仮骨延長 .... 217, 217 図
　___に対する骨造成の手技
　　pedicled sandwich plasty（PSP） .... 217-219, 217 図 -219 図
　　TRINIA を用いた補綴 ...... 219-223, 220 図 -223 図, 226-228, 228 図
　　___の概要 215-217
　　___の分類 .... 215-217, 216 図
　___に対するショートインプラント 217-219
　___へのナローインプラント .... 16 図
萎縮骨
　下顎歯槽突起　☞萎縮下顎歯槽突起
　上顎歯槽突起　☞萎縮上顎歯槽突起
　___の Cawood と Howell の分類 .... 199, 200 図, 204
萎縮上顎歯槽突起
　骨移植を受けた患者における___ .... 258-261, 260 図
　上顎結節のインプラント .... 204-212, 205 図 -212 図
　青年期の患者における___ .... 210-212, 211 図 -212 図
　糖尿病患者における___ .... 258, 259 図
　2 型糖尿病患者における___ .... 258, 259 図
　表皮水疱症患者における___ .... 256-258, 256 図 -258 図
　___に対する Le Fort I 型の馬蹄形骨切り術 .... 200 図, 200-201
　___に対するラテラルサイナスリフト 200
　___の症例 .... 204-212, 205 図 -212 図
　___への頬骨インプラント .... 201-202, 201 図 -204 図
　___へのバイコンショートインプラント ...... 202-212, 202 図 -212 図
　___へのナローインプラント .... 16 図
　___への TRINIA 製補綴物 .... 202-212, 202 図 -212 図
イリジウム・プラチナ合金 5
インサイド - アウト実験 67
インターナルコニカル接合 27
インターナルサイナスリフト
　ハイドロキシアパタイト被覆のインプラントと___ ..... 245-246, 246 図
　リン酸カルシウム被覆のインプラントと___ .... 245-246, 246 図
　ISL／歯槽頂骨開窓ハイブリッド法 .... 158-161, 159 図 -160 図
　___術前のエックス線診査 .... 153, 153 図
　___でのインプラントの埋入 .... 156, 157 図
　___に対する SynthoGraft .... 154-156, 155 図, 157 図
　___のクイックガイド .... 154 リスト
　___の術前分析と手術計画 .... 152-153, 153 図
　___の手順 .... 154-156, 155 図 -157 図
　___の目的 153
インテグレーテッドアバットメントクラウン（IAC）
　頬舌の線で切断した___ .... 33 図
　下顎側切歯部修復のための___ 303
　下顎単独 .... 130 図 -131 図

上顎前歯部インプラントのための___ .... 108, 109 図 -110 図, 236,
　　　　　　　　　　　　　　　　　　　　　　　236 図 -237 図
上顎前歯部補綴のための___ 108
上顎単独 .... 132 図
青年期の患者における___ .... 117-118, 118 図
フルアーチの___ .... 135 図
リッジラップ___ .... 121, 121 図
4 本単冠___ .... 133 図 -134 図
___の作製 20-21, 124
___の症例 .... 183 図, 186 図, 236, 236 図 -237 図, 249,
　　　　　　　　　　　　　　249 図 -250 図, 303 図, 313, 314 図
___の図解 .... 20 図 -21 図, 124 図
___の説明 30, 116, 318
___のチェアサイドでの修正 124
___のメインテナンス 23
___を用いての金属マージンの被覆 .... 20-21, 21 図, 136 図
インプラント　☞またはバイコンインプラント
　安定性低下 44
　ショート___　☞ショートインプラント
　ロング___　☞ロングインプラント
　SRF ___　☞SRF インプラント
　___の効果的な長さ .... 248, 248 図
　___の古代の起源 .... 1-2, 2 図
　___の初期の試み .... 3, 3 図
　___の長径と直径 247-248
　___の定義 49
　___のデザイン .... 5-7, 7 図
　___の表面積 248
　___の歴史 1-8
インプラント・アバットメントインターフェース（IAI）
　スクリューイン .... 11, 64, 64 図
　スクリューリテイン .... 27, 28 表, 49, 50 図, 64, 64 図
　青年期の患者における___ 116
　テーパードインテグレーテッドスクリュー　☞テーパードインテグレーテッドス
　　クリュー・インプラント・アバットメントインターフェース
　　　　　　　　　　　　　　　　　　　　　27, 49, 50 図
　モーステーパー .... 27, 49, 50 図
　ロッキングテーパー　☞ロッキングテーパー・インプラント・アバットメントイ
　　ンターフェース
　___での細菌漏洩 ..... 50-51, 59, 66 表 -67 表, 68-69
　___でのバクテリアルシール .... 66 図, 68, 68 図, 73, 116
　___でのマイクロギャップとマイクロポンプ .... 50-51, 65-68, 66 図,
　　　　　　　　　　　　　　　　　　　　　　　　　66 表 -67 表
　___によるインプラント周囲骨のストレスへの影響 51-52, 232
　___の概要 .... 28 表, 28-29
　___の設計 .... 26-28, 28 表, 49, 50 図, 63-64, 64 図
　___の説明 123
　___の定義 49, 63, 116
インプラント学
　近代の___ 5-6
　産業革命時代の___ .... 3, 3 図
　___の未来 8
　___への Greenfield の貢献 .... 3-5, 4 図
インプラント支持義歯
　鋳造コバルトクロムバー上の___ .... 140 図
　ドルダーバー上の___ .... 138 図 -139 図
　___の装着 138
インプラント周囲炎 .... 64-65, 70-73, 71 図 -72 図, 232, 270
インプラント周囲骨
　___の吸収 .... 232-233, 239, 240 表
　___の増加 .... 16 図, 17, 234-237, 234 図 -237 図
　___の変化に影響を与える要因 .... 240 表 -244 表
　___へのストレス 51-52, 231
　___へのハイドロキシアパタイト被覆の影響 .... 244-246, 244 図 -246 図
インプラント周囲疾患
　インプラント周囲炎 .... 64-65, 71 図, 232, 270
　インプラント周囲粘膜炎 65, 70
　___の症例 .... 71 図 -72 図, 70-73
　___の治療 .... 70-73, 71 図 -72 図

____の病理 64-65, 65 表
____の罹患率 70
インプラント周囲組織の創傷治癒
炎症反応 39-40
幹細胞の動員 41
血管新生 39-40, 39 図
血小板の活性 39-40, 39 図 -40 図
骨芽細胞の活性化 40 図
タンパク質の吸着 38-39, 38 図
____における血管内皮成長因子（VEGF） 40
インプラント周囲の微小環境 39 図 , 40, 40 図
インプラントの表面性状
PRF インプラント 56-59
SRF インプラント ☞ SRF インプラント
____上のフィブロネクチン 38-39
____により生じるタンパク質の変化 38
____による細菌のコロニー形成への影響 51
____のインプラント周囲の骨のリモデリングへの影響 57-59
____の荷重の分散への影響 57
____の骨形態への影響 44-45
____の骨再生への影響 41-45, 43 図 -44 図
____の定義 56
インプラント埋入
骨縁下の____ 87, 87 図 , 318
前歯部 ☞前歯部へのインプラントの埋入
待時____ 291, 291 表
バイコン ☞バイコンインプラントの埋入
抜歯即時____ 290, 291 表 , 295, 295 図
理想的な____ 17
エナメル上皮腫 253-255, 254 図 -256 図
炎症反応 39-40
応力遮蔽 32
オステオプロテジェリン 42
オステオポンチン（OPN） 38, 41 図 , 42
オッセオインテグレーション
____中の膜間様治癒 44, 44 図
____に影響する要因 26
____の古代の例 2, 2 図
____の定義 37
____への Brånemark の貢献 6

カ - コ

ガイデッドサージェリー 99-101, 99 図 , 100 リスト
界面骨改造 43-44, 43 図
下顎
歯槽突起 182
前歯部 103
____臼歯部への骨再生誘導法（GBR） 303-308, 304 図 -308 図
____側切歯部への骨再生誘導法（GBR） 303, 303 図
____中切歯部の症例 81, 81 図
____中切歯部の抜歯窩温存術 292-293, 293 図 -294 図
____における骨増加 237, 237 図
____におけるバイコンインプラント
____の選択 86, 86 図
____の埋入 101 図 , 102
____への抜歯即時埋入 110, 110 図 -111 図
下顎窩 101 図 , 102
下顎歯槽突起
萎縮____ ☞萎縮下顎歯槽突起
リッジスプリッティング
分層粘膜弁による____ 191-196, 191 図 -196 図
2 回法ウィンドウテクニックによる____ 186-190, 187 図 -190 図
____への骨再生誘導法（GBR）の応用 303
下顎小臼歯部 102
下顎全顎にわたるスクリュー式 TRINIA 製補綴物 142 図
下顎全顎にわたるテレスコピック補綴物 147-148, 147 図 -148 図
下顎第一大臼歯部
____のインプラント補綴 248 図
____の症例 76, 77 図
下顎単独 IAC 130 図 -131 図
下顎扁平上皮癌 265-270, 265 図 -269 図
角度付きアバットメント 18-19, 19 図 , 138 図
隔離骨形成 41 図 , 42
仮骨延長 217, 217 図
下歯槽神経 101 図 , 102
荷重の分散 57
過剰荷重 238, 238 図
顎骨壊死 , 薬剤関連____ 261-262, 261 図 -262 図
可撤式修復 138
可撤式補綴物 49
過度に発達した上顎洞底部 167 図
カモフラージュテクニック 113
間葉系幹細胞 40-41
基本的多細胞ユニット（BMU） 41 図 , 42, 57
吸収性のコラーゲンプラグ 189, 190 図
頬骨インプラント , 萎縮上顎歯槽突起への____ 201-202, 201 図 -204 図
クラウンアライメントデバイス 125
クラウン - インプラント比（CIR）
____の逆転 231-232
____の説明 14-15, 26
____の増加 233-234
____へのショートインプラントの影響 232-233
形態異常をともなう組織
エナメル上皮腫 253-255, 254 図 -256 図
下顎扁平上皮癌 265-270, 265 図 -269 図
口蓋裂 263-265, 264 図
骨髄移植 258-261, 260 図
造血幹細胞移植療法（HSCT） 258-259, 260 図
デノスマブ治療 261-262, 261 図 -262 図
糖尿病 258, 259 図
2 型糖尿病 258, 259 図
ビスフォスフォネート治療 262-263, 263 図
表皮水疱症 256-258, 256 図 -258 図
放射線照射を受けた骨組織 270-275, 270 図 -274 図
外科手技の手順
ガイデッドサージェリー 99-101, 99 図 , 100 リスト
1 回法 97, 95 リスト
2 回法 ☞ 2 回法の術式
血管新生 39-40, 39 図
血管内皮成長因子（VEGF） 39
血管柄付き腓骨皮弁 272 図 -273 図 , 273
血小板の活性 39-40, 39 図 -40 図
血小板由来成長因子（PDGF） 39
血栓形成 39 図
ケモカイン 39
犬歯部
下顎____ 108
骨再生誘導法（GBR）, 高強度な固定を用いた____ 311-312, 311 図 -312 図
上顎____ 107, 300-301, 301 図
効果的な長さ 248, 248 図
口蓋裂 , 両側性____ 263-265, 264 図
口腔内微生物叢 64-65
咬合圧 11, 11 図
咬合圧の分散 57
咬合力 29, 29 表
ゴシックアーチトレーシング 148-150, 149 図 -150 図
古代マヤ文明の下顎の化石 1-2, 2 図
骨
低密度の____ 279
放射線照射を受けた____ 270-275, 270 図 -274 図
____の形態 , ____へのインプラントの表面性状の影響 43-45
骨移植材料
インターナルサイナスリフトに対する____ 154-156, 155 図 , 157 図
____の種類 288-289
骨壊死 26
骨芽細胞
骨のリモデリングにおける____ 215
____前駆細胞 39, 40 図
____による細胞外マトリックスの沈着 41 図 , 42
____の活性化 41
____の図解 41 図
____への放射線治療の影響 270
骨吸収
____における破骨細胞 42
____についての Wolff の研究 199
骨吸収 , インプラント周囲の____
ショートインプラントにおける____ 232-233
____の説明 232-233, 239, 240 表
骨形成因子
BMP2 40 図 , 41
____の説明 41
骨再生誘導法（GBR）
下顎臼歯部に対する____ 303-308, 304 図 -308 図
下顎側切歯部に対する____ 303, 303 図
上顎犬歯部に対する____ 300-302, 300 図

上顎小臼歯部に対する____ 298-302, 299 図 -302 図
上顎側切歯部に対する____ 296-298, 297 図 -298 図
高強度な固定を用いた____
  上顎小臼歯部に対する____ 309-310, 309 図 -310 図
  無歯顎の上顎犬歯部に対する____ 311-312, 311 図 -312 図
  ____と白血球層含有血小板濃厚液（LPRF） 312-313, 313 図 -314 図
  ____の説明 308
____と早期埋入 291
____における SynthoGraft の応用 309, 309 図 -310 図 , 314
____の説明 279
____の定義 290
骨細胞 41 図 , 42
骨削除
  インプラントの表面性状と____ 42, 43 図
  即時荷重の外科手技における____ 96 図 -98 図 , 98
  2 回法の外科術式における____ 90, 90 図
  ____中における Bone Voids の発見 279, 281-282, 281 図 -282 図
  ____に用いるパイロットドリル 17, 17 図
骨シアロタンパク質 38, 41 図
骨質 86-87, 86 図
骨髄移植 258-261, 260 図
骨髄内の空洞 277
骨増加
  インプラント周囲の____ 16 図 , 17
  下顎____ 237, 237 図
  上顎____ 234-236, 234 図 -237 図
  ____における半球形の基底部の役割 12-13, 13 図
  ____に関係する要因 239, 239 表
骨造成，萎縮下顎歯槽突起に対する____
  pedicled sandwich plasty（PSP） 217-219, 217 図 -219 図
  TRINIA を用いた補綴 219-223, 220 図 -223 図
  ____の概要 215-217
  ____の分類 215-217, 216 図
骨治癒
  界面での____ 43-44, 43 図
  膜間様の____ 43 図 , 44
  SRF インプラント周囲での____ 43-44, 43 図
  ____の説明 26
骨伝導 287
骨伝導能 287
骨嚢胞 277
骨の形成
  仮骨延長 217, 217 図
  ____に必要な最低限の効果的圧力（MES） 248
  ____の図解 10 図
  ____の説明 17, 41-42, 41 図 , 215
骨の再生
  骨移植材料 288-289
  骨形成 41 図 , 42, 287
  骨伝導 287
  骨誘導 287
  ソケット ☞抜歯窩温存術
  ____における骨芽細胞による細胞外マトリックスの沈着 41 図 , 42
  ____における破骨細胞の形成 42, 43 図
  ____におけるマクロファージの役割 40
  ____に関するプロセス 287
  ____の要約 314
  ____のための β-TCP 289, 289 図 , 314
  ____へのインプラントの表面性状の影響 43-45, 43 図 -45 図
骨のリモデリング
  界面での____ 43-44, 43 図
  バイコンインプラント周囲の____ 59, 59 図
  膜間様の____ 43 図
  PRF インプラント周囲の____ 44, 45 図
  SRF インプラント周囲の____ 43-44
  ____に必要な最低限の効果的圧力（MES） 248
  ____によるインプラントの生存率への影響 51
  ____の図解 10 図
  ____の説明 17, 215
  ____へのインプラントの表面性状の影響 57-59
骨誘導 287
固定式部分床義歯
  ジルコニアベニアの____ 30
  TRINIA 製の____ 141 図
  ____のセメント固定 30
固定式補綴物
  CAD/CAM 23, 23 図
  ____の定義 49

コンポジットアバットメントベース 246, 247 図

サ－ソ

サージカルガイド
  石膏模型から作製された____ 88, 88 図
  バイコンインプラント埋入の____ 87-88, 88 図 -89 図
サイトカイン 39-40
サイナスリフト
  インターナル____
    ハイドロキシアパタイト被覆のインプラントと____ 245-246, 246 図
    リン酸カルシウム被覆のインプラントと____ 245-246, 246 図
    ISL/歯槽頂骨開窓ハイブリッド法 158-161, 159 図 -160 図
    ____術前のエックス線診査 153, 153 図
    ____でのインプラントの埋入 156, 157 図
    ____に対する SynthoGraft 158-161, 160 図
    ____のクイックガイド 154 リスト
    ____の術前分析と手術計画 152-153, 153 図
    ____の手順 154-156, 155 図 -157 図
    ____の目的 153
  歯槽頂骨開窓テクニック
    インターナルサイナスリフト（ISL）とのハイブリッド法 158-161, 159 図 -160 図
    ____術後のエックス線写真 165 図
    ____に対する SynthoGraft 161-163, 164 図
    ____の概要 161
    ____のクイックガイド 162 リスト
    ____のチタンメッシュを用いた手順 165-168, 166 リスト , 167 図 -170 図
    ____の手順 162-163, 163 図 -165 図
  歯槽突起の高さと____ 152, 152 表
  垂直アプローチ 151
  ラテラル____
    萎縮上顎歯槽突起に対する____ 200
    ____術前のエックス線診査 171 図 -172 図
    ____と上顎洞の良性疾患の管理 176, 177 リスト , 177 図 -179 図
    ____に対する SynthoGraft 172
    ____のクイックガイド 171 リスト
    ____の術後のエックス線写真 176 図
    ____の説明 151, 170
    ____の手順 171-175, 171 図 -176 図
  ____の禁忌 152
  ____の定義 151
  ____の背景 152
  ____の目的 153
  subantroscopic laterobasal sinus floor augmentation（SALSA） 170
サイナスリフトアバットメント 279, 283, 283 図
サイナスリフトキュレット 174 図
細胞外マトリックス 41 図 , 42
サドル状の形態異常 181
サルカスの形成 125
サルカスフォーマー 125, 125 図
暫間補綴 97 図 -98 図 , 98
シーティングジグ
  上顎前歯部インプラントに対する____ 100 図 , 102
  ____の作製 125
歯牙移植 3
自家移植 288
自家骨 290
歯科用インプラントシステム
  ____におけるインプラント - アバットメントインターフェースの効果 52
  ☞またはインプラント - アバットメントインターフェース
  ____の定義 49
  ____への荷重の分散 57
歯冠歯根比（CRR）
  通常の____ 231
  ____の説明 231
歯間乳頭の温存を考慮したフラップ 89 図
シグナル分子 39
歯周靭帯 290, 293, 294 図
歯槽頂骨開窓テクニック
  ISL/歯槽頂骨開窓ハイブリッド法 158-161, 159 図 -160 図
  ____術後のエックス線写真 165 図
  ____に対する SynthoGraft 161-163, 164 図
  ____の概要 161
  ____のクイックガイド 162 リスト
  ____のチタンメッシュを用いた手順 165-168, 166 リスト , 167 図 -170 図
  ____の手順 162-163, 163 図 -165 図

索引

歯槽頂の骨切り 152
歯槽突起
　下顎の___ 182
　上顎の___ 182
　___の成長への非ステロイド性抗炎症剤（NSAIDs）の影響 248-250,
　　　　　　　　　　　　　　　　　　　　　　　　　　　　　248 図 -250 図
　___の高さ，骨造成手技に基づく .... 152 図，152 表
歯槽突起造成　☞ または骨造成
　___の概要 181
　___のための仮骨延長 .... 217, 217 図
　___のためのスクリューを用いた皮質骨移植術 .... 196-197, 197 図
　___のためのリッジスプリッティング　☞ リッジスプリッティング（スプリット
　　クレスト法）
歯肉炎 70
修復
　下顎単独 IAC .... 130 図 -131 図
　クラウンの___ .... 126-137, 126 図 -137 図
　上顎単独 IAC .... 132 図
　PFM クラウンによる___ .... 20, 127 図 -128 図，264 図
　TRINIA　☞ TRINIA 製補綴物
　___の説明 124-125
修復材料
　ジルコニア .... 30-31, 31 表
　セラミック 29-30
　バイコンインプラントシステムの___ ...... 29 図，29-32, 31 図，124
　ポーセレン .... 30-31, 31 表
　メタルセラミック .... 30, 31 図
　___の種類 26
　___の説明 17
　___の弾性係数 .... 32, 32 図，32 表
　___の長期にわたる機能性 26
　___の補綴部位における考慮 30
術者可撤式アバットメント .... 18, 18 図，138 図
術前補助療法 265
シュナイダー膜 .... 152-153, 161 図，200
腫瘍壊死因子（TNF-α） 39-40
上顎
　臼歯部 82
　骨再生誘導法（GBR），___無歯顎の上顎犬歯部に対する 311-312,
　　　　　　　　　　　　　　　　　　　　　　　　　　311 図 -312 図
　歯槽突起 182
　ジルコニアクラウン .... 128 図
　前歯部 103
　前歯部インプラントにおける___
　　シーティングジグ .... 100 図，102
　　埋入位置が不良な場合の修復 .... 126, 126 図
　側切歯部
　　先天性欠損の___ .... 117 図
　　___に対するバイコンインプラント 107
　　___の症例 .... 79, 80 図
　　___への骨再生誘導法（GBR） .... 296-298, 297 図 -298 図
　中切歯部
　　歯内療法を行った___ .... 112 図
　　___に対するバイコンインプラント 107
　　___の症例 .... 78-79, 78 図 -79 図
　　___の破折 120
　　___の抜歯窩温存術 .... 291-292, 291 図 -293 図
　　___への白血球層含有血小板濃厚液（LPRF）の応用 ...... 312, 313 図
　　___における骨増加 .... 234-236, 234 図 -237 図
　　___におけるバイコンインプラント
　　　___の選択 .... 86, 86 図
　　　___の埋入 .... 100 図，101 リスト，102
　　　___に対する即時荷重のインプラント ...... 96 図 -98 図，97 リスト，98
上顎結節のインプラント .... 204-212, 205 図 -212 図
上顎犬歯への骨再生誘導法（GBR） .... 300-302, 300 図
上顎歯槽突起
　萎縮　☞ 萎縮上顎歯槽突起
　全層粘膜弁によるリッジスプリッティング ...... 182-183, 183 図 -186 図
　分層粘膜弁によるリッジスプリッティング ...... 191-196, 191 図 -196 図
上顎小臼歯部への骨再生誘導法（GBR）
　高強度な固定を用いた___ .... 309-310, 309 図 -310 図
　___の説明 .... 298-302, 299 図 -302 図
上顎全顎にわたるテレスコピック補綴処置 ...... 147-148, 147 図 -148 図
上顎第一大臼歯部
　___のインプラント補綴 .... 234 図 -235 図
　___の症例 .... 76, 77 図，82, 82 図
　___の抜歯 .... 234 図
上顎単独 IAC .... 132 図

上顎洞の悪性腫瘍 .... 274 図，275
上顎洞の良性疾患とラテラルサイナスリフト（LSL） .... 176, 177 リスト，
　　　　　　　　　　　　　　　　　　　　　　　　177 図 -179 図
症例
　萎縮上顎歯槽突起の___ .... 204-212, 205 図 -212 図
　インテグレーテッドアバットメントクラウン（IAC）を用いた___ 183,
　　186 図，236, 236 図 -237 図，249, 249 図 -250 図，303 図，313, 314 図
　インプラント周囲疾患の___ .... 70-73, 71 図 -72 図
　右側下顎中切歯部の___ .... 81, 81 図
　右側上顎側切歯部の___ .... 79, 80 図
　下顎第一大臼歯部の___ .... 76, 77 図
　上顎前歯部の___ .... 108-113, 109 図 -112 図
　上顎第一大臼歯部の___ .... 76, 77 図，82, 82 図
　上顎第二大臼歯部の___ .... 76, 77 図
　上顎中切歯部の___ .... 78-79, 78 図 -79 図
　青年期の患者の___ .... 116-121, 117 図 -121 図
　前歯部へのインプラント埋入の___ ...... 108-113, 109 図 -112 図
　長期の___ .... 81-82, 82 図 -83 図
　テレスコープ型の補綴治療の___ .... 255 図
　ロングインプラントの___ .... 82, 83 図
　Bone Voids の___ .... 281-284, 281 図 -284 図
ショートインプラント
　萎縮下顎歯槽突起に対する___ 217-219
　萎縮上顎歯槽突起に対する___ ...... 202-212, 202 図 -212 図
　推奨される___ .... 86, 86 図
　___周囲の骨のリモデリング .... 59, 59 図
　___における骨増加または骨吸収 ...... 232-233　☞ または骨増加および骨吸収
　___のクラウン - インプラント比への影響 232-233
　___の使用に対する論争 233
　___の症例 .... 81-82, 82 図 -83 図
　___の生存率 ...... 75-76, 76 表，81-82, 82 図 - 83 図
　___の定義 103
　___の利点 .... 14-15, 15 図
　___への過剰荷重の影響 .... 238, 238 図
ジルコニアクラウン .... 128 図
ジルコニアコーピング .... 137 図
ジルコニアベニアによる修復 .... 30-31, 31 表
真空成形されたサージカルガイド ...... 87-88, 88 図，90 図
新鮮凍結骨（FFB） 288
スクリューイン・インプラント - アバットメントインターフェース ...... 11, 64, 64 図
スクリュー固定の補綴 30
スクリューリテイン・インプラント - アバットメントインターフェース ..... 27, 28 表，
　　　　　　　　　　　　　　　　　　　　49, 50 図，64, 64 図
スクリューを用いた皮質骨移植術 .... 196-197, 197 図
ステルスアバットメント .... 18, 18 図
スレッドタイプのインプラント
　バイコンインプラントと___ 279, 284
　___の説明 26
　___のトルク 26
スローピングショルダー ...... 11-12, 11 図 -12 図，284, 318
生存率
　ショートインプラントの___ ...... 75-76, 76 表，82, 83 図
　長期症例の___ .... 81-82, 82 図 -83 図
　バイコンインプラントの___ .... 75-76, 76 表
　ロングインプラントの___ .... 82, 83 図
生体の反応
　炎症反応 39-40
　幹細胞の動員 41
　血管新生 .... 39-40, 39 図
　血小板の活性 .... 39-40, 39 図 -40 図
　骨芽細胞の活性化 .... 40 図，41
　タンパク質の吸着 .... 38-39, 38 図
青年期の患者
　___における萎縮上顎歯槽突起 ...... 210-212, 211 図 -212 図
　___におけるインプラント - アバットメントインターフェース 116
　___における顎顔面骨格の成長 115
　___におけるバイコンインプラント
　　___に関する懸念 116
　　___の症例 .... 116-121, 117 図 -121 図
　　___の長期研究 116
　　___の特徴 116
　　___の利点 116
　　___の定義 115
舌骨筋膜 .... 101 図，102
切歯孔 107
接触骨形成および隔離骨形成 42
セメント合着，口腔外での___ 21
セメント固定の補綴物 30

セルフタッピングベントプラント	6, 7 図
線維性骨	42
前歯部の補綴	108
前歯部へのインプラントの埋入	
抜歯後遅延埋入法	107
抜歯即時埋入法	106
下顎___	
犬歯部	108
側切歯部	107-108
中切歯部	107-108, 110, 110 図 -111 図
___の手引き	105 表
上顎___	
犬歯部	107
側切歯部	107
中切歯部	107
___の症例	108, 109 図 -110 図
___の説明	100 図, 102
___の手引き	105 表
___位置	104, 106 図
___角度	104, 106 図
___における審美的な軟組織	111-113, 112 図
___の症例	108-113, 109 図 -112 図
___のための外科処置	104, 104 図, 105 表
___のための法則	104-107
全層粘膜弁，___によるリッジスプリッティング	182-183, 183 図 -186 図
先天性欠如歯	115
早期埋入（抜歯後遅延埋入）	
骨再生誘導法（GBR）と___	291
前歯部へのインプラント埋入のための___	107
造血幹細胞移植療法（HSCT）	258-259, 260 図
挿入力	54 図, 54-55, 59
側方からの骨開窓法	152

タ - ト

待時埋入	291, 291 表
代用移植	288-289
タイプ I の骨	86, 86 図
タイプ II の骨	86, 86 図
タイプ III の骨	86, 86 図
タイプ IV の骨	86, 86 図
多血小板フィブリン（PRF）	264-265, 264 図
弾性係数	32, 32 図, 32 表
単独インプラント補綴周囲の骨レベル	238-239, 238 図, 239 表 -244 表
タンパク質の吸着	38-39, 38 図
チタン	
CpTi	26
Ti-6Al-4V	26, 30
___の説明	26, 30
___への生体の反応	26
チタンアバットメント	
ボーンローディングプラットフォームスイッチング	247
___と IAC	20, 20 図
___の半球形の基底部	247
チタンインプラント	
Titanodont インプラント	7, 7 図, 9
___の Brånemark の研究	6
チタン製コーピング	19, 19 図
チタンメッシュを用いた歯槽頂骨開窓テクニックの手順	165-168, 166 リスト, 167 図 -170 図
注水	85
鋳造コバルトクロムバー上のインプラント支持義歯	140 図
治療計画	
インプラントのサイズ	86, 86 図
骨質の評価	86-87, 86 図
低速回転のドリリング	14, 14 図, 85, 317
低密度の骨	279
テーパードインターフェレンス適合（TIF）	
___によりもたらされる荷重支持および伝達特性	51
___によるインプラント周囲骨のストレスへの影響	51-52
___の挿入力	54-55, 54 図
___の効率	55
___の定義	50, 64
___のデザインの考察	52
___の引き抜き力	53-55, 53 図, 54 表
___の文献調査	50-52
___の力学	52-55, 53 図 -55 図

テーパードインテグレーテッドスクリュー（TIS）・インプラント - アバットメントインターフェース	
___での細菌漏洩	68
___の説明	27, 28 表, 49, 50 図
___のデザイン	64, 64 図
___によるインプラント周囲骨のストレスへの影響	51-52
デノスマブ治療	261-262, 261 図 -262 図
テレスコープ型の補綴治療	
下顎全顎にわたる___	147-148, 147 図 -148 図
上顎全顎にわたる___	147-148, 147 図 -148 図
___の症例	255 図
テレスコピックコーピング	144, 145 図
同種移植	288
糖尿病	258, 259 図
トランスフォーミング成長因子（TGF-β）	39
ドルダーバーを用いたインプラント支持義歯	138 図 -139 図
トロンビン	39 図

ナ - ノ

2 回法ウィンドウテクニックによるリッジスプリッティング	186-190, 187 図 -190 図
2 回法の術式	
___におけるアバットメントの装着	94 図, 96-97
___におけるインプラントの埋入	92-93, 92 図
___におけるインプラントの露出	93-94, 93 図
___におけるテンポラリースリーブ	94 図, 96-97
___におけるパイロットドリルの深度	90, 90 図
___におけるヒーリングプラグの取り外し	93-94, 93 図
___における埋入窩の形成	89 図 -91 図, 90-92
___におけるリーミング中の骨の採取	91 図 -92 図, 92
___に用いる歯間乳頭の温存を考慮したフラップ	89 図
___に用いるリーマー	90-92, 91 図
___の手順	95 リスト
2 型糖尿病	258, 259 図
ノンショルダーアバットメント	18, 18 図

ハ - ホ

バイオセラミック	288
バイオフィルム	64
バイコンインプラント	
ショートインプラント ☞ショートインプラント	
スレッドタイプのインプラントと___	279, 284
青年期の患者への___ ☞青年期の患者	
___周囲の骨の治癒	26
___周囲の骨のリモデリング	44-45, 44 図 -45 図, 59, 59 図
___のインプラント - アバットメントインターフェース ☞インプラント - アバットメントインターフェース	
___の骨縁下への埋入	87, 87 図, 318
___のサイズ	86, 86 図
___の生存率	75-76, 76 表
___の直径	15 図
___の特長	10-11, 11 図, 19-23, 19 図 -23 図, 218-219
___の利点	116
___の歴史	6-10
バイコンインプラントシステム	9-10, 123-124
バイコンインプラントのデザイン	
360 度のアバットメントポジショニング	12, 13 図, 28, 116, 123
ショートインプラント	14-15, 15 図
スローピングショルダー	11-12, 11 図 -12 図, 284, 318
低速回転のドリリング	14, 14 図, 85, 317
ナローインプラント	16 図, 17
半球形の基底部	12-13, 13 図, 124
プラトー・テーパー形状	11, 11 図, 26
PRF ☞ PRF インプラント	
___によるインプラント周囲骨の増加	16 図, 17
___によるバクテリアシール	12, 50, 116
___の科学的背景	10
___の説明	123-124
バイコンインプラントの埋入	
下顎への___	101 図, 102
形態異常をともなう組織に対する___ ☞形態異常をともなう組織	
骨縁下___	87, 87 図, 318
上顎への___	100 図, 101 リスト, 102
早期荷重の___	96 図 -98 図, 97 リスト, 98
ハイドロキシアパタイト被覆の___	245, 245 図
リン酸カルシウム被覆の___	245

323

索引

1回法の術式 .... 95 リスト , 97
2回法
　アバットメントの装着 .... 94 図 , 96-97
　インプラントの埋入 .... 92-93, 92 図
　インプラントの露出 .... 93-94, 93 図
　パイロットドリルの深度 .... 90, 90 図
　ヒーリングプラグの取り外し .... 93-94, 93 図
　埋入窩の形成 .... 89 図 -91 図 , 90-92
　リーミング中の骨の採取 .... 91 図 -92 図 , 92
　＿＿に用いる歯間乳頭の温存を考慮したフラップ .... 89 図
　＿＿に用いるテンポラリースリーブ .... 94 図 , 96-97
　＿＿に用いるリーマー .... 90-92, 91 図
　＿＿の手順 .... 95 リスト
　＿＿に推奨される手技 85
　＿＿に用いる装置や器具 .... 87 リスト , 125
　＿＿のガイデッドサージェリー .... 99-101, 99 図 , 100 リスト
　＿＿のサージカルガイド .... 87-88, 88 図 -89 図
　＿＿の埋入手順の説明 .... 87, 95 リスト , 97 リスト , 100 リスト
　＿＿の利点 279
バイコンインプラント埋入における抜歯即時荷重
　前歯部への＿＿ 106
　＿＿の説明 .... 96 図 -98 図 , 97 リスト , 98
バイタリウム 5
ハイドロキシアパタイト被覆 .... 244-246, 244 図 -246 図
パイロットドリル
　＿＿の説明 .... 17, 17 図
　2回法の外科的術式における＿＿ .... 90, 90 図
バクテリアルシール
　インプラント - アバットメントインターフェースの＿＿ .... 66 図 , 68, 68 図 , 73, 87, 116
　＿＿の説明 12, 50
破骨細胞 .... 41 図 , 42, 43 図 , 215
破骨細胞の形成 .... 42, 43 図
白血球層含有血小板濃厚液 (LPRF) .... 312-313, 313 図 -314 図
抜歯窩温存術
　インプラント即時埋入と＿＿ .... 290, 291 表
　下顎中切歯の＿＿ .... 292-293, 293 図 -294 図
　骨再生誘導法 (GBR) と＿＿ .... 296, 297 図 -298 図
　上顎中切歯の＿＿ .... 291-292, 291 図 -293 図
　＿＿のための異種移植と SynthoGraft .... 293-296, 295 図 -296 図
　＿＿の定義 290
抜歯即時埋入 .... 290, 291 表 , 295, 295 図
半球形の基底部 .... 12-13, 13 図 , 246-247, 247 図
パラレリングピン .... 104 図 , 108
ハンドリーマー .... 90-91, 91 図
ヒーリングチャンバー 26, 43-44, 57
引き抜き力 .... 53-55, 53 図 , 54 表 , 59
非言語コミュニケーション 103
皮質骨様のハバース層板 11
非ステロイド性抗炎症剤 (NSAIDs) .... 248-250, 248 図 -250 図
ビスフォスフォネート治療 .... 262-263, 263 図
微生物漏洩，インプラント - アバットメントインターフェースでの＿＿ 50-51, 59
表皮水疱症 .... 256-258, 256 図 -258 図
表面積 248
フィブロネクチン 38-39
フィンタイプのインプラント 6
不具合
　クラウン - インプラント比の増加に起因する＿＿ 233
　＿＿事例 .... 28, 28 表
ブラキシズム .... 231, 232 図
プラットフォームスイッチング 11, 247
プラトーデザイン .... 11, 11 図 , 26, 317
プレビスアバットメント .... 18, 18 図
プロスタグランジン 248
分層粘膜弁によるリッジスプリッティング .... 191-196, 191 図 -196 図
β-TCP .... 289, 289 図 , 314
ペリオトーム .... 294 図
扁平上皮癌 .... 265-270, 265 図 -269 図
放射線照射を受けた骨組織 .... 270-275, 270 図 -274 図
放射線性骨壊死 (ORN) 265, 270
ポーセレン .... 30-31, 31 表
ボーンローディングプラットフォームスイッチング 247
補助療法 265
ポリエーテルエーテルケトン (PEEK) .... 112, 221, 222 図

マ - モ

マイクロギャップ .... 51, 65-68, 66 図
マイクロ CT 68-69
マイクロポンプ 51, 65-68
膜間様の骨のリモデリング .... 43 図 , 44
マクロファージ 39-40
マトリックスメタロプロテアーゼ (MMPs) 40
メタルセラミック .... 30, 31 図
モーステーパー
　＿＿における細菌漏洩 .... 51, 67 表
　＿＿のコンポーネント 64
　＿＿の図解 .... 50 図
　＿＿の説明 .... 27, 49, 50 図
　＿＿のデザイン .... 63-64, 64 図

ヤ - ヨ

薬剤関連顎骨壊死 (DIONJ) .... 261-262, 261 図 -262 図
ユニバーサルアバットメント
　＿＿上のクラウン .... 127-128, 127 図 -129 図
　＿＿の説明 .... 18-19, 18 図 , 124
　＿＿のデザイン 18-19
緩みトルク .... 54-55, 54 図 -55 図
幼若骨 42
4 本単冠 IAC .... 133 図 -134 図
4 ユニットの TRINIA 製固定式部分床義歯 .... 141 図

ラ - ロ

ラクーネ 42
ラッチリーマー .... 91, 91 図 , 106
ラテラルサイナスリフト (LSL)
　萎縮上顎歯槽突起に対する＿＿ 200
　＿＿術前のエックス線診査 .... 171 図 -172 図
　＿＿と上顎洞の良性疾患の管理 .... 176, 177 リスト , 177 図 -179 図
　＿＿に対する SynthoGraft 172
　＿＿のクイックガイド .... 171 図
　＿＿の術後のエックス線写真 .... 176 図
　＿＿の説明 151, 170
　＿＿の手順 .... 171-175, 171 図 -176 図
リーマー .... 91, 91 図
リッジスプリッティング (スプリットクレスト法)
　下顎の歯槽突起 182
　上顎の歯槽突起 182
　全層粘膜弁による＿＿ .... 182-183, 183 図 -186 図
　2回法ウィンドウテクニックによる＿＿ .... 186-190, 187 図 -190 図
　＿＿の必要条件 182
　＿＿への骨再生誘導法 (GBR) の応用 303
　分層粘膜弁による＿＿ .... 191-196, 191 図 -196 図
リッジラップ IAC .... 121, 121 図
両側性口蓋裂 .... 263-265, 264 図
両方向漏洩テスト，細菌漏洩を対象とした＿＿ .... 68-69, 68 図 -69 図
リン酸カルシウム
　骨移植のための＿＿ 288
　＿＿被覆 .... 244-246, 244 図 -246 図
レジン製シーティングジグ .... 146 図
レジンマトリックスセラミック 32
ロッキングテーパー・インプラント - アバットメントインターフェース ☞またはモーステーパー
　＿＿での細菌漏洩 .... 67 表
　＿＿とスクリューリテイン・インプラント - アバットメントインターフェース 27
　＿＿とテーパードインテグレーテッドスクリュー・インプラント - アバットメントインターフェース .... 27, 28 表 , 49, 50 図
　＿＿と 360 度のアバットメントポジショニング .... 12, 13 図 , 28, 123-124, 150
　＿＿におけるインテグレーテッドアバットメントクラウン (IAC) 124
　＿＿によるバクテリアルシール 12, 50, 69
　＿＿の作動 .... 94, 94 図
　＿＿の定義 50
　＿＿のデザイン .... 64 図
　＿＿の特徴 .... 28 表
　＿＿の利点 12, 27-30, 64, 104, 124, 317-318
　＿＿を用いたマイクロギャップの防止 67-68
ロードベアリング 247
ロングインプラント
　＿＿周囲の骨のリモデリング .... 59, 59 図
　＿＿の症例 .... 82, 83 図
　＿＿の生存率 .... 82, 83 図

索引

ワ

ワイブル分布	32 図

A－Z

Allen, Charles	3
al-Zahrawi, Abu al-Qasim	3
Appositional bone	26
Black, G. V.	277
BMP ☞骨形成因子	
Bobbio, Amadeo	2
Bone Voids (BV)	
____に対する SynthoGraft	280-281, 280 図
____のエックス線画像所見	278, 278 図
____の概要	277-278
____の形態	280, 280 図
____の症例	281-284, 281 図 -284 図
____の組織学的所見	278-279
____の CT 画像所見	278, 278 図
____発見におけるインプラント形状の役割	279
____への対処	279-284, 280 図 -284 図
Bonwill, W. G. A.	3
Brånemark, Per-Ingvar	5-6
BSP ☞骨シアロタンパク質	
CAD/CAM	
ジルコニアコーピング	137 図
____を用いた固定式補綴物	23, 23 図
Canaliculi	42, 43 図
Cawood と Howell の萎縮骨の分類	199, 200 図 , 204
CIR ☞クラウン - インプラント比	
CpTi	26
DB Bioengineering	7
DB Precision Fin インプラント	7-9, 8 図
DIONJ ☞薬剤関連顎骨壊死 (DIONJ)	
Driskell, Thomas	6-7, 9, 11, 56-57, 289, 318
Edmunds, J. M.	3
Finite element method (FEM)	52, 57
GBR ☞骨再生誘導法 (GBR)	
Greenfield, E. J.	3-5, 4 図
Greenfield Basket	3-5, 4 図
Harris, S. M.	3
IAC ☞インテグレーテッドアバットメントクラウン (IAC)	
IAI ☞インプラント - アバットメントインターフェース	
Khoury saw	218
Khoury trephine technique	263
Le Fort I 型の馬蹄形骨切り術	200-201, 200 図
Le Fort I 型の馬蹄形骨切り術，萎縮上顎歯槽突起に対する____	200-201, 200 図
Leventhal, Gottlieb S.	5
Linkow, Leonard	6, 7 図
LPRF (leukocyte-and platelet-rich fibrin)	106
LSL ☞ラテラルサイナスリフト (LSL)	
Maggiolo のインプラント	3, 3 図
NSAIDs ☞非ステロイド性抗炎症剤 (NSAIDs)	
Osterix	40 図
Pare, Ambrose	3
Payne, R. E.	3
pedicled sandwich plasty (PSP)	217-219, 217 図 -219 図
Peter, H. J.	4
Popenoe, Dorothy	1-2
Popenoe, Wilson	1
PFM クラウンによる修復	20, 127 図 -128 図 , 264 図
PRF (プラトールートフォーム) インプラント ☞またはバイコンインプラント	45, 45 図
____周囲の骨のリモデリング	45, 45 図
____における応力とひずみの分散	57-59, 58 図
____におけるヒーリングチャンバー	26, 43-44, 57
____の開発	56-57
____の説明	6-7, 10
____のデザイン	56, 56 図
____の表面性状	56-59
____の膜間様治癒	44, 44 図
RANKL	42
Runx2	40 図 , 41
SALSA ☞ Subantroscopic laterobasal sinus floor augmentation (SALSA)	
Scholl, C. R.	3
Smad タンパク質	40 図 , 41

Smith, A. E.	4
SRF (スクリュールトフォーム) インプラント	
____周囲の骨再生	43
____周囲の骨治癒	43-44, 43 図
____周囲の骨のリモデリング	44-45
____における骨吸収	43
____における RANKL のはたらき	42
____の界面骨改造	43-44, 43 図
____の説明	6
____のトルク	26, 43
Stryker Precision Fin インプラント	7, 9
subantroscopic laterobasal sinus floor augmentation (SALSA)	170
Synthodont インプラント	6, 7 図
SynthoGraft	
異種移植と____	293-296, 295 図 -296 図
自家骨と____	290
____使用時のガイドライン	290, 290 図
____に対する細胞の反応	289
____の説明	318
____の多孔性	289
____の臨床応用	
インターナルサイナスリフト	154-156, 155 図 , 157 図
骨再生誘導法 (GBR)	309, 309 図 -310 図 , 314
歯槽頂骨開窓テクニック	161-163, 164 図
抜歯窩温存術	290-296, 291 図 -296 図
分層粘膜弁による上顎のリッジスプリッティング	191-194, 192 図 -194 図
ラテラルサイナスリフト	172
Bone Voids	280-281, 280 図
ISL/歯槽頂骨開窓ハイブリッド法	158-161, 160 図
____の説明	290
Ti-6Al-4V	26, 30
TIF ☞テーパードインターフェレンス適合 (TIF)	
TIS ☞テーパードインテグレーテッドスクリュー (TIS)・インプラント - アバットメントインターフェース	
Titanodont インプラント	7, 7 図 , 9
Trainin, Boris	2
TRINIA	
____の色	140, 140 図
____の構成	138
____の接着強さ	140
____の説明	23
____の弾性係数	140
____の定義	22 図 , 202, 318
____の特性	140
____の曲げ強さ	140
TRINIA 製補綴物	
萎縮下顎歯槽突起に対する____	219-223, 220 図 -223 図 , 226-228, 228 図
萎縮上顎歯槽突起に対する____	202-212, 202 図 -212 図
下顎の全顎にわたる____	
スクリュー式の____	142 図
____の説明	147-148, 147 図 -148 図
下顎扁平上皮癌の患者に対する____	265-270, 265 図 -269 図
骨髄移植を受けた患者に対する____	258-261, 260 図
骨組織に放射線照射を受けた患者に対する____	270-275, 270 図 -274 図
上顎に対する____	143 図 -144 図 , 147-148, 147 図 -148 図
デノスマブ治療を受けた患者に対する____	261-262, 261 図 -262 図
テレスコープの____	
ブラキシズム患者に対する____	231, 232 図
____支持のためのアドバイス	148
____の説明	144-147, 145 図 -146 図
チタン製コーピング	19, 19 図
____による暫間補綴	97 図 -98 図 , 98
____の口腔内での装着	146
____の部分床義歯	144
____のメインテナンス	23
____の裏装 (リライン)	23, 23 図 , 143 図 -144 図
____を用いた技術	140, 141 図 -144 図
____を用いた固定式部分床義歯	141 図
Venable, C. S.	5
Weekley, Fred	9
Wolff, Julius	199
Wolff の法則	10, 199
Y-TZP	30-31

325

クインテッセンス出版の書籍・雑誌は、歯学書専用通販サイト『歯学書.COM』にてご購入いただけます。

PCからのアクセスは…
[歯学書] [検索]

携帯電話からのアクセスは…
QRコードからモバイルサイトへ

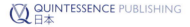

THE BICON SHORT IMPLANT
30年の軌跡、今後の展望

2018年11月10日　第1版第1刷発行

監　　　修	Vincent J. Morgan（ヴィンセント　モーガン）
監　　　訳	平山宗如（ひらやまむねき）
発 行 人	北峯康充
発 行 所	クインテッセンス出版株式会社

　　　　　　東京都文京区本郷3丁目2番6号　〒113-0033
　　　　　　クイントハウスビル　電話(03)5842-2270(代表)
　　　　　　　　　　　　　　　　(03)5842-2272(営業部)
　　　　　　　　　　　　　　　　(03)5842-2284(編集部)
　　　　　　web page address　http://www.quint-j.co.jp/

印刷・製本　株式会社創英

Ⓒ2018　クインテッセンス出版株式会社　　禁無断転載・複写
Printed in Japan　　　　　　　　　　　　　落丁本・乱丁本はお取り替えします
ISBN978-4-7812-0654-7 C3047　　　　　　　定価はカバーに表示してあります